LA PRATIQUE
DES AUTOPSIES

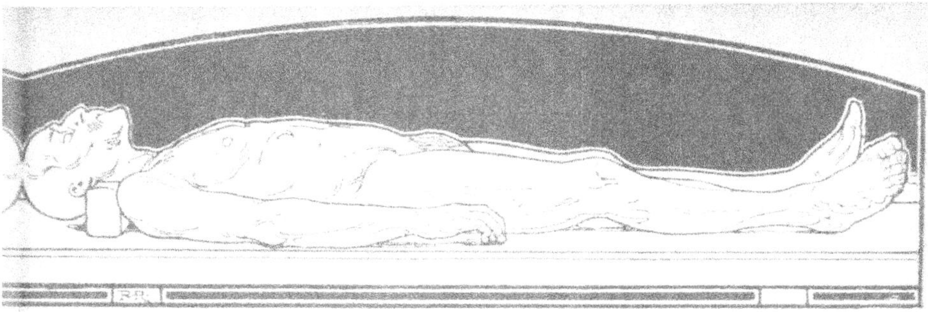

M · LETULLE

LA · PRATIQUE DES AUTOPSIES

136 · DESSINS
D'APRÈS · NATURE
PAR · G · REIGNIER

C · NAUD · Edit ·
PARIS
1903

PRÉFACE

Les opérations dont l'ensemble constitue une « autopsie cadavérique complète » n'ont pas de règles absolues. La manœuvre enseignée de nos jours, à Paris, dans les hôpitaux civils, s'est transmise de génération en génération, depuis plus d'un siècle, par simple tradition orale. Les procédés courants qu'étudiants et médecins nous voient appliquer à la salle d'amphithéâtre ont de multiples origines : les uns proviennent de l'emploi coutumier de tel « tour de main » appris à l'école de nos devanciers ; d'autres sont le produit d'une pratique purement empirique ; d'autres enfin résultent de la lecture soit d'anciens articles enfouis dans les recueils, soit d'un manuel français, comme celui de Bourneville et Bricon ou celui de Suchard, soit d'un traité étranger, comme la Sectionstechnik de Virchow, le Manuel de Orth, ou le Précis de Nauwerck.

Il m'a paru qu'il y aurait grand intérêt à réunir et à grouper en ordre, toutes les données éparses dans la science, à coordonner les méthodes opératoires reconnues les meilleures et à les décrire d'une façon aussi simple que précise, en y ajoutant ce qu'une longue pratique hospitalière m'a permis d'apprendre.

Les pages qui vont suivre démontreront, je l'espère, qu'il existe une « *Médecine opératoire des autopsies cadavériques* » dont les méthodes techniques, l'instrumentation et les dangers méritent une description complète. Tous les procédés de cette science sont connus ; tous ont, d'une manière ou d'une autre, profité des progrès réalisés depuis un quart de siècle dans les différentes branches de la chirurgie, de la médecine légale, de la pathologie et de l'hygiène. Tous sont encore perfectibles, justiciables par conséquent de nouveaux procédés opératoires, améliorés ou simplifiés. Si Dupuytren, Cruveilhier, Virchow, Rokitansky, Vulpian, Charcot, Orth, Lancereaux et Cornil, pour ne citer que les plus grands, ont établi sur des bases inébranlables la méthode qui préside à l'étude macroscopique du cadavre, bien des perfectionnements peuvent être proposés dans les détails du grand œuvre, bien des progrès sont encore à réaliser.

Mettre en ordre tous les matériaux, illustrer de nombreuses figures explicatives les gestes indispensables au succès des diverses opérations, préciser *ne varietur* le mouvement des mains et le trajet des instruments, en un mot montrer au lecteur ce que doit être une autopsie, tel a été le but poursuivi. Pour un pareil travail, la multiplicité des figures était de première nécessité. Seuls, les dessins sont capables de fixer dans la mémoire du lecteur les attitudes que la description la plus soignée a tant de peine à rendre compréhensibles. Pour augmenter encore leur valeur démonstrative, je n'ai pas craint de compléter plusieurs dessins par quelques tracés schématiques qui serviront au lecteur à la fois de guide et de repère.

Arrivé à la fin de ce laborieux travail, il m'est fort agréable d'adresser à mes deux collaborateurs l'expression de ma gratitude. Par son labeur quotidien et son énergique persévérance, le Dr Michel Weinberg, mon préparateur à l'hôpital Boucicaut, m'a fait mener à bien la rude besogne. Avec lui, j'ai pu répéter, autant de fois qu'il le fallut, les opérations nécropsiques, que je décrivais sur place. Sa part est grande dans l'œuvre présente et ce m'est un devoir de le reconnaître.

M. Bergnier, artiste dessinateur, a mis de son côté, dans le travail entrepris en commun, tout son art, toute sa foi courageuse dans l'intérêt primordial que j'attribuais à la perfection de ses dessins. Exécutées sur les pièces mêmes, repérées avec une minutieuse exactitude, ses figures donnent une expression et une vigueur qu'on ne saurait trop louer, à tous les détails de l'autopsie nécessaires et suffisants pour la clarté du texte. Ma reconnaissance envers l'artiste se double d'une admiration profonde pour l'honnêteté scrupuleuse de son exécution.

Telle qu'elle se présente aujourd'hui au public, la « *Pratique des autopsies* » est le résumé d'une longue série d'expériences qui se chiffrent par vingt-huit années de travail et de recherches anatomo-pathologiques. Le lecteur ne s'étonnera pas si j'ai refusé, autant qu'il m'a été possible, l'accès de ce livre aux lésions microscopiques du corps humain, réservant ici tous mes soins à l'étude de la seule technique opératoire, à ce qu'on pourrait appeler « la petite chirurgie des temps de l'autopsie », et aux différentes méthodes d'examen des organes, appareils, tissus et cavités du cadavre. On m'excusera si, de temps à autre, il m'est arrivé de condamner telle technique ou telle méthode, pour en préconiser une autre. A force de vivre son œuvre, un auteur finit par prendre quelque audace, bien excusable, en vérité, lorsque, comme en ces pages, elle ne s'explique que par le désir de simplifier les efforts et de faciliter la tâche des travailleurs qui, confiants dans la bonne foi de l'auteur, voudront suivre ses conseils et profiter de son expérience.

Paris, 31 décembre 190[illegible]

Maurice Letulle.

PREMIÈRE PARTIE

INTRODUCTION A LA PRATIQUE DES AUTOPSIES

I

INDICATIONS PRÉLIMINAIRES

SOMMAIRE. — ***Définition de l'autopsie.*** *Sa raison, son but et ses moyens.*

L'autopsie est un acte nécessaire *au triple point de vue social, médico-légal et scientifique.*

Dangers de l'autopsie *pour la collectivité, pour l'individu : garanties indispensables.*

Nécessité d'une règle méthodique *pour la pratique des autopsies. L'expérience et la science de l'opérateur sont la suprême ressource.*

I

INDICATIONS PRÉLIMINAIRES

Définition de l'autopsie.

L'*autopsie*, terme défectueux de par sa composition étymologique (αὐτός, *soi-même*; ὄψις, *vue*), désigne, en français, à la fois l'opération d'ouvrir un cadavre (autopsie cadavérique) et l'examen anatomique de ses tissus, organes et appareils rendus *accessibles à la vue* par les opérations qu'on vient d'y pratiquer. En réalité, l'autopsie ne consiste pas uniquement à voir, mais encore à palper, sectionner, mesurer et peser, par conséquent à extraire hors des cavités du corps toutes les parties, sans exception, susceptibles d'avoir été lésées par la maladie et d'avoir contribué, de près ou de loin, à déterminer la mort du sujet.

L'idée de l'« autopsie » dépasse donc de beaucoup les limites étroites que la terminologie paraît, de prime abord, lui imposer. En fait, l'autopsie est *l'étude détaillée d'un être mort, dans le but d'y chercher et, si possible, d'y reconnaître les causes du décès et leurs conséquences.*

Il y a plus : la conception moderne de ce mode d'enquête impose à la complexité d'une telle opération des droits et des devoirs précis. Elle exige d'elle la recherche, par tous les moyens dont dispose la science médicale, des causes de la maladie et des désordres matériels engendrés par elle dans l'intimité de l'organisme.

Ainsi comprise et acceptée, l'autopsie prend la valeur d'une enquête scientifique, aussi complète que réglée, en présence d'un problème nettement formulé. Comme telle, l'autopsie s'oblige à avoir recours, à tour de rôle, en cas de besoin, à la quintuple série de moyens d'investigation que lui offre, de nos jours, la science : l'anatomie pathologique macroscopique, l'histologie pathologique, la bactériologie, la chimie organique et la médecine expérimentale. Ainsi l'étude du cadavre se prolonge longtemps après son ouverture, et la préparation des organes, première phase de l'enquête, n'est que l'entrée en matière de multiples travaux.

Appréciée comme elle le mérite, dans un esprit purement scientifique, l'autopsie constitue la base même, le fondement nécessaire du grand oeuvre de la médecine. Elle est le complément indispensable des investigations poursuivies sur le vivant par le clinicien désireux d'établir un diagnostic impeccable, sans lequel toute la science pronostique demeurerait un aléa et la thérapeutique une force aveugle.

La médecine traditionnelle n'est définitivement sortie de ses conceptions nuageuses et de ses tâtonnements que du jour où les savants anatomo-pathologistes des siècles précédents se sont mis à la tâche. Ce merveilleux filon découvert par leurs mains, grâce à l' « ouverture des corps », n'est pas près d'être épuisé et sollicitera longtemps encore les efforts des générations médicales.

Comme tous les moyens de recherches utilisés par l'art médical, l'autopsie dispose de procédés variés et possède une séméiotique générale qu'elle perfectionne sans cesse. Elle demande à être étudiée d'une manière pratique et suivant une méthode dont les règles ne doivent se départir, à aucun moment, de deux qualités maîtresses : la précision et la simplicité.

L'autopsie est un acte nécessaire.

Dans l'état de civilisation actuelle, tout homme pouvant disposer de sa dépouille mortelle, l'autopsie, qui prend le corps du décédé, l'ouvre et l'inspecte à fond, a pu sembler à certains esprits hostiles un abus de pouvoir exercé par la Société contre l'Individu. D'une façon générale cependant, l'autopsie demande à être considérée par les Pouvoirs publics comme un *acte nécessaire* au bon fonctionnement des lois sociales. Sans parler des circonstances, tout accidentelles, où l'intervention de la loi exige, en présence d'un décès suspect (empoisonnement, meurtre, blessures), la mise en œuvre d'une enquête médico-légale, l'autopsie s'impose maintes fois encore aux Pouvoirs publics : l'intérêt social, le devoir de protéger la collectivité réclament à chaque instant des médecins l'autopsie détaillée de tout malade soupçonné d'avoir succombé à une maladie infectieuse épidémique et contagieuse (choléra, peste, fièvre jaune, etc.). Dans ces circonstances, la volonté de l'individu qui s'effaçait, déjà de son vivant, devant les intérêts urgents de la prophylaxie sociale, disparaît sitôt la mort ; on peut avancer, sans paradoxe, que son cadavre, ne lui appartenant plus, est devenu propriété de l'État qui a le droit d'en disposer au mieux des intérêts de la société.

L'intérêt scientifique qui s'attache à l'examen complet des cadavres est capital. On ne saurait nier que la médecine moderne, tout en perfectionnant sans cesse son art, s'efforce d'atteindre aux hautes régions de la Science et qu'elle entre peu à peu dans le domaine de la biologie. Si l'on envisage l'autopsie à ce point de vue, il n'est pas téméraire d'affirmer que les plus belles conquêtes scientifiques de la médecine seraient ruinées sur le champ, le jour où le droit d'autopsier les corps viendrait à lui être enlevé. Nulle science positive ne peut progresser, aucune même ne pourrait se survivre, privée d'expériences. Or l'autopsie est le premier des champs expérimentaux de la médecine. La pathologie générale, la connaissance raisonnée des maladies, le rôle des causes morbigènes et tous les désordres produits par elles, la curabilité des lésions, les procédés employés par la matière vivante pour restaurer les désastres subis par l'organisme humain, toute la science médicale, en un mot, repose sur la possibilité des autopsies humaines ; la nécessité de maintenir le droit de cet acte en découle.

Il est inutile d'ajouter, en terminant, que l'enseignement de la médecine professionnelle ne peut se passer de l'autopsie ; celle-ci apprend à l'étudiant d'abord à connaître les lésions du corps, puis à juger les applications thérapeutiques utilisées pour leur guérison, enfin à comprendre les finesses de la symptomatologie.

L'autopsie joue encore, eu égard à la philosophie sociale, un rôle philanthropique supérieur en mettant plus d'une fois, dans les villes, sous les yeux du public, la démonstration matérielle du martyrologe d'innombrables victimes, mortes de misère, souvent même de faim.

Dangers de l'autopsie : garanties indispensables.

Pour ce qui est des questions d'hygiène publique, l'autopsie constitue une opération redoutable par les dangers qu'elle fait courir, d'une part à la collectivité, de l'autre aux personnes chargées des opérations et des manipulations sur le cadavre. Le corps d'une victime d'une maladie infectieuse, lorsqu'il a été ouvert, devient, en maintes circonstances, un foyer de contagion capable de diffuser les germes du mal bien en dehors des limites de l'hôpital. A un autre point de vue, les « victimes de l'autopsie » sont innombrables parmi le personnel des hôpitaux, si l'on réunit dans un même groupe les opérateurs, les élèves et les garçons d'amphithéâtre ayant succombé à la contagion cadavérique, quand ce ne serait que sous les formes variées de la « piqûre anatomique ». En outre, comment compter ceux d'entre nous qui, mal habitués aux émanations cadavériques, condamnés à pratiquer presque chaque jour des autopsies dans les vieilles salles humides, sombres, basses et mal aérées de nos anciens hôpitaux, ont mis plus longtemps peut-être à être vaincus, mais sont morts cependant, victimes résignées d'une hygiène prophylactique par trop rudimentaire et tués par leur devoir professionnel !

Les considérations qui précèdent justifient l'obligation où se trouvent l'administration hospitalière et l'État de mettre en œuvre toutes les garanties jugées indispensables pour assurer le fonctionnement des « services d'autopsie ».

Le respect dû au corps humain après la mort doit présider à l'organisation des mesures d'hygiène prophylactique et des règlements administratifs ayant trait à l'ouverture des cadavres.

Tout d'abord, les *garanties sociales* : l'examen d'un corps doit être fait avec le soin nécessaire, avec tous les ménagements possibles, suivant des règles méthodiques établies par les médecins compétents. L'utilité patente de l'autopsie est dans un diagnostic de la cause de la mort donné plus précis, plus complet que celui formulé à la suite des renseignements émanés du médecin traitant. En outre, l'autopsie étant pratiquée par un savant expérimenté, la rédaction protocolaire de l'examen du cadavre devient un acte légal, officiel, dont la valeur est telle, aux yeux des pouvoirs publics, qu'il doit faire foi en justice.

Pour ce qui est des *garanties individuelles*, on peut noter qu'elles se groupent sous deux chefs distincts : d'une part, le décédé et ses héritiers, d'autre part les personnes jouant un rôle quelconque dans l'autopsie.

Toute personne, en effet, qui succombe à une maladie se trouve avoir un intérêt direct à ce que la cause de sa mort soit recherchée, connue et communiquée à ses descendants. Qu'il le sache ou non, qu'il ait en lui déjà précise ou encore vague cette notion de solidarité familiale, l'homme qui succombe doit laisser rendre service à ses parents et sauvegarder ses héritiers directs : grâce à son autopsie, il leur indique les tares organiques, les lésions transmissibles, curables lorsqu'elles sont traitées à temps, auxquelles il a pu malheureusement succomber. Cet acte de préservation à l'égard de sa descendance est le dernier, souvent le plus capital service que l'homme puisse rendre à ceux qui lui étaient chers.

Quant aux personnes participant à l'autopsie, il est nécessaire de leur assurer toutes les garanties indispensables à leur intervention. L'hygiène de l'amphithéâtre et de la salle d'opération, aussi rigoureuse, aussi parfaite que possible, doit se conformer aux progrès incessants de la science sanitaire.

Nécessité d'une règle méthodique.

La nécessité d'une règle méthodique pour la pratique des autopsies découle des pages précédentes. Les détails qui vont suivre sont destinés à présenter en ordre, et de la façon la plus pratique, tous les desiderata de cette partie intéressante de la profession médicale.

Les principes sur lesquels se base la pratique individuelle, quand il s'agit d'autopsies de cadavres humains, sont à peu près invariables ; seule, la technique opératoire se perfectionne peu à peu, à mesure que la science médicale progresse. Malgré tout, ce sera encore à son expérience personnelle et à sa science, basées sur l'observation des faits, que l'opérateur devra, plus d'une fois, avoir recours et que, même après avoir vécu ce livre, il devra encore demander les suprêmes ressources de sa pratique professionnelle.

II

LE LOCAL

SOMMAIRE. — **Le pavillon des morts.** *Établissement isolable. Emplacement de choix : isolement, éloignement des autres services hospitaliers ; communication souterraine avec eux. Accès direct sur une rue passant derrière l'hôpital, à l'opposé de la porte d'entrée de l'établissement. Asepsie absolue du pavillon, désinfection parfaite, avant leur sortie, des produits, notamment linges, eaux d'égouts.*

Répartition des services dans le pavillon des morts.

L'amphithéâtre des morts. *Son utilité ; sa salle d'exposition des décédés.*

La **salle d'autopsie.** *Son antichambre, le vestiaire-lavabo. La salle d'autopsie : son étendue, ses portes et fenêtres ; composition du sol et des parois ; les lavabos, les éviers, l'armoire, la table d'autopsie, les tables mobiles, les gradins, les chaises.*

Le **laboratoire.** *Ses sections : anatomie pathologique, bactériologie, chimie ; salle des appareils et étuves.*

Les **archives.** *Le protocole d'autopsie, sa formule nécessaire.*

Le **musée.** *Conservation et classement des pièces, moulages et préparations microscopiques.*

II

LE LOCAL

La pratique des autopsies réclame une installation matérielle appropriée aux différents services qui s'occupent de la réception des cadavres, de leur conservation, de leur reconnaissance par la famille, de leur examen anatomo-pathologique et des différents travaux microscopiques, bactériologiques et chimiques nécessités par l'étude des lésions du corps humain. Enfin, la mise en ordre et le classement légal des documents auxquels ces différents travaux donnent forcément lieu obligent à la création d'archives et d'un musée annexés au service général des décès survenus à l'hôpital.

Ces divers organes se groupent en un ensemble homogène désigné sous le nom de *Pavillon des morts* ; il nous a paru utile d'en tracer, à grands traits, une étude rapide, basée sur la conception moderne des règlements sanitaires qui doivent présider à une pareille installation.

Le pavillon des morts.

Le pavillon des morts doit être, avant tout, considéré à la façon d'un « établissement insalubre », indispensable au bon fonctionnement d'un hôpital, et traité comme tel. Son emplacement, de choix, a été réservé dans les plans de la construction de la masse hospitalière, assez loin des autres services pour ne pas leur nuire et pour être dissimulé, dans la mesure du possible, derrière quelques rideaux d'arbres et de treillages, afin d'éviter les idées pénibles que sa vue suggère aux malades. Sa communication avec les services des malades doit cependant être assurée d'une manière pratique. Les conditions architecturales d'un hôpital moderne, construit par pavillons isolés mais correspondant entre eux et avec les services généraux au moyen de longues galeries souterraines, facilitent beaucoup de nos jours les rapports inévitables entre les services des malades et le pavillon des morts. C'est par les sous-sols que les décédés doivent donc être transportés à l'amphithéâtre des morts. On évite, de la sorte, la vue, toujours douloureuse pour les vivants, des civières caractéristiques. En outre, les galeries du sous-sol étant étanches et lavables à grande eau, le transport, par cette voie, des cadavres contagieux n'offre pas les dangers du trajet sur le sol des jardins et des cours fréquentés par les malades et par les visiteurs. Un branchement des galeries souterraines avec le sous-sol du pavillon des morts se trouve, à tous les points de vue, obligatoire. La porte, qui donne directement accès dans le caveau de la salle des morts, ne peut s'ouvrir que de la main du gardien des morts, le garçon d'amphithéâtre, c'est-à-dire de dedans en dehors, et rend inviolable l'entrée du caveau.

Au niveau du sol, le pavillon des morts doit être situé de sorte que sa grande porte, accessible aux voitures, s'ouvre directement sur une voie carrossable passant derrière l'hôpital, en un point diamétralement opposé à la porte d'entrée de l'établissement. Le départ des morts se fait ainsi, en présence de leur famille, d'une manière discrète et avec toute la correction désirable.

Le pavillon en entier, y compris et sans exception la totalité des services qui l'habitent, doit être soumis à une hygiène aseptique absolue. Une désinfection, parfaite au point de vue scientifique, de tous les produits contaminés à l'intérieur du pavillon, doit être rigoureusement assurée *avant leur sortie hors de l'établissement*. Les linges, draps, alèzes, blouses, tabliers, pantalons d'autopsie, serviettes et compresses qui ont été maculés par le mort, les liquides qui s'écoulent du cadavre à la salle des morts aussi bien qu'à la salle d'autopsie, les résidus des cultures bactériologiques, en un mot tout ce qui est susceptible de transmettre hors de l'établissement, dans la ville, un moyen quelconque de contagion, doit être soit détruit, soit aseptisé sur place. Ce devoir est formel, car il s'agit moins d'un règlement sanitaire que de l'application d'une loi d'hygiène sociale et les Pouvoirs publics devraient s'obliger à y tenir la main, dans l'intérêt immédiat de la collectivité.

Pour les linges et les différentes pièces du mobilier, rien n'est plus facile que de se conformer à cette règle de prophylaxie. Seules, peut-être, les eaux qui ont servi au lavage des salles, celles qui ont été polluées par les nécessités de l'examen, de l'ouverture et de la toilette du cadavre, demandent des soins plus particuliers et obligent l'administration de l'hôpital à des mesures quelque peu coûteuses. Les règlements de police sanitaire devraient interdire formellement à tout hôpital l'écoulement direct à l'égout de ses eaux utilisées, par conséquent contaminées. A plus forte raison, cette mesure prohibitive s'applique-t-elle aux eaux provenant de l'amphithéâtre des morts. En France du moins, un tel règlement sanitaire n'est pas encore appliqué; il ne saurait tarder. En attendant, il nous sera permis de rappeler que, pour ce qui est du pavillon des morts, la stérilisation des eaux contaminées, toujours possible, y est pratiquement réalisable, sans dépenses exagérées.

Il suffit que le sol de chaque salle, dallé avec tout le soin nécessaire, soit suffisamment incliné pour déverser ses eaux dans des conduites branchées tour à tour sur un canal central aboutissant à un réservoir unique. Ce réservoir, en communication directe avec un autoclave, le remplit au fur et à mesure que la stérilisation de l'eau d'apport y est effectuée. Les eaux, stérilisées à 115°, sont jetées à l'égout. Tel est le procédé le plus simple et le plus sûr pour mettre la ville à l'abri des contaminations hospitalières.

La lumière doit pénétrer en abondance dans toutes les salles du pavillon. Les fenêtres y sont larges, hautes, nombreuses; toutes celles qui donnent sur les pièces où les cadavres peuvent soit passer, soit séjourner, sont garnies de toiles métalliques s'opposant à l'entrée des mouches, agents de transmission des produits septiques d'origine cadavérique.

La répartition des services dans le pavillon des morts demande à être étudiée sur place afin d'y grouper, de la façon la plus commode et la plus économique, les différentes sections. Tout pavillon des morts organisé d'une manière à la fois scientifique et pratique doit, à notre avis, comprendre cinq sections distinctes. Ces sections forment un tout indivisible. Elles se composent de : 1° l'*amphithéâtre des morts*, avec son caveau et sa salle d'exposition des décédés ; 2° la *salle d'autopsie*, précédée d'une antichambre et d'un vestiaire-lavabo ; 3° le *laboratoire*, réparti en quatre salles, d'anatomie pathologique, de bactériologie, de chimie et des appareils ; 4° les *archives* avec une bibliothèque, et 5° le *musée* de l'hôpital. Une esquisse rapide de ces différents services, dans ce qu'ils ont de spécial et de caractéristique, nous a paru utile.

L'amphithéâtre des morts.

L'amphithéâtre des morts constitue, dans le pavillon général, une entité particulière, une partie isolée du reste, mais communiquant d'une part, au moyen du sous-sol, avec les galeries souterraines par où lui arrivent les corps, et, d'autre part, au rez-de-chaussée, avec la cour carrossable par où sortent les enterrements. Il se compose d'au moins deux pièces distinctes, au rez-de-chaussée, et d'un caveau dans le sous-sol. Le *caveau de la salle des morts*, où séjournent les cadavres avant comme après l'autopsie et tant que les formalités légales nécessaires pour l'autorisation d'inhumation n'ont pas été réglées, doit être une pièce obscure, toujours très aérée, étanche et froide. La lumière et la chaleur favorisent la décomposition des corps. Certains hôpitaux modernes sont pourvus d'une glacière transformant le caveau des morts en un milieu réfrigéré, hostile à la putréfaction des cadavres.

L'étanchéité du caveau demande à être absolue ; les liquides sortis des cadavres ne devant pas diffuser dans le sol, sont recueillis dans la partie déclive de la salle et vont se réunir aux eaux polluées destinées à passer par l'autoclave. Le caveau communique, au moyen d'un ascenseur, avec la salle d'exposition des morts située au rez-de-chaussée.

La salle d'exposition des morts, la seule accessible aux parents du décédé qui viennent reconnaître le corps avant la fermeture de la bière, donne accès, d'un côté, dans une antichambre ouvrant sur l'ascenseur du caveau des morts et, de l'autre, dans une salle d'attente disposée pour la famille du décédé. Ces deux pièces sont d'une propreté rigoureuse ; le sol en est lavé chaque jour, avec les plus grandes précautions ; aucune contamination ne pourra s'y produire des morts aux vivants.

Le transport des corps, depuis l'ascenseur jusqu'à la salle d'exposition comme, du reste, à la salle d'autopsie, se fait au moyen d'un chariot roulant, tout en métal, et d'une étanchéité complète, facile à désinfecter et même, si l'on en juge l'utilité, à stériliser au grand autoclave de l'hôpital. Après chaque transport, le chariot doit être lavé à fond au moyen d'un liquide antiseptique approprié.

La salle d'autopsie.

La salle d'autopsie, composée d'une antichambre, d'un vestiaire-lavabo et de la salle d'opérations, exige un emplacement précis. Tout d'abord, elle doit être assez éloignée de la salle d'exposition des morts et de la salle d'attente des parents pour éviter à ces derniers certains bruits, douloureux à entendre, nécessités par l'autopsie (coups de marteau, bruits de scie), ainsi que les odeurs nauséabondes qui se dégagent de la salle pendant les nécropsies. En second lieu, son orientation demande à être rigoureusement choisie : la face principale, ayant vue sur une cour ou un jardin isolé, doit regarder au nord, de façon à être, par tous les temps, à l'abri du soleil. Fraîche en été, la salle doit pouvoir être chauffée en hiver, d'une manière suffisante pour permettre à l'opérateur et à ses aides d'y demeurer plusieurs heures sans danger.

L'éclairage de la salle doit être parfait. La lumière y pénètre d'abord par la façade exposée au nord, vitrée dans toute son étendue et jusqu'au plafond ; ensuite, le plafond de la salle est à jour, vitré lui-même, tout en demeurant à l'abri des rayons du soleil grâce à la disposition structurale des toits du pavillon. Aucun coin d'ombre dans ce vaste cube lumineux sur deux de ses six faces.

La disposition de ces deux surfaces vitrées permet une aération large et facile, car le renouvellement incessant de l'air dans la salle d'autopsie est une nécessité fondamentale. Toutes les baies s'ouvrant à l'air sont garnies de châssis de toile métallique empêchant l'accès des mouches.

Les parois de la salle sont en matériaux imperméables à l'eau et supportant le contact réitéré de solutions antiseptiques. Aucun angle n'y arrête les poussières. Toutes les portes donnant directement accès dans la salle d'opérations sont battantes, afin d'éviter aux mains contaminées des opérateurs de les polluer et aux mains propres des visiteurs de risquer de s'y contaminer. Par contre, les portes qui, des corridors voisins, donnent issue dans l'antichambre de la salle des morts sont épaisses, en bois lourd, et munies de serrures, en vue d'assurer l'isolement de cette section du pavillon et de dissimuler aux étrangers les bruits et les différentes manœuvres qui s'y produisent à l'occasion d'un examen cadavérique.

L'antichambre de la salle d'autopsie et le vestiaire-lavabo qui lui fait suite sont deux pièces identiques, sauf leurs dimensions, à la salle d'opérations. Le mobilier seul diffère. L'*antichambre*, pièce destinée à augmenter l'isolement du service et à être utilisée comme salle d'attente pour les visiteurs ou étrangers ayant affaire à l'opérateur et à ses élèves, se compose, comme mobilier, de quelques bancs et d'une table. L'antichambre doit être orientée, dans l'établissement, de façon à posséder une porte de sortie distincte, donnant sur les jardins et placée dans une direction *diamétralement opposée* à la porte d'entrée du Pavillon par où arrivent et sortent les parents des décédés, venus pour reconnaître les corps ou pour suivre les funérailles. Il est à la fois humain et prudent d'éviter à la famille du mort la vue des médecins et de leurs élèves quittant la salle d'autopsie.

Le *vestiaire-lavabo*, intermédiaire à l'antichambre et à la salle d'opérations, est une pièce assez grande, munie de portemanteaux, pour les vêtements de ville des opérateurs, et de lavabos nombreux.

Ces lavabos sont construits sur un modèle très simple ; l'arrivée de l'eau est actionnée, non par un robinet à main, mais par une pédale située à la partie inférieure et mobile transversalement autour d'une charnière fixée à la muraille. Les mains ne peuvent donc ni contaminer ni être souillées au-dessus de la cuvette.

Au lavabo sont annexés savons, brosses stérilisées, limes à ongles et flacons contenant les solutions antiseptiques de permanganate de potasse, de bisulfite de soude, et de sublimé (1), d'un usage obligatoire dans le pavillon des morts.

Sur une table, au milieu de la pièce, sont disposés les blouses, tabliers et pantalons de toile composant les « vêtements d'autopsie » réglementaires. C'est dans ce vestiaire-lavabo que l'opérateur et tous ses aides viennent, après l'autopsie, se nettoyer, avec un soin méticuleux, les membres supérieurs, la face et le cuir chevelu, avant de revêtir leurs vêtements de ville (Voy. p. 17).

La *salle d'opérations* possède un mobilier spécial, approprié à son usage. Le meuble important est la *table à autopsie*.

Suivant ses dimensions, en rapport avec l'importance de l'hôpital, la salle d'opérations contient trois ou cinq tables à autopsie.

La table à autopsie (fig. 1) est immobile, fixée solidement au

Fig. 1. — Table à autopsie.

sol par deux pieds au moins, quatre au plus. La forme et la composition de la table à autopsie ont un grand intérêt, car le

(1) La formule de ces solutions est contenue dans [illegible]
Permanganate de potasse [illegible]
[illegible] de soude [illegible]
[illegible]
Sublimé corrosif, solution [illegible]

succès et la rapidité d'un certain nombre des opérations sur le cadavre en dépendent, pour une notable partie. Les matériaux les plus usités sont l'ardoise, le grès cérame, la lave émaillée, le fer et le cuivre. En France, l'immense majorité des tables à autopsie sont taillées d'une seule pièce dans un bloc d'ardoise. L'ardoise offre l'avantage d'être suffisamment compacte et solide et de résister aux solutions antiseptiques. Par malheur, le plus grand nombre de nos tables sont défectueuses, leur forme étant mal conçue, en particulier pour ce qui est de l'évacuation des liquides accumulés à leur surface.

Une table d'autopsie bien faite doit répondre aux indications suivantes. Ses dimensions, qui ne sauraient être ni trop considérables ni trop restreintes, ont, en moyenne, $1^m,90$ de longueur sur $0^m,70$ à $0^m,80$ de large. L'épaisseur varie de $0^m,09$ à $0^m,15$. La hauteur oscille entre $0^m,95$ et $1^m,15$.

La forme générale est rectangulaire, tous les angles étant arrondis pour éviter les écorchures des mains. La face supérieure, celle qui doit supporter le corps, est, dans nos hôpitaux, évidée, creusée dans son ensemble, de façon à réserver un rebord, de $0^m,04$ environ sur tout le pourtour ; de cette manière, les liquides ne peuvent pas déborder avant d'être évacués par un orifice situé au pied de la face supérieure. De plus, cette face est, d'une façon générale, excavée, ce qui est une faute, étant donné la nécessité d'assurer à l'eau qui baigne le cadavre un écoulement permanent vers le pied de la table. Les parties molles du dos s'incrustent dans la concavité de la région moyenne de la table et y retiennent les liquides. A cet inconvénient certains fabricants ont essayé de pourvoir au moyen de cinq rainures divergentes tracées à la surface de la table : ces rainures sont disposées ainsi : l'une est au milieu, suivant l'axe du meuble et ne dépassant pas sa partie moyenne, les autres divergent par paires aux deux extrémités de l'axe, et gagnent obliquement, chacune de leur côté, les quatre angles de la table.

La disposition la plus favorable, facile à réaliser, est, pour ainsi dire l'inverse : ménageant, comme cela est indispensable, un rebord marginal tout autour de la face supérieure, le fabricant doit poursuivre plus à fond sa rainure et façonner, en dedans du rebord, une gouttière (fig. 2) s'enfonçant quelque peu au-dessous de lui. La surface de la table, évidée par rapport à son rebord, doit se relever cependant peu à peu en gagnant, de chaque côté, l'axe médian de la face supérieure ; ce relèvement, léger, de façon à ne pas gêner la stabilité du corps une fois placé le long de la table, est plus marqué du côté de la

Fig. 2. — Table à autopsie : profil, plan et coupe.

tête, un peu moindre du côté du pied. L'axe médian de la table, au lieu d'être creusé en gouttière, est plan et donne, de part et d'autre, naissance à des rainures inclinées sur lui obliquement, à la façon des barbes d'une plume, l'angle aigu formé par elles avec l'axe de la table regardant du côté du pied de la table : la direction imposée aux liquides par l'inclinaison nécessaire de la table répond ainsi au sens général des rainures (fig. 1 et 2).

Au bas de la table, sur le prolongement de l'axe médian de la face supérieure, se trouve l'orifice d'évacuation des liquides. Cet orifice, circulaire, de 4 à 5 centimètres de diamètre, débouche dans un conduit de mêmes dimensions creusé à travers l'épaisseur totale de la table; par là se déversent les liquides dans une conduite d'égout branchée sur le tuyau desservant la table d'autopsie. L'orifice de la table et le système entier qui lui fait suite sont protégés contre l'irruption de particules solides, fragments de tissus ou d'organes entraînés par l'eau : un bouchon métallique, percé de nombreux trous, obture l'orifice dans lequel il entre à frottement.

Ici encore l'ingéniosité des fabricants s'est exercée pour arriver à garantir contre l'obstruction le bouchon et ses trous recevant les liquides. La forme la plus habituelle de l'instrument en usage chez nous représente un fragment de sphère, dépassant plus ou moins haut le niveau du plan de la table; il y a encore là une faute de construction. Il faut donner au bouchon métallique des dimensions plus grandes que celles ordinairement réalisées et une forme autre : 5 centimètres de diamètre sont un minimum indispensable. La forme doit en être, non sphérique, mais cylindrique, avec une saillie de 4 à 5 centimètres au-dessus du plan de la table. De cette façon, la surface du cylindre étant, partout où elle dépasse l'ardoise, percée de nombreux trous, il est impossible à l'eau de stagner sur la table et aux pièces cadavériques d'obstruer de tous les côtés à la fois la surface du cylindre accessible aux liquides. Tous les liquides de la table d'autopsie, comme ceux provenant du reste du pavillon, arrivent au réservoir du sous-sol destiné à leur stérilisation à l'autoclave avant évacuation à l'égout.

La direction de la table est déterminée d'une façon précise. Son grand axe doit être perpendiculaire à la face de la salle éclairée par la baie vitrée. La table se penche vers cette face, et c'est de ce côté que son pied se trouve placé. La tête de la table, un peu plus élevée que le pied, suivant une inclinaison légère, regarde ainsi la baie et présente le cadavre déposé sur elle, tête en haut, pieds en bas, à une bonne et franche lumière.

La table doit être élevée à une notable hauteur au-dessus

du sol : 1m,15, en moyenne, est une taille suffisante. A tout prendre, il vaut mieux qu'une table à autopsie soit plutôt un peu trop haute que trop basse : l'opérateur peut toujours se soulever au-dessus du sol. S'il est obligé d'opérer penché trop bas sur le cadavre, il se voue à une courbature lombaire des plus pénibles, parfaitement inutile.

Les tables à autopsie, quel que soit leur nombre, doivent occuper le milieu de l'espace réservé entre les deux faces parallèles de la salle, et être suffisamment distantes les unes des autres pour ne point causer de gêne aux personnes groupées autour de chacune d'elles.

Le reste du mobilier de la salle d'autopsie n'a rien de bien spécial. Il nous suffit de signaler la nécessité d'autres tables, mobiles celles-ci, destinées, l'une à supporter les instruments qui doivent être sous la main du chef de l'opération, l'autre à servir à l'élève-scribe pendant la rédaction du protocole d'autopsie dicté au cours des manœuvres opératoires, une troisième enfin portera les ustensiles fragiles utilisés au cours de l'autopsie, la verrerie, l'arsenal bactériologique, le microscope pour un examen extemporané, toujours possible. Ces trois tables doivent être composées d'un support en fer, muni de quatre pieds à roulettes métalliques et recouvert d'un plateau de matière imperméable, stérilisable sans difficulté : la lave émaillée remplit parfaitement ce but.

Signalons encore deux auges fixes, en ardoise, ou en grès cérame, placées au-dessous d'un robinet d'eau, d'une absolue étanchéité, et munies chacune à leur partie profonde d'un orifice obturé, à volonté, par un bouchon métallique. Ces auges sont indispensables à la toilette des organes cadavériques.

Enfin les parois latérales de la salle d'autopsie sont pourvues d'un nombre important de lavabos semblables à ceux décrits à propos du vestiaire-lavabo. Ces lavabos doivent s'actionner à l'aide du pied et non des mains : on met ainsi les mains à l'abri des contaminations secondaires. Près des lavabos se succèdent les cuvettes remplies d'avance des solutions antiseptiques appropriées (sublimé, carbonate de soude, permanganate de potasse, hyposulfite de soude).

Une salle d'autopsie bien organisée doit être garnie, le long de la paroi sud, d'une série de deux ou trois gradins permettant aux témoins de l'autopsie de voir bien et de suivre les détails opératoires sans gêner personne. Ces gradins, dallés comme le reste du sol, sont précédés d'une balustrade en métal et ne doivent troubler en rien l'hygiène sanitaire du local.

Quelques chaises en fer, un ou deux tableaux d'ardoise encastrés dans la muraille sont à la disposition des opérateurs et des aides et complètent le mobilier de la salle d'opérations.

On remarquera qu'aucun angle, aucune armoire, placard ou table fixe n'existe dans cette salle, où la propreté aseptique la plus rigoureuse se trouve facilitée par la simplicité de son aménagement.

Le laboratoire

Le *laboratoire* est une section distincte dans le pavillon général : il est à la disposition de l'hôpital tout entier dont il représente, dans les établissements bien organisés, un service centralisé, *laboratoire central*, avec un personnel spécial, sous la surveillance d'un directeur. Il se divise lui-même en plusieurs salles attribuées l'une aux recherches anatomo-pathologiques, l'autre à la bactériologie, la troisième à la chimie, et la dernière aux appareils spéciaux nécessaires à la pathologie expérimentale et à l'emplacement réservé aux différentes étuves nécessaires aux travaux bactériologiques. La photographie des pièces macroscopiques et les travaux de micro-photographie s'y installent aussi. De ces multiples salles nous n'aurons rien à dire, leur installation n'ayant pas trait directement à la pratique des autopsies. Cependant il est bon de signaler la proximité nécessaire de cette section par rapport à la salle des autopsies, et sa communication facile avec le service des morts tout en respectant son isolement.

Les archives

Les *archives* du pavillon des morts font partie intégrante et nécessaire de l'établissement. Une pièce spéciale, munie de rayons en ordre alphabétique, leur est attribuée. Dans ces archives sont rangés les *protocoles d'autopsie* adjoints aux observations cliniques des malades. Que les protocoles soient rédigés les uns à la suite des autres sur un registre spécial registre d'autopsie, ou qu'ils soient écrits sur des feuilles volantes annexées au dossier clinique du malade, leur formule doit, de toute façon, être fixée d'avance et demeurer immuable, au moins dans ses lignes fondamentales.

Le *protocole* doit porter en tête un numéro d'ordre, suivi des nom, prénoms, âge et sexe du sujet, avec notification de la salle et du numéro du lit où il a été soigné. Puis vient, toujours en tête de la feuille, la date du décès, la date de l'autopsie, le nom de l'opérateur et de son assistant.

Avant de commencer la rédaction de l'état des organes, l'opérateur a dicté, en quelques lignes, les caractères les plus importants de la maladie et le diagnostic porté pendant la vie. Au-dessous de ce résumé clinique, commence l'autopsie proprement dite. L'énumération des organes, appareils et tissus se fait en marge, en gros caractères, à mesure que leur étude se poursuit. La rédaction s'inscrit sur la feuille, en dedans de la marge et *uniquement sur le recto*. Les poids et dimensions des organes sont notés *en marge*, au-dessous du nom de chaque organe.

Enfin, les dernières lignes du protocole sont consacrées, d'une part aux lésions rares, aux anomalies remarquables signalées au cours de l'examen, et d'autre part à un diagnostic anatomo-pathologique aussi complet que raisonné que l'opérateur, en dernière analyse, est tenu de mettre en parallèle avec les renseignements cliniques transcrits en tête du protocole. L'opérateur signe au-dessous de la dernière ligne.

Ces documents protocolaires ont une valeur considérable au point de vue scientifique. Ils composent, avec l'observation clinique, un recueil précieux à consulter, utile aux progrès de la médecine ; en outre, ils accumulent des faits individuels pouvant rendre les plus signalés services aux familles des décédés dans les actes de la vie sociale, en particulier lors de mariages, de procès, morts accidentelles, compagnies d'assurances, et même au cours d'affaires médico-légales où l'honneur et les intérêts des survivants peuvent se trouver mis en jeu.

Le musée

Dans le pavillon des morts, à côté des laboratoires et des

archives se trouve l'emplacement réservé au *musée de l'hôpital*. La création d'un musée central, pour tout hôpital, est une nécessité obligatoire. Dans ce musée se rangent, en bonne place et dans un parfait état de conservation, les pièces anatomo-pathologiques provenant des opérations chirurgicales importantes pratiquées à l'hôpital, les organes ou fragments d'organes conservés après les autopsies, soit à titre de documents scientifiques précieux, soit comme pièces médico-légales, les produits provenant du service d'accouchements, etc. Les pièces anatomiques sont classées en ordre et se reportent à un catalogue toujours tenu à jour.

Enfin, les moulages soit en cire, soit en plâtre, pris sur le vivant à propos de telles ou telles affections médicales ou chirurgicales, constituent un second groupe de pièces d'un intérêt capital au point de vue de l'instruction des élèves.

Pour terminer, une collection bien entretenue de préparations microscopiques ayant trait aux lésions anatomo-pathologiques importantes recueillies, chaque année, à l'hôpital, se trouve classée en ordre et toujours à la disposition des étudiants désireux de s'instruire.

III

LE DISPOSITIF INSTRUMENTAL

SOMMAIRE. — **La boîte à autopsie** *et ses instruments, leur composition entièrement métallique. Énumération descriptive des instruments nécessaires pour une autopsie.*

La grande bascule *pour peser le cadavre. La* **balance** *ordinaire (pour peser les organes).*

Les billots, baquets, *bocaux, cuvettes, les plateaux métalliques pour le transport des pièces.*

Les réceptacles en verre : *éprouvettes graduées, verres à expériences, tubes à essai, densimètre à urine, thermomètre à maxima.*

Le nécessaire bactériologique *pour autopsie. Le thermocautère. Les plaques de liège et aiguilles d'acier pour préparation de pièces.*

Les accessoires. *Linge, draps, serviettes et compresses. Éponges, coton hydrophile. — Fourneau à gaz et récipients métalliques.*

III

LE DISPOSITIF INSTRUMENTAL

Le dispositif instrumental nécessaire pour la pratique générale des autopsies mérite considération. Un certain nombre d'instruments sont absolument indispensables pour mener à bien l'ensemble des opérations ; quelques autres présentent une réelle utilité et, à ce titre, doivent être signalés, voire même décrits et figurés.

La boîte à autopsie

La *boîte à autopsie*, réceptacle contenant l'ensemble des instruments utilisés pour l'ouverture des corps, l'extraction et la préparation des tissus, organes et appareils, présente plusieurs types. Les anciens modèles sont composés d'une boîte plate, en bois, à l'intérieur de laquelle la place de chaque instrument est creusée en plein bois ; les instruments y sont logés sur une seule couche. Ces modèles offrent l'inconvénient, grave entre tous, de ne pouvoir être maintenus dans une propreté rigoureuse, leur stérilisation par la chaleur étant, en pratique, impossible.

Le modèle moderne, la boîte type, est composé d'un réceptacle entièrement métallique (fig. 3 et 4), à deux plans, avec chevalets fixant tous les instruments en leur place respective. Aisément stérilisable, dépourvue d'une double poignée extérieure et fermée par un couvercle tout en métal, mobile et sans charnière, cette boîte métallique ne présente aucune aspérité, aucune tranche capable d'écorcher les mains. A l'intérieur, les instruments, répartis sur deux étages, sont placés chacun dans une rainure appropriée (fig. 3 et 4).

Les *instruments* sont tous entièrement en métal ; le manche, solide et bien en main, est démontable. Lorsque l'instrument est volumineux et doit demander, pour son emploi, un effort notable (marteau, scie, davier), la surface du manche n'est pas lisse, mais creusée de dépressions transversales (fig. 3 et 4) qui assurent la fixité de la main. Ces dépressions, larges et onduleuses, ont, sur les stries obliques tracées jadis à la surface des instruments, l'avantage d'être faciles à nettoyer et de ne pas froisser l'épiderme appliqué contre elles ; de plus, elles maintiennent mieux la peau qui leur est appliquée.

Tous les instruments coupants sont composés d'une lame solide, bien trempée, dont le tranchant, affilé, ne craint pas le repassage. Ils sont placés dans l'étage supérieur de la boite. Les instruments non tranchants occupent le fond du réceptacle ; chacun a son chevalet déterminé et est posé de façon à ménager les parties délicates, telles que la pointe et le tranchant des couteaux et scalpels, la pointe des ciseaux, etc.

Aucun instrument ne doit présenter à sa surface d'aspérité rugueuse (pas de vis, branches des ciseaux, articulation du costotome, poignée des daviers, rugines, etc.). Ces aspérités, quand elles viennent à se produire au cours des manœuvres opératoires, risquent de déchirer les mains de l'opérateur et rendent l'instrument inutilisable jusqu'après réparation.

L'énumération des divers instruments nécessaires pour une autopsie montre que leur nombre est restreint ; encore quelques-uns d'entre eux ne sont-ils pas employés chaque fois ; mais l'imprévu d'une opération pouvant forcer l'opérateur à avoir recours à l'un d'eux nécessite leur présence constante à proximité de la main.

Liste des instruments contenus dans la boite d'autopsie.

1. 2 couteaux à lame convexe.
2. 2 couteaux à tranchant droit.
3. 2 couteaux à cerveau, dont l'un à pointe effilée.
4. 6 scalpels, de dimensions variées.

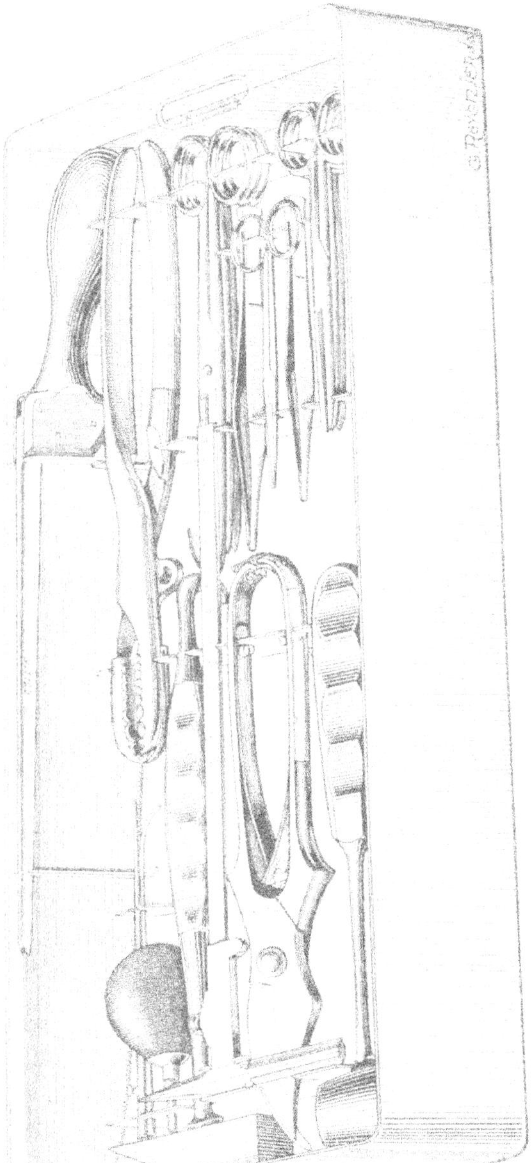

5. 2 paires de ciseaux droits, mousses, de 14 centimètres.
6. 2 paires de ciseaux droits, de 16 centimètres.
7. 1 paire de ciseaux droits pointus.
8. 1 paire de ciseaux fins, droits et mousses.
9. 1 entérotome.
10. 1 pince à dissection, moyenne.
11. 1 pince à dissection, forte.
12. 1 costotome.
13. 1 sonde cannelée, moyenne.
14. 1 sonde cannelée, forte.
15. 1 stylet mousse en argent, de 0,20 centimètres.
16. 1 marteau à crochet.
17. 1 maillet en fer, pour burin.
18. 1 rugine courbe, de Farabeuf.
19. 1 rugine fenêtrée (renette) pour les vertèbres.
20. 1 rachitome de Brunetti.
21. 1 ciseau burin, de 12 millimètres de large.
22. 1 ciseau de Mac Ewen.
23. 1 davier de Farabeuf.
24. 1 scie à dos mobile (grand modèle).
25. 1 petite scie à dos mobile.
26. 1 compas-glissière.
27. 2 érignes simples de Chassaignac.
28. 1 chalumeau insufflateur, à robinet et à poire de caoutchouc, avec un bout courbe.
29. 2 écarteurs de Farabeuf.

1. Les *couteaux à lame convexe*, dont l'utilité est reconnue de tous les anatomo-pathologistes et sur laquelle Virchow insistait à si juste titre, doivent être très solides (fig. 5), leur service étant considérable. Avec le couteau à cerveau et les forts ciseaux mousses, ce sont les instruments qui servent le plus et s'usent les premiers.

3. On remarquera que la paire de *couteaux à cerveau* en comporte un dont la pointe est effilée ; de la sorte (fig. 5), il ressemble plutôt à un couteau à opération, bien que sa lame doive rester mince et flexible. Il constitue un instrument fort commode, en particulier pour l'ouverture du cœur, des reins et des poumons, opérations dans lesquelles l'extrémité étalée du couteau à cerveau ordinaire est souvent gênante. C'est la raison pour laquelle nous avons fait effiler la pointe du second couteau à cerveau.

5. à 8. On remarquera le nombre considérable de *ciseaux*, comparativement aux autres instruments usités dans l'autopsie. Les ciseaux jouent en effet, d'après nous, un rôle capital et

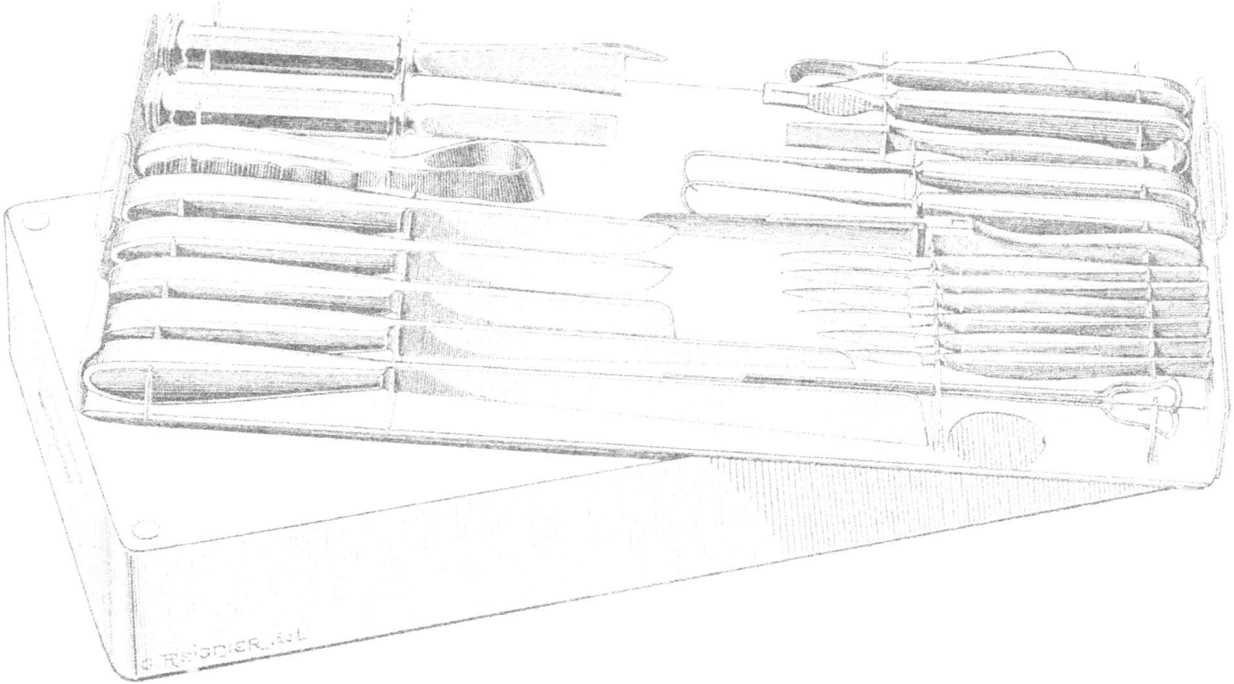

Fig. [illegible]. — Boîte à autopsie. Plateau supérieur supportant les instruments.

leur service est incessant ; il est avantageux d'en avoir à sa disposition un jeu varié, de différentes dimensions, pour obtenir de ces instruments si commodes et si pratiques tous les bénéfices qu'on est en droit d'en attendre. Les ciseaux fins doivent être mousses afin de pénétrer sans difficulté dans les canaux les plus étroits : les bronchioles, les artérioles, l'appendice vermiforme du cæcum ne sont bien ouverts que grâce à cet instrument, qui doit toujours bien couper.

14° Deux *sondes cannelées*, l'une forte et l'autre moyenne, ne sont pas de trop. Pendant l'autopsie, la sonde cannelée, qui pénètre dans des profondeurs encore inexplorées, entrera sans forcer, aucun tissu ne devant risquer d'être dilacéré par n'importe quel instrument.

15. Le *stylet* mousse sera, pour les mêmes motifs, en argent, flexible et déformable à volonté, afin de suivre aussi exactement que possible les méandres des trajets, fistuleux ou autres, soumis aux investigations de l'opérateur (fig. 5).

16. Du *marteau d'acier* à crochet nous ne dirons qu'un mot : cet instrument, dont la présence dans la boîte à autopsie ne se justifie que par l'habitude, à peu près générale, de l'ouverture du crâne au moyen de la « fracture circulaire de la calotte, » se termine, du côté du manche, par un crochet mousse. Ce crochet, qui ne peut guère servir qu'à l'arrachement de la calotte crânienne et du chapelet des apophyses épineuses rachidiennes (voy. p. 31), est dangereux pour la main droite pendant qu'elle frappe en tenant le marteau. Son relief comprime souvent, quand il ne l'arrache pas, au moment du choc, l'éminence hypothénar ou même la région cubitale du poignet. Il doit être mousse.

17. Le *maillet de fer* qui figure dans la boîte est un instrument parfait, réalisé par mon excellent ami Collin, et destiné à frapper sur tous les instruments d'acier (burin, rachitome de Brunetti, ciseau de Mac Ewen) lorsqu'on a besoin de séparer avec soin les masses osseuses (fig. 5). Grâce à son poids et à sa composition métallique, il offre sur le marteau d'acier l'avantage incomparable de porter un coup plus fort, plus précis, plus local, sans autant de risque de dérapement ou de glissement hors du talon d'acier de l'instrument percuté.

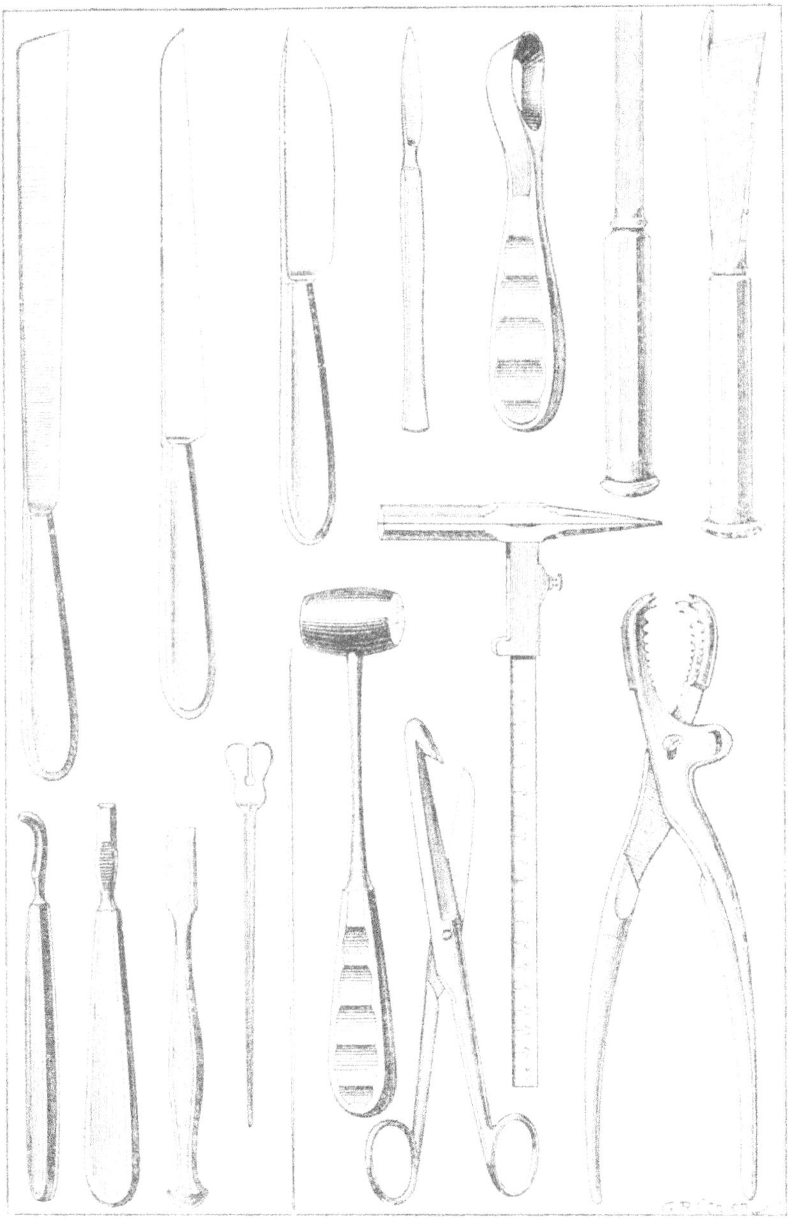

18 et 29. La *rugine courbe et les deux écarteurs de Farabeuf* (fig. 5) sont des instruments trop appréciés des anatomistes pour qu'il y ait lieu d'en faire ici l'éloge. La rugine est indispensable pour dégager les surfaces osseuses, décoller les insertions musculaires les plus rebelles; bref, toutes les fois que l'opérateur a affaire au tissu osseux recouvert de parties molles, la rugine de Farabeuf lui rend sur-le-champ les plus signalés services.

19. La *rugine fenêtrée*, ou *renette*, utilisée pour le dégagement des gouttières vertébrales, a été empruntée par moi à l'arsenal vétérinaire, où elle figure sous le nom de « renette de Malherbe. » Collin et moi n'avons eu qu'à en compléter l'anse et à proportionner la saillie de sa convexité coupante pour en faire un instrument d'une manœuvre commode et rapide (fig. 5).

20. Le *rachitome de Brunetti* figure seul dans notre boîte à autopsie. Cet instrument, remarquablement utilisé sur le vivant, présente sur l'ancien rachitome d'autopsie de tels avantages, son emploi est d'une telle commodité et ménage si bien la moelle épinière que nous l'avons adopté, à l'exclusion du rachitome convexe ordinaire (voy. p. 33 et fig. 5).

21. Le *ciseau burin*, de 12 millimètres de large, est d'un emploi courant dans les autopsies; il demande à être terminé par un manche solide et son talon doit être assez large (fig. 5) pour supporter d'aplomb les coups de marteau, alors même que ce marteau serait d'acier.

22. Le *ciseau de Mac Ewen*, plus fort que le précédent, est fort utile lorsqu'on a besoin d'atteindre des saillies osseuses résistantes et larges (os du bassin, os des membres, base du crâne); aucun des autres instruments contenus dans la boîte ne peut le suppléer (fig. 5). Or il est indispensable que, dans une autopsie quelconque, aucune opération ne soit rendue impossible par l'insuffisance de l'arsenal instrumental mis à la disposition de l'opérateur.

23. Les mêmes réflexions s'adressent au *davier de Farabeuf* (fig. 5) dont l'utilité est incontestable toutes les fois qu'il est nécessaire de saisir et de maintenir solidement des masses osseuses résistantes le long desquelles des incisions et une dissection profondes sont jugées inévitables.

27. Le *compas-glissière* qui figure dans la boîte à autopsie est un instrument dont l'anatomo-pathologiste ne peut se passer (fig. 5) : les mensurations de longueur et d'épaisseur demandent sans cesse à être obtenues sur-le-champ ; les mètres flexibles sont trop vite maculés et d'une manœuvre trop peu sûre.

28. Le *chalumeau insufflateur* a été maintenu par nous dans la boîte à autopsie malgré son peu d'utilité, malgré même les inconvénients qu'il présente au point de vue des recherches microscopiques ultérieures (voy. p. [illegible]). Quelques observateurs ont cependant encore recours à lui (voy. Autopsies spéciales : *Autopsie du nouveau-né*).

De la courte notice qui précède concernant les instruments de l'autopsie, on peut conclure que, pour la boîte moderne, on n'a pas craint de réunir et de grouper ceux des instruments de chirurgie employés sur le vivant avec des avantages universellement reconnus. L'autopsie, en effet, est *une opération pratiquée sur le cadavre* il est vrai, mais réclamant certaines précautions, certains ménagements impossibles à observer en l'absence des moyens matériels, c'est-à-dire des instruments appropriés.

A cet égard, il est encore un instrument que nous n'avons pas fait figurer dans la boîte à autopsie, parce qu'il n'est pas indispensable, et aussi à cause de sa fragilité. C'est le *myélotome* imaginé dans le but de sectionner le bulbe en travers, au-dessus de l'origine de la moelle épinière, au moment de l'extraction de l'encéphale hors de la cavité crânienne. Cet ingénieux instrument, d'une facile manœuvre, demande un entretien soigneux et se range dans une boîte à part. Il n'est pas nécessaire pour une bonne autopsie.

La grande bascule. La balance

Une *grande bascule* est indispensable pour peser le cadavre avant son autopsie. Le plateau doit en être large et transversal, pour faciliter la mise du corps en place et l'y fixer (v. p. 87).

Une *balance* ordinaire, pourvue de son jeu de poids, doit être posée sur une table auprès de la table à autopsie. Toutes les pièces en doivent être nettoyées avec un soin méticuleux et les plateaux stérilisés après chaque séance.

Les billots, baquets, etc

Plusieurs *billots*, trois au moins, sont nécessaires pour placer d'une manière convenable les différentes régions du cadavre. Le billot a une forme déterminée dont l'expérience a fixé les détails. Il consiste, d'ordinaire, en un bloc de bois ou de fonte, de 45 à 50 centimètres de long, de 15 à 18 centimètres de haut, représentant dans son ensemble une grosse bûche de bois quelque peu équarrie, coupée dans sa longueur, par le milieu, et dont la surface convexe porterait à sa partie moyenne une encoche assez profonde et assez large pour pouvoir loger à l'aise la moitié postérieure de la tête d'un homme adulte. Ainsi taillé, le billot peut se placer indifféremment sous l'occiput, derrière la nuque, sous les reins et sous le thorax du cadavre, selon le côté où le corps a été tourné. Cet instrument fruste rend de grands services. Son inconvénient, quand il est de bois, est qu'il peut, par l'usure, écorcher les doigts qui le manient et que sa stérilisation est malaisée. Lorsqu'il est en métal (fonte ou fer), il offre le grand désavantage d'être très lourd, de se rouiller facilement, enfin de rayer et de pouvoir entamer à fond la table à autopsie, d'ordinaire en ardoise. La meilleure substance, vu son prix et sa résistance, serait encore le bois de fer, dont les fibres denses et la solidité massive sont éprouvées.

Quelle que soit la matière qui compose le billot, tous les angles de l'instrument doivent toujours être mousses et aucune fissure ne doit se montrer à sa surface.

Plusieurs *baquets* portatifs en métal, un certain nombre de *cuvettes* en métal ou en porcelaine complètent les réceptacles mobiles dont l'usage est constant dans une salle d'autopsie. Deux ou trois *brocs à eau* en métal, et quelques *seaux* sont aussi indispensables.

La pratique démontre qu'une demi-douzaine de *plateaux* de métal doivent de même figurer dans l'arsenal instrumental de l'autopsie : les pièces anatomiques et les différents organes sont déposés sur ces plateaux, avant d'être transportés soit sur les tables, soit entre les mains des élèves.

Les réceptacles en verre.

Un certain nombre de *réceptacles en verre* font partie du même groupe d'instruments indispensables à la pratique des autopsies. Quelques *éprouvettes graduées*, de différentes dimensions, plusieurs *verres à expérience*, un lot de *tubes à urine* sont toujours prêts, stérilisés avant le début des opérations et apportés dans la salle pour le cas où leur emploi deviendra nécessaire. Il est bon, de même, de disposer d'un *densimètre à urine* et d'un *thermomètre médical* à maxima, pour les constatations cadavériques que le médecin peut être appelé à faire.

Le nécessaire bactériologique : les plaques de liège, etc.

Il est encore une série fort intéressante d'instruments dont l'opérateur doit être muni dès le début de toute autopsie. Le *nécessaire bactériologique* pour autopsie consiste en une série de tubes de cultures et de flacons contenant les milieux solides et liquides habituels, bien préparés, une vingtaine de pipettes stérilisées, flambées, une pince à mors plats, deux fils de platine emmanchés, une lampe à alcool remplie d'alcool, avec une mèche en état, deux ou trois réceptacles de verre stérilisés garnis d'ouate. Enfin un *thermocautère* Paquelin est utile, pour cautériser la surface à travers laquelle l'opérateur devra aller cueillir le tissu ou le liquide destiné à une recherche bactériologique.

En terminant l'énumération des pièces nécessaires, signalons : trois ou quatre *plaques de liège*, épaisses et lisses, destinées à supporter les organes à préparer ou à sectionner; plus une douzaine d'*aiguilles en acier*, longues et solides, servant à fixer les pièces sur le liège ; enfin un mètre souple.

Les accessoires

Enfin, viennent les accessoires obligatoires : tels les *linges*, alèzes, serviettes et compresses dont on peut avoir besoin pour essuyer ou maintenir en place les parties; les *éponges* [1]

---

1. En pratique, il est utile d'éviter autant que possible l'emploi des éponges, qui, [illegible] sont [illegible] remplies de détritus putrides [illegible]

et le *coton hydrophile*, un *fourneau à gaz*, plusieurs récipients en métal allant au feu, un jeu de tuyaux de caoutchouc pouvant s'adapter aux robinets d'eau et aux prises de gaz. Citons encore, pour ne rien omettre, un *étau* pouvant être vissé au rebord d'une table sans risquer de la briser, instrument fort utile pour préparer les pièces osseuses justiciables d'un ou plusieurs traits de scie ou d'une section au couteau.

---

de compresses et deux ou trois serviettes aseptiquement propres (après ébullition dans l'eau additionnée de lessive de soude) suffisent pendant l'autopsie à tous les besoins. Sitôt les opérations terminées, les linges qui ont servi sont lavés à grande eau et mis à bouillir, dans la salle d'autopsie, sur le fourneau à gaz. L'opérateur se protège ainsi contre les malpropretés septiques qui pullulent au sein des éponges les mieux entretenues.

IV

LE PERSONNEL

SOMMAIRE. — ***Règlement général commun à tout le personnel.*** *Vêtements d'autopsie ; tenue d'autopsie. Précautions prophylactiques obligatoires.*

Attributions fonctionnelles. *L'opérateur ; ses trois aides : l'assistant, l'élève scribe, le garçon d'amphithéâtre. Les élèves témoins de l'autopsie.*

IX

LE PERSONNEL

Règlement général commun à tout le personnel.

Toute personne qui doit assister à une autopsie quelconque, ou même qui, pour une raison administrative, est obligée de pénétrer dans la salle d'autopsie, est tenue de revêtir avant d'y entrer et de conserver jusqu'à sa sortie les *vêtements d'autopsie*.

Vêtements d'autopsie. — Ces vêtements, véritable uniforme obligatoire, consistent en une blouse d'hôpital, un pantalon de grosse toile, un tablier d'hôpital et une paire de sabots en bois.

La blouse, identique à la blouse d'hôpital dont le port est obligatoire dans les salles de malades, est en toile blanche ou bleue, munie de manches écourtées ou longues ; ses dimensions sont amples, pour ne pas gêner les mouvements ; elle est longue afin de recouvrir le mieux possible les membres inférieurs, sans cependant traîner à terre quand le corps s'incline sur la table d'autopsie. Son col est large et peut être relevé sans entraver les mouvements de la tête.

Le pantalon, de grosse toile, doit être très large, afin de pouvoir le passer par-dessus le pantalon de ville sans embarrasser les membres inférieurs qu'il protégera d'une manière efficace.

Le tablier d'hôpital, dont le modèle courant, à Paris, se termine en haut par un angle aigu percé d'une boutonnière, est plus commode que le tablier dit « de valet de chambre », muni d'un cordon qui passe autour de la tête et risque de salir les cheveux quand on l'enlève. Ce tablier est long et doit, une fois placé, descendre droit jusque sur les sabots, car il a à protéger tout à fait les membres inférieurs contre les éclaboussures, inévitables au cours d'une autopsie. Tous ces vêtements, propres, sont déposés dans le lavabo attenant à la salle d'autopsie.

Tenue d'autopsie. — La *tenue d'autopsie* est indispensable pour toute personne entrée dans la salle d'autopsie. Elle doit être obligatoire et le chef du service, responsable de la police intérieure de la salle d'autopsie, a le droit et même le devoir strict d'en refuser l'accès aux indisciplinés qui ne consentiraient pas à revêtir l'uniforme en question.

La tenue d'autopsie est la suivante : le pantalon passe, les pieds chaussent des sabots, propres, assez larges pour contenir la chaussure entière, sans trop gêner les mouvements des pieds. La blouse est boutonnée du haut jusqu'au bas avec soin ; son col est relevé par dessus le col de chemise et cache tout à fait les vêtements ; il est attaché au devant du cou à l'aide d'une forte épingle de sûreté. Les bras de la blouse sont repliés au-dessus des coudes, aussi haut que possible, et recouvrent totalement les manches de la chemise, elles-mêmes préalablement relevées jusqu'à l'aisselle.

Le tablier ceint les hanches et tombe au-devant des sabots dont il recouvre l'ouverture en ne laissant dépasser que l'avant pied. Sa pointe supérieure est rattachée par la boutonnière, aussi haut que possible, à l'un des boutons de la blouse.

Les mains sont dégarnies de toute bague, et les lèvres ne tiennent ni pipe, ni cigare, ni cigarette, la défense de fumer dans la salle d'autopsie étant absolue.

Précautions prophylactiques. — Il existe, en outre, tout une série de *précautions prophylactiques* non moins importantes que le costume et que la tenue d'autopsie, et non moins obligatoires dans un service bien organisé, pour toute personne pouvant participer, si peu que ce soit, à une nécropsie.

Tout d'abord, la *toilette obligatoire*. La toilette des mains et des avant-bras doit se faire avant l'autopsie, souvent pendant les opérations qu'elle nécessite et toujours après l'autopsie, au moment de quitter la salle, puis de nouveau, au vestiaire-lavabo avant de revêtir les vêtements de ville.

Avant l'ouverture du cadavre, toute personne susceptible soit de participer à l'autopsie, soit de toucher aux pièces anatomiques qui vont en résulter, est tenue de se laver les mains et les avant-bras, dans la salle d'autopsie, et de les passer, en terminant, tour à tour dans les solutions de permanganate de potasse et de bisulfite de soude. Ces deux bains révèlent souvent, par la sensation de brûlure piquante qu'ils y occasionnent, l'existence d'érosions ou de fissures, autrement inappréciables à la surface des téguments. Or tout furoncle, bouton d'acné, foyer de folliculite pileuse, écorchure au pourtour des ongles, « envie » à couper trop court, en un mot toute érosion superficielle de la peau constitue une contre-indication formelle à la moindre intervention manuelle pendant l'autopsie cadavérique[1].

L'examen minutieux des mains de ses aides, avant comme d'ailleurs pendant et après l'autopsie, est, pour le chef de service, un devoir impérieux. Les ongles, ceux de l'opérateur et ceux de son assistant, doivent être courts, afin de ne pas risquer de blesser les mains qu'ils auront à rencontrer. Une exception, — de nécessité, — est faite en faveur de l'ongle du pouce droit appelé à décortiquer certaines surfaces (la capsule fibreuse du rein, par exemple).

Au cours de l'autopsie, s'il arrive que, par suite d'une fausse manœuvre, une écorchure ou une piqûre de la peau se produise à la surface de la main ou de l'avant-bras, aussitôt le chef du service doit suspendre ses opérations ; de ses propres mains, il fait saigner le plus possible la plaie, il la lave à l'eau stérilisée additionnée de carbonate de soude d'abord, puis au savon, à l'alcool et à l'éther, enfin très longuement au permanganate et

(1) La pratique consistant à recouvrir d'une couche de *collodion* la région suspecte est déplorable et nuisible à tous les points de vue ; le collodion protège mal et cache les lésions. Une manœuvre prudente, en cas d'autopsie de maladie très virulente (érysipèle, fièvre puerpérale, peste, etc.), consiste à enduire d'une couche de vernis à tableaux ou de gutta-percha liquide le pourtour des ongles et les surfaces des doigts ou du dos de la main même non excoriées par des gerçures. Ces enduits, solubles dans l'alcool ou le chloroforme, s'enlèvent sans difficulté une fois la toilette des mains terminée.

au bisulfite. Le blessé doit quitter immédiatement la salle d'autopsie, être dévêtu sur l'heure; il reçoit d'urgence, avant de partir, un pansement humide au sublimé au 1,000^e. Grâce à ces prudentes précautions, les accidents généraux consécutifs à la *piqûre anatomique* contractée à l'occasion de l'autopsie sont rares et, d'ordinaire, bénins. Malgré tous ces soins, le tubercule anatomique, véritable tuberculose bacillaire expérimentale, sévit encore trop souvent parmi les étudiants en médecine et les garçons d'amphithéâtre.

Après l'autopsie, la toilette méticuleuse des parties de la peau exposées aux substances nocives manipulées dans la salle, autour du cadavre, doit être plus sévère encore, si possible. L'opérateur, ses aides et tous les assistants sans exception sont tenus de retirer, dans la salle même, le tablier, la blouse et le pantalon maculés au cours des manœuvres nécessaires à l'enlèvement, au lavage et à l'examen des pièces. Le personnel ne conserve que les sabots, qui protègent les chaussures contre les malpropretés septiques encore épanchées sur les dalles.

Les mains et les avant-bras sont soumis sous le jet d'eau à un lavage méthodique suffisamment prolongé.

L'eau coule à flots dans les cuvettes jusqu'à ce que toute trace de sang ou de sérosités fétides ait disparu de la surface des téguments. Puis, le savon et la main décapent avec énergie toutes les régions de la peau; les ongles, en particulier, et les replis péri-unguéaux sont fouillés avec la plus minutieuse sollicitude. Enfin, la lime à ongles ne laisse aucun point suspect.

Après cette première toilette à l'eau simple, les mains et les bras passent par les solutions désinfectantes. La pratique à laquelle nous trouvons les plus grands avantages est l'eau additionnée de carbonate de soude, puis le lavage des téguments dans la solution de permanganate de potasse [1], le séjour assez prolongé des mains dans ce bain, suivi du passage *sans brossage* par la solution de bisulfite de soude [2].

---

(1) La solution de permanganate de potasse, à 5 pour cent, demande à être souvent renouvelée. En pratique, elle ne doit servir qu'une seule journée.

(2) La solution de bisulfite de soude est préparée au moyen d'une solution concentrée en diluant et en l'additionnant de quelques gouttes d'acide chlorhydrique.

On termine cette première toilette par un rinçage soigné à l'eau stérilisée, avec toilette terminale des ongles. Un dernier coup de lime en dégage à fond les replis.

Pour bien finir, et avant de quitter la salle d'autopsie, il est prudent de nettoyer, à grande eau, la tête, la face, les yeux et les narines, et tout spécialement de savonner la barbe qui conserve trop bien l'odeur caractéristique du cadavre.

Toutes les éclaboussures de sang et de sérosité putride qui ont pu être projetées sur la tête et les membres supérieurs sont donc déjà nettoyées au moment où l'on sort de la salle d'autopsie. On laisse ses sabots à la porte.

On passe, ainsi approprié, dans le vestiaire-lavabo où l'on va revêtir les vêtements de ville. Là il est bon, prudent et hygiénique de pratiquer une dernière toilette de la tête et des mains, plus sommaire que la précédente, mais plus désodorisante aussi, si l'on peut ainsi s'exprimer. Après un dernier savonnage, le passage des mains soit par l'alcool pur ou camphré, soit par le vinaigre aromatique, ou plus simplement encore par la pâte d'amandes, à peu près abandonnée, de nos jours, dans les hôpitaux, obtient plus ou moins bien la disparition de l'odeur fade émanée des particules cadavériques.

Rappelons, en terminant, une dernière précaution prophylactique qui est, en plus, une sage mesure d'hygiène et à laquelle doit se soumettre toute personne venant d'assister à une autopsie. L'opérateur et ses aides, même une fois très propres et le mieux désodorisés qu'il soit possible, *ne doivent jamais pénétrer dans une salle de malades au sortir de la salle d'autopsie*. Ils emportent, malgré tout, avec eux une odeur cadavérique ; leur haleine demeurera fétide encore pendant de longues heures. On n'oubliera pas non plus que, maintes fois, même chez des personnes depuis longtemps habituées à la pratique des autopsies, des troubles intestinaux surviennent dans les quelques heures qui suivent un séjour plus ou moins prolongé à l'amphithéâtre. Cette « diarrhée fétide des autopsies », absolument identique à celle qu'on observe, surtout en été, chez les étudiants travaillant dans les salles de dissection, est le résultat de l'absorption, par les voies respiratoires, des émanations toxiques exhalées des cadavres ouverts. Elle réclame, plusieurs jours durant, une surveillance attentive de l'hygiène alimentaire.

Attributions fonctionnelles.

L'acte opératoire qu'est une autopsie bien réglée demande, de la part du personnel expérimenté appelé à y intervenir, une spécialisation d'attributions et un rôle aussi réglés que méthodiques.

Pour que tout marche à souhait, il faut diviser le personnel en deux groupes distincts : d'une part *l'opérateur avec ses aides*, de l'autre *les témoins de l'autopsie* ; il faut fixer d'avance leur rôle, les moyens dont ils disposent, leurs devoirs et leurs droits, et, pour terminer, mettre en valeur les avantages que chacun d'eux doit retirer d'une division aussi précise de ses attributions respectives.

L'opérateur. — L'opérateur est, pendant toute la durée des manœuvres, le directeur général de l'autopsie ; il se trouve ainsi pourvu d'une autorité absolue qui va jusqu'à lui accorder, comme nous avons vu, la police de la salle. Placé à la droite du cadavre, il dirige la marche de l'autopsie, en modifie à son gré et suivant les besoins les différentes phases, avec toute la liberté et toute l'opportunité indispensables au succès terminal de l'opération.

Il est tenu de pratiquer lui-même l'autopsie tout entière et d'en dicter, à haute et intelligible voix, le protocole à l'élève qui écrit auprès de lui.

Son rôle est donc double et, à proprement parler, simultané : il *opère*, ouvre le cadavre, enlève les organes, les pèse, les examine, les coupe, en conserve les fragments importants, enfin reconnaît et note toutes les lésions ou anomalies. D'autre part, et en même temps, il *règle la rédaction de l'autopsie*, sans élégance exagérée dans le choix des expressions, mais avec la plus grande précision et avec la plus absolue clarté dans les termes, dictés au fur et à mesure que se déroulent les phases de l'opération cadavérique. Ses descriptions doivent être à la fois courtes et suffisamment détaillées pour ne laisser, à une lecture ultérieure, place ni à la moindre hésitation, ni à quelque lacune regrettable. Enfin, il surveille l'élève écrivant sous sa dictée et s'assure à maintes reprises qu'il n'y a, dans les phrases écrites, ni important oubli, ni erreur, ni ratures illisibles.

Pour une telle charge, lourde à la vérité, mais fort intéressante, l'opérateur dispose de moyens multiples. Suffisamment habile de ses mains pour poursuivre les techniques opératoires qu'il conduit, doué d'une expérience qui s'accroît sans cesse au cours de nouvelles autopsies, le chef d'autopsie a en face de lui son premier aide, son assistant, auquel il est habitué et qui, de son côté, est au courant de la pratique du maître. Ce premier assistant, déjà rompu à la manœuvre, lui rend service non seulement en facilitant sa tâche, mais aussi, dans les cas difficiles et quand le chef le lui demande, en formulant l'avis éclairé, l'objection décisive qui permettra à celui-ci de réussir après réflexion et en connaissance de cause.

Le chef d'autopsie a encore à son service le garçon d'amphithéâtre, employé vigoureux, habitué de longue haleine à la manipulation des cadavres. Toujours apte à réaliser l'effort nécessaire pour immobiliser les parties du corps sur lesquelles l'opérateur travaille, le garçon d'amphithéâtre, attentif, lui passe sans retard, sur un simple geste, les instruments dont il a besoin.

Enfin, il n'est pas jusqu'aux élèves du service assistant à l'autopsie et prêts à la manœuvre qui ne puissent, au moment où il a besoin de l'un d'eux pour une opération difficile, se mettre à la disposition du directeur et lui apporter, sur-le-champ, toute l'aide nécessaire.

Bien entouré, secondé à souhait, l'opérateur est capable de réaliser, en un minimum de temps, le maximum d'efforts indispensables pour mener à terme l'autopsie la plus compliquée. Une telle situation lui impose, par réciprocité, des devoirs à l'égard de ses aides et des élèves présents. Il doit les faire profiter tous des moyens opératoires que lui enseigne la pratique, leur montrer vite et bien tous les détails d'anatomie normale ou pathologique qu'il observe, en un mot servir le mieux possible à leur instruction, et compléter leur connaissance du corps humain et des lésions macroscopiques. En travaillant ainsi, sans relâche, avec un dévouement inlassable pour ses élèves, comme le comporte sa situation, le directeur de l'autopsie fait, chaque fois, œuvre doublement magistrale : professorale d'une part, car il enseigne d'une manière pratique et complète les fondements mêmes de la pathologie; sociale, d'autre part, puisqu'en recherchant et en sachant découvrir et apprécier les causes de la mort, il rend service a la famille du décédé et a ses concitoyens, qu'il pourra préserver maintes fois d'une maladie épidémique ou contagieuse.

Le premier assistant. — Le premier assistant du directeur de l'autopsie, celui qu'en français on appelle le « second » du chef, joue un rôle considérable dans la pratique génerale des autopsies. Ses fonctions se succèdent, multiples et variées, avant, pendant et apres l'autopsie.

Avant l'autopsie, le premier aide doit arriver à l'amphithéâtre assez longtemps avant le chef pour s'assurer que tout est prêt. Il fait placer le cadavre, prépare les instruments et juge de leur stérilisation préalable ; il réunit tous les documents propres a servir au diagnostic de la maladie ayant occasionné la mort ; il fait mettre en ordre, à la disposition du chef, les réceptacles stérilisés destinés à recueillir les liquides dont l'examen sera jugé nécessaire ; il dispose le nécessaire bactériologique dont on pourra avoir besoin au cours des différents temps de l'autopsie. Tout étant préparé, il se met à la disposition du chef de service.

Pendant l'autopsie, le premier assistant, placé à la gauche du cadavre, sert l'opérateur, fait exactement ce que celui-ci demande, *sans aller jamais au-devant de ses désirs* : il sait se contenter d'obéir avec zèle et exactitude. Il surveille l'opération, en suit les phases successives, sans dire un mot, répondant simplement aux questions posées par le chef; il facilite de la sorte, dans la mesure de ses moyens, tous les actes nécessaires à la réussite de l'autopsie. Lorsqu'un détail échappe manifestement au chef de service et dont l'assistant s'aperçoit, son devoir strict est d'en prévenir le chef avant que la faute ne soit devenue irréparable.

Il surveille, concurremment avec le chef, les pesées et les mensurations ; souvent même il les pratique lui-même, sur l'invitation du directeur de l'autopsie ; enfin, il ne perd pas de vue l'élève scribe et corrige, de son côté, les fautes ou erreurs que celui-ci peut avoir commises.

Les avantages de cette fonction sont incomparables : l'assistant voit tout de très près, suit les actes opératoires et y participe de la manière la plus active ; les lésions anatomo-pathologiques sont, sous ses yeux, examinées, palpées et pesées, avant de passer entre les mains des autres élèves. L'assistant est le futur chef de service. Bien plus, l'opérateur l'habitue, au bout d'un certain temps, à pratiquer lui-même l'autopsie et sert de premier assistant à son premier assistant. Celui-ci devient, de la sorte, pour la durée d'une autopsie, opérateur en chef sous la direction de son chef. L'expérience de l'assistant se complète à la longue et peu à peu fait de lui, à son tour, un maître.

L'élève scribe. — L'élève désigné par le chef pour écrire les détails de l'autopsie sur le registre *ad hoc* est chargé d'une fonction importante. Son devoir est formel : il doit transcrire scrupuleusement et d'une façon très lisible tous les mots qui lui sont dictés par le directeur chargé de la rédaction du protocole d'autopsie.

Cet élève ne perdra pas de vue que tout est important dans les phrases qu'il entend. S'il n'a pas saisi ou qu'il craigne d'avoir mal compris, sinon mal entendu, il doit sans tarder en faire part au chef ou à son assistant et réparer aussitôt son erreur ou son oubli.

Comme les documents se succèdent avec une certaine lenteur, il a le temps de revoir le texte qu'il vient de rédiger. Ainsi, il peut, à la fin de l'examen de chacun des organes, faire part au chef des lacunes ou des obscurités qui risquent de s'être glissées au cours de la dictée. En particulier, il a soin de réclamer les pesées des organes et les chiffres des mensurations faites.

Grâce à cette collaboration active et intelligente de l'élève, le protocole d'autopsie se trouve, à la fin de l'opération, précis, exact et complet.

Tels sont les droits et devoirs de l'élève scribe. Placé au pied de la table d'autopsie, sur une table plus basse, il a l'avantage d'être auprès du chef de service, de voir bien, d'entendre les remarques et les objections. A proximité des pièces anatomiques, il a la bonne fortune de les pouvoir examiner des premiers, pendant les moments nombreux où la dictée s'arrête et où le chef et son assistant préparent les organes. Il a, enfin, la possibilité de comparer ce qu'il voit à ce qui lui a été dicté, et, son esprit critique se développant à mesure, son bagage scientifique s'augmente en proportion.

Le garçon d'amphithéâtre. — Le garçon d'amphithéâtre est, parmi les aides de l'opérateur, l'un des plus indispensables. Il est chargé de toute la besogne matérielle de seconde main. Il place le cadavre en bonne position, prépare les baquets, les seaux, les éponges, les linges, l'ouate, les fils, l'eau et les instruments utiles.

Pendant l'autopsie, il se place derrière l'opérateur, prêt à exécuter sur-le-champ la manœuvre que celui-ci lui demandera. Il tient en place les réceptacles usuels dont on va peut-être avoir besoin au moment de l'ouverture des cavités splanchniques. Il a près de lui les réceptacles pleins d'eau ou les tuyaux d'eau nécessaires pour la toilette des pièces.

Après l'autopsie, il réunit les pièces anatomiques à conserver, nettoye avec le plus grand soin les instruments, les range et les stérilise dans la boite métallique qui les contient (v. fig. 5). Il assure la propreté méticuleuse de la salle et des meubles qui l'occupent et donne l'exemple d'une hygiène professionnelle impeccable.

Par son ordre, ses soins hygiéniques, son dévouement constant et son expérience, le garçon d'amphithéâtre constitue pour l'opérateur un aide très précieux.

Les élèves témoins de l'autopsie. — Les étudiants qui assistent à l'autopsie sont loin de remplir un rôle négatif. Ils se groupent autour de l'opérateur et de son assistant, en ayant soin d'éviter de gêner leurs mouvements. Lorsque la salle d'autopsie est munie de gradins (disposition qui fait encore défaut dans les hôpitaux de Paris), les étudiants s'y placent le mieux qu'ils peuvent, afin de bien voir. L'opérateur désigne ceux d'entre eux qui sont autorisés à l'aider, lui et son assistant, pendant l'opération. Ceux-ci ont pour fonction de se grouper autour de la table d'autopsie, d'être prêts à toute éventualité, de prendre des mains du chef les pièces importantes à examiner, de les placer sur les plateaux, de les inspecter pendant la description du chef et de les montrer à leurs condisciples, demeurés debout derrière la balustrade.

Pendant toute la durée des opérations sur le cadavre, les étudiants témoins de l'autopsie ont le devoir de demeurer immobiles, à leur place, de regarder avec attention les manœuvres et d'écouter en silence les explications du directeur de l'autopsie.

Après les opérations, ils ont la faculté de demander au chef et à son assistant toutes les explications susceptibles de les instruire ; ils apprennent ainsi à compléter les notions techniques et anatomo-pathologiques obtenues au cours de la séance.

V

TECHNIQUE GÉNÉRALE DE L'AUTOPSIE

SOMMAIRE. — **Principes généraux.** *L'autopsie ne doit jamais être une dissection générale. Nécessité de respecter les anomalies et les lésions macroscopiques et la connexion des appareils et organes dans leur continuité avant leur étude séparée.*

Méthode générale d'une autopsie. *Ordre méthodique des opérations : autopsie de l'axe encéphalo-médullaire, autopsie des masses viscérales.*

Caractères des opérations. *Conservation des téguments, respect de la forme extérieure du corps. Incisions, sections aux ciseaux, décollements à l'aide de la sonde cannelée ou des doigts. Ponction ou piqûre d'une cavité séreuse. Préparation des pièces, examen des organes et des cavités.*

Conduite générale des opérations. *L'autopsie doit se faire à deux. Position respective de l'opérateur et de ses aides. Mise en place des instruments. Comment on doit se servir de ses mains. Précautions réciproques obligatoires. Durée des opérations, rapidité des différents temps opératoires.*

A

TECHNIQUE GÉNÉRALE DE L'AUTOPSIE

Principes généraux

Une primordiale nécessité s'impose au médecin appelé à pratiquer une autopsie : il doit se convaincre, avant tout, que les manœuvres auxquelles il va se livrer sur le cadavre constituent un *ensemble d'opérations* nécessaires à la recherche de lésions matérielles susceptibles, ou non, d'avoir occasionné la mort. A proprement parler, cependant, *l'autopsie ne doit jamais être une dissection générale du corps*. Quelques principes importants président, en effet, à la technique générale des autopsies. On peut les énumérer ici, sans leur accorder de trop grands développements.

Tout d'abord, on ne saurait trop insister sur la nécessité, urgente pour l'opérateur, de respecter à tout prix la moindre anomalie rencontrée au cours de la préparation des organes, des appareils, ou des tissus. Ce principe de *conservation des anomalies* s'étend non seulement aux *malformations, déformations, ectopies ou métatopies d'organes*, mais encore aux *adhérences anormales* entre les différents organes ou tissus.

Comme conséquence de la remarque qui précède, il est indispensable de ne détruire qu'après un examen minutieux, et seulement en connaissance de cause, les *rapports anormaux* constatés entre des organes ou tissus adjacents.

Enfin, du même principe découle l'absolue obligation pour l'opérateur de n'entamer ou dilacérer aucune *lésion matérielle macroscopique* qu'après en avoir pratiqué une étude complète et détaillée.

Un second principe général présidant à toute méthode d'autopsie impose à l'opérateur le devoir de *conserver dans leur continuité les appareils et les organes* le plus longtemps possible, tant que leur examen méthodique n'est pas terminé. Cette seconde loi de conservation, loin de compliquer les techniques préconisées pour l'ablation des pièces, simplifie plutôt, comme on le verra par les pages suivantes, l'ensemble des manœuvres opératoires. Elle seule est, d'ailleurs, compatible avec la possibilité pratique de conduire jusqu'à la fin une autopsie d'une manière irréprochable.

Une troisième règle générale, corrélative des deux précédentes, réside dans l'intérêt capital qu'ont l'opérateur et ses aides à la *conservation de la forme*, normale ou pathologique, des parties dont ils pratiquent d'abord l'extraction, puis l'inspection. En principe, tout ce qui peut être conservé dans sa forme, sans grand inconvénient pour la description protocolaire, doit être ménagé. Il y a plus : dans les sections, incisions et dissections partielles nécessaires pour terminer l'étude anatomo-pathologique d'une pièce, l'opérateur se doit à lui-même d'observer la même réserve ; il s'efforcera, par exemple, de pouvoir, à n'importe quel moment, rétablir dans sa forme l'organe examiné, quelque nombreuses qu'y aient été les incisions. L'instruction des élèves ne peut que gagner à cette méthode, en fixant l'exactitude et la précision de leurs connaissances.

Méthode générale d'une autopsie.

Toute autopsie est une vaste opération étendue à la totalité d'un cadavre et composée d'un certain nombre d'opérations partielles, dont la succession doit s'enchaîner d'une façon méthodique, sans empiéter les unes sur les autres et, pour tout dire en un mot, sans se nuire.

Un ordre méthodique est donc nécessaire dans la série des actes opératoires qui composent l'autopsie totale. La disposition des organes et des viscères dont l'examen domine la scène est telle que l'autopsie générale peut se diviser en deux parties : *l'autopsie de l'axe encéphalo-médullaire*, au cours de laquelle les centres nerveux sont découverts, extraits et étudiés tour à tour ; et l'autopsie des organes logés dans les cavités antérieures du corps, ou *autopsie des masses viscérales*, terme incomplet mais suffisamment explicite. Selon ses préférences et suivant les indications qui lui semblent les plus pressantes, l'opérateur commencera tantôt par l'une, tantôt par l'autre, en ayant soin de compléter la première série opératoire et de terminer l'étude des organes qu'elle a libérés, avant d'aborder la seconde.

Caractères des opérations

En principe, toutes les fois qu'en vue d'une autopsie partielle ou générale, l'opérateur entame les téguments du corps humain, il faut ne le faire qu'avec la plus grande réserve, au moyen d'incisions toujours perpendiculaires à la surface de la peau. Il ne faut jamais en détacher ni prélever de lambeaux importants, capables de représenter une *mutilation partielle* une fois que le corps sera refermé au moyen d'une couture lâche, mais solide.

La même remarque s'adresse au soin qu'au cours d'une autopsie ordinaire l'opérateur doit prendre de conserver aux différents segments du corps leur forme aussi normale que possible et d'éviter tout délabrement inutile. En France du moins, dans nos hôpitaux, les parents du décédé demandent à « reconnaître le corps » ; il est donc d'une haute convenance que cette pénible cérémonie ne leur soit pas rendue cruellement lugubre par la constatation de vastes traumatismes produits *post mortem*. La plupart des familles n'ont déjà qu'une trop grande tendance à considérer l'autopsie de leurs parents comme une sorte de « violation des morts ».

Les *incisions*, quel que soit leur siège et quelque étendues qu'elles puissent être, doivent être franches, nettes, exemptes de hachures.

A la surface du corps, leur nombre et leur orientation sont réglés d'avance (v. p. 59 et fig. 6). La face est, d'une façon générale, toujours respectée, à moins de la nécessité de constatations chirurgicales post-opératoires ou d'un examen médico-légal devant lesquels toute règle disparaît. En particulier, le nez, les yeux, la bouche et les oreilles externes doivent demeurer intacts.

Pour le reste de l'autopsie, au succès de laquelle l'emploi d'instruments tranchants est indispensable, il n'existe plus de règle fixe. On doit noter cependant que, toutes les fois qu'un coup de couteau ou de scalpel risque de léser un organe, l'opérateur a le devoir d'éviter l'instrument tranchant et de recourir soit aux *ciseaux à pointe mousse*, soit à la sonde cannelée, soit même, et de préférence, à ses propres doigts pour décoller les tissus, tant que cette manœuvre est possible. Les sections aux ciseaux font, en effet, œuvre plus restreinte et plus précise qu'une large entaille, dont les limites profondes sont difficiles à calculer d'avance.

Pour ce qui est du décollement des tissus à l'aide des doigts, il est bon de remarquer que cette manœuvre, recommandable chaque fois qu'elle ne risque que de séparer des organes ou tissus simplement accolés, ne doit jamais dégénérer en tiraillements violents capables de déchirer des organes ou des appareils importants. L'opérateur aura à se préoccuper de ne jamais produire, sous aucun prétexte, un arrachement brutal de tissus ou d'organes : il s'habitue à couper soit au couteau, soit aux ciseaux, les parties résistantes ou adhérentes d'une façon solide. Jamais non plus, sauf pour l'ablation de la calotte crânienne (v. p. 380 et fig. 95), il ne se permet de déterminer de fracture osseuse : tous les os, quels qu'ils soient, sont coupés au couteau, taillés au ciseau à froid, ou sciés. Outre les fêlures ou éclatements qui accompagnent toujours les fractures osseuses faites sur le cadavre, les surfaces brisées risquent d'écorcher les mains et sont la plus commune des causes de la piqûre anatomique.

Pendant une opération sur le cadavre, l'extraction des liquides contenus dans une cavité séreuse est souvent indiquée. La *ponction d'un liquide* doit être pratiquée *d'une manière aseptique*, en vue de la nécessité toujours possible d'une étude bactériologique ultérieure. La technique est partout invariablement la même. Après avoir bien découvert la surface à travers laquelle la ponction va s'effectuer, l'opérateur y cautérise avec énergie, au thermocautère, le centimètre carré par où il va passer. Prenant aussitôt de la main de son aide la pipette dont la pointe rompue vient d'être stérilisée à la flamme d'une lampe à alcool, l'opérateur enfonce la tige de verre normalement à la surface et aspire dans le tube la quantité de liquide qu'il juge suffisante et nécessaire. Il ferme sans tarder le bout du tube à la flamme.

La *préparation des pièces* s'effectue d'une manière méthodique, à mesure que se succèdent les différents actes opératoires. Le directeur de l'autopsie a réglé l'ordre d'examen au mieux de l'ensemble de l'autopsie. Il complète lui-même tous les détails qui lui paraissent devoir être signalés d'une manière générale, tant aux élèves que sur le protocole d'autopsie.

L'examen des organes et des cavités du corps bien préparés comporte, de même, des règles méthodiques auxquelles sont précisément consacrés les chapitres qui vont suivre et un soin incessant. Tout d'abord, il faut que l'examen des pièces, organes ou cavités, puisse se faire au grand jour, *en pleine lumière* ; un éclairage artificiel, si abondant soit-il, ne peut donner que des résultats incomplets, sinon mauvais, car une foule de détails intéressants échappent presque à coup sûr aux yeux les mieux exercés.

Un second point, d'une réelle importance, consiste dans la *toilette* des organes ou tissus soumis à l'examen de l'opérateur et des assistants. En règle générale, il ne faut jamais commencer par laver à l'eau une pièce qu'on va étudier, mais toujours en déterger, à l'aide du couteau, la surface en suivant les saillies et les dépressions, ou les coupes : on se contente de refouler les liquides qui baignent les surfaces, sans laisser le tranchant entamer les tissus. C'est ainsi qu'on parvient à étudier sur place les lésions les plus minimes, telles que les exsudats récents déposés à la surface des séreuses, les congestions viscérales légères, les œdèmes, etc., qu'un lavage hâtif et trop énergique ferait disparaître en quelques instants. Pour certains organes, comme le foie et le rein, et pour certaines lésions, telles que les tumeurs de mauvaise nature dans l'intimité desquels la recherche du glycogène doit être faite *après* l'autopsie, le lavage à l'eau des parenchymes ou des tissus rend une telle enquête impossible.

Lorsqu'on a décidé de *laver un organe*, il faut pratiquer cette opération avec la plus grande précaution et y mettre beaucoup de douceur : un jet trop brusque, en tombant d'une trop grande hauteur, éclabousse la face et les vêtements des assistants et ne manque pas de lacérer, sinon de rompre des points fort intéressants à conserver. Quand on lave la surface d'un organe, il est utile de laisser le courant d'eau y faire son oeuvre avec une certaine lenteur et de n'y pas porter les doigts. En particulier, il faut éviter de frotter avec la main la surface d'une muqueuse en train d'être détergée sous le jet d'eau.

Les *sections d'un organe* doivent se faire toujours perpendiculaires à la surface, à moins d'indications précises obligeant l'opérateur à abraser quelques parties superficielles de la pièce. Les incisions sur un organe doivent, autant que possible, éviter de le diviser en totalité ; leur réitération en divers sens, sur les différentes faces de l'organe, met à découvert une portion considérable et très suffisante du parenchyme, jusque dans ses parties les plus profondes. On évite, de la sorte, de fragmenter l'organe en morceaux souvent méconnaissables et difficiles à repérer (v. fig. 75 et 76) L'avantage que l'opérateur retire de cette pratique (qui divise sans séparer à fond) apparaît, à la fin de l'examen, quand on a besoin, pour compléter les descriptions, de remettre dans sa forme et ses dimensions premières la totalité d'un viscère. Cette façon d'agir répond d'ailleurs au principe formel énoncé plus haut, que *l'autopsie, quel qu'en soit le but, ne doit ni déformer ni dilacérer la partie soumise à l'examen*. Tous les canaux accessibles aux instruments usuels seront ouverts dans leur longueur et aussi loin que possible.

Une pratique excellente consiste à faire placer auprès de l'opérateur, sur la table destinée aux instruments, une série suffisante de *cristallisoirs* et de *flacons* contenant d'avance une quantité abondante des liquides conservateurs en usage pour le durcissement des pièces destinées à une étude microscopique ultérieure. On ne perd pas de temps à réclamer ces réceptables ; profitant des circonstances, l'opérateur s'empresse de tailler, sur les organes qu'il examine, les fragments intéressants, dans la forme et suivant les dimensions appropriées, en même temps qu'il en dicte, sur le protocole, les détails anatomo-pathologiques nécessaires à leur repérage.

La *description de l'état des organes*, tissus et cavités doit se poursuivre avec une méthode aussi rigoureuse que précise. L'observateur n'oublie pas, en effet, que de sa description (reproduite intégralement sur le protocole) peuvent découler des conséquences d'une grande importance, parfois même d'une gravité redoutable. Il suffit de rappeler que les documents protocolaires font foi en justice. L'opérateur doit donc s'efforcer sans relâche de bien regarder, de voir distinctement les lésions qui s'offrent à lui et de chercher, par tous les moyens dont il peut disposer, celles qui ne se révèlent pas du premier coup. La vue ne suffit pas ; le palper est indispensable et complète les impressions visuelles ; souvent même il les corrige. Il n'est pas jusqu'à l'odorat qui ne rende, maintes fois, un grand service (ulcérations cancéreuses, sphacèle du poumon, acétonémie, empoisonnement par l'alcool, l'éther, le chloroforme, etc.).

Les pièces dont la dissection minutieuse est jugée nécessaire sont mises à part et ne doivent être préparées qu'après la fin de l'autopsie générale.

Conduite générale des opérations

La conduite générale des opérations composant une autopsie bien faite comporte un certain nombre d'indications pratiques ; leur observation scrupuleuse assure le plein succès.

Une première remarque, à propos du nombre de personnes qui doivent participer à l'autopsie. En règle générale, une autopsie est mieux faite quand deux personnes, l'opérateur et son assistant, la pratiquent en ordre jusqu'à la fin (voy. p. 48). Dans les cas où les circonstances lui imposent l'obligation d'opérer seul, le médecin déjà exercé à la manœuvre des différents actes opératoires nécessaires *peut* faire, tout seul et bien, l'examen total d'un cadavre ; mais l'opération sera longue, laborieuse, et risquera, événement regrettable, de demeurer incomplète par quelque côté.

Nous avons vu plus haut les attributions propres à chacune des personnes qui, dans les conditions normales habituelles, sont appelées à participer à une autopsie (voy. p. 48). L'opérateur et son assistant prennent leur place respective; ils n'en changeront qu'en cas de nécessité absolue; le directeur de l'autopsie est à droite du cadavre, et son premier aide se place à gauche, en face de lui.

Les *instruments usuels*, stérilisés aussitôt après la précédente autopsie, ont été sortis de leur boîte et déposés sur une petite table dont le plateau est composé de matériaux résistants aux différents réactifs (telle la lave émaillée), et dont les pieds sont munis de roulettes. Tous les instruments sont placés bien à la main de l'opérateur, à sa droite, les tranchants soigneusement couchés et les parties pointues toujours à l'opposé de sa main. Avant de commencer, l'opérateur passe la révision des instruments et s'assure qu'aucune partie saillante, surtout au niveau des articulations et des pas de vis, n'est capable d'éroder ses mains ou celles de son aide.

Sitôt qu'une des opérations est en train, l'opérateur s'occupe uniquement de la marche du travail; son aide ne quitte pas des yeux, non plus, les mains du chef. Tout doit se faire en silence, seul l'opérateur parlant et dictant le protocole d'autopsie, au milieu de l'attention générale, tandis que ses mains et celles de son aide travaillent en ordre.

L'emploi des mains, la façon dont l'opérateur et son aide doivent savoir s'en servir est une question de premier ordre : le succès de l'entreprise en dépend. L'opérateur a besoin sans cesse de toute la souplesse de ses doigts et de toute la finesse de son tact. C'est dire que la pratique qui consiste à recouvrir chaque main, à l'instar de certaines manœuvres chirurgicales, d'un gant de caoutchouc, long et épais, ne trouve sa justification que chez les personnes dont l'épiderme est trop délicat pour supporter les dures épreuves des lavages désinfectants réitérés et celles, plus pénibles encore, du contact des liquides cadavériques. Ces derniers sont non seulement odorants, mais irritants, souvent caustiques, au cours de l'autopsie d'une maladie infectieuse suraiguë, telle que, par exemple, la fièvre puerpérale, l'érysipèle, la variole ou le choléra.

En dehors de ces circonstances exceptionnelles, qui devraient même, à notre avis, éloigner définitivement de la pratique des autopsies le médecin qui en est la victime, l'emploi des gants de caoutchouc est déplorable. Ils enlèvent aux opérateurs la plupart de leurs moyens, entravent la sûreté des gestes et, enfin, ne constituent, pour les pusillanimes, qu'une fausse sécurité ; les fissures et déchirures sont fréquentes et soudaines à la surface de la membrane élastique qui emprisonne les doigts sans bien assurer leur protection. Pour tout dire en un mot, la main gantée est mauvaise conseillère.

La « **main nue** », telle est la formule à laquelle tous les anatomo-pathologistes expérimentés se soumettent. Elle seule, en effet, sait bien se conduire au milieu des tissus ; elle y sent les plus petits détails, exerce partout sa finesse tactile, décolle et détache sans violence et, en cas d'un effort nécessaire, maintient bien, sans glisser, immobile jusqu'au bout, les parties qu'elle a saisies avec une vigoureuse précision.

Au cours de toutes les manœuvres qui se succèdent dans une autopsie, il est une règle que les mains nues de l'opérateur doivent suivre le plus constamment possible : c'est d'éviter, tant qu'elles le peuvent, de prendre les parties au moyen d'instruments, tels que les pinces, érignes, ou crochets quelconques. L'opérateur et son aide *doivent se servir de leurs doigts toutes les fois qu'ils le peuvent* et ne recourir aux instruments que s'il leur est à coup sûr impossible de s'en passer. Toute manœuvre manuelle sera conduite jusqu'à la fin avec la plus grande douceur ; il ne faut pas qu'au moment de l'examen d'un organe extirpé, l'opérateur ait à regretter d'avoir serré, comprimé ou attiré trop fort le parenchyme à étudier.

Bref, les mains des deux personnes qui manipulent les tissus doivent être suffisamment expertes pour ne jamais ajouter le plus petit traumatisme aux lésions préexistantes.

A mesure que se déroulent les phases de l'autopsie, l'opérateur et son aide doivent avoir sans cesse présente à l'esprit l'obligation absolue où ils sont de prendre, chacun de leur côté, des *précautions réciproques* pour ne pas blesser les mains de leur collaborateur. L'un et l'autre, d'ailleurs, se sont habitués à ne jamais risquer de se blesser eux-mêmes, de leurs propres mains. Tout accident de ce genre survenant pendant une opération cadavérique entrave la marche de l'autopsie, en compromet la précision et, par le désordre et l'émotion auxquels il donne lieu, peut en fausser les résultats.

Sitôt donc qu'il a en main un instrument quelconque, l'opérateur s'oblige à songer aux mains de son collaborateur, et dirige sa lame ou ses ciseaux en conséquence. L'assistant du chef d'autopsie risque plus d'être blessé que de blesser lui-même, les occasions dans lesquelles il dispose d'un instrument étant rares, comme on le verra par la suite, et de courte durée.

L'un et l'autre n'oublieront pas non plus qu'on peut produire, par inadvertance ou inattention, des érosions graves, soit en dirigeant à tort ou en laissant échapper ses ongles vers la main de son voisin, soit en déplaçant quelque surface osseuse juste dans le sens où elle risque de rencontrer les doigts du collaborateur.

La *durée* totale de l'opération varie, on le comprend, suivant les lésions dont les principaux organes peuvent être atteints, suivant aussi les dificultés plus ou moins grandes qui ont retardé l'extraction des viscères ou leur préparation. Il n'y a donc, en réalité, rien de déterminé dans le temps que peut durer une autopsie. On peut toutefois exposer, à cet égard, quelques remarques qui ont leur importance.

D'une façon générale, il faut que les différents temps de l'autopsie se succèdent assez vite pour ne pas prolonger la fatigue musculaire de l'opérateur et de ses aides. D'autre part, on doit éviter de lasser, en la sollicitant un temps trop long, l'attention des témoins de l'autopsie, en particulier celle de l'élève scribe condamné à un travail méticuleux et fatigant. Dans les conditions ordinaires, une autopsie commune demande à un opérateur habile, assisté d'un aide expérimenté, deux à trois heures, y compris le temps nécessaire pour les démonstrations de pièces, la dictée du protocole et le choix des fragments à conserver en vue des études microscopiques. L'opérateur habitué à la manœuvre ne doit pas se hâter, tout en travaillant assez vite pour ne pas perdre de temps.

Une autopsie n'est bien faite que si l'opérateur n'a pas

été pressé par l'heure et s'il a su ménager ses forces ; car, à tout moment, peut survenir un détail, un obstacle imprévu réclamant de lui une nouvelle série d'efforts musculaires surajoutés à la moyenne ordinaire.

Lorsque tout a bien marché, que la rapidité des différentes phases de l'autopsie n'a été ni trop grande, permettant une étude consciencieuse des pièces, ni trop ralentie, évitant ainsi la lassitude du personnel, l'opérateur a rempli son office et se sent vite reposé. Il éprouve le sentiment d'un devoir bien accompli, mené sans retards inopportuns et en toute sécurité pour son personnel, dont il est moralement responsable. Il peut se flatter d'avoir agi selon l'adage : *cito et tuto*.

VI

TABLEAU GÉNÉRAL DES DIMENSIONS ET DU POIDS DES PRINCIPAUX ORGANES DU CORPS HUMAIN

SOMMAIRE. — *Généralités. La mensuration des organes. Son moment le plus propice, points de repère. Variations suivant le sexe, l'âge, la taille, le poids total du sujet et la race.*

Pesée des organes. Son moment opportun. Variations suivant le sexe, l'âge, la taille du sujet, la race.

Documents relatifs aux dimensions et au poids moyens des principaux organes du corps humain.

VI

TABLEAU GÉNÉRAL DES DIMENSIONS ET DU POIDS DES PRINCIPAUX ORGANES DU CORPS HUMAIN

Généralités. Mensuration des organes.

En principe, il est nécessaire de mesurer tous les organes soumis à un examen macroscopique. Les incisions indispensables à son étude tendent à déformer l'organe sur lequel elles sont pratiquées. D'une façon générale, il est indiqué de mesurer un organe avant de le peser. A cette règle, une seule exception, dont l'importance est patente : si l'intestin grêle peut être à peu près indifféremment mesuré avant ou après son ouverture, le gros intestin ne doit être mesuré qu'après sa libération complète et une fois qu'il a été incisé dans la totalité de sa longueur.

Pour mesurer un organe d'une façon convenable, il est nécessaire de suivre une méthode invariable et d'observer toujours les mêmes points de repère, afin de pouvoir comparer plus tard des faits comparables. C'est faute d'avoir suivi les mêmes principes que la plupart des anatomistes ont publié des chiffres qui diffèrent dans une proportion parfois invraisemblable. En outre, trop souvent, les mesures prises sur les organes d'individus du même âge, du même sexe et de la même race, ne tiennent pas un compte suffisant, d'une part, des causes de la mort et, de l'autre, de la corpulence générale (taille et poids total) du sujet. Les écarts observés dans les chiffres publiés concernant les dimensions moyennes et le poids moyen des organes sont trop considérables pour ne pas rendre acceptable l'hypothèse d'erreurs ou d'oublis commis par un grand nombre d'observateurs.

Les variations des dimensions des organes à l'état sain doivent donc tenir un compte exact du sexe, de l'âge, de la taille du sujet, de son poids total et enfin de la race à laquelle il appartient.

Pesée des organes.

Les mêmes réflexions, à peu près identiques dans tous leurs termes, se rapportent à la pesée d'organes considérés comme normaux. Le moment le plus opportun pour peser un organe varie suivant certaines conditions dont la plus importante a trait à la forme et à la fonction de cet organe. Tous les organes creux, tous les réservoirs doivent être pesés vides, c'est-à-dire évacués des substances qu'ils contiennent. A l'état normal comme à l'état pathologique, il doit être important de connaître le volume et le poids des substances contenues dans la cavité de l'organe en question.

Les incisions nécessaires à leur étude au cours de l'autopsie modifient souvent la structure des organes ou évacuent en telle quantité le sang qu'ils contenaient, qu'il est indispensable de les peser avant de les couper ; d'autres organes peuvent sans inconvénient être sectionnés avant d'être pesés ; d'autres enfin doivent toujours avoir été ouverts avant d'être pesés.

Le tableau suivant donne une idée approximative de cette série d'indications.

Moment opportun de la pesée

AVANT INCISIONS.	APRÈS INCISIONS.	AVANT ET APRÈS INCISIONS.
Poumons.	Aorte.	Utérus.
Foie.	Cœur.	Foie.
Rate.	Reins.	Encéphale.
Surrénales.	Œsophage.	Poumons.
Glande thyroïde.	Estomac.	Reins.
Glande pituitaire.	Intestins.	
Encéphale.	Pancréas.	
Moelle.	Parotides.	
Glande pinéale.	Gl. sous-maxillaires.	
Thymus.	Vessie.	

Données documentaires relatives aux dimensions moyennes et au poids moyen des organes du corps humain.

Il nous a paru bon de suivre à peu près l'ordre dans lequel les autopsies d'organes ont été décrites au cours des manœuvres opératoires (Voy. [illegible] et 3e parties, *Les premières phases de l'autopsie* et *Autopsies partielles*). Nous avons pris soin de repérer la page où l'opportunité de la mensuration et de la pesée de l'organe nous a paru indiscutable. De cette façon, le lecteur trouvera sa recherche simplifiée.

En outre, nous fournissons pour les organes les plus importants plusieurs chiffres donnés par divers auteurs, la moyenne de ces chiffres représentant une moyenne générale assez acceptable. Rappelons cependant qu'il ne s'agit ici que de *moyennes* et par conséquent de *chiffres approximatifs*.

GLANDES SURRÉNALES (Voy. p. [illegible]).

Dimensions moyennes	Longueur [illegible] centimètres. Largeur [illegible] centimètres. Épaisseur [illegible]	Nauwerck.
Poids.	Sappey 7 grammes.	
	Testut [illegible] grammes.	
	Poirier [illegible] grammes.	
	Nauwerck [illegible]	
Poids moyen d'une surrénale [illegible]		

CŒUR (Voy. p. [illegible]).

Les dimensions du cœur sont à peu près impossibles à préciser, du moins pour ce qui est de sa longueur et de son épaisseur. Vidé de son sang, le cœur n'a plus les mêmes dimensions qu'avant son extraction ; de plus, la longueur de l'organe manque de repères fixes. Le seul point à peu près immuable, pour un cœur en place et non ouvert, est l'abouchement de la veine cave inférieure au bas de l'oreillette droite (Constantin Paul). Prendre pour la longueur du cœur ce repère, jusqu'à la pointe de l'organe, est s'assurer, sur le cadavre, d'une source d'erreur, la saillie formée en avant, suivant cette ligne, par l'oreillette droite et l'auricule droites, fausse sûrement la mesure. Choisir, à l'exemple de nombreux auteurs, le sillon inter-auriculo-ventriculaire antérieur, ou l'origine apparente de l'aorte en avant des oreillettes, n'est pas résoudre non plus la question.

Voici néanmoins les mensurations moyennes proposées par quelques anatomistes.

Liquide péricardique . . . . 10 centimètres cubes.

VOLUME *du cœur*, correspond à peu près à celui du poing droit du cadavre.

DIMENSIONS

- *Longueur du cœur.*
  - Homme. 0m,085 à 0m,09 (Bizot). 0m,098 (Sappey, Testut).
  - Femme. 0m,08 à 0,085 (Bizot). 0m,094 (Testut).
- *Largeur.*
  - Homme. 0m,092 à 0m,105 (Bizot). 0m,107 (Sappey). 0m,105 (Testut).
  - Femme. 0m,085 à 0m,092 (Bizot). 5 à 10 millimètres en moins que l'homme (Testut).
- *Épaisseur.*
  - Homme . . . 0m,035 à 0,036 (Bizot). 0,037 (Sappey).
  - Femme . . . 0m,030 à 0m,035 (Bizot).
- *Circonférence du cœur* (prise à la base des ventricules) . 0m,258 (Sappey). 0m,250 (Testut).

α) POIDS DU CŒUR (cavités débarrassées du sang) ; suivant l'âge et le sexe :

AGE	HOMMES (Clendinning).	HOMMES (Testut).	FEMMES (Clendinning).	FEMMES (Testut.)
	gr.	gr.	gr.	gr.
15 à 30 ans.	271	264	260	260
30 à 50 ans	303	272	266	272
50 à 70 ans	324	298	273	276
70 et au-dessus . . .	335	314	283	286

b) Poids général.

Cruveilhier		[illegible] grammes
Lobstein		270 à 300 —
Bouillaud		260 à 280 —
Wulff		301 —
Peacock		300 —
Orth	Homme	300 —
	Femme	250 —
Sappey	Homme	266 —
	Femme	[illegible] —

c) Poids du cœur proportionnel au poids total du corps :

Pour l'homme	1 : 169	(Krause)
Pour la femme	1 : 163	

d) Épaisseur des parois du cœur :

Ventricule droit	0,002 à 0,004 millim.	(Bizot, Orth).
	0,005 —	(Bouillaud).
	0,00[illegible] —	(Testut).
Ventricule gauche	0,007 à 0,010 millim.	(Orth).
	0,011 à 0,01[illegible] —	(Bouillaud).
	0,01[illegible] à 0,01[illegible] —	(Bizot).
Cloison inter-ventriculaire	0,010 —	(Bouillaud).
	0,011 à 0,01[illegible] —	(Bizot).
	0,010 —	(Testut).

e) Circonférence des orifices du cœur :

Cœur droit	Orifice tricuspide	0,120 à 0,127	Peacock et Reid.
	Orifice pulmonaire	0,089 à 0,092	
Cœur gauche	Orifice mitral	0,10[illegible] à 0,109	
	Orifice aortique	0,077 à 0,081	

D'après Bizot, suivant le sexe	Orifice tricuspide	Homme	0,12[illegible] millim.
		Femme	0,10[illegible] —
	Orifice pulmonaire	Homme	0,07[illegible] —
		Femme	0,066 —
	Orifice mitral	Homme	0,110 —
		Femme	0,092 —
	Orifice aortique	Homme	0,07[illegible] —
		Femme	0,06[illegible] —

AORTE (Voy. p. 130 et 131)

a) Dimensions : chez l'adulte, l'aorte coupée en travers, laisse passer l'index et même le pouce.

b) Épaisseur de l'aorte, 0,0015 à 0,002 millim. (Oeth).

c) Circonférence de l'aorte	thoracique . . .	0,04 à 0,06 cent.
	abdominale . . .	0,035 à 0,045 cent.
d) Poids moyen.		35 à 45 grammes.

POUMONS (Voy. p. 259).

Poids moyen	*Poumon droit* .	460 à 570 gr. (Schmans).
		530 à 700 gr. (Sappey).
	Poumon gauche	355 à 480 gr. (Schmans).
		490 à 630 gr. (Sappey).
	Les 2 poumons 1000 à 1300 gr. (Sappey).	
Dimensions (Sappey) . . .	*Hauteur* . . .	0m,26 cent.
	Largeur . . .	0m,16 à 0m,17 cent.
	Épaisseur . . .	0m,09 à 0m,10 cent.

TUBE DIGESTIF (Voy. p. 273).

Si les dimensions moyennes du tube digestif sont connues, le poids moyen de ses divers segments n'est guère étudié. J'ai fait quelques recherches à ce sujet.

Œsophage (Voy. p. 156 et 277).

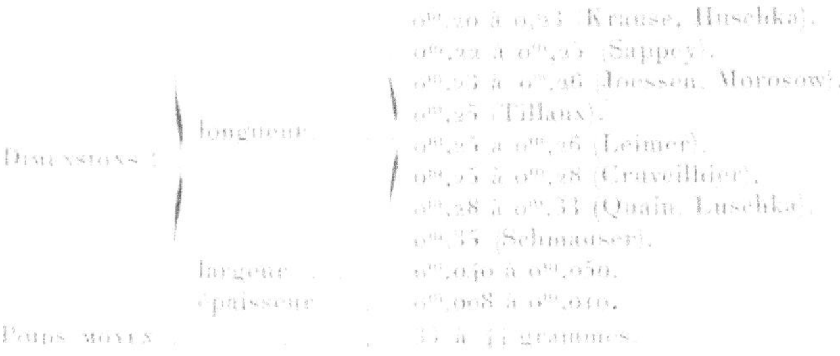

Dimensions :	longueur. . .	0m,20 à 0,23 (Krause, Huschka).
		0m,22 à 0m,25 (Sappey).
		0m,23 à 0m,26 (Joessen, Morosow).
		0m,25 (Tillaux).
		0m,25 à 0m,26 (Leimer).
		0m,25 à 0m,28 (Cruveilhier).
		0m,28 à 0m,33 (Quain, Luschka).
		0m,35 (Schmauser).
	largeur . . .	0m,040 à 0m,050.
	épaisseur . . .	0m,008 à 0m,010.
Poids moyen		35 à 44 grammes.

Estomac (Voy. p. 192 et 278).

Dimensions (à l'état de vacuité)	bord supérieur.	0m,08 à 0m,10.
	bord inférieur . .	Indéterminée.
	épaisseur . .	0,006 à 0,008.
Poids moyen		130 à 160 grammes.

Intestin grêle (Voy. p. 194, 279 et 292).

Longueur totale	6 à 8 mètres.
Poids de l'intestin grêle.	640 à 730 grammes.
Duodénum. — Longueur	0m,26. =

Gros intestin (Voy. p. [illegible] et suiv.).

Longueur	[illegible]
Cæcum	[illegible] centimètres
Appendice vermiculaire	[illegible]
Poids général du gros intestin	[illegible] grammes

FOIE (Voy. p. [illegible]).

Les dimensions moyennes des différentes parties du foie sont des plus variables, comme leur forme. Les chiffres que nous donnons ci-dessous ne sont que fort approximatifs.

Dimensions. Longueur totale		[illegible] centimètres
	lobe droit	0,18 à [illegible]
	lobe gauche	[illegible]
	[illegible]	[illegible]
	lobe droit	[illegible]
	lobe gauche	[illegible]
	Lobules hépatiques. Largeur	[illegible]
	Longueur	[illegible]
Poids total		[illegible] grammes (Meckel)
		[illegible] (Cruveilhier, Testut)
		[illegible] en moyenne (Sappey)

Vésicule biliaire (Voy. p. [illegible]).

Longueur	[illegible] centimètres (Orth)
	[illegible] centimètres (Testut)
Diamètre au niveau du fond	[illegible] centimètres (Orth)
Épaisseur de la paroi	[illegible] millimètres

PANCRÉAS (Voy. p. [illegible]).

Dimensions.	Longueur	[illegible] centimètres	Orth
	Largeur	[illegible]	
	Épaisseur	[illegible]	
Poids		[illegible] grammes (Orth)	
		[illegible] grammes (homme)	Testut
		[illegible] (femme)	

RATE (Voy. p. [illegible]).

Dimensions.	Longueur	[illegible]	Orth.
	Largeur	[illegible]	
	Épaisseur	[illegible]	
Poids	[illegible] gr.		Orth
	[illegible] gr.		Testut

VOIES URINAIRES (Voy. p. 344).

Reins (Voy. p. 345).

Dimensions : Longueur . . . . . 0,11 à 0,12
— Largeur . . . . . 0,05 à 0,06
— Épaisseur . . . . . 0,03 à 0,04 (Orth).
— Épaisseur de la couche corticale 0,005 à 0,01

Poids du rein.

Poids moyen d'un rein . . . . . 150 gr.

Le rein gauche pèse un peu plus (5 à 7 gr.) que le droit.

Poids des deux reins	Homme	310 (Orth).
	—	280 (Testut).
	Femme	293 (Orth).
	—	250 (Testut).

Uretères (Voy. p. 350).

Longueur . . . . . $0^m,27$ à $0^m,30$.
Circonférence . . . . . $0^m,010$
Orifice inférieur . . . . . $0^m,003$.

Vessie (Voy. p. 352).

Dimensions : Hauteur . . . . . $0^m,04$ cent.
— Diamètre transversal . . . . . $0^m,06$ à $0^m,07$ cent.

Poids moyen . . . . . 50 à 60 grammes.

Urèthre (Voy. p. 355).

Longueur . . Homme . . . . . $0^m,15$ à $0^m,17$.
Femme . . . . . $0^m,035$.

Diamètre :	Femme		$0^m,007$ à $0^m,008$	
	Hommes	méat	$0^m,009$	(P. Delbet).
		fosse naviculaire . .	$0^m,010$	
		portion pénienne . .	$0^m,007$	
		cul-de-sac du bulbe . .	$0^m,010$	
		portion membraneuse . .	$0^m,0086$	
		sinus prostatique . .	$0^m,0116$	

ORGANES GÉNITAUX (Voy. p. 357).

Prostate (Voy. p. 359).

Dimensions : Largeur . . . . . $0^m,032$ à $0^m,047$
— Longueur . . . . . $0^m,025$ à $0^m,034$ (Krause et Bischoff.)
— Épaisseur . . . . . $0^m,0014$ à $0^m,023$

Poids : 19 gr. à 20,50 . . . . . (Krause).

Vésicules séminales (Voy. p. 361).

Longueur . . . . . $0^m,041$ à $0^m,045$
Largeur . . . . . $0^m,016$ à $0^m,018$ (Orth).
Épaisseur . . . . . $0^m,009$

Testicule.

(Avec son épididyme . . . . 15 à 24,10 gr. (Krause).
— . . . . 18 à 22 gr. (Testut).
L'épididyme seul . . . . 4 grammes.

Uterus (Voy. p. 166).

(D'après Rieffel).

DIMENSIONS ÉVALUÉES EN MILLIMÈTRES	SAPPEY	HUSCHKE	WALDEYER	RIEFFEL
Longueur vierges ou nullipares	60	60-80	65	60
— multipares	68	90-100	78	70
Largeur (entre les 2 trompes)	38	30-40	35-40	40
— —	43	55-65	40-50	45
Épaisseur (diamètre transversal)	[illegible]	20-30	25-30	20
— — (antéropost.)	26	30-35	30	30

Poids nullipare . . . . 32 à 40 gr.
— multipare . . . . 48 à 70 gr.

Dimensions respectives du corps et du col utérus :

DIMENSIONS ÉVALUÉES EN MILLIMÈTRES		SAPPEY	HUSCHKE	WALDEYER	RIEFFEL
Longueur, vierge ou nullipare	corps	30-35	—	40	35
	col	20-30	—	25	25
— multipare	corps	46		45	45
	col	25		35	25
Largeur, vierge ou nullipare	corps	38	30-40	35-40	40
	isthme	—	20-25	—	20
	col	26	25		25
— multipare	corps	43	55-65	40-50	45
	isthme	—	—	—	30
	col	30		—	30
Épaisseur vierge ou nullipare	corps	22	20-30	25-30	20
	col	22	15-25	—	20
— multipare	corps	26	30-35	30	30
	col	26	8	—	25

Ovaire (Voy. p. 171).

Dimensions :	*Longueur*	naissance	0^m,019.
		puberté	0^m,027.
		adulte	0^m,036.
	Largeur	naissance	0^m,006.
		puberté	0^m,011.
		adulte	0^m,017.
	Épaisseur	naissance	0^m,0025.
		puberté	0^m,009.
		adulte	0^m,012.

Poids :	nouveau-né	0,30 à 0,60 grammes.
	enfant	2 à 3 —
	puberté	4 à 5 —
	adulte	6 à 8 —
	Après ménopause	2 gr. et jusqu'à 1 gr.

Poids moyen . . . . 7 grammes (Puech).

GLANDE THYROÏDE (Voy. p. 173).

Poids : nouveau-né . . . . 2 à 3 grammes.
— adulte . . . . 25 à 30 —

Thymus (Voy. p. 171).

Dimensions :	*Longueur*, jusqu'à 9 mois	0,052 (Friedleben).
	de 9 mois à 2 ans	0,0696 —
	de 3 à 14 ans	0,0844 —
	Largeur (au milieu de la glande)	0,027 à 0,041 (Friedleben).
	(aux extrémités)	0,007 à 0,009 —

Poids :	fœtus à terme	14 grammes	(Friedleben).
	à 9 mois	20 —	
	de 1 à 14 ans	26 —	
	Sappey	5 —	
	Merkel	16 —	
	Testut	8 à 12 —	

Glandes salivaires (Voy. p. 160, 168 et 191).

Glande parotide	25 à 30 grammes.	(Sappey).
Glande sous-maxillaire	8 grammes.	
Sublinguale	2 à 3 grammes.	

Mamelles (Voy. p. 210).

Dimensions :	à la naissance		0^m,008 à 0^m,010.
	puberté	hauteur	0^m,10 à 0^m,11.
		largeur	0^m,12 à 0^m,13.
		épaisseur	0^m,05 à 0^m,06.

Poids :	à la naissance	0^{gr},30 à 0^{gr},60.
	adulte	150 à 200 gr.
	lactation	400 à 900 gr.

CENTRES NERVEUX (voy. p. [illegible]).

Crâne (voy. p. [illegible]).

Circonférence d'un crâne adulte	0m,49 à 0m,65	
Diamètre antéro-postérieur.	0m,18	(Orth).
— transversal	0m,145 à 0,155	

Encéphale (voy. p. [illegible]).

Poids de 20 à 80 ans	Homme	1 185 gr.	(Sappey).
		1 [illegible] —	(Vierordt).
		1 [illegible] —	[illegible]
	Femme	1 [illegible] gr.	(Vierordt).
		[illegible] —	(Broca).
		1 093 —	(Sappey).

Poids des différentes parties :

Pour un *encéphale* du poids de	[illegible]	
les hémisphères cérébraux pèsent.	[illegible]	(Weisbach)
le cervelet.	[illegible]	
le pont de Varole	[illegible]	

Poids de la pie-mère et de l'arachnoïde . . . [illegible] (Bischoff).

Poids proportionnel de l'encéphale, par rapport au poids du corps = [illegible] : 100.

D'après Sappey, l'*encéphale* pèse [illegible], dont :

Cerveau.	1 170 gr.
Cervelet	[illegible] —
Isthme et bulbe	[illegible] —

MOELLE ÉPINIÈRE (voy. p. [illegible]).

Dimensions :

Longueur moyenne		0m,[illegible]
Diamètre transversal (Orth)	renflement cervical.	0,013 à 0,014
	— dorsal.	0,01
	— lombaire	[illegible]
Diamètre antéro-postérieur (Orth)	cervical	0,009
	dorsal	0,008
	lombaire	0,009
Poids de la moelle dépouillée des racines	(Orth)	[illegible] grammes.
des nerfs spinaux	— (Sappey)	[illegible]

GLANDE PITUITAIRE (voy. p. [illegible]).

Longueur	0m,008	
Largeur	0m,01[illegible]	(Zander).
Épaisseur	0m,00[illegible]	
Poids	[illegible] grammes.	

GLANDE PINÉALE (voy. p. 308).

DIMENSIONS :	longueur	$0^{m},010$	(Charpy).
—	largeur	$0^{m},005$	
	épaisseur	$0^{m},005$	
POIDS		$0^{gr},20$	(Engel).

DIMENSIONS DES PRINCIPALES VEINES DE L'ORGANISME (voy. p. 173, 179 et 181).

Veine cave inférieure		$0^{m},22$ à $0^{m},25$
Veine cave supérieure		$0^{m},06$ à $0^{m},08$
Grande veine azygos		$0^{m},20$ à $0^{m},25$
Veine rénale	droite	$0^{m},05$ à $0^{m},06$
	gauche	$0^{m},03$ à $0^{m},04$
Veine porte		$0^{m},05$ à $0^{m},12$
Canal thoracique		$0^{m},30$ à $0^{m},34$
Grande veine lymphatique		$0^{m},010$ à $0^{m},020$

POIDS DES ORGANES DU NOUVEAU-NÉ (voy. p. 159).

POIDS GÉNÉRAL DU CORPS :	garçon	3,310	(Hecker).
	fille	3,250	

POIDS MOYEN DES PRINCIPAUX VISCÈRES :

Encéphale	380 grammes	(Bischoff).
Thymus	14 —	(Friedleben).
Cœur	20,60 —	(Thoma).
Poumons	58 —	
Rate	11,10 —	
Reins	23,60 —	
Testicule	0,80 —	
Foie	118 —	

Cordon ombilical :	longueur	$0^{m},50$
	poids moyen	27 grammes.

Placenta. Poids moyen	500 grammes.

DEUXIÈME PARTIE

LES PREMIÈRES PHASES DE L'AUTOPSIE

I

EXAMEN EXTÉRIEUR DU CADAVRE

SOMMAIRE. — ***Les différents procédés d'examen.*** *Pesée et mensuration du cadavre. Ce que peut donner la vue. Résultats fournis par la palpation et par la percussion.*

Technique pratique pour l'étude extérieure d'un cadavre. *Ordre des investigations sur la face antérieure, sur les parties latérales et la face postérieure du corps étant retourné. Revision des orifices normaux du corps humain. Étude détaillée des lésions importantes trouvées au cours de l'examen général du corps.*

I

EXAMEN EXTÉRIEUR DU CADAVRE

Les différents procédés d'examen.

Les différents procédés d'étude dont dispose l'opérateur chargé, avant l'autopsie, d'un examen extérieur aussi complet que possible du cadavre qu'il va ouvrir ne sont ni nombreux, ni compliqués. L'important est de les bien appliquer, suivant un ordre méthodique, afin de ne laisser passer inaperçu aucun indice important.

Tout d'abord, la *pesée générale* du corps est une opération nécessaire, comme la *mensuration* de sa taille. Sans cette double indication première et fondamentale, il sera impossible à l'opérateur d'apprécier plus tard d'une façon à peu près exacte le poids comparatif de chacun des organes. Pour juger du poids normal, de l'atrophie ou de l'hypertrophie d'un viscère, il est indispensable de pouvoir comparer son poids au poids total du corps et à la taille du sujet. On comprend, du reste, que le poids général d'un cadavre doive varier suivant l'heure à laquelle l'autopsie est pratiquée, la température atmosphérique et l'état normal ou pathologique des séreuses entourant les principaux viscères et qui se présenteront, au moment des incisions, vides ou remplies de liquides pathologiques épanchés pendant la vie.

La seule pratique acceptable, celle qui devrait être obligatoire dans nos hôpitaux de France, consiste dans la *pesée du cadavre à son entrée à la salle des morts*. Le dispositif instrumental est des plus simples : une *bascule* (voy. p. 57) munie d'un plateau transversal de deux mètres de long, sur 0,80 de large, suffit pour tous les cas. Une seconde pesée générale, au moment où le corps est apporté à la salle d'autopsie, montre la perte de poids subie par le cadavre entre le moment de la mort (les décédés ne séjournent réglementairement que deux heures dans la salle des malades) et le moment de l'autopsie.

La *mensuration* du cadavre est facile sur la table d'autopsie, au moyen d'une *toise* de deux mètres, les pieds du sujet ayant été, au préalable, fléchis à angle droit sur l'axe des membres inférieurs.

Pour l'*examen du cadavre déposé à plat dos sur la table d'autopsie*, l'opérateur commence par regarder de près et chercher à voir tout ce qu'il peut découvrir. Le sujet est en pleine lumière (voy. p. 17), complètement nu et dans l'attitude où il se trouvait, un instant avant, sur la dalle mortuaire dans le caveau du sous-sol (voy. p. 16). Le garçon d'amphithéâtre, bien stylé, se fait un devoir absolu de ne modifier en aucune façon l'attitude prise par le cadavre pendant les vingt-deux heures, au minimum, qu'il vient de passer dans le caveau des morts, au frais et à l'abri du jour.

Une simple énumération de *ce que la vue peut déceler à l'obervateur* va suivre. Les développements que comporte ce sujet appartiennent bien plus à un manuel de médecine légale ou d'anatomie pathologique qu'à un précis de technique des opérations constituant l'autopsie.

L'observateur doit procéder par ordre, suivant une pratique invariable, afin de ne rien oublier. En premier lieu, il jette un coup d'œil d'ensemble sur la totalité du cadavre, vu de face, et prend une idée générale de son *aspect extérieur*. Il apprécie la *taille*, *l'âge* approximatif (l'âge réel lui sera fourni par la feuille de décès (parchemin) attachée au poignet du cadavre; il constate le *sexe* apparent et note avec soin l'*attitude générale* de la tête, du tronc et des membres. Cette dernière notion peut revêtir une valeur capitale en révélant avant tout autre examen, par exemple une hémiplégie de la face et des membres, une hémi-contracture, une paraplégie spasmodique irréductible, etc. La *corpulence* du cadavre a, elle aussi, une grande importance : les phtisiques et les cancéreux, pour ne citer que quelques cas, offrent, à l'ordinaire, une maigreur plus ou moins marquée; une adipose excessive et généralisée cadre bien avec l'alcoolisme chronique, la goutte, et certaines cardiopathies; une émaciation squelettique indique, plus d'une fois, l'existence d'un cancer du tube digestif, localisé souvent à l'œsophage ou au pylore.

Après ces premières données, l'observateur songe à comparer l'un à l'autre les deux côtés du corps. La *symétrie* des formes extérieures de l'organisme est, on le sait, pour ainsi dire une utopie. Cependant, si les deux moitiés de la face, les moitiés droite et gauche du thorax, les deux demi-circonférences du bassin sont trop manifestement disproportionnées, l'impression d'ensemble éprouvée par l'observateur est choquée à l'instant même, et son attention se trouve attirée sur la région déprimée ou saillante à l'excès. Le reste de l'autopsie saura en profiter. Ayant noté l'ensemble, l'opérateur procède aux détails de la conformation. La forme de la tête, celle de la face (léontiasis, faciès adénoïdien), et en particulier, celle du crâne est un indice précieux (crâne rachitique, hydrocéphalie, microcéphalie). La conformation du thorax suffit parfois, à elle seule, pour asseoir un diagnostic (thorax étroit des tuberculeux, voussure thoracique des asthmatiques, poitrine tassée des scoliotiques et des gibbeux).

L'abdomen, par sa forme générale, peut fournir, à première vue, des renseignements utiles (ventre trilobé des hernieux, relâchement de la paroi abdominale des multipares, entéroptose). Les membres eux-mêmes servent de repère utile, non seulement par leurs proportions générales (longueur disproportionnée des bras et des membres inférieurs par rapport aux dimensions du tronc, maladie de Paget), mais encore par la conformation de leurs divers segments (gigantisme partiel, infantilisme, gracilité des épaules et des bras chez les tuberculeux, asymétrie des deux mains ou des deux pieds, signes de dégénérescence).

Avant de terminer l'inspection des formes, l'opérateur recherche, par principe, l'existence des *malformations congénitales* apparentes. Il commence par les sourcils, à la queue de l'un desquels le kyste congénital dermoïde est si commun, et n'oublie pas de regarder les iris (coloboma). Il passe aux lèvres et s'enquiert des traces possibles d'une des variétés du bec de lièvre (opérée ou non). Le pavillon de chaque oreille est ensuite examiné et l'ourlet, le tragus et l'antitragus sont appréciés au point de vue morphologique. Les organes génitaux externes sont étudiés quant à leur conformation extérieure (hypospadias, hermaphrodisme apparent, etc.). Quant aux membres, le nombre et la direction des doigts, leur palmature, l'attitude des pieds et des mains (pieds et mains bots congénitaux) sont faciles à reconnaître. Il est inutile de signaler les cas rares de monstruosités congénitales, dont l'autopsie devient une dissection minutieuse, à propos de laquelle l'expérience et l'habileté de l'opérateur sont appelées à se donner libre cours.

Après les malformations congénitales, l'opérateur prend soin de rechercher et, bientôt, d'étudier à fond les *déformations apparentes à la surface du corps*. Il reprend l'ordre suivi auparavant et procède toujours de haut en bas (de la tête aux pieds), sans craindre de perdre un peu de temps, pour être bien sûr d'avoir tout inspecté. Quelques heures après la mort, surtout par les temps chauds, le cadavre est souvent déformé, en nombre d'endroits, par suite des altérations cadavériques. La face est bouffie ; le cuir chevelu, les paupières et les lèvres sont souvent tuméfiés, les organes génitaux externes et les membres inférieurs œdématiés. L'observateur a vite acquis l'expérience de ces désordres imputables à la mort. Les déformations pathologiques sont, d'ordinaire, aisées à différencier des modifications précédentes.

Au niveau de la face, les déformations accidentelles ou pathologiques du nez sont communes et leur séméiologie est bien connue. La déformation d'une joue fera penser à une lésion du sinus maxillaire ou du maxillaire supérieur et obligera l'autopsie à s'en rendre un compte exact. A la surface du crâne, une dépression profonde ou une saillie anormale attire immédiatement l'attention et sert de repère pour plus tard (enfoncement du crâne, kystes sébacés, kystes hydatiques, tumeurs malignes).

Les déformations de la région cervicale antérieure, au niveau de la ligne médiane, font songer à un état pathologique de la glande thyroïde (goitre). Pour les parties latérales, une saillie anormale attire l'attention sur les nombreuses pléiades ganglionnaires qui parsèment ces régions. A la nuque, les lipomes et les kystes sébacés sont fréquents et une attitude vicieuse, que la palpation révélera irréductible, correspond d'ordinaire à un mal de Pott cervical.

Les déformations du thorax ont, en général, une grande importance au point de vue de l'autopsie prochaine. La *cage thoracique*, surtout au niveau du sternum et des rebords costaux, est très souvent le siège de déformations anciennes, datant de l'enfance et imputables, presque toutes, au rachitis.

Le sternum est tantôt saillant, en *bréchet*, tantôt anguleux, soit à l'union de la première et de la deuxième pièces, soit à l'insertion de l'appendice xiphoïde sur le corps du sternum. Parfois, la face antérieure du sternum dessine une concavité très profonde, verticale ; souvent aussi l'appendice xiphoïde pointe en avant et soulève les téguments d'une façon excessive.

La cage thoracique est plus d'une fois déformée par suite de la torsion du rachis (scoliose, cyphose) ; dans ce cas, la déformation peut être assez réglée : en avant, d'un côté, elle dessine une voussure verticale, suivant à peu près exactement la ligne des insertions chondrocostales, le côté opposé étant aplati au niveau de la ligne correspondante ; inversement, en arrière, le gril thoracique fait, du côté diamétralement opposé à la voussure antérieure des côtes, une saillie plus ou moins considérable, suivant la ligne verticale passant par l'angle postérieur des côtes ; le thorax, dans son ensemble, semble avoir subi ainsi une sorte de compression bilatérale s'exerçant aux deux extrémités d'un de ses deux diamètres obliques (*thorax obliqué ovalaire*).

Les *déformations du rachis* (scoliose, gibbosités pottique et rachitique, ensellure) sont d'une constatation habituellement facile. Une saillie molle, étalée et unilatérale de la région lombaire attire l'attention vers l'hypothèse d'un abcès froid ossifluent ou d'un phlegmon péri-néphrétique.

Au niveau de l'abdomen, les hernies de l'ombilic, de la ligne blanche ou des canaux inguinaux sont vite reconnues.

Les *déformations des membres* sont aussi nombreuses que

variées. La longueur des deux membres correspondants peut être inégale, en même temps que leur développement irrégulier (paralysie infantile, atrophie symptomatique d'une arthropathie, myopathie atrophique, pseudo-hypertrophique, etc.). Au niveau des membres inférieurs, le raccourcissement apparent d'un membre, avec rotation de la cuisse en dedans, révèle presque toujours une coxalgie. La position de la jambe par rapport à l'axe de la cuisse fait, à l'état normal, un angle obtus ouvert en dehors et presque inappréciable, au moins chez l'homme. L'exagération extrême de cet angle et le déjettement de la jambe en dehors rend le genu vulgum plus ou moins apparent. La disparition de ce même angle et la courbure arquée, concave en dedans, de la cuisse et de la jambe, rendant impossible le contact des faces internes des cuisses et des jambes, constituent un des bons stigmates du rachitis des membres. Les lésions chroniques subies par les os dans leur continuité (exostose, périostose, hyperostose diffuse du tibia), ou à leurs extrémités (ostéo-myélite), les altérations chroniques des articulations (arthrite chronique, ankylose) produisent le plus ordinairement des déformations visibles dont l'opérateur devra tenir toujours grand compte. Les atrophies musculaires se signalent à première vue (paralysie infantile, scapulæ alatæ) par l'effondrement des muscles ou quelque attitude vicieuse.

Examen des téguments. — L'examen attentif des téguments fait suite à l'étude des déformations du corps. La peau, les cheveux et les poils demandent à être surveillés avec la plus grande attention. Une chevelure rare a une valeur séméiologique intéressante (alopécie arthritique ou spécifique, teignes, pelades). La couleur des poils mérite l'attention (érythrisme partiel, canitie, vitiligo).

La *coloration* de la peau doit être étudiée, d'abord dans son ensemble, puis dans ses détails. En général, les téguments se décolorent après la mort. La pâleur cadavérique, qui est de règle, n'empêche pas d'apprécier les tons pathologiques de la peau, l'ictère, la teinte jaune paille du cancer, le teint mulâtre du diabète bronzé. Certains troubles trophiques, tels que l'icthyose, la sclérodermie et le vitiligo, persistent après la mort.

Chez maints cardiaques asystoliques, la cyanose de la face et des extrémités persiste jusqu'au moment de l'autopsie. Le facies apoplectique peut avoir atteint, au cours d'une hémorragie cérébrale terminée par un ictus foudroyant, des proportions telles que la face, le cou et les membres demeurent encore violacés longtemps après le décès. De même encore, dans la variole hémorragique, un rash purpurique généralisé, pré-éruptif, peut avoir coloré d'une teinte vineuse uniforme, ineffaçable, la totalité des téguments du cadavre.

La mort fait apparaître au bout d'un certain nombre d'heures, variable suivant les circonstances, de larges placards colorés, marbrures livides, d'une couleur foncée pouvant aller de la teinte brun-rouge ecchymotique récente jusqu'aux tons verdâtres, orangés, jaunes ou noirâtres les plus disparates. Ces *placards cadavériques* se forment d'abord aux parties déclives du corps, nuque, cou, rachis, lombes, bras et cuisses ; ils peuvent diffuser plus ou moins largement à la surface des téguments et s'accompagner ou non d'infiltrations œdémateuses des parties molles sous-jacentes.

Bien autrement variés sont les *épanchements sanguins* produits à la surface des téguments pendant la vie : depuis les taches de purpura punctiformes, jusqu'aux ecchymoses, aux suffusions sanguines et aux hématomes, ou bosses sanguines, la série ascendante des hémorragies cutanées et sous-cutanées est longue et intéressante.

L'observateur ne prendra pas pour des piquetés hémorragiques les *nævi materni* si fréquents à la surface des téguments, non plus que les taches pigmentaires de toutes sortes qui peuvent maculer la peau.

La *pigmentation* anormale de la peau exige une étude attentive : les éphélides, le masque facial (grossesse, cachexie tuberculeuse), les placards pigmentaires disséminés (phthiriase, maladie d'Addison, syphilis secondaire, lèpre, etc.), les pigmentations partielles consécutives à l'érythème solaire ou à l'application d'un vésicatoire, ont une valeur séméiologique considérable.

Les mêmes remarques s'appliquent aux différentes *éruptions cutanées* : pâlies d'ordinaire et, le plus souvent, altérées par la mort, certaines papules, toutes les vésicules et les pustules se peuvent reconnaître cependant, même à un examen superficiel.

Les *cicatrices* de la peau doivent toutes être l'objet d'une investigation méticuleuse. Les unes, comme celles provenant de pointes de feu, d'un vésicatoire enflammé, d'application d'huile de croton, de ventouses scarifiées, de morsures de sangsues, sont courantes et d'un diagnostic en général aisé; d'autres, comme la cicatrice de la trachéotomie, celle provenant d'une trépanation du crâne ou de l'apophyse mastoïde, les traces d'incisions chirurgicales d'abcès, au cou, à la nuque (anthrax), dans l'aisselle, à l'aine, le long de la paroi abdominale ou des membres, les cicatrices d'abcès ganglionnaires, d'abcès de la paroi thoracique ou d'ailleurs, ouverts spontanément, ne laissent pas d'embarrasser plus d'une fois, à première vue. Les *vergetures* sur le ventre, les flancs, les coudes, les hanches ou les genoux sont plus faciles à reconnaître, mais exigent encore une certaine attention. Les îlots de taches cicatricielles blanchâtres, sériées horizontalement autour du tronc, ou verticalement, sur le front (suivant la branche ophthalmique de Willis), ou sur les membres, le long de leurs rameaux cutanés, permettront souvent de reconnaître un *zona* ancien.

Les *escharres*, mortification d'une portion plus ou moins étendue des téguments, sont d'un intérêt primordial et doivent toujours être recherchées : fréquentes au niveau des fesses, à la région sacrée, au niveau du trochanter, aux talons, plus rares aux coudes, en arrière des omoplates et à la nuque (décubitus acutus), elles affectent parfois un siège exceptionnel. Au niveau du bourrelet de l'oreille, au nez, au périnée, au scrotum, à la verge, aux extrémités des doigts et, d'une façon générale, en un point quelconque des téguments, elles doivent faire songer soit aux infections compliquées de gangrène (fièvre puerpérale, fièvre typhoïde, infection urineuse, lymphangite gangreneuse), soit aux intoxications chroniques (diabète sucré, urémie, ergotisme), soit enfin aux troubles vaso-moteurs si complexes de la maladie de Maurice Raynaud (gangrène symétrique), ou de l'ataxie locomotrice (mal perforant plantaire).

Toutes les *ulcérations* de la peau ont une réelle importance, que ces ulcérations soient larges, accessibles à la vue et permettent une étude détaillée (ulcérations spécifiques de la tuberculose, de la syphilis, de l'actinomycose, du cancer), ou qu'elles se manifestent à l'extérieur sous forme d'orifices fistuleux s'enfonçant plus ou moins loin dans des régions accessibles ou non à la palpation (fistules congénitales du cou, fistules tuberculeuses péri-anales, périarthropathiques, fistules dentaires, mal perforant, fistule stercorale de la paroi abdominale, abcès froid de la paroi thoracique).

Enfin, toute *tumeur* saillante à la surface des téguments, qu'elle soit développée aux dépens des couches constitutives de la peau (papillome, épithélioma, carcinome, sarcome, mélanome), ou qu'elle provienne de régions profondes et ait gagné secondairement la peau (enchondrome de la parotide, cancer du sein) doit arrêter l'observateur et réclame dès l'abord une enquête détaillée.

Palpation. — La vue, on le comprend de reste, ne s'exerce pas seule dans la plupart des cas qui précèdent et s'associe à la palpation des parties soumises à l'examen. Les mains de l'opérateur sont tenues, avant tout, de vaincre la *rigidité cadavérique* des muscles des membres. Toute résistance anormale, invincible aux efforts moyens, suffisants à l'ordinaire, doit aussitôt engager l'observateur à pousser plus loin son investigation. Les roideurs articulaires, l'ankylose de l'épaule, du coude, de la hanche ou du genou sont vite reconnues.

D'autres fois, au contraire, l'effort pour lutter contre la rigidité cadavérique d'un fragment de membre sera rendu nul par une laxité anormale, excessive, de l'article et quelques tâtonnements auront vite décelé soit une hydarthrose ancienne du genou avec relâchement extrême des ligaments articulaires, soit une lésion destructive, profonde, d'une extrémité osseuse (arthropathie tabétique, morbus coxæ senilis, coxalgie suppurée, fracture du col). Parfois encore, ce sera sur la continuité de l'os qu'une mobilité anormale sera perçue, avec crépitation (fracture, spontanée ou traumatique, d'un os long).

En principe, toute dépression anormale, toute saillie pathologique découverte à la surface du corps doit être palpée avec méthode. Pour les régions tuméfiées et molles, la fluctuation doit y être recherchée avec le même soin qu'on mettrait sur le vivant.

La *percussion* est le moyen d'enquête nécessaire toutes les fois que l'observateur veut se rendre compte soit de l'état des cavités viscérales, avant leur ouverture, soit de la composition de toute saillie anormale rénitente, élastique ou fluctuante qu'il a explorée au cours de sa palpation. Percuter les deux poumons sur le cadavre est le moyen de se donner un aperçu, quelquefois très saisissant, des lésions pleurales ou pulmonaires qu'on va rencontrer. Les épanchements pleuraux ont leur ligne supérieure de matité assez caractéristique dans la plupart des cas. La tuberculose pulmonaire impose aux sommets sa note séméiotique, et les tumeurs volumineuses du médiastin, (qui souvent ont dilaté le réseau des veines cutanées et sous-cutanées de la face, du cou et du thorax), offrent une aire de matité rétro ou para-sternale presque pathognomonique.

Pour l'abdomen, il est toujours prudent de percuter le foie et la rate avant l'autopsie : la palpation du ventre a donné déjà une première impression, qui a mis en vedette les déformations et la tuméfaction de ces deux viscères.

L'ascite est facile à découvrir à la percussion. Parfois même la *cicatrice ombilicale*, vaincue par la pression exercée profondément sur elle (grâce au liquide épanché dans le péritoine), fait au dehors une saillie en doigt de gant remplie de liquide.

Enfin, rappelons que toute tumeur ou tuméfaction élastique et rénitente, siégeant en n'importe quel point, même et surtout peut-être sur la continuité des os et des muscles des membres ou du rachis, doit toujours être percutée d'un coup sec afin d'y rechercher le *frémissement hydatique* caractéristique, plus rare au niveau des kystes hydatiques du foie et de la rate.

Technique pratique pour l'étude extérieure du cadavre.

La technique la plus pratique pour l'étude extérieure d'un cadavre associe les investigations visuelles et tactiles et les poursuit suivant un ordre méthodique entre bientôt dans l'usage habituel de l'opérateur et dont il ne devra plus, dorénavant, se départir.

En général, on commence par la face antérieure du corps, qu'on inspecte à fond, y compris la face interne des quatre membres et les creux axillaires. On passe ensuite à l'étude des parties latérales (cou, épaules, flancs, hanches) et l'on termine par la face postérieure du sujet, le corps ayant été retourné et demeurant sur le ventre, maintenu en position par le garçon d'amphithéâtre. L'enquête doit toujours procéder dans le même sens, de haut en bas de préférence, autrement dit de la tête aux pieds.

Une fois l'étude d'ensemble terminée, l'opérateur s'impose un temps spécial de recherches pour les quatre orifices normaux du corps (selon le sexe du sujet), même s'ils ont été déjà vus au passage. Il examine tour à tour les paupières et l'état de la cornée (ramollie par la mort) ainsi que de l'iris, quand on peut le bien voir. Les deux narines sont détergées à l'aide de tampons d'ouate hydrophile et l'opérateur s'assure de leur perméabilité; il constate la forme de la cloison nasale où il trouvera, plus d'une fois, des lésions passées inaperçues pendant la vie (perforation du cartilage de la cloison). La bouche vient à son tour : les lèvres sont écartées et détergées avec le plus grand soin, ainsi que les arcades dentaires et les gencives. L'état des dents est spécifié et la rigidité musculaire de la mâchoire inférieure est vaincue ; en cas d'obstacle insurmontable aux efforts ordinaires, une enquête s'impose à l'observateur. Les oreilles sont tour à tour inspectées et la perméabilité du conduit auditif externe est vérifiée. L'orifice du gland et le méat urinaire sont étudiés ; de même pour la vulve où l'orifice de l'urèthre, d'une part et, de l'autre, l'entrée du vagin sont reconnus et sondés s'il y a lieu. Pour terminer, l'anus est détergé, lavé au besoin; l'aide écarte les saillies fessières (le cadavre étant retourné sur le côté) et l'opérateur examine avec une attention rigoureuse la peau de l'anus, ses replis cutanéomuqueux et cherche à reconnaître toutes les saillies, hémorrhoïdes, marisques et autres, toutes les dépressions fistuleuses qui peuvent se dissimuler dans les plicatures profondes de cette région mal accessible à la vue, même en pleine lumière.

Chez l'homme, la revision se termine par l'étude analytique des organes génitaux externes (pénis, gland, scrotum, testicules). Chez la femme, l'opérateur finit par la palpation des seins et n'oublie ni le mamelon, ni son auréole, avant de poursuivre son enquête sur tous les lobules de la glande mammaire.

L'examen extérieur du corps étant mené à terme, l'opérateur n'a plus qu'à dicter sur le protocole d'autopsie la description minutieuse, aussi complète que possible, des lésions importantes qu'il lui a été donné d'observer au cours de sa longue investigation.

Dès lors, l'autopsie proprement dite, ou du moins la partie qu'on pourrait appeler la phase opératoire de l'étude du cadavre va pouvoir commencer; elle profitera des renseignements fournis par la phase préparatoire qui vient d'être décrite.

II

OUVERTURE DU CORPS

SOMMAIRE. — **Mise en position du cadavre.** *Incision mento-pubienne ; dissection des parties molles du cou et mise à nu du plancher de la bouche. Découverte de la partie antérieure du thorax.*

Ouverture de l'abdomen. *Section du ligament suspenseur du foie. Section des parties molles du côté gauche.*

Inspection de la cavité abdominale et des organes en place.

Ouverture du thorax. *Dégagement des clavicules. Isolement du paquet vasculo-nerveux axillaire et sous-clavier. Isolement du plastron sterno-costal : lignes d'incision ; section des côtes. Dégagement et ablation du plastron.*

Libération de la masse bucco cervicale ; *décollement de la langue ; amputation du voile du palais ; décollement du pharynx ; extirpation totale des organes du cou ; libération du paquet vasculo-nerveux axillaire et sous-clavier.*

II

OUVERTURE DU CORPS

Mise en position du cadavre

La rigidité cadavérique des membres étant vaincue, ceux-ci sont allongés près du corps. Le crâne est soulevé ; au besoin, un billot, placé sous les épaules, fait bomber le cou en avant ; le menton se redresse, et la tête, mise en extension forcée, dirige la face en haut dans une rectitude parfaite.

Incision mento-pubienne

L'opérateur se place à la droite du cadavre.

La main gauche maintenant la peau en place (fig. 6), la main droite, armée d'un fort couteau à lame convexe (v. p. 35), commence l'incision mento-pubienne des téguments. Cette première incision doit mettre à nu les aponévroses, autant que possible sans les entamer. Elle suit la ligne médiane du corps, sauf au niveau de l'ombilic, dont elle côtoie, à gauche, la cicatrice ; elle entame franchement la peau et le pannicule sous-cutané. Commençant à environ un centimètre au-dessous du menton, elle ne s'arrête qu'après avoir touché la symphyse du pubis (fig. 6) ; la lame du couteau doit sectionner par sa convexité bien plus que par sa pointe, hormis à l'origine et au point de terminaison de la ligne d'incision.

Dissection des parties molles du cou et mise à nu du plancher buccal

Revenant au point de départ, la dissection des parties molles commence. La main gauche, en supination, saisit la peau sur le bord de l'incision, le pouce en dessus, l'index par dessous, de façon à retourner le mieux possible les tissus et à mettre à nu les masses musculaires du cou. Le tranchant de la lame procède par longues incisions qui ont vite isolé la masse laryngo-thyroïdo-trachéale [1]. Il suffit d'avoir soin de ne pas disséquer les masses musculaires se présentant sous le couteau et de faire en sorte qu'elles restent dans le lambeau de parties molles soulevées par la main gauche. De cette façon on arrive vite, au bas du cou, sur les insertions sternales puis claviculaires du sterno-cléido-mastoïdien ; on les sectionne aussi près que possible des os, ce qui donne du jeu pour le reste. En continuant de couper au-dessous du sterno-mastoïdien (que la main gauche écarte), le couteau rencontre l'omo-hyoïdien qu'il sectionne : *c'est le seul des muscles sous-hyoïdiens qu'il faille amputer.* Tous les autres doivent rester avec la masse laryngo-trachéale ; à plus forte raison, la glande thyroïde doit-elle être respectée.

En haut, au-dessus de la saillie du cartilage thyroïde, le tissu cellulo-adipeux, vite disséqué, met aussitôt à nu la face inférieure du muscle mylo-hyoïdien uni à son congénère sur la ligne médiane. La pointe du couteau s'efforce d'atteindre le bord inférieur du maxillaire inférieur, de chaque coté de la ligne médiane, et de séparer des téguments la masse des muscles du plancher de la bouche : le ventre antérieur du digastrique, sa poulie de réflexion, son ventre postérieur et bientôt la glande sous-maxillaire se présentent tour à tour. Tous les muscles de cette région sous-maxillaire doivent demeurer en bloc, adhérents au plancher de la bouche ; seule, la glande sous-maxillaire doit être disséquée (de façon à n'atteindre que sa face profonde) et maintenue adhérente aux parties molles du cou avec lesquelles on l'écarte en dehors. Le couteau pénètre ainsi, à droite et à gauche, dans la profondeur de la région sous-maxillaire et incise toutes les parties molles, en passant entre la glande sous-maxillaire (qu'on maintient en dehors) et le plancher de la bouche (v. fig. 14).

---

(1) Quand le cadavre est maigre, il est souvent plus commode d'employer ici un petit couteau à lame mince ou un fort scalpel.

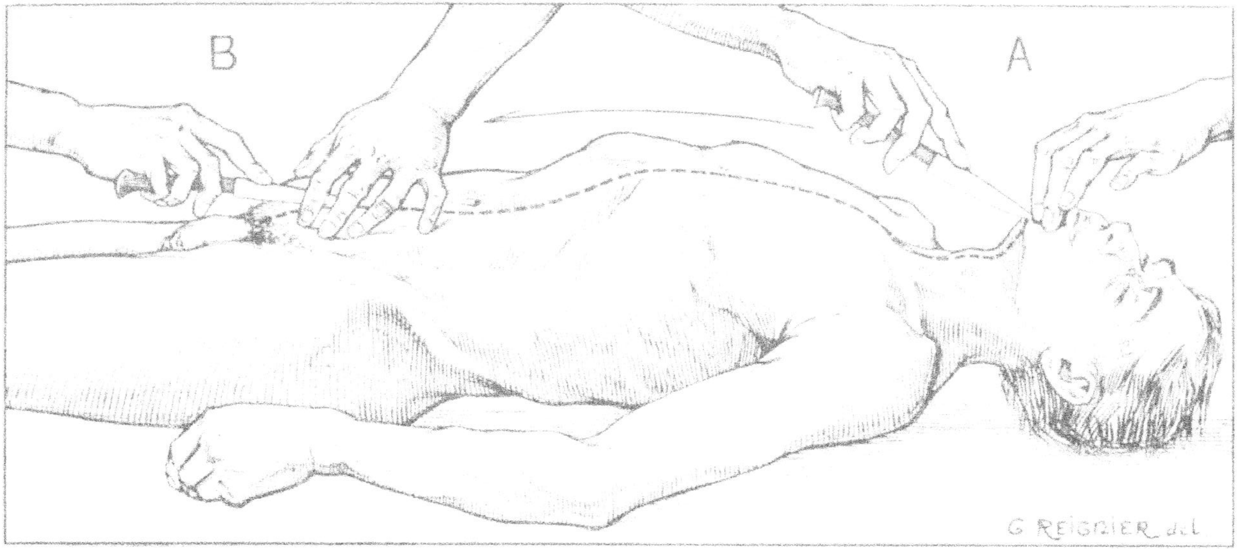

Fig. [illegible]. — Incision mento-pubienne. — A et B, position des deux mains au commencement de la section.

Cette opération terminée des deux côtés, le grand couteau est repris et dissèque avec soin les parties molles qui entourent le paquet laryngo-thyroïdo-trachéal. Il a soin de dégager ce paquet en lui laissant adhérents aussi haut que possible les vaisseaux et nerfs de la région carotidienne (artère carotide primitive, veine jugulaire interne, pneumogastrique). Pour bien dégager ces vaisseaux et nerfs, le couteau doit pénétrer jusqu'aux muscles pré-vertébraux, sans les entamer, et libérer le paquet vasculo-nerveux du tissu cellulaire le reliant à ces muscles. On évite, autant que possible, d'ouvrir la jugulaire interne (dont le sang maculerait la plaie), surtout à gauche, où il est d'une importance capitale de pouvoir enlever non dilacérées les veines jugulaire interne et sous-clavière, si l'on tient à ne pas manquer l'abouchement du canal thoracique (v. fig. 28). L'ablation définitive de la langue, du pharynx et de la masse des organes cervicaux ne se fera qu'une fois le thorax ouvert (voy. p. 119).

Mise à nu de la partie antérieure du thorax

Le grand couteau aborde maintenant la région sterno-claviculaire et la face antérieure du thorax. Il entaille largement, à grands coups, tous les muscles qui se présentent, à mesure que la main gauche écarte, en le soulevant, le lambeau de parties molles (fig. 7). On a soin de raser de près tout le squelette et l'on met à nu, autant qu'on peut, les clavicules (aussi près que possible de leur extrémité externe), la face antérieure du sternum, les cartilages costaux et les côtes jusqu'en arrière de la ligne axillaire. Le creux de l'aisselle, en particulier à gauche, est bien dégagé et son paquet vasculo-nerveux est reconnu et isolé. Les muscles pectoraux et les mamelles restent fixés à la masse des téguments thoraciques décollés.

A la hauteur des fausses côtes, le couteau découvre la partie supérieure des aponévroses engainant les muscles de la paroi abdominale antérieure, et très souvent les entame du même coup. Là, l'opérateur s'arrête et se met en mesure de pénétrer dans la cavité péritonéale.

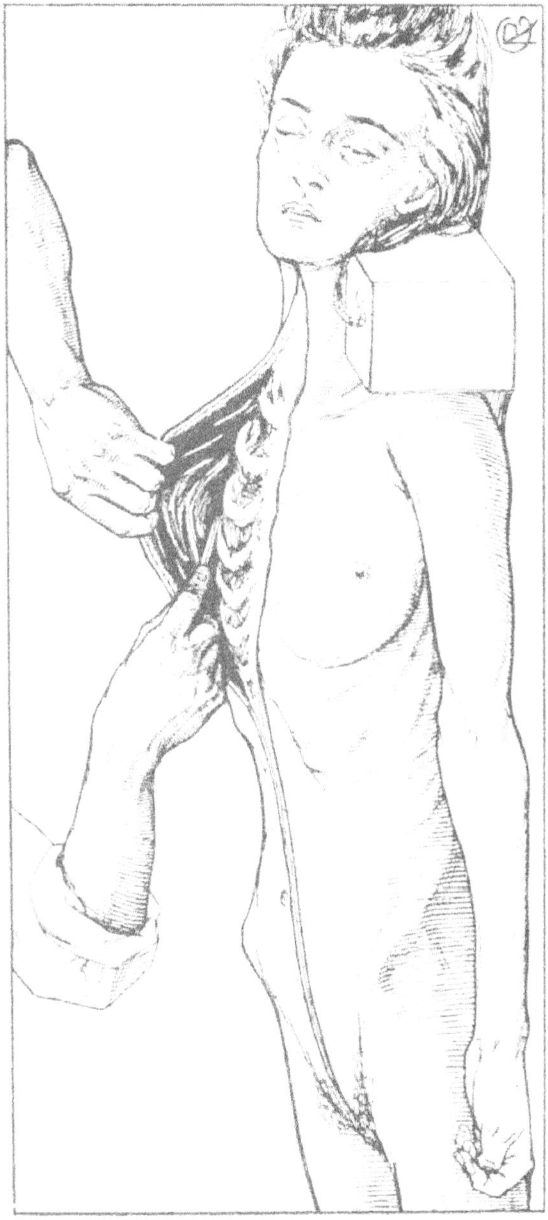

Ouverture de l'abdomen.

Pendant que la main gauche soulève avec force le bord droit de la plaie cutanée, la pointe du couteau, suivant la ligne blanche, entame avec prudence le péritoine pariétal, à peu près à égale distance de l'ombilic et de l'appendice xiphoïde et, le tranchant dirigé vers le pubis, entre dans la cavité de l'abdomen, sur une longueur de 5 à 6 centimètres.

Si quelque liquide s'écoule par l'ouverture, il est sur le champ recueilli au moyen d'un verre à expérience ou d'un cristallisoir aseptiquement propre (v. p. 39).

A ce moment, l'index et le médius gauches, la main en supination complète (fig. 8), se placent à droite et à gauche du dos de la lame et s'enfoncent dans le ventre, de haut en bas ; poussés vers le pubis, ils soulèvent la paroi abdominale de chaque côté de la ligne blanche qui va être incisée dans toute sa longueur. Ainsi accompagné par les deux doigts écartés et en extension forcée, le bout de la lame sépare les parties molles, tout en suivant l'incision cutanée, jusqu'au pubis, sans blesser aucun des organes de la cavité abdominale.

Ayant terminé par en bas, l'opérateur reprend au-dessus de l'ombilic l'incision médiane : le tranchant monte vers l'appendice xiphoïde qu'il atteint, toujours aidé de la main gauche qui a repris la lèvre droite de la plaie abdominale et la maintient bien soulevée (afin de protéger le foie et l'estomac).

Section du ligament suspenseur du foie.

L'abdomen ouvert, le côté droit de l'incision est encore retenu par le ligament suspenseur du foie et par le cordon fibreux reliquat de la veine ombilicale normalement oblitérée et sous-tendant son bord inférieur. Ces parties, retenues par la cicatrice ombilicale (qu'il est loisible d'étudier à ce moment) à la face profonde de la paroi abdominale antérieure, cachent en partie (fig. 9) le foie. Après examen, le voile membraneux suspenseur du foie est sectionné aux ciseaux, au ras de la glande hépatique dont la face antérieure se trouve ainsi dégagée.

Quelques coups de couteau désinsèrent de la paroi thoracique et jusqu'aux côtes flottantes les muscles de la paroi

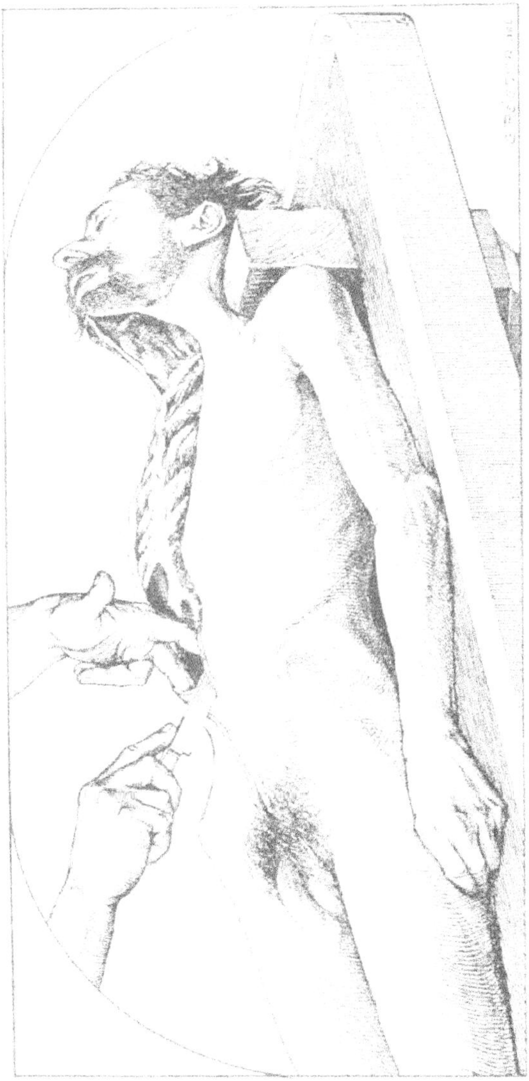

abdominale antérieure ; ouvrant largement le ventre, ils mettent à jour, sans les entamer, la cage thoracique et le rebord des fausses côtes.

Section des parties molles du côté gauche du corps.

La section des parties molles du cou, du thorax et de l'abdomen du côté gauche peut être pratiquée soit en même temps qu'à droite, soit d'une manière successive, suivant la préférence de l'opérateur et l'habileté de son aide. Quand elle a lieu une fois toutes les incisions du côté droit terminées, elle renouvelle, dans le même ordre et du côté gauche, la même série d'opérations décrites à droite.

L'opérateur, restant à droite du cadavre, recommence par la région sous-mentonnière gauche. Pour le reste, la technique, identique dans son ensemble, est peut-être un peu moins commode.

L'aide, toujours en place, à gauche du sujet, peut être chargé d'ailleurs d'une grande partie des opérations.

Remarques pratiques sur les manœuvres précédentes.

Pour ce qui est des organes du *cou* et de la *cavité buccale*, on est forcé de procéder par petits coups, avec la pointe du couteau.

En principe, il est avantageux d'isoler au plus tôt le *paquet cervical* (thyroïde, larynx, trachée, thymus, œsophage). Pour cela, on pénètre à fond, de chaque côté du larynx et de la glande thyroïde, suivant la région carotidienne, dont les vaisseaux et nerfs sont laissés en dedans ; on atteint sans peine, avec le tranchant de la lame, la colonne vertébrale, dont on découvre le grand surtout ligamenteux et les muscles pré-vertébraux. La main gauche a vite fait de décoller par des mouvements de haut en bas la face postérieure de l'œsophage et de soulever complètement, à ce niveau, la masse des organes cervicaux. Au besoin, d'un coup de tranchant, on se donne du jour, de bas en haut, en arrière de la paroi postérieure du pharynx.

Inspection de la cavité abdominale et des organes en place.

Avant de procéder à l'ouverture du thorax, une pratique excellente, jugée même nécessaire, consiste en un examen

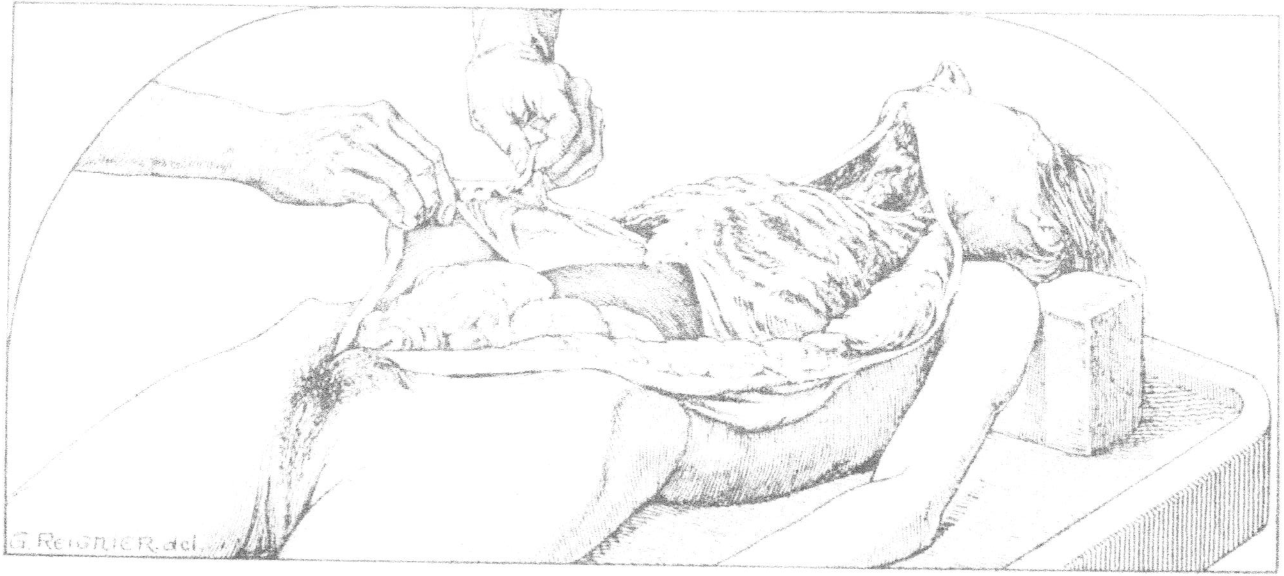
G. Reignier del.

extemporané de la cavité péritonéale et des viscères abdominaux (fig. 9). On soulève des deux mains les fausses côtes, on déplace le foie dans les divers sens : on constate l'état du péritoine diaphragmatique, du hile du foie, de l'hiatus de Winslow, de l'arrière-cavité des épiploons (dans laquelle l'index gauche pénètre à l'aise); on inspecte la face antérieure de l'estomac, la rate, le grand épiploon, les côlons, le cæcum et son appendice, les anses intestinales, l'excavation pelvienne et les organes y contenus.

Dégagement des clavicules. Ouverture du thorax.

Avant de terminer la libération des organes de la bouche et du cou, et pour simplifier leur ablation au début de l'éviscération totale, la manœuvre la plus méthodique, une fois terminée l'inspection de la cavité abdominale, est celle qui procède à l'ouverture de la cage thoracique. On commence par le dégagement des clavicules.

C'est par la désarticulation de la tête de la clavicule droite que débute l'opération. L'instrument de choix est le couteau à lame effilée, sinon un scalpel mince et tranchant. La lame, tenue bien verticale, rase la partie supérieure de la tête de la clavicule qu'elle contourne en haut, en dedans, puis en bas, suivant une ligne courbe, concave en dehors (fig. 10) et entre dans l'articulation sterno-claviculaire. Tout d'abord, elle ne coupe les ligaments et la synoviale que sur la face antérieure de l'article, et seulement à l'aide de la pointe : contournant la partie inférieure de la tête de la clavicule, la lame, toujours maintenue perpendiculaire à la surface du corps, commence à dégager de la première côte et des parties molles adjacentes la tête, puis le corps de la clavicule (fig. 10). Ce mouvement semi-circulaire autour de la tête de la clavicule se répète autant de fois qu'il le faut et s'accentue à mesure que le dégagement de l'os s'accuse davantage (par sa mobilité plus grande).

Pour réussir, l'opération doit se poursuivre sans précipitation, en pénétrant progressivement dans la profondeur de l'articulation, et en dégageant tout à fait la tête d'abord, puis le corps de la clavicule, dont la lame doit suivre les contours de

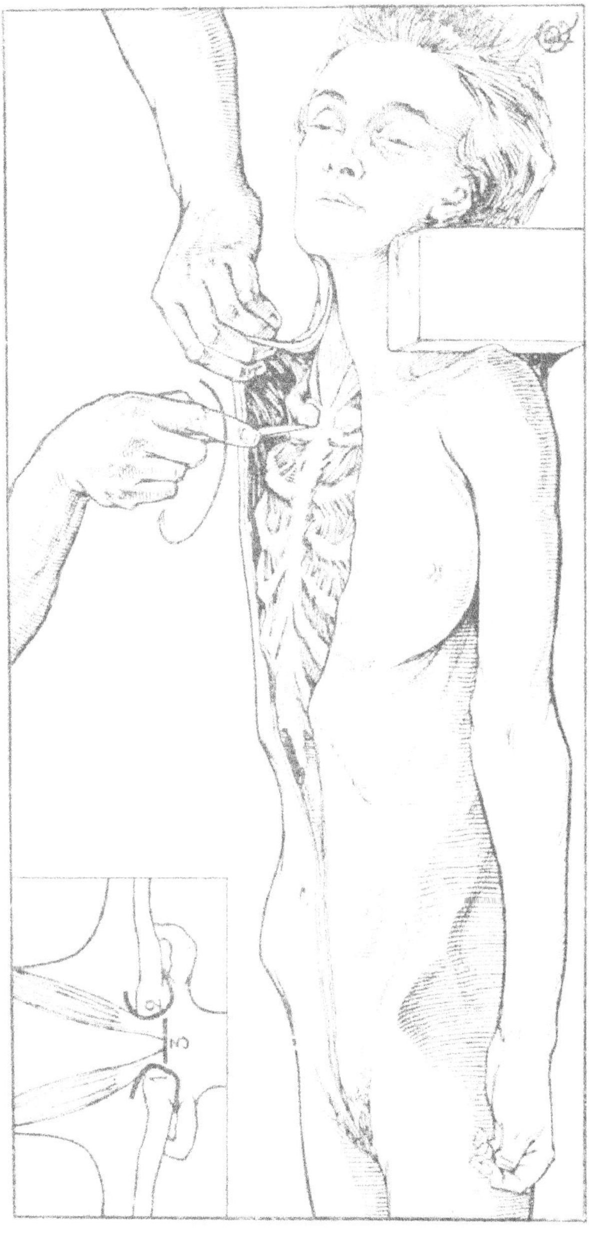

la façon la plus exacte. L'isolement de la clavicule est complet quand on a mis à nu la tête et la totalité du corps, en ne respectant que l'extrémité externe avec son articulation acromio-claviculaire.

Un seul détail, délicat dans l'espèce, consiste en la façon dont la main gauche soulève et maintient, de ses trois premiers doigts, le corps de la clavicule pendant la durée de ce dégagement. Il faut, de toute nécessité, afin d'éviter un coup malencontreux de la lame en marche, que *la main gauche surveille sans cesse le geste de la main droite* ; les doigts abandonnent, sans tarder, l'os chaque fois que la lame (dont le tranchant est dirigé en dehors, c'est-à-dire vers la main gauche) pénètre à fond au-dessous de la clavicule, hors de l'article ouvert. Une fois la tête de la clavicule bien isolée, la main gauche la peut saisir, car elle se trouve à l'abri de tout danger, le couteau continuant à sectionner dans la direction de l'acromion toutes les parties molles sous et rétro-claviculaires.

Au moment où le muscle sous-clavier commence à apparaître dans la profondeur, sous la clavicule (qui se soulève de mieux en mieux), l'opération devient facile : elle se fait, dès lors, au grand jour. La position verticale de la lame n'est plus nécessaire, car on ne risque point de blesser les vaisseaux sous-claviers, en particulier la veine sous-clavière, qu'il est avantageux de ne pas faire saigner.

La technique est beaucoup moins aisée pour la clavicule gauche. L'opérateur, obligé de se pencher au-dessus du thorax, est plus éloigné de son champ opératoire et moins à sa main pour assurer les premières incisions libératrices de la tête de la clavicule. S'il confie à son aide la manœuvre, il risque de le voir blesser ou même amputer trop haut la veine sous-clavière gauche dont l'intégrité est indispensable (en vue de la recherche ultérieure de l'abouchement du canal thoracique dans le sinus formé par la sous-clavière et la jugulaire interne). Une sage lenteur, une position méthodique, impeccable, de la lame au cours du décollement de la clavicule et de l'isolement du muscle sous-clavier, enfin, par-dessus tout, un ordre attentif dans la succession des temps opératoires assurent le succès.

Les deux clavicules sont libres, leurs faces et leurs bords

bien décollés ; la main les soulève sans peine et, l'insertion claviculaire de chaque sous-clavier étant coupée, constate leur parfaite mobilité jusqu'au voisinage de l'articulation acromio-claviculaire. L'œil aperçoit au-dessous de chaque clavicule une sorte de loge, très propre, exsangue, limitée en arrière par le muscle sous-clavier qui recouvre le paquet vasculo-nerveux et en dedans par la facette articulaire du sternum et de la première côte. Tout est prêt pour les opérations qui vont suivre.

Isolement du paquet vasculo nerveux axillaire et sous-clavier.

La clavicule gauche étant bien dégagée, il s'agit d'isoler le paquet vasculo-nerveux de l'aisselle et de la région sous-cla-

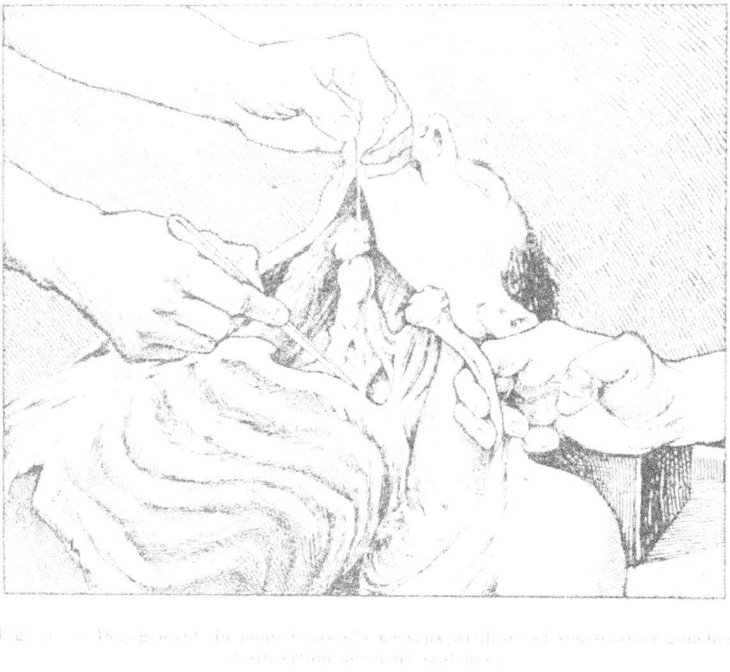

Fig. 16. — Dégagement du paquet vasculo-nerveux axillaire et sous-clavier gauche ; désinsertion des deux scalènes.

vière, seul moyen pratique d'assurer l'ablation de la veine sous-clavière jusqu'à son embouchure dans le tronc veineux brachio-céphalique gauche. Dans ce but, l'aide soulève le bras gauche du cadavre sans le trop écarter cependant du thorax. L'opérateur reconnait les vaisseaux et nerfs de l'aisselle (mis à nu par les incisions du début) ; il en forme un paquet, au-dessous duquel il insinue l'index gauche, en s'aidant au besoin de quelques coups de couteau. Par précaution, on a soin de jeter autour de ce paquet un fil à ligature, et de le lier fortement. On coupe aux ciseaux les vaisseaux et les nerfs à l'origine du bras. L'aide soulève la ligature pendant que l'opérateur décolle à petits coups le paquet vasculo-nerveux sous-clavier, jusqu'à ce qu'il atteigne la face supérieure de la première côte (fig. 11).

A ce niveau, l'opérateur reconnait l'insertion de chaque muscle scalène, désinsère l'antérieur, met à nu le cul-de-sac formé par le sommet de la plèvre, coupe l'insertion du scalène postérieur et libère de la sorte, à souhait, l'artère et la veine sous-clavières gauches. Cela fait, et après avoir vigoureusement amené à lui les nerfs du plexus brachial, grâce à quelques coups de couteau verticaux tracés parmi les masses musculaires pré-vertébrales, l'opérateur procède à l'ouverture de la cage thoracique.

Isolement du plastron sterno-costal. Lignes d'incision.

Le moment est venu d'isoler et d'enlever le *plastron sternal* (chondro-sternal, ou sterno-costal, selon les dimensions qu'on va lui donner). En principe, l'opération consiste à inciser soit au costotome (fig. 12), soit au couteau, les cartilages costaux droits et gauches, en suivant, de chaque côté, une ligne qui passe à un demi-centimètre environ en dedans de la ligne chondro-costale. La voie ouverte par ce procédé est, trop souvent, insuffisante. D'ordinaire, pour plus de commodité dans l'extraction des organes intra-thoraciques, la ligne d'incision est portée en pleines côtes [1], à six, huit ou même dix centi-

---

[1] Si l'on veut rechercher la présence d'un épanchement gazeux dans la plèvre, on doit, avant d'entamer le gril costal, procéder à l'expérience de la « *fenêtre intercostale* » : on dissèque, à la partie antérieure du 3 ou 4e espace intercostal, les fibres musculaires des intercostaux en les désinsérant sur une petite surface carrée, de façon à mettre

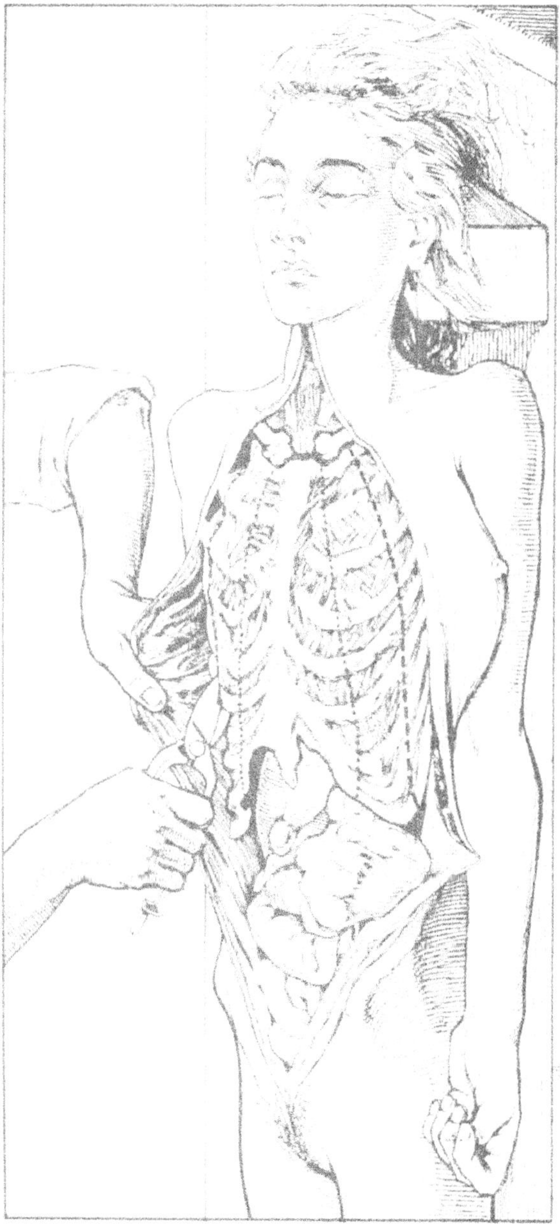

mètres, suivant la conformation de la cage thoracique, *en dehors* de la ligne chondro-costale, bref aussi loin que faire se peut (fig. 12). Cette pratique a un seul inconvénient, celui d'exposer les mains aux écorchures.

Section des côtes.

Le costotome, pénétrant au-dessous du rebord des fausses côtes droites, coupe successivement, de bas en haut, en remontant vers la première côte, chacune des lames costales sous lesquelles il glisse tour à tour sa branche femelle (dont la concavité regarde ainsi en avant). La section de chacune des côtes doit rester perpendiculaire à la surface de l'os et procéder d'un coup sec. La première côte n'est difficile à couper que si l'on n'avait pas pris soin de la bien isoler de la clavicule.

La même opération se répète sur les côtes gauches ; de ce côté, la ligne de section doit passer, si possible, en arrière de la ligne axillaire et lui demeurer parallèle.

Dégagement et ablation du plastron.

La main gauche soulève avec force les fausses côtes droites (fig. 13) ; le grand couteau aborde franchement la face inférieure du diaphragme et coupe ses insertions sternales et costales antérieures. Il ampute d'abord à droite, puis à gauche, et met à nu la partie inférieure du médiastin antérieur, et les deux culs-de-sac pleuro-diaphragmatiques [1]. Quelques coups suffisent ensuite pour décoller la face postérieure du sternum avec les fragments de côtes, de cartilages costaux et d'espaces intercostaux qui l'accompagnent.

Arrivé à la première pièce du sternum, l'opérateur doit

à nu, sans l'entamer, la plèvre pariétale ; une quantité suffisante d'eau remplit le godet quadrilatère ainsi obtenu. On ponctionne légèrement la plèvre, à travers le liquide, à l'aide du scalpel ; les bulles de gaz, en s'échappant à la surface de l'eau, confirment l'existence d'un pneumothorax.

(1) En cas d'épanchement liquide dans une ou dans les deux cavités pleurales, on l'a recueilli sitôt qu'il se fait jour, au moment où le costotome a déchiré le cul-de-sac pleuro-diaphragmatique. On a eu soin de préparer d'avance des verres à expérience ou des cristallisoirs stérilisés.

récliner sur la gauche le plastron entier, tout en le maintenant en l'air, et raser de très près la fourchette sternale pour couper contre elle les parties molles ; car il ne faut léser aucun des organes sous-jacents (particulièrement les vaisseaux). Le plas-

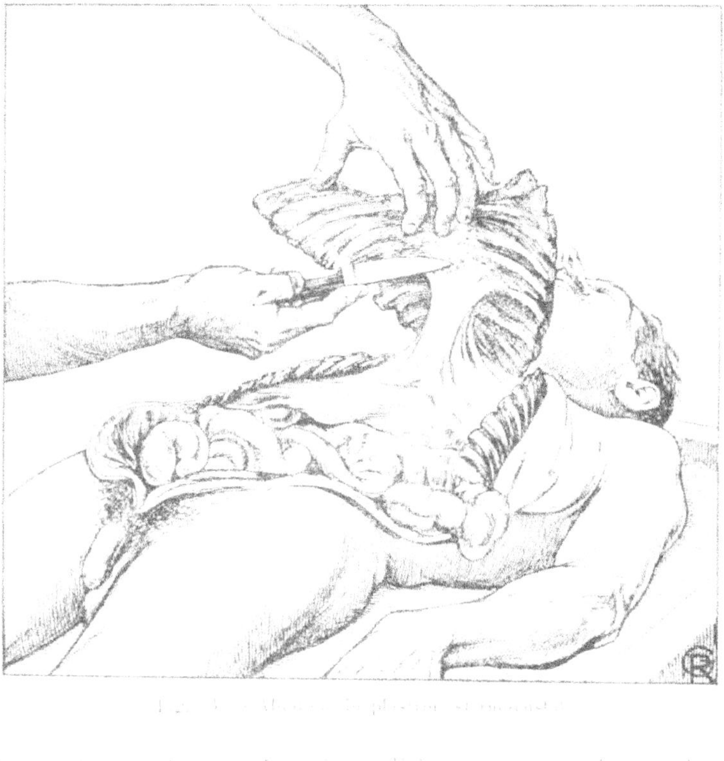

Fig. [illegible]. — Ablation du plastron sterno-costal.

tron est séparé sans effort, à condition que toutes les sections tendineuses ou musculaires aient été franches et complètes.

Cette ablation met à découvert la face antérieure du péricarde, le thymus et les régions antérieures des poumons, ainsi que les portions correspondantes des cavités pleurales.

Libération de la masse bucco-pharyngo-cervicale

Il ne reste plus qu'à libérer la totalité des organes logés dans la cavité bucco-pharyngienne et la masse des organes du cou à laquelle ils sont appendus, pour pouvoir procéder à l'éviscération totale d'emblée des parties contenues dans la cavité thoraco-abdominale. Pour assurer cette prochaine manœuvre, l'opérateur reprend, de la main gauche, le paquet cervical, déjà isolé en grande partie par lui au début de l'autopsie,

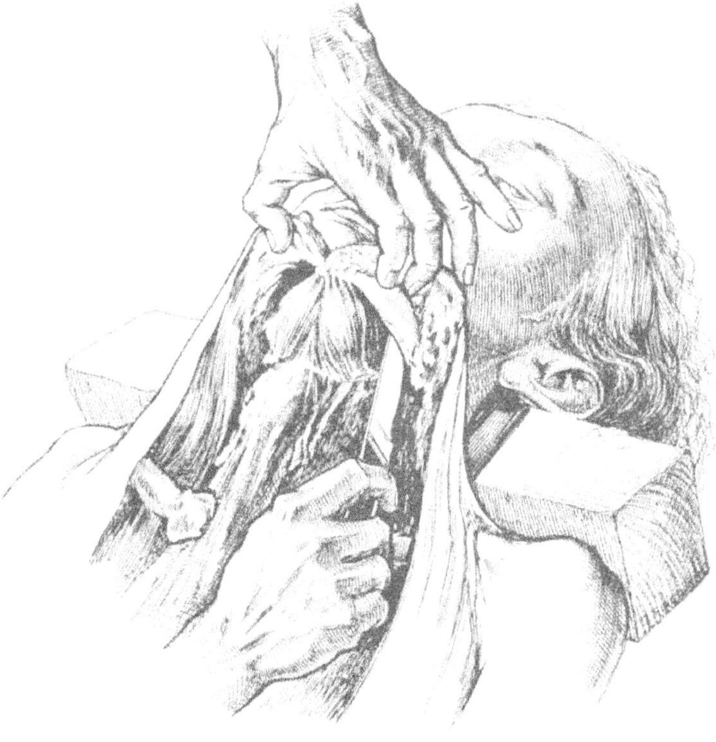

Fig. 14. — Libération du plancher buccal.

(voy. pages 102 et 108) et complète le décollement du plancher de la bouche (fig. 14).

Décollement du plancher buccal. — Le petit couteau à lame mince désinsère du maxillaire inférieur, à droite puis à gauche de la ligne médiane, toutes les parties molles encore attachées à cet arc osseux ; il pénètre, à petits coups, jusqu'à la muqueuse buccale, qu'il incise dans toute l'étendue du pourtour du plancher de la bouche. De cette façon, la langue va se trouver décollée et se présenter, intacte, au haut du cou.

Dégagement de la langue. — Pour mener à bien ce temps opératoire, on enfonce peu à peu le couteau en coupant aussi loin que possible, sans cesser de raser la face interne de la mâchoire; le tranchant de la lame marche sans cesse d'arrière en avant, la main de l'aide relevant avec force les lambeaux cutanés appendus au maxillaire inférieur.

La même manœuvre, répétée à gauche, dégage tout à fait la langue, qui bascule en avant; quelques légères tractions, exercées de la main gauche sur le paquet cervico-lingual, permettent à la pointe du couteau de décoller entièrement toutes les parties profondes de la bouche encore adhérentes en dedans et en arrière de la branche montante du maxillaire inférieur.

Continuant le mouvement en arrière et en dedans, on dégage à fond la région amygdalienne et enfin le bas des parois latérales du pharynx.

Amputation du voile du palais.

Il ne reste plus qu'à amputer le voile du palais, au ras de la voûte palatine, opération assez simple, bien que menée de loin, dans la profondeur, lorsque le cadavre est très gros.

Quand on a bien détaché la langue, l'index gauche reconnaît l'insertion palatine du voile; aussitôt, pendant que la main gauche déplace doucement d'un côté, puis de l'autre, la masse cervicale, deux coups de pointe vigoureux, tracés d'abord à droite puis à gauche de la ligne médiane (fig. 45), sur la partie la plus reculée de la voûte palatine, désinsèrent le voile du palais, qui s'abaisse et rejoint la base de la langue.

Décollement du pharynx, mobilisation totale des organes du cou.

Quelques courtes incisions obliques, menées de part et d'autre, très en arrière, dans le cavum, au fond de l'antre bucco-pharyngien béant, achèvent la libération de la paroi postérieure du pharynx. La main gauche, appuyée sur l'os hyoïde, accroche la glande thyroïde et n'a plus qu'à amener à l'extérieur, en une seule masse, la langue, le voile du palais, les amygdales, l'épiglotte et le larynx, la glande thyroïde, la trachée et la portion cervicale de l'œsophage, avec les vaisseaux et nerfs de la région carotidienne, ces derniers étant déjà isolés

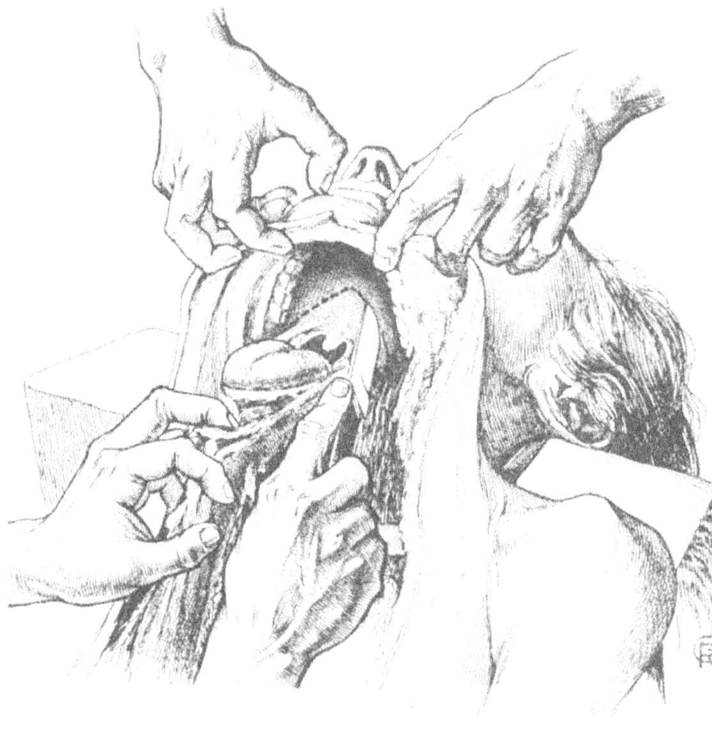

Fig. 15. — Amputation du voile du palais.

depuis le début de l'autopsie (voy. p. 104). S'il restait quelques lambeaux de tissu conjonctif ou quelques vaisseaux encore adhérents, la lame du couteau convexe a vite fait de les détacher.

Un seul point demeure enfin à dégager, le paquet vasculo-nerveux sous-clavier et axillaire, à droite et à gauche.

Libération du paquet vasculo-nerveux axillaire et sous-clavier.

D'ordinaire, le paquet de droite, qui n'offre pas le même intérêt que celui de gauche, est simplement réséqué d'un coup de forts ciseaux qui dégage en même temps tout le sommet de la cage thoracique à droite.

Pour le côté gauche, il n'en est pas de même, et les précautions à prendre demandent à être réglées. Les manœuvres du début ont déjà libéré (voy. page [illegible]) le bas du paquet vasculo-nerveux jusqu'au-dessus de la première côte. Le reste tient encore plus ou moins fortement à la partie inférieure et latérale gauche de la masse des organes cervicaux; c'est là qu'est le danger. Il faut, en effet, éviter que des tractions trop brusques ou que des coups inconsidérés du couteau libérateur des vaisseaux carotidiens n'aillent précisément entamer la veine sous-clavière ou la jugulaire interne près de leur abouchement dans le tronc brachio-céphalique gauche.

Une dissection prudente, de la pointe du couteau, la main gauche amenant en avant le paquet vasculo-nerveux sous-clavier, quelques vigoureuses incisions le long des masses musculaires prévertébrales gauches permettent, d'ordinaire, de façonner vite et bien le paquet en question, axillaire de par sa partie inférieure et sous-clavier par en haut, où il rejoint la masse des vaisseaux carotidiens. Plus tard, il sera certes aisé d'y retrouver en bon état, sans aucune avarie, les deux vaisseaux veineux et le canal thoracique qui s'y abouche.

L'ouverture des cavités thoraco-abdominales est terminée. Tout est prêt pour l'ablation des organes, que cette extraction soit pratiquée d'un seul coup (*éviscération totale d'emblée*), ou que l'on doive procéder dans un ordre successif, par séries d'organes, suivant un plan conforme au genre d'autopsie qui aura été jugé préférable ou même reconnu nécessaire.

III

ÉVISCÉRATION TOTALE D'EMBLÉE

SOMMAIRE. — ***Exploration, ablation des organes intra-thoraciques.*** *Dégagement du médiastin postérieur. Dégagement des poumons. Décollement de la plèvre pariétale en cas d'adhérences pleuro-pulmonaires. Mobilisation en masse du paquet cervico-thoracique.*

Dégagement des organes abdominaux. *Section du diaphragme. Dégagement du péritoine pariétal avec les viscères abdominaux. Dégagement complet des fosses iliaques.*

Incisions cutanées, *périanales et périnéales préparatoires.*

Éviscération pelvienne.

III

ÉVISCÉRATION TOTALE D'EMBLÉE

Exploration, ablation des organes intra-thoraciques. Dégagement du médiastin postérieur.

Placé à droite du cadavre, l'opérateur amène à lui, des deux mains, avec douceur, le poumon gauche et l'explore ainsi que la cavité pleurale jusqu'au médiastin postérieur (sans oublier le sommet, les sillons interlobaires, la plèvre médiastine antérieure). Même étude est faite du poumon et de la plèvre droits.

Le médiastin antérieur est inspecté, sans y produire aucun délabrement. On reconnaît, en particulier, l'état des nombreux ganglions lymphatiques qui l'occupent, et l'emphysème artificiel du tissu cellulaire pré-péricardique (résultant de l'ablation du plastron sternal) est noté au passage.

L'ablation des organes intra-thoraciques commence. Par précaution, l'aide replie les téguments de la paroi thoracique ou pose des compresses sur les fragments saillants des côtes gauches et les y maintient avec soin, en surveillant surtout le bout de la première côte. C'est en s'écorchant la peau des mains aux aspérités des arcs costaux (coupés par le costotome) qu'on s'inocule d'ordinaire le tubercule anatomique. Pouvant manœuvrer en toute sécurité, l'opérateur enfonce sa main gauche dans la cavité pleurale et soulève, en l'amenant à lui, tout le bord postérieur du poumon gauche. Aussitôt, la main droite, armée du couteau à lame convexe, découpe à grands traits, sur toute sa hauteur si possible, la plèvre médiastine gauche, un peu en dehors du point précis où elle se réfléchit contre la colonne vertébrale (fig. 16). Les artères intercostales sont, du coup, séparées de l'aorte, et les organes du médiastin postérieur, libérés grâce à de faibles tractions et à quelques légères incisions, s'éloignent du rachis avec la masse cardio-pulmonaire à laquelle ils adhèrent. La colonne vertébrale dorsale est ainsi mise à nu du côté gauche, en haut jusqu'à la base du cou, et en bas jus-

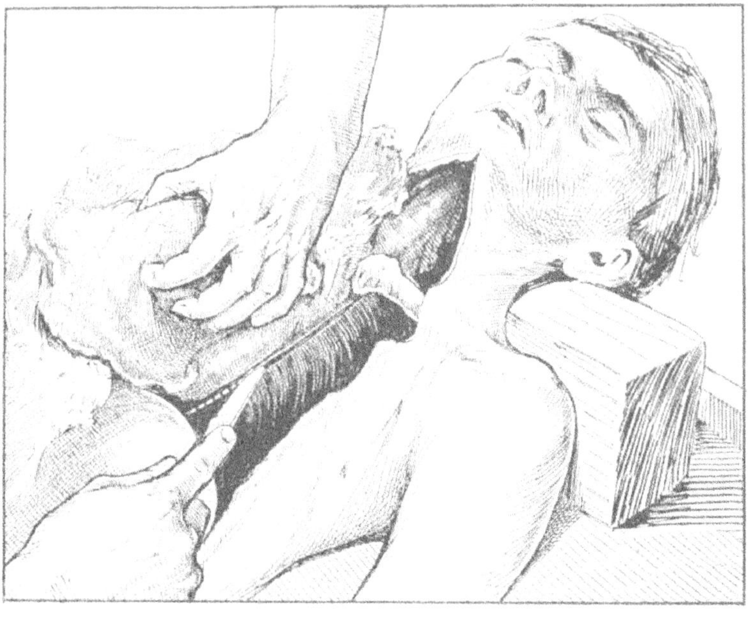

Fig. 16. — Incision de la plèvre médiastine gauche.

qu'au voisinage du diaphragme plus ou moins soulevé par les organes abdominaux.

La même manœuvre est renouvelée à droite par l'opérateur qui, de la main droite, incise avec prudence (pour ne pas léser le canal thoracique et la grande azygos) la plèvre médiastine et, de la main gauche, écarte le gril costal recouvert au préalable des téguments de la paroi thoracique. Pendant ce temps, l'aide amène, des deux mains, fortement à lui, sur la gauche du cadavre, le paquet cervico-thoracique. Il faut avoir soin de surveiller la grande veine azygos, en dehors de laquelle l'incision doit se prolonger de haut en bas, car ce vaisseau longe précisément la réflexion de la plèvre médiastine droite sur la partie antéro-latérale des corps vertébraux.

Ainsi, cette double incision verticale des plèvres médiastines postérieures doit respecter tous les organes du médiastin; elle permettra de les enlever, en même temps que la masse cardio-pulmonaire, sans leur faire subir le moindre arrachement.

Pour terminer, par une large incision au haut de la cavité pleurale et en rasant la face supérieure de la première côte, on parfait, du côté gauche, l'amputation du paquet vasculo-nerveux sous-clavier (plexus brachial, artère et veine sous-clavières), s'il obstruait encore le sommet du thorax. L'œsophage et l'aorte thoracique, avec le reste du médiastin postérieur, se trouvent libérés jusqu'à la convexité du diaphragme. Dans la cavité thoracique, rien n'adhère plus aux côtes, aux espaces intercostaux, ni à la colonne vertébrale.

Dégagement des poumons adhérents. Décollement de la plèvre pariétale.

Quand des adhérences pleurales existent, lésion d'une extrême fréquence, les doigts essayent tout d'abord de détacher avec douceur le poumon de la paroi pleurale; si l'on éprouve la moindre difficulté (en particulier au sommet, où la symphyse pleurale est souvent très résistante), on doit, sans insister, procéder aussitôt au décollement du feuillet pariétal de la plèvre. On évitera autant que possible de libérer au couteau les adhérences, par des incisions aveugles, portées au fond de la cavité thoracique et presque toujours pratiquées au détriment du poumon. On ne saurait trop condamner, à moins de circonstances exceptionnelles, l'arrachement brutal des organes, qui déchire tout, au hasard, et compromet sans aucun bénéfice l'autopsie du parenchyme pulmonaire.

Le procédé de choix, le seul acceptable, est le *décollement de la plèvre pariétale au moyen des doigts* (fig. 17).

Pour décoller la plèvre pariétale adhérente, on commence par l'isoler sur une hauteur de trois ou quatre côtes, au bord même des sections faites par le costotome. Si les adhérences sont partielles, on débutera à leur niveau, le décollement de la plèvre y étant beaucoup plus facile que dans les régions normales. La technique est commode : on emploie une pince

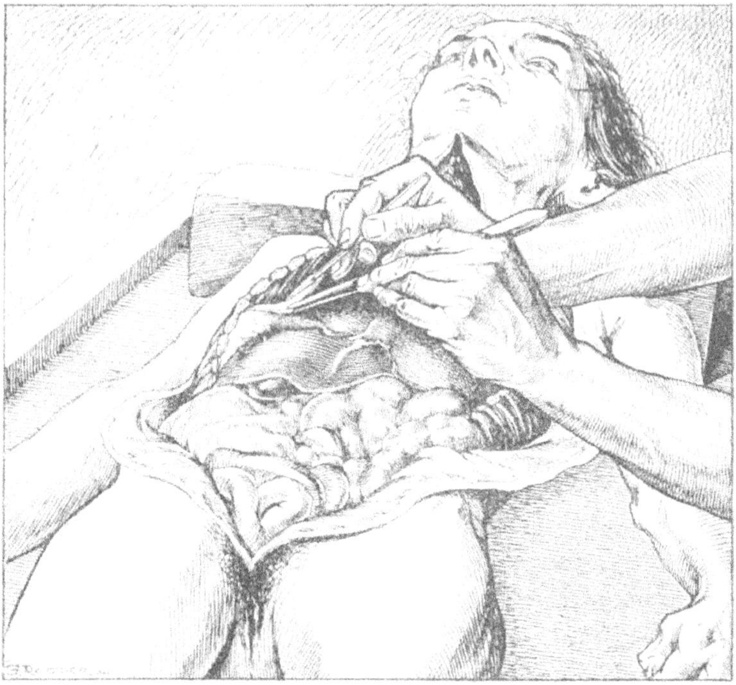

Fig. 17. — Décollement de la plèvre pariétale (en cas d'adhérences pleurales).

de la main gauche, et une sonde cannelée ou une rugine, suivant le cas, de la main droite (fig. 17).

Bientôt, l'un des doigts puis tous les doigts de la main gauche parviennent à se glisser entre la face externe de la plèvre pariétale et la paroi ostéo-musculaire (fig. 18) de la cage thoracique. En même temps, la main droite de l'opérateur, ou, mieux encore, les deux mains de son aide s'empressent de recouvrir les os coupés au moyen soit d'un repli des téguments cutanés, soit d'une compresse aseptique, afin de protéger les mains qui s'enfoncent peu à peu dans la profondeur du thorax.

Les mains, en décollant la plèvre pariétale de la face interne des côtes, sont arrivées jusqu'à la colonne vertébrale. Quelques longues incisions verticales mettent à nu le grand surtout ligamenteux antérieur.

Le dégagement du sommet est d'une difficulté souvent très

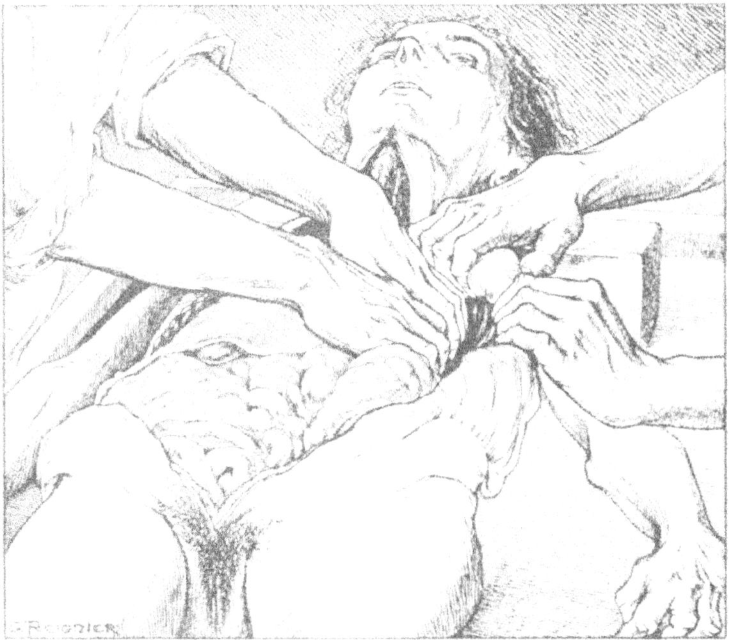

Fig. [illegible]. — Décollement de la plèvre pariétale [illegible] les mains de [illegible] [illegible] ligamentaires [illegible].

notable, à cause du fragment de la première côte, rugueux et saillant.

A la base, les insertions costales du diaphragme ralentissent le geste, car il est bon de ne jamais essayer d'arracher les adhérences du poumon au diaphragme. La meilleure pratique est la suivante : une fois que la totalité de la plèvre pariétale gauche (sauf, bien entendu, ses régions médiastinale et diaphragmatique) est décollée jusqu'aux insertions du diaphragme, on reprend la même opération au niveau de la plèvre droite, sans toucher au diaphragme. L'aide, à son tour, utilise la pince et la sonde cannelée pour isoler le feuillet pleural au niveau de la ligne de section de la cage thoracique; il en complète le décollement total, comme il a vu faire à gauche (fig. 18).

Mobilisation de la masse cervico-thoracique.

L'opérateur amène, de la main gauche, avec douceur, la masse des organes cervico-thoraciques en la maintenant en avant, à droite et en dehors du rebord du thorax, à mesure qu'il coupe les tractus conjonctifs qui reliaient encore à la colonne vertébrale les organes du médiastin postérieur. Il rase très exactement le grand surtout ligamenteux pré-vertébral auquel rien ne doit rester adhérent. Pendant ce temps, l'aide appuie des deux mains sur la convexité du diaphragme et sur la rate, en déprimant l'estomac.

Dégagement des organes abdominaux. Section du diaphragme.

Commençant de préférence par la gauche, l'opérateur se propose de couper toutes les insertions du diaphragme. La main gauche reconnaît les attaches de ce muscle à la face interne des côtes, au niveau de la section faite par le costotome, et tient écarté le lambeau musculaire. Dès lors, la main droite, armée de forts ciseaux droits, coupe au ras des côtes, d'avant en arrière, jusqu'au niveau de la colonne vertébrale, toutes les insertions costales du diaphragme.

Pendant cette opération, le rôle de l'aide est capital : il doit, de ses deux mains, écarter la paroi thoraco-abdominale et, à l'occasion, protéger les organes de l'abdomen, surtout la rate, l'estomac et le rein gauche, à mesure que l'opérateur enfonce ses ciseaux dans la profondeur. Ceux-ci, guidés par l'index et le pouce de la main gauche, sectionnent peu à peu le diaphragme contre le gril costal et parviennent au *pilier gauche, qu'ils ne doivent pas entamer*. A ce moment, on désinsère le pilier à l'aide d'un fort couteau, en rasant de près la colonne lombaire, de haut en bas et de dehors en dedans, à mesure qu'apparaissent les insertions aponévrotiques du pilier attiré en bas sous le poids des organes, déjà basculés à droite et repoussés encore par la main gauche de l'opérateur.

La même opération se répète pour la moitié droite du diaphragme. Dans ce but, la masse des organes déjà éviscérés est reprise à pleines mains par l'aide et couchée avec soin sur la gauche du cadavre. L'aide exerce sur la masse ainsi réclinée de légères tractions par en bas qui dégagent à fond le diaphragme et son pilier droit. Même incision aux ciseaux d'abord, des insertions costales du diaphragme ; même décollement, à l'aide du gros couteau, du pilier droit dans toute sa hauteur avec le tissu cellulaire prévertébral, ainsi qu'il vient d'être fait à gauche.

Dégagement du péritoine pariétal avec les viscères abdominaux

A ce moment commence, en fait, l'éviscération des organes intra-abdominaux ; simultanément, la totalité du péritoine pariétal va être décollée et accompagnera la masse des organes éviscérés.

La masse cervico-thoracique est replacée à droite du tronc et bien réclinée afin de découvrir le mieux possible le rein gauche et la rate. La main droite de l'opérateur reconnaît et isole de la face profonde de la paroi abdominale gauche le péritoine pariétal et le décolle de haut en bas, sans exercer sur lui aucune violence. Le tissu cellulo-adipeux prévertébral et rétro-rénal, très lâche, ouvert en partie par les manœuvres précédentes, vient sans peine sous les mains, qui passent au-devant du sacrum et glissent à la surface du psoas-iliaque bientôt mis à nu. L'angle sacro-iliaque et la presque totalité de la fosse iliaque sont de la sorte vite découverts, les artères et veines iliaques avec le nerf crural sont mobilisés autant qu'on peut (fig. 19), en même temps que le péritoine pariétal. Cette opération doit se poursuivre par en bas le plus près possible de l'arcade fémorale, et n'être pratiquée qu'à l'aide des doigts, de façon à ne léser aucun des organes réunis et protégés par la séreuse. A vrai dire, le péritoine n'est abordé, de la sorte que par sa face extra-péritonéale, manœuvre qui donne une grande sécurité.

La même expérience se répète à droite. Reprenant toute la masse éviscérée et la déposant sur la gauche du cadavre, l'opérateur et son aide renouvellent les temps opératoires décrits pour le côté gauche : le foie, le rein, puis la masse des intes-

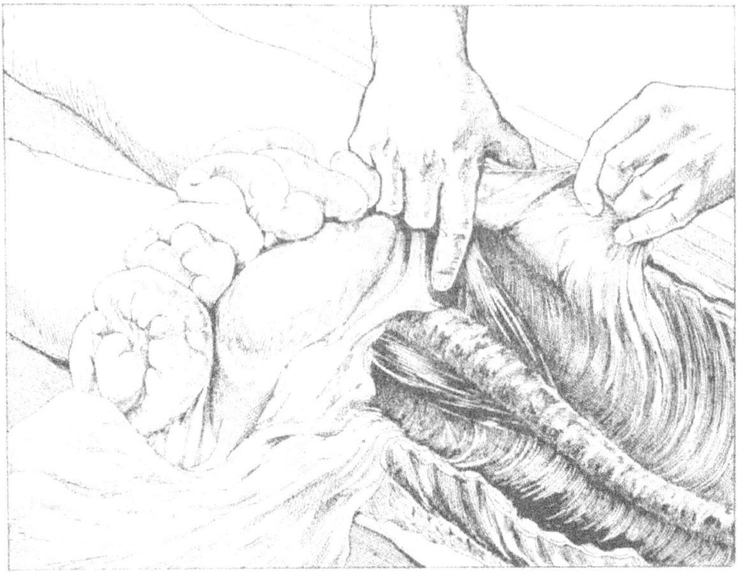

Fig. 19. — Décollement du péritoine pariétal.

tins, en particulier le cæcum, sont séparés du ventre grâce au décollement progressif du péritoine pariétal; tous conservent leurs rapports respectifs. La main droite (fig. 19) complète le dégagement du psoas-iliaque et de la face antérieure du sacrum, en amenant sous l'index tous les vaisseaux et nerfs accessibles.

Dégagement complet des fosses iliaques

Dans cette manœuvre, l'aorte abdominale, la veine cave inférieure, puis, plus bas, les vaisseaux et nerfs des fosses iliaques et même ceux de la région sacrée, séparés de la paroi sur laquelle ils s'appuyaient, accompagnent assez bien la masse en voie d'éviscération. A un certain moment cependant, le ligament rond ou, selon le sexe, le canal déférent fait une corde saillante qui gêne le décollement complet du péritoine pariétal ; on le coupe aux ciseaux, au ras de l'arcade de Fallope. De même pour les vaisseaux et nerfs cruraux, qu'on est obligé de sectionner aussi bas qu'on peut, derrière l'arcade. D'une façon générale, du reste, les parties (vaisseaux ou nerfs), trop résistantes pour être amenées avec le paquet viscéral, doivent être coupées, de préférence aux ciseaux, et non pas arrachées.

Il ne reste plus, pour terminer l'éviscération totale d'emblée, qu'à décoller le péritoine pelvien et à l'enlever avec la masse des viscères.

Incisions cutanées péri-anales et périnéales préparatoires

Avant de procéder au décollement de la totalité du péritoine pelvien (sans toucher aux organes qu'il contient dans sa cavité), il est une manœuvre préparatoire aidant beaucoup l'ablation définitive de la masse pelvienne. Elle consiste à pratiquer à travers la peau du périnée et autour de l'anus des incisions libératrices assez peu profondes pour ne pas blesser les organes encore en place. Ces incisions isolent du reste de la peau adjacente l'anus et les organes du périnée et en faciliteront l'extirpation méthodique.

On écarte largement les cuisses (1) et la main droite trace, avec la pointe d'un couteau bien affilé, à deux ou trois centimètres à droite et en dehors de l'anus, une première incision d'abord verticale, puis courbe au moment où elle arrive en arrière et au-dessous de l'orifice anal, aussi près que possible de la pointe du coccyx. Une seconde incision identique à la précédente, mais conduite à gauche, rejoint la première sur la ligne médiane, derrière l'anus.

Reprenant à son origine chaque incision, l'opérateur, quand

(1) Il est quelquefois avantageux de placer sous le bassin un billot afin de dégager l'anus, quand le cadavre est très gras.

le cadavre est du sexe féminin (fig. 20), remonte en dehors de la grande lèvre et contourne, au milieu du mont de Vénus, la région

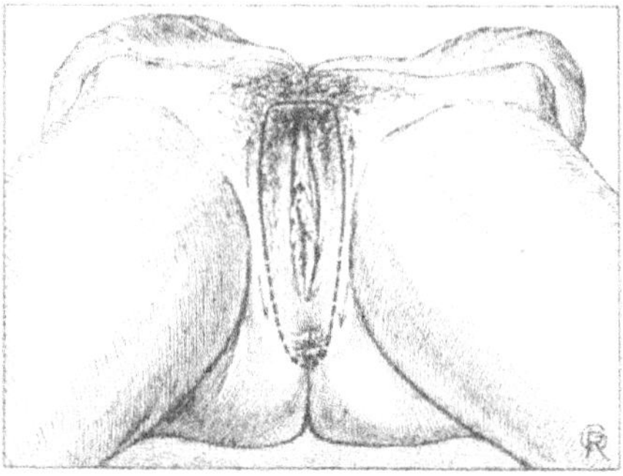

Fig. 20. — Incisions cutanées péri-ano-vulvaires.

clitoridienne, réunissant par une section transversale, sur la ligne médiane, les deux incisions marginales (¹). Il a soin de pénétrer assez profondément au niveau de la symphyse pubienne, ce qui aidera l'opération terminale, lors du dégagement de la masse pelvienne.

Sur un cadavre du sexe masculin, les lignes d'incision (fig. 21) sont plus discrètes. Semblables aux premières dans leur partie postéro-inférieure ou péri-anale, elles remontent en avant jusqu'à la racine des bourses, en entamant peu le scrotum (qu'il n'est pas permis d'enlever, non plus que la verge, lors d'une autopsie ordinaire). L'urèthre membraneux viendra seul au moment de l'ablation des organes pelviens, l'urèthre antérieur demeurant en place. Quand l'autopsie des organes génitaux externes de l'homme est permise, l'incision embrasse dans une large ligne ovalaire l'origine du scrotum, à droite et à gauche, et remonte en haut jusqu'à la symphyse pubienne (voy. p. 200 et fig. 34).

Éviscération pelvienne.

Le décollement du péritoine pelvien n'offre aucune difficulté

(¹) Il faut parfois que l'aide alors attire en avant les grandes lèvres au moyen des doigts ou d'une pince.

quand la vessie, non distendue[1], permet un certain jeu aux mouvements des mains manœuvrant dans la cavité du bassin.

On commence par décoller, au moyen des doigts des deux mains, le péritoine et le tissu cellulaire pré-vésicaux, en arrière

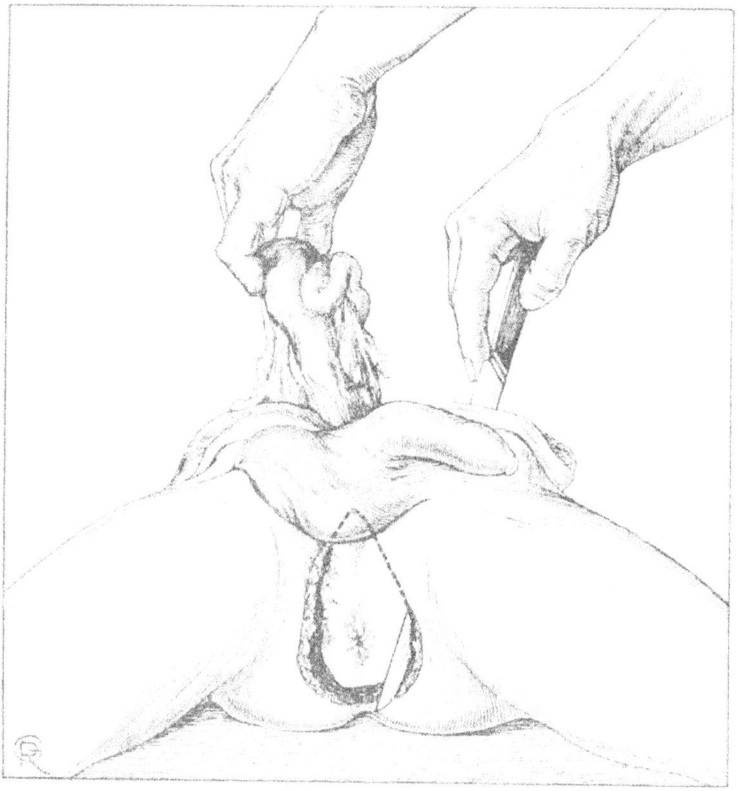

Fig. 2. — Dégagement de l'anus et du périnée.

du pubis ; on contourne, de chaque côté, le détroit supérieur en ayant soin de maintenir un peu la séreuse, tout en pénétrant de plus en plus profondément dans l'excavation, le long de la

(1) Avant cette opération, il est utile de vider la vessie pleine en pressant sur son sommet ; au besoin, on a recours à la sonde métallique.

paroi pelvienne. Les vaisseaux et nerfs trop résistants sont coupés aux ciseaux, plutôt qu'arrachés. Peu à peu, la main finit par faire le tour de la cavité osseuse du bassin. On isole, de cette façon, au milieu de l'excavation, un paquet viscéral entouré de toutes parts par le péritoine pariétal décollé et contenant tous les organes du petit bassin. Enfin, le paquet pelvien n'est plus retenu par en bas que par un pédicule volumineux composé de l'anus et de la vulve ou de l'anus, des vésicules séminales, des canaux déférents, de la prostate et de l'urèthre.

Amputation de l'anus et des organes adjacents.

Pour libérer définitivement la masse des viscères, il suffit que l'aide, placé à gauche du bassin, sectionne à l'intérieur et suivant les incisions cutanées et sous-cutanées tracées précédemment, les parties molles qui encadrent la masse recto-vésicale. Le grand couteau à pointe effilée (fig. 21) remplit cet emploi. On l'enfonce, par l'excavation pelvienne, d'un coup sec, le long du rectum, à droite d'abord, en prenant la précaution de le faire sortir, le tranchant en bas, à la peau [1], au milieu de la plaie cutanée préparatoire. On complète ainsi la section des tissus en suivant d'abord de haut en bas, vers le coccyx, la ligne d'incision cutanée, puis en remontant, le tranchant en haut, jusqu'à la symphyse pubienne. La même opération répétée à gauche, dans les mêmes points symétriques, détache tout à fait le plancher pelvien, surtout si l'on a pris garde de ne pas tirer trop fort, de la main gauche, le paquet des organes pelviens.

A ce moment, l'« ÉVISCÉRATION TOTALE D'EMBLÉE » est terminée. La masse, qu'on enlève des deux mains, est déposée sur un large plateau et portée sur une table à autopsie. Elle se compose de la totalité des organes contenus à l'intérieur du corps, depuis le voile du palais jusqu'à l'anus inclusivement. L'encéphale et la moelle ont été extraits à part et font partie d'une autopsie particulière (voy. p. 373).

---

[1] Au besoin, on peut embrocher la peau du périnée sans avoir tracé les incisions cutanées préparatoires : ce procédé, moins élégant, est aussi moins sûr.

IV

EXAMEN EXTEMPORANÉ DE LA MASSE TOTALEMENT ÉVISCÉRÉE. ISOLEMENT MÉTHODIQUE DES ORGANES

SOMMAIRE. — ***Mise en place de la masse. Ordre d'examen des organes.*** *1° Grande et petite azygos ; 2° Canal thoracique ; 3° Glandes surrénales ; 4° Uretères ; 5° Reins ; 6° Ouverture de l'aorte thoraco-abdominale ; 7° Ouverture de la veine cave inférieure ; 8° Tronc de la veine porte et ses branches d'origine ; 9° Canal cholédoque ; 10° Pancréas ; 11° Décollement de l'aorte thoraco-abdominale ; 12° Isolement de l'œsophage et du cardia ; 13° Organes de la bouche et du pharynx : a), incision du pharynx ; b), section du voile du palais ; c), amygdales ; d), langue ; e), glandes sublinguales ; 14° Section de l'œsophage à son origine ; 15° Épiglotte et larynx ; 16° Trachée, bronches primitives ; 17° Pédicule pulmonaire ; 18° Nerfs pneumogastriques (portion cervico-thoracique) ; 19° Ganglions lymphatiques des régions postérieures du corps.*

IV

EXAMEN EXTEMPORANÉ DE LA MASSE TOTALEMENT ÉVISCÉRÉE
ISOLEMENT MÉTHODIQUE DES ORGANES

Les opérations précédentes, telles qu'elles viennent d'être décrites, offrent de nombreux avantages, qu'il suffit de signaler : ablation des viscères sans grands traumatismes ; conservation des rapports réciproques, normaux ou pathologiques, entre les différents organes et tissus ; enfin, possibilité de procéder *sur place et d'une manière extemporanée* à l'examen complet de nombreuses régions, dilacérées, d'ordinaire, dans le cas d'une extraction successive des organes thoraco-abdominaux.

L'examen de la masse éviscérée doit être pratiqué tour à tour dans les deux sens : VUE DE DOS, et VUE DE FACE ; on libère en même temps et dans un ordre méthodique les organes étudiés.

I

EXAMEN MÉTHODIQUE DE LA MASSE ÉVISCÉRÉE VUE DE DOS

La pratique qui va suivre se recommande surtout par la grande facilité qu'elle donne pour inspecter la totalité des organes du médiastin postérieur, sans toucher aux plèvres, et l'ensemble des organes logés le long du rachis, en arrière du péritoine, sans léser cette séreuse.

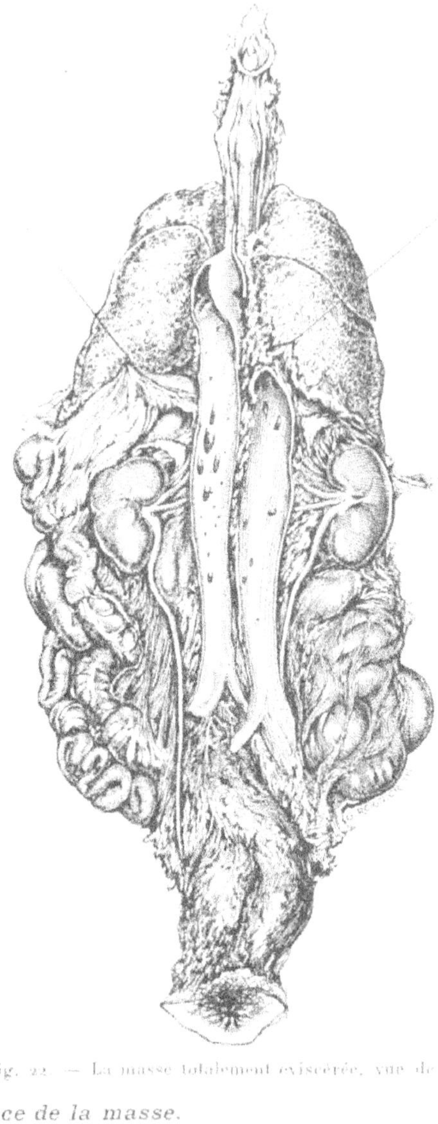

Fig. 22. — La masse totalement éviscérée, vue de dos.

Mise en place de la masse.

On étale sur la table de l'amphithéâtre, en bonne lumière, la masse totalement éviscérée, de façon à la faire reposer sur le

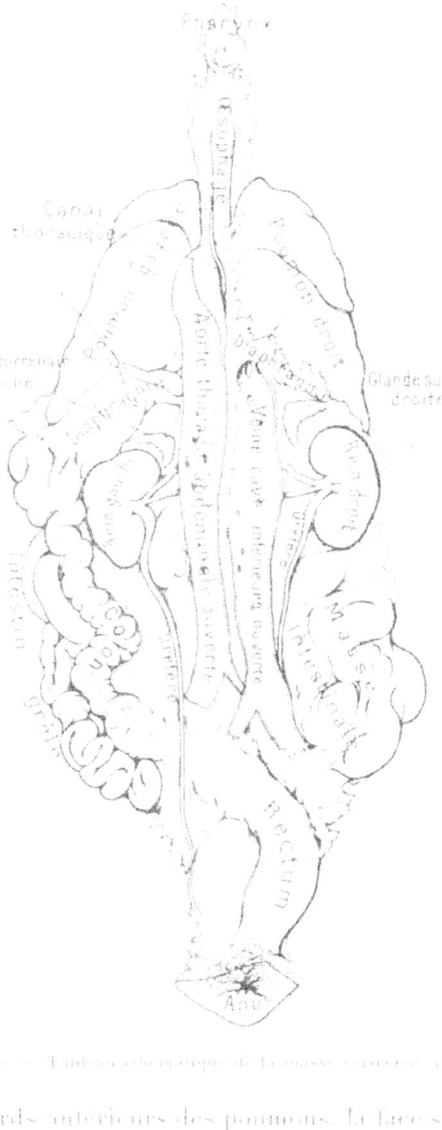

Fig. 22 bis. — Tableau schématique de la masse viscérale vue de dos.

cœur, les bords antérieurs des poumons, la face supérieure du foie, l'estomac et la totalité des intestins (fig. 22).

Les parties ainsi placées, l'opérateur se met à leur gauche.

Il essuie, à l'aide d'une éponge, la surface de la masse et regarde dans leur ensemble le pharynx, l'œsophage, l'aorte thoraco-abdominale, le bord postérieur de chaque poumon, la convexité du diaphragme, la veine cave inférieure, les deux reins (chacun avec son uretère) et, tout à fait en bas, le tissu cellulo-adipeux qui reliait les viscères abdominaux à la colonne vertébrale et au sacrum. L'anus, avec la peau découpée qui l'entoure, termine en bas la masse, comme le voile du palais et une portion plus ou moins étendue du rhino-pharynx la limitent à sa partie supérieure (fig. 24).

La pratique démontre l'importance et même la nécessité d'un ordre méthodique dans l'examen et dans l'ablation des organes composant la totalité de la masse éviscérée. L'ordre que voici est le résultat d'une longue série d'observations.

Ordre d'examen des organes (face postérieure).

1° *Grande et petite azygos.*

2° *Canal thoracique* (isolement).

3° *Glandes surrénales* (isolement et ablation).

4° *Uretères* (isolement).

5° *Reins* (dégagement du pédicule rénal, isolement et ablation de la glande).

6° *Aorte thoraco-abdominale* (ouverture).

7° *Veine cave inférieure* (ouverture).

8° *Tronc de la veine porte* (*et ses branches d'origine*).

9° *Canal cholédoque* (*et ses deux canaux d'origine*).

10° *Pancréas* (isolement de la face postérieure, de la queue et des bords).

11° *Décollement de l'aorte thoraco-abdominale.*

12° *Isolement de l'œsophage et du cardia.*

13° *Organes de la bouche et du pharynx*: *a*) incision du pharynx; *b*) section du voile; *c*) amygdales; *d*) langue; *e*) glandes sublinguales;

14° *Section de l'œsophage à son origine.*

15° *Épiglotte, larynx* (examen, ouverture).

16° *Trachée, bronches primitives.*

17° *Pédicule pulmonaire* (examen).

18° *Ganglions lymphatiques des régions postérieures du corps* (cou, thorax, abdomen).

19° *Nerfs pneumogastriques* (portion cervico-thoracique).

1° *Veines azygos.* — La *grande azygos*, déjà surveillée au moment du décollement de la plèvre médiastinale droite, se trouve, après éviscération, conservée dans sa grande longueur; encore plus ou moins gorgée de sang, accolée au lambeau de la plèvre, elle longe le médiastin postérieur grand ouvert. Elle ne peut échapper à l'étude pendant la manœuvre de l'isolement du canal thoracique à laquelle l'opérateur va procéder sur-le-champ. La *petite azygos*, sans intérêt notable à l'état normal, à moins d'anomalie, se reconnaît à la partie inférieure de la plèvre médiastinale gauche.

2° *Canal thoracique (isolement et dégagement, jusqu'au voisinage de son embouchure).* — La main gauche saisit le tissu cellulaire assez dense qui entoure l'aorte au niveau du point où se termine la crosse.

Du bout de la sonde cannelée, la main droite recherche, par petits coups longitudinaux et sans trop dilacérer les tissus, le canal thoracique entre l'œsophage (à droite) et la fin de la crosse aortique (à gauche), dans une sorte de gouttière profonde limitée par ces deux organes. Là, précisément, le canal, insinué entre les deux conduits, se prépare à passer le long de l'artère sous-clavière gauche; il en accompagne le tronc (il est dans sa partie interne), depuis l'origine de cette artère, jusqu'au moment où il décrit un crochet au-dessus d'elle pour déboucher dans la veine sous-clavière gauche (anse du canal thoracique).

Quelques légers débridements longitudinaux (parallèles à l'axe de l'œsophage) mettent à découvert le canal thoracique, s'il n'était pas déjà visible avant toute manœuvre. On le reconnaît sans peine à ses minces dimensions (2 à 4 millimètres), à son aspect rubanné, à sa couleur d'un blanc rosâtre, à sa minceur, enfin à la rareté de ses branches collatérales à ce niveau. La veine azygos, même vide, est beaucoup plus grosse et plus opaque que le canal thoracique.

L'élasticité grande du canal thoracique permet de le soulever

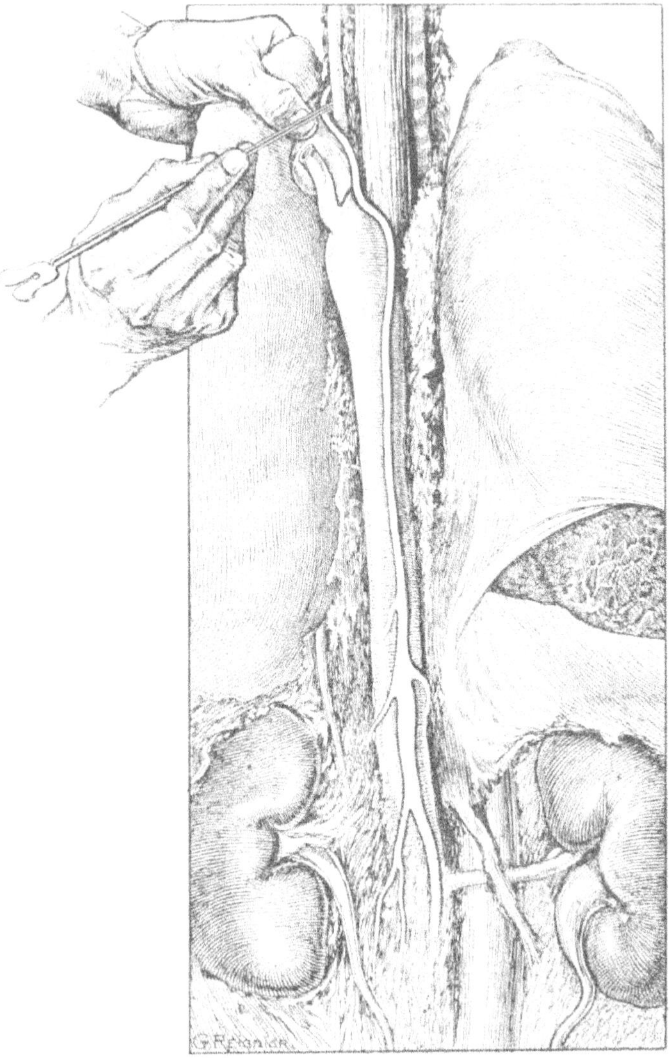

Fig. 23. — Dégagement du canal thoracique.

assez largement au milieu du tissu cellulaire rétro-aortique et au-dessous des nombreux rameaux vasculaires artériels (inter-

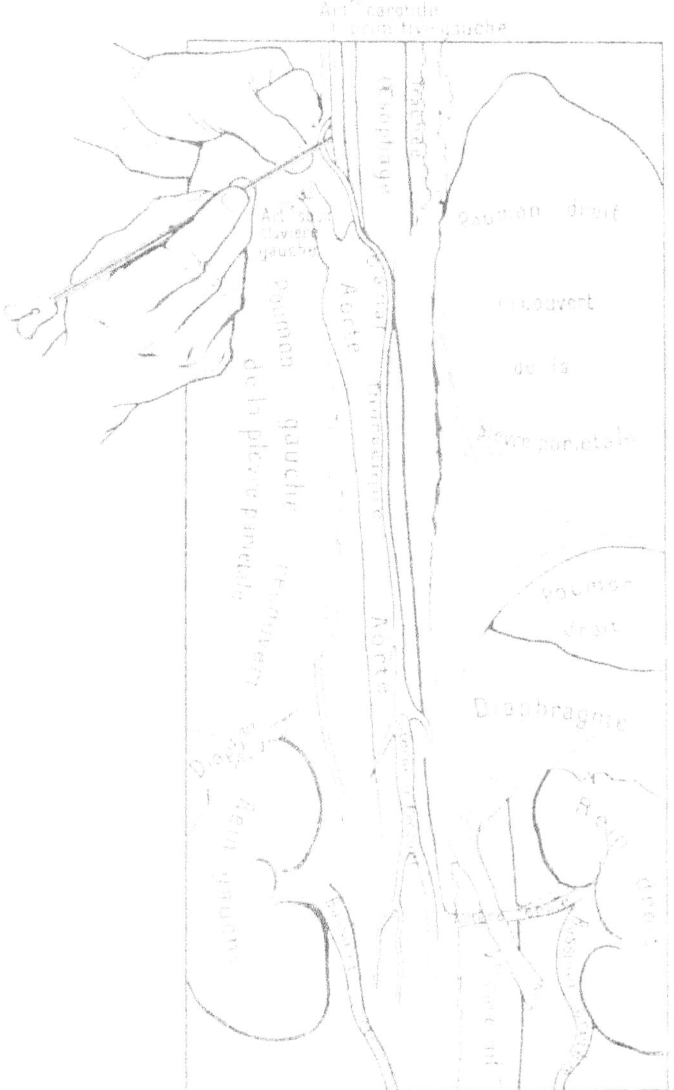

[illegible]

costales et veineux qui le croisent plus ou moins en travers. Sitôt dégagé du haut, la main gauche le soulève entre le pouce et l'index (plutôt que de prendre une pince qui risquerait de l'écraser) et la main droite coupe aux ciseaux, le long de lui, avec prudence, tous les tissus soulevés par le cordon saillant qu'il forme. On gagne ainsi, au fur et à mesure, sans trop grande hâte jusqu'à la citerne de Pecquet.

La *citerne de Pecquet* est reconnaissable à ses dimensions et à son épaisseur (supérieures à celles du canal thoracique qui lui fait suite), à son siège au niveau des piliers du diaphragme, désinsérés mais intacts, et entre lesquels elle s'allonge en fuseau, enfin aux multiples vaisseaux lymphatiques qui l'abordent en lui donnant naissance et qu'une autopsie soignée doit avoir amenés avec la masse des viscères abdominaux. Quelques coups discrets de la sonde cannelée permettent souvent de les mettre également à nu (fig. 23).

Le canal thoracique se trouve alors tout à fait dégagé par en bas. Il est fort simple de le suivre par en haut, en dedans de l'artère sous-clavière gauche, jusqu'au moment où il la contourne. L'abouchement du canal dans la veine sous-clavière gauche est réservé pour le moment où la masse totale éviscérée, vue de face, permettra d'ouvrir les vaisseaux d'origine de la veine cave supérieure (voy. p. 172 et fig. 28).

Par précaution, on décolle la citerne de Pecquet, et le canal thoracique, s'il est considéré comme sain, ne reste plus adhérent à la masse que par sa portion terminale.

3° *Glandes surrénales (mise à nu et ablation).* — A droite comme à gauche, la glande surrénale est recouverte par la partie postérieure du diaphragme.

Commençant par la surrénale gauche, plus proche de lui, l'opérateur prend entre le pouce et l'index gauches le bord inférieur du diaphragme décollé, au-dessus du rein gauche (dont la saillie sert de guide), et soulève le muscle avec douceur. De la main droite, il entaille aux ciseaux le diaphragme, en suivant une ligne verticale qui prolongerait à peu près le bord interne du rein. Après avoir coupé sur une hauteur d'environ 4 à 5 centimètres, en surveillant avec soin ce qui se passe à la face profonde du diaphragme (qui n'adhère pas, d'ordinaire, à la surrénale), l'opérateur replie les deux lèvres de la plaie musculaire sur la face supérieure du diaphragme.

Dès lors, la main gauche utilise la pince à disséquer et va contribuer à rechercher la glande surrénale entourée d'une quantité variable de tissu cellulo-adipeux plus ou moins lâche. La pointe des ciseaux isole avec prudence quelques îlots graisseux au-dessus et en dedans du sommet du rein, jusqu'à ce que l'on aperçoive bientôt une partie de la face postérieure de l'organe en question.

La glande surrénale se reconnaît à sa couleur plus ou moins jaune-brunâtre, à ses bords arrondis un peu bosselés, à sa consistance très ferme, d'autant mieux appréciable que les tissus environnants sont d'une grande mollesse, enfin à sa forme, triangulaire d'une façon générale.

En la dégageant à petits coups, toujours aux ciseaux, on finit par isoler la surrénale de tous ses vaisseaux nourriciers, et par l'extraire sans lui avoir fait subir le moindre traumatisme.

Pour la surrénale droite, la même opération a lieu, plus aisée peut-être encore qu'à gauche, sitôt le diaphragme amputé, car la glande repose directement sur la face inférieure du foie et lui adhère souvent d'une façon fort notable. Les vaisseaux nourriciers artériels et veineux de la surrénale droite tracent d'ailleurs, à l'ordinaire, tout autour d'elle un grand nombre de rayons divergents qui facilitent encore beaucoup la recherche de la glande et son isolement.

On n'oubliera pas une disposition anatomique assez rare consistant en une adhérence intime de l'une ou des deux glandes surrénales avec le sommet du rein correspondant ; il arrive même que le parenchyme de la surrénale se continue avec la substance corticale du rein d'une manière directe et sans interposition d'aucune lame fibreuse. Une même anomalie de structure, mettant en continuité directe les trabécules corticales de la surrénale droite avec les trabécules hépatiques, est encore plus exceptionnelle. Dans chacun de ces cas, la surrénale ne doit pas être arrachée, mais doit être laissée avec l'organe auquel elle adhère.

Remarque. — La méthode d'ablation des glandes surrénales par la voie postérieure (rétro-péritonéale), bonne, en général, au cours de toute autopsie, est obligatoire dans le cas où l'on soupçonne une altération matérielle importante de ces organes (maladie d'Addison, tumeur) ou des plexus nerveux qui l'avoisinent. Dans cette technique, les réseaux sympathiques et les ganglions nerveux des régions surrénales et de leur voisinage sont intacts ; leur isolement est moins laborieux après l'éviscération totale d'emblée que par toute autre méthode.

4° *Les uretères (isolement).* — Au-dessous de chaque rein, l'uretère apparaît au milieu du tissu cellulaire lâche rétro-péritonéal. Avant toute opération nouvelle, il suffit de quelques larges coups de sonde cannelée parallèles à l'uretère pour l'isoler, depuis le bassinet qu'on dégage en même temps, jusqu'à l'entrée du conduit dans la région pelvienne ; il s'y enfonce en adhérant fortement aux travées connectives sous-péritonéales qui doublent le péritoine du petit bassin et réunissent la vessie aux autres organes pelviens.

Il est bon de ne pas pousser trop bas la dissection des uretères, car on risquerait d'endommager des parties non encore soumises à l'examen. On peut toujours compléter l'isolement des uretères une fois l'excavation pelvienne étudiée (voy. p. 350) et après ouverture de la vessie.

On a soin de ne jamais couper les uretères avant d'avoir terminé l'étude de la totalité des organes urinaires (reins, bassinets, vessie, urèthre).

5° *Les reins (dégagement du pédicule rénal, isolement du rein, ablation du rein avec son bassinet et son uretère).* — Quelques coups de sonde cannelée parallèles à l'artère et à la veine rénales dégagent vite le hile du rein et mettent en valeur le bassinet et le pédicule de l'organe. On constate la disposition anatomique des vaisseaux de chaque rein et toute anomalie devient l'objet d'une prudente enquête (malformations, ectopie rénale, rein flottant, rein unique, uretère double, etc.). Entre temps, on reconnaît l'état de la veine spermatique gauche (ou de la veine utéro-ovarienne correspondante), dont le long trajet ascendant et l'abouchement à angle droit dans la veine rénale gauche ne peuvent passer inaperçus. Les deux mains dégagent sans peine l'*atmosphère adipeuse péri-rénale*.

La forme, le volume, l'emplacement de chaque rein étant

bien spécifiés, on procède à la section (aux ciseaux) des vaisseaux et nerfs rénaux, au hile même de l'organe, en ayant grand soin de n'entamer ni le bassinet, ni l'uretère. Les deux reins sont rabattus de chaque côté de la masse éviscérée et conservés pour leur autopsie complète qui, à moins de circonstances spéciales, aura lieu plus tard, en même temps que celle de la vessie et de l'urèthre (voy. p. 175).

6° *Ouverture de l'aorte thoraco-abdominale.* — Après avoir donné un coup de serviette sur l'aorte thoraco-abdominale et la veine cave inférieure, la main gauche saisit au bas de la masse éviscérée l'extrémité coupée de l'artère iliaque externe gauche et la main droite y introduit les ciseaux ; ceux-ci l'ouvrent dans sa longueur, passent dans l'iliaque primitive, atteignent l'aorte abdominale, l'incisent sur le milieu de sa face postérieure, remontent le long de l'aorte thoracique et l'ouvrent, en passant entre les deux séries des artères intercostales ; ils arrivent ainsi soit à la sous-clavière gauche, soit à la carotide primitive gauche, par où ils sortent, ayant, en quelques secondes, mis au grand jour la paroi interne d'une grande partie des grosses artères de l'organisme. Un dernier coup de ciseaux, descendant par l'iliaque primitive droite, complète l'ouverture symétrique des branches terminales de l'aorte.

Le reste de la crosse de l'aorte est conservé pour plus tard, quand il s'agira d'étudier l'origine même de l'aorte (voy. p. 170). L'examen de l'aorte thoraco-abdominale est fait : volume de l'artère, consistance, élasticité, structure de l'endartère et des autres couches, origine apparente des branches de l'aorte, etc. Après quoi, et sans sectionner l'aorte en travers, on s'occupe de la veine cave inférieure.

7° *Veine cave inférieure (ouverture).* — Les ciseaux recommencent, pour la veine iliaque externe gauche, l'iliaque primitive et le tronc de la veine cave inférieure, la même incision médiane postérieure ascendante. Les branches de l'instrument sont poussées jusqu'à l'abouchement même de la cave dans l'oreillette droite, à l'intérieur de laquelle ils pénètrent à fond si l'opérateur le juge opportun. Pour cela, il ne faut pas craindre de sectionner le bord postérieur du diaphragme et même le corps de ce muscle autant qu'il est nécessaire, en prenant garde toutefois de respecter le bord inférieur du poumon droit, dans le cas d'adhérences pleurales solides.

Quelques coups d'éponge, ou mieux encore de compresse propre, débarrassent la cavité veineuse de son sang et permettent d'inspecter l'état, le nombre, le volume et la direction des veines rénales et des veines sus-hépatiques à leur abouchement dans la cave. On termine en ouvrant l'iliaque primitive droite et ses branches originelles.

On remarquera qu'aucun délabrement important n'a été commis jusqu'à présent, les parties soumises à l'examen n'ayant été abordées que par la voie rétro-péritonéale. Les grands traumatismes vont commencer avec l'étude de la veine porte et de ses branches d'origine. Encore devra-t-on ne procéder à cette opération qu'après avoir décidé de sacrifier en totalité ou en partie l'étude des branches du *tronc cœliaque* et des *plexus nerveux* qui l'avoisinent ; car, si l'on veut conserver ces derniers, il faudra, de toute nécessité, procéder à leur dissection par la voie péritonéale antérieure.

8° *Tronc de la veine porte et ses branches d'origine (découverte).* — A ce moment, on peut, sans autre inconvénient, procéder à l'examen de la veine porte et de ses branches d'origine. Les délabrements qu'il faut, dans ce but, faire subir à l'aorte abdominale et à ses branches principales, du moins à leur origine (comme le tronc cœliaque, l'artère mésentérique supérieure, les artères rénales), la section de la veine cave inférieure au même niveau, sont réglés dans la technique qui va suivre : on peut donc s'avancer en connaissance de cause.

Si l'examen de la veine porte a été décidé, on doit d'abord couper en travers l'aorte abdominale et la veine cave inférieure à la même hauteur, c'est-à-dire vers l'espace compris, sur la face antérieure du tronc de l'aorte, entre l'origine des artères rénales et l'orifice de l'artère mésentérique supérieure (voy. fig. 24). Dans ce but, on prend de la main gauche l'aorte seule, qu'on soulève avec douceur, assez haut cependant pour être sûr de ne pas blesser la veine porte qui va bientôt apparaître au fond de la plaie. On coupe l'aorte ainsi que la veine cave, qui a suivi le mouvement d'ascension imprimé au tronc de l'aorte. De cette façon, on arrive très vite, à l'aide de quelques petits coups de la pointe des ciseaux et sans ménager la veine rénale gauche, qui se présente en travers dans la profondeur, jusqu'à la veine porte (fig. 9) dont on reconnaît la présence à ce qu'elle est toujours gorgée de sang ; elle dessine une bande bleuâtre foncée, dirigée en haut, à droite et en avant. On n'ouvre qu'à bon escient, et tout d'abord sur une petite étendue de sa paroi postérieure, *l'arrière-cavité des épiploons*. Il faut, pour cela, couper le tronc de l'artère hépatique que l'on rencontre au milieu des tissus pré-aortiques. De même, pour bien découvrir l'origine de la veine porte, on entamera le plus souvent le tronc de l'artère mésentérique supérieure.

L'ouverture étant suffisante, le foie, en particulier le lobe de Spiegel à gauche, et bientôt, à droite, le pédicule hépatique vu par sa face postérieure et entouré de son péritoine, se montrent et permettent une étude complète de la région.

Le tronc de la veine porte, grâce à quelques coups de sonde cannelée sur sa face postérieure et sur ses deux bords, est vite dégagé. En même temps, le canal cholédoque et, plus en dehors, le canal cystique, puis, en haut et plus en dedans, le canal hépatique sont mis à nu sans grande peine, et sans délabrements quand les parties sont normales.

Descendant alors vers l'origine apparente de la veine porte, on aperçoit aussitôt et, en gagnant le hile de la rate à petits coups de sonde cannelée, l'on dégage la *veine splénique* ; celle-ci passe derrière la face postérieure du *pancréas*, soit en travers, soit un peu obliquement, en bas et à droite, jusqu'à l'origine du tronc porte. On prend bien garde de ne pas traumatiser la face postérieure de l'estomac.

La main gauche protège (fig. 9) et abaisse la portion transversale du *duodénum*, facile à reconnaître à sa saillie au bas de l'ouverture, à sa mollesse, et à l'anse concave à gauche qu'il forme autour de la tête du pancréas. Aussitôt, la sonde cannelée, aidée au besoin de quelques petites sections des ciseaux, descend verticalement jusqu'à la *grande veine mésaraïque* et la dissèque

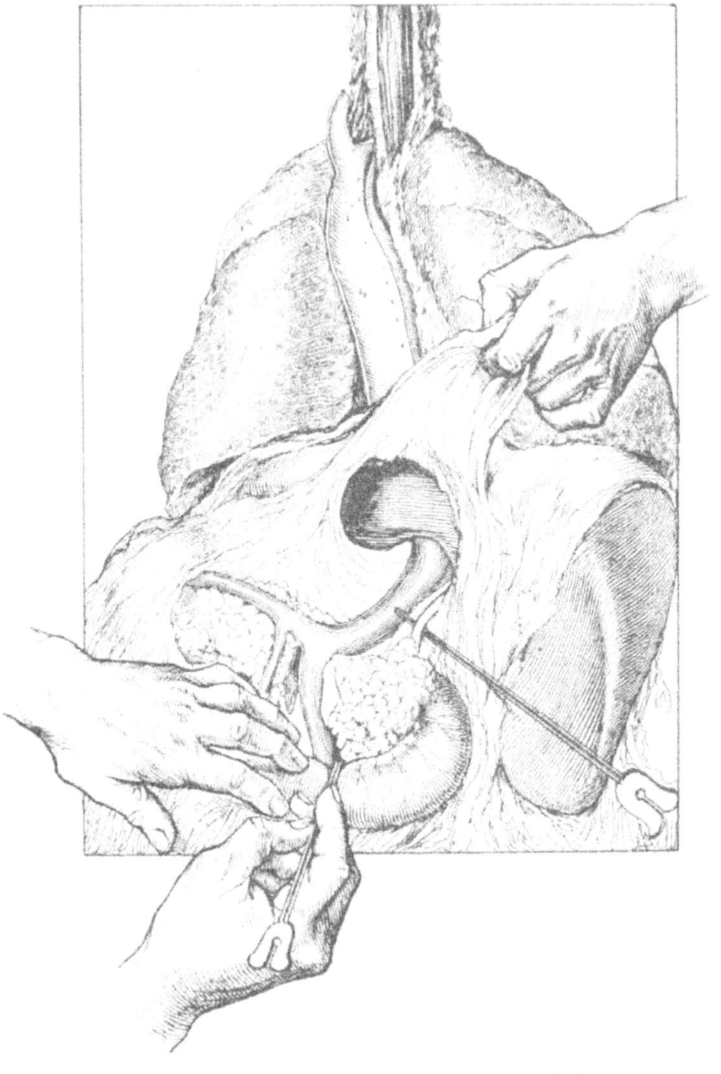

Fig. 24. — Dégagement de la veine porte et du cholédoque.

avec la plus grande facilité au milieu du tissu cellulo-adipeux sous-péritonéal dans la profondeur duquel on la voit s'enfoncer.

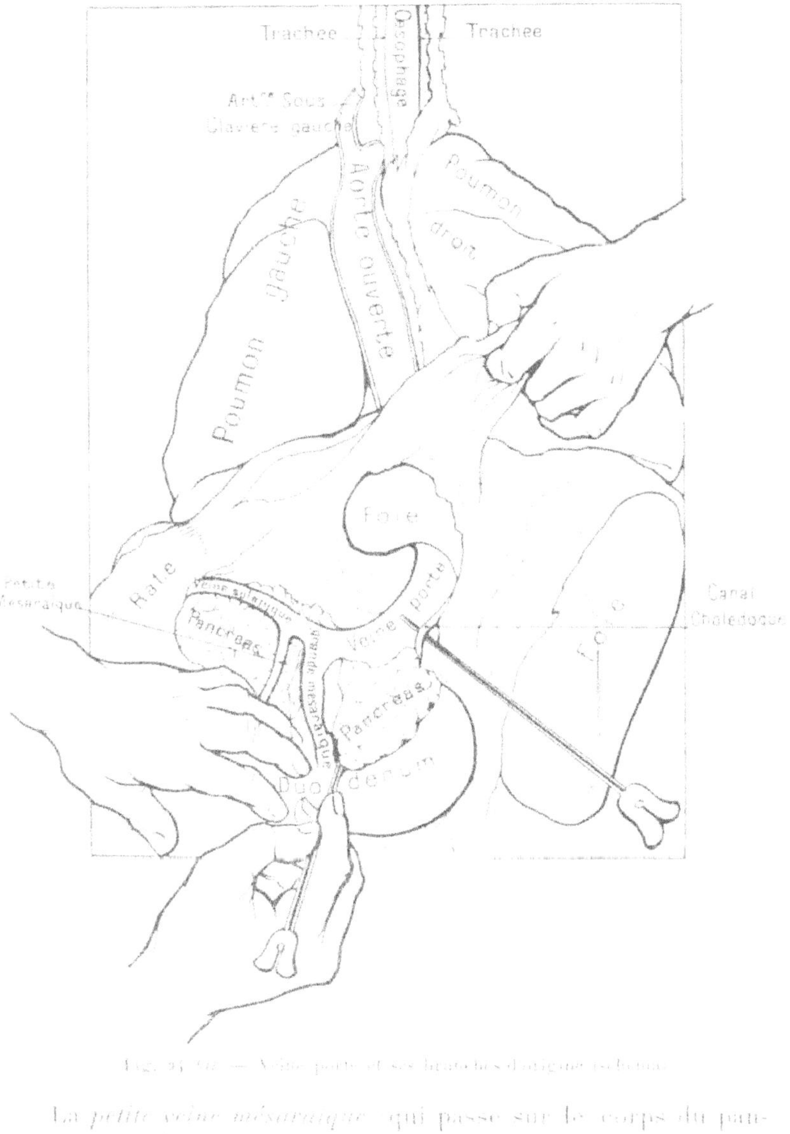

Fig. 25 bis. — Veine porte et ses branches d'origine (schéma).

La *petite veine mésaraïque* (qui passe sur le corps du pancréas) est, de même, reconnue et isolée, soit qu'elle s'abouche perpendiculairement dans la veine splénique avant son union avec la grande mésaraïque (fig. 24), soit qu'elle converge directement vers la grande mésaraïque et s'unisse à elle pour former l'origine même du tronc de la veine porte. S'il en était besoin, quelques coups de ciseaux, après ou même sans ligature de la fin du duodénum, permettraient de poursuivre ainsi, jusqu'aux confins des différentes portions de l'intestin grêle ou gros les *ramifications des mésaraïques*, sans léser ni le canal intestinal, ni la surface du péritoine (pyléphlébite, phlébite mésaraïque, abcès du foie d'origine intestinale, etc.).

9° *Canal cholédoque (et ses canaux d'origine)*. — Après cet examen succinct de la veine porte et de ses branches d'origine et avant d'ouvrir ces vaisseaux, on procède à l'inspection du canal cholédoque et de ses deux canaux d'origine, le canal cystique et le canal hépatique (fig. 24).

Le cholédoque, qui longe, à droite, le tronc de la veine porte et monte en même temps qu'elle vers le hile du foie, est, à l'état normal, facile à isoler à l'aide de quelques coups de sonde cannelée tracés sur le bord externe de la veine porte. Le canal cystique se montre aussi plus en dehors, et peut être isolé, du moins à sa partie postérieure, la seule accessible dans cette position des pièces. Une fois le cholédoque découvert, l'aide ayant au besoin glissé ses doigts au-dessous du hile du foie, la sonde cannelée remonte vers le hile et met sans peine en lumière le canal hépatique.

Dès lors, rien n'est plus aisé que de pratiquer de la pointe des ciseaux une petite boutonnière sur la face postérieure du canal cholédoque et d'y introduire la sonde ou le stylet mousse, voire même d'y recueillir, au moyen du fil de platine stérilisé, une quantité déterminée du liquide contenu dans le canal (voy. AUTOPSIES SPÉCIALES : *Voies biliaires*, p. 483). On laisse, s'il en est besoin, le stylet dans le canal dont les rapports avec la tête du pancréas sont, du même coup, reconnus et notés, et l'on termine l'inspection du hile du foie (vu par sa face postérieure) en examinant les ganglions lymphatiques et le reste des tissus constituant le pédicule hépatique.

10° *Pancréas (isolement de la face postérieure, de la queue et des bords de l'organe)*. — Il est bon de profiter de la mise à découvert du pancréas par sa face postérieure pour l'isoler en vue de son ablation définitive, qui ne sera pratiquée que plus tard (voy. p. 365). On se rappellera, dès ce moment, que, sous aucun prétexte, *la tête du pancréas ne doit être séparée du duodénum avant la fin de l'autopsie de l'intestin*. Quelques coups de ciseaux, portés sur les deux bords de la glande et jusqu'à son extrémité splénique, dégagent assez bien la queue du pancréas, sans ouvrir le péritoine pré-lombaire qui n'a pas encore été examiné.

11° *Décollement de l'aorte.* — L'incision transversale de l'aorte, faite au niveau des artères rénales (en vue de l'examen de la veine porte) représente pour le moment la limite inférieure de l'aorte. Il s'agit de décoller tout ce tronc jusqu'à la crosse, afin de dégager sa face antérieure, permettre l'inspection du reste du médiastin postérieur et, en définitive, faciliter l'ablation de l'œsophage. La main gauche saisit l'artère au niveau de sa section transversale inférieure, la soulève, et les ciseaux commencent leur œuvre. Tout ce qui retenait la face antérieure de l'aorte aux parties profondes, toutes les branches qui partent de cette face antérieure, les filets nerveux qui convergent vers le plexus solaire, sont coupés au ras du vaisseau, de bas en haut, à mesure qu'ils se présentent à la vue.

Remarque. — On comprend qu'il soit possible en route, de conserver intacte toute partie paraissant intéressante. De même, si l'on a un motif pour étudier les rameaux et les ganglions nerveux péri-aortiques (*plexus solaire, ganglions semi-lunaires, pneumogastrique abdominal*), il va sans dire que l'opération actuelle doit être supprimée; car les dissections nécessaires porteront plus tard par devant, sur la face antérieure du tronc de l'aorte elle-même, ce vaisseau avec ses branches étant précisément comme le tuteur de ces ramifications nerveuses et devant servir de guide.

Tout en respectant les gros troncs nerveux du médiastin postérieur, la face postérieure du cœur, les bronches et la trachée on monte donc jusqu'à la crosse de l'aorte, au-dessous de laquelle on aperçoit le *nerf récurrent gauche*, qu'il faut éviter de sectionner. On sépare la concavité de la crosse de la bronche gauche. On arrête là la dissection de la crosse, sauf à la reprendre ultérieurement par devant, quand sera venu le moment de compléter l'étude de la crosse aortique (voy. p. 176).

L'état normal ou pathologique du tronc de l'aorte thoraco-abdominale étant noté, on procède à l'isolement de l'œsophage et du cardia.

1° *Isolement de l'œsophage et du cardia.* — La main gauche prend l'*œsophage* vers sa partie moyenne, au niveau de la trachée, et les ciseaux commencent à isoler ce conduit musculaire, avec prudence, d'abord à droite, puis à gauche et sur une petite étendue. Dès que l'organe est bien en main, les doigts le soulèvent à mesure que l'instrument dégage sa face antérieure en procédant de bas en haut, vers le pharynx, puis de haut en bas, vers le cardia. On surveille la partie de la face antérieure de l'œsophage répondant à la bifurcation de la trachée et à l'origine de la bronche gauche, car souvent dans cette région existent des adhérences anormales avec les ganglions péri-trachéo-bronchiques ou des déformations diverticulaires qu'il ne faut pas entamer. On ménage, en passant, la face postérieure des *oreillettes* et surtout les *veines pulmonaires, qu'il ne faut pas voir déboucher*, de chaque côté, *dans l'oreillette gauche* (voy. p. 179).

Une fois l'œsophage bien isolé jusqu'à son origine, et avant de le séparer du pharynx, on s'applique à l'isolement du cardia.

Isolement du cardia. — Pendant que l'aide soulève, sous son doigt replié en crochet, la partie moyenne de l'œsophage décollé mais encore retenu au pharynx, l'opérateur prend de la main gauche, soit directement avec les doigts, soit à l'aide d'une pince à disséquer, une lame musculaire du diaphragme recouvrant la face postérieure du cardia et provenant du pilier droit. Les faisceaux musculaires de cette expansion du pilier droit sont dirigés de bas en haut et de droite à gauche ; l'opérateur les coupe aux ciseaux, perpendiculairement à leur direction et à peu près sur la ligne médiane du corps (fig. 25) ; il a grand soin de surveiller le moment où, la totalité du muscle strié étant sectionnée, la face postérieure du cardia apparait, reconnaissable à sa couleur blanchâtre et à la direction génétale de ses fibres superficielles, parallèles à l'axe de l'œsophage qui s'y termine.

La face antérieure du cardia et bientôt la portion attenante

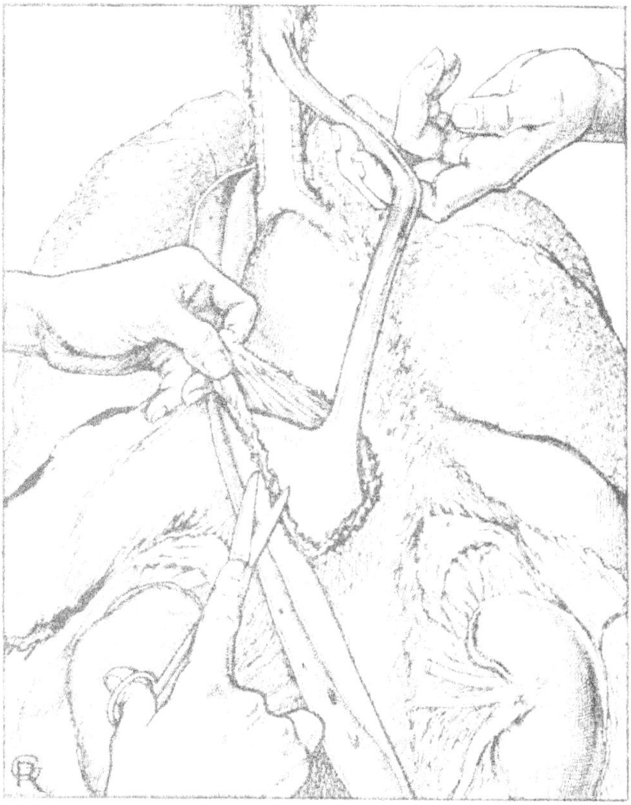

Fig. [illegible]. — Isolement de l'œsophage et du cardia.

de l'estomac se dégagent vite et bien, sous les petits coups de ciseaux, ou même sous les doigts, si l'on craint de blesser les parois gastriques. En réclinant de part et d'autre les deux lambeaux du diaphragme, on débarrasse aussitôt la partie supérieure de l'estomac sans avoir entamé ce viscère.

13° *Organes de la bouche et du pharynx.* — Avant de sectionner l'œsophage à son origine, il est prudent d'inspecter le pharynx et les organes provenant de la cavité buccale, enlevés en même temps que lui (voy. p. 118).

a) *Incision du pharynx.* — On prend le pharynx par le haut de la ligne de section transversale, toujours irrégulière, qui, au début de l'autopsie (voy. p. 120), a permis à l'opérateur d'extraire une portion plus ou moins considérable du rhino-pharynx (fig. 24 et 26). On coupe aux ciseaux la paroi postérieure du pharynx, sur sa ligne médiane, suivant l'axe même de l'organe, et l'on s'arrête à la naissance de l'œsophage.

Cette opération met à jour la cavité du pharynx et la face postérieure du voile du palais. On lave à grande eau la surface de la muqueuse bucco-pharyngienne. On inspecte successivement les deux faces du voile du palais, l'épiglotte et ses différents replis, la base de la langue, etc. (fig. 26).

b) *Section du voile du palais.* — Pour bien examiner les régions amygdaliennes et la base de la langue, le mieux est encore de couper verticalement le voile du palais, à moins de contre-indications formelles, à droite ou à gauche de la ligne médiane, de façon à toujours respecter l'intégrité de la *luette*. Rien de plus facile, à ce moment, que de prélever, s'il est nécessaire, un fragment ou même la totalité du voile en vue d'une étude microscopique (fig. 26).

c) *Section des amygdales.* — Les deux amygdales se trouvent étalées à plat sur la table d'autopsie ; un ou deux coups de couteau, perpendiculaires à leur axe et assez rapprochés pour limiter des fragments utilisables en vue d'un examen histologique, donnent une notion approximative de leur état macroscopique. Quatre coups de ciseaux sur leur pourtour permettent de les enlever entièrement, si leur étude ultérieure est jugée nécessaire.

d) *Langue (sections transversales).* — La forme, les dimensions, le volume, la consistance et la coloration de la langue sont notées, en même temps que l'on inspecte les divers replis qui se détachent de sa base. Cinq ou six coups d'un

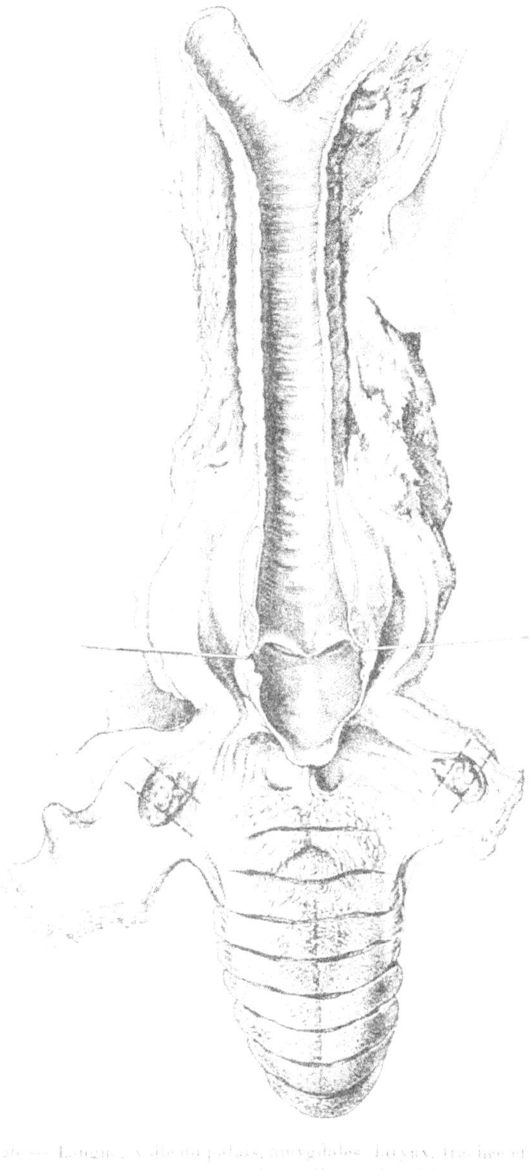

Fig. 26. — Langue, voile du palais, amygdales, larynx, trachée et grosses bronches, avec leurs lignes d'incision.

couteau bien tranchant (ou d'un rasoir) en travers, perpendiculaires à la fois à la surface de la muqueuse dorsale et au grand axe de l'organe, donnent, s'ils ont pénétré assez à fond, une notion sommaire mais suffisante sur l'état de la muqueuse et de la musculature de la langue (fig. 26).

e. *Glandes sublinguales*. — Un coup de chaque côté à la face inférieure de la langue, perpendiculaire à l'axe de chaque *glande sublinguale* (mise à jour par la désinsertion du plancher de la bouche), permet d'apprécier l'état de cette paire de glandes. Les deux sous-maxillaires, restées adhérentes aux téguments du cou, seront étudiées plus tard (voy. p. 208).

14° *Section de l'œsophage à son origine*. — Pour se débarrasser de l'origine de l'œsophage, un ou deux coups de ciseaux en travers, au bas du pharynx, font l'affaire : suivant les indications, cette section se pratique soit après une ligature solide (portée à l'origine même de l'œsophage) et au-dessus du fil, en vue d'assurer la conservation de la totalité des liquides contenus dans l'œsophage et l'estomac, soit directement, sans ligature préalable.

15° *Larynx. Épiglotte* (examen et ouverture). — L'épiglotte est palpée, son jeu est reconnu, comme sa forme, sa consistance et son élasticité.

Le *larynx* est palpé à sa surface et la muqueuse laryngée est inspectée avant toute opération. Pour ouvrir le larynx, c'est par sa paroi postérieure qu'il est préférable d'intervenir. Ayant pris l'organe par en dessous, dans la main gauche en supination, l'opérateur introduit les grands ciseaux dans la cavité de la glotte, en prenant garde de léser les deux paires de cordes vocales. Un coup sec, bien sur la ligne médiane et perpendiculaire à la région inter-arythénoïdienne, suivant l'axe du larynx, tranche l'os cricoïde dans toute sa hauteur (fig. 26).

Continuant le même geste, l'opérateur dirige ses ciseaux le long de la face postérieure de la trachée, sur la ligne médiane. Il sectionne cette paroi membraneuse jusqu'à l'origine des deux bronches, qu'il ouvre de même, selon leur axe et sur le milieu de leur face postérieure (ou membraneuse) jusqu'au hile de chaque poumon, sans entamer ni les vaisseaux du hile, ni le parenchyme pulmonaire.

Il faut noter qu'en coupant la paroi postérieure du larynx, la partie rétro-laryngée de la paroi antérieure du pharynx a été en même temps sectionnée dans toute sa hauteur, ce qui permet d'inspecter, en un instant, le tissu cellulaire rétro-laryngé et, en cas de besoin, d'aborder sans difficulté, par la dissection, les rameaux des *récurrents* (nerfs laryngés inférieurs). En écartant d'un geste brusque et des deux mains les lèvres de la plaie laryngée, l'opérateur brise le cartilage thyroïde sur la ligne médiane et peut procéder à l'examen minutieux de la cavité du larynx ; il n'oubliera pas les deux ventricules.

16° *Trachée, bronches primitives (examen).* — Ainsi ouvertes le long de leur paroi postérieure, la trachée et les deux grosses bronches d'origine qui lui font suite sont inspectées à loisir. Le contenu de leur cavité, les dimensions du canal aérien, l'état de la muqueuse, la souplesse des cartilages (encore intacts, mais qu'il est aisé de couper aux ciseaux, pour rechercher leurs altérations) ne peuvent échapper à l'observateur. D'ailleurs, toutes les lésions du voisinage qui ont pu retentir sur la trachée ou les bronches primitives ont déjà été reconnues avant ce temps de l'autopsie. En attendant que la masse éviscérée soit examinée par devant, et pour ne pas avoir à regretter des incisions malencontreuses, on évite de couper en travers la trachée et les bronches et de les séparer du larynx et des poumons. On passe au pédicule de chaque poumon, qu'il sera bon, une fois vu par derrière, de reprendre ultérieurement par devant à propos de l'artère pulmonaire (Voy. p. 185).

17° *Pédicule pulmonaire.* — Le pédicule pulmonaire gauche, dégagé de la partie terminale de la crosse aortique qui le contournait en arrière (Voy. p. 179), est assez difficile à décomposer sans délabrements ; après quelques coups de sonde cannelée portés dans toute sa longueur, le paquet des deux veines pulmonaires est reconnu d'une manière succincte, au-dessous de la bronche, et la branche de l'artère pulmonaire se devine à la partie supérieure du pédicule. Les divers ganglions qui parsèment le tissu conjonctif du pédicule pulmonaire sont palpés et, s'il le faut, incisés.

Le pédicule pulmonaire droit est croisé d'arrière en avant par la *crosse de la grande veine azygos*, toujours facile à reconnaître à son abouchement dans la partie postérieure de la cave supérieure ; les ciseaux ont bientôt décollé l'azygos et soulevé sa crosse.

Il faut quelques précautions pour trouver, quand on en a besoin, l'artère bronchique accolée à la face postérieure de chaque bronche primitive, car le point d'origine du vaisseau n'est pas toujours le même.

L'examen définitif des deux pédicules pulmonaires aura lieu plus tard, quand on inspectera la face antérieure de la masse éviscérée (voy. p. 182 ; voy. aussi *ablation méthodique de l'artère pulmonaire et des veines pulmonaires* p. 178 et 181).

18° *Nerfs pneumogastriques (portion cervico-thoracique)*. — Pendant que l'on décollait l'œsophage, on a reconnu et ménagé les rameaux nerveux plexiformes composés du pneumogastrique et du sympathique qui longeaient (les uns en arrière et à droite, les autres en avant et plus à gauche) le canal œsophagien. En agissant de la sorte, on isolait d'une façon très suffisante les pneumogastriques dans leur portion médiastinale ; les réseaux destinés aux poumons glissent le long de la paroi postérieure de chaque bronche, où le tronc du nerf pneumogastrique passe verticalement. On ne poursuit pas le pneumogastrique gauche qui descend en avant de la crosse de l'aorte, au-dessous de laquelle on retrouve, isolé, *le nerf récurrent gauche*.

Enfin, passant à la masse cervicale, on reconnaît, de chaque côté, l'artère carotide primitive et l'on découvre, entre la jugulaire interne et la carotide, et lui attenant, le tronc du nerf pneumogastrique correspondant.

On arrive ainsi au haut de la pièce, sur les côtés du pharynx, point où le tronc du pneumogastrique a été, à droite comme à gauche, sectionné au début même du dégagement des parties molles de la région cervicale (voy. p. 118).

Dans le cas où l'ablation méthodique de l'ensemble du

pneumogastrique (portions cervicale et intracrânienne, avec l'origine apparente du nerf, et portion thoraco-abdominale) aurait été décidée, il faut avoir recours à une dissection spéciale, qui ne rentre pas dans le cadre de cet ouvrage.

19° *Ganglions lymphatiques des régions postérieures du corps* (cou, médiastin, région lombaire, excavation pelvienne). — Avant de quitter la face postérieure de la masse éviscérée, une revision générale des masses ganglionnaires lymphatiques s'impose pendant que la plupart des organes sont encore en place. Les régions rétro-rectale, prélombaire, diaphragmatique, médiastinale postérieure et cervicale profonde sont, tour à tour, examinées à ce point de vue et l'état des ganglions lymphatiques est notifié.

L'opération est terminée pour ce qui est de l'étude de la masse éviscérée vue de dos. Sauf les surrénales et les reins, les viscères sont encore en place, prêts à être extraits pour une étude anatomo-pathologique détaillée, comme au début d'une autopsie ordinaire. Mais un grand nombre de détails normaux ou pathologiques, qui échapperaient infailliblement à l'observateur si les viscères avaient été extirpés du corps d'une façon isolée, sont déjà connus et notés et pourront servir de repère, voire même de guide dans l'autopsie qui va désormais dérouler ses stades successifs.

V

EXAMEN DES ORGANES VUS DE FACE. EXTIRPATION DES VISCÈRES DU THORAX ET DE L'ABDOMEN

SOMMAIRE. — *Mise en place de la masse : remarques générales. Ordre d'examen et d'ablation des organes :* [illegible]

X

EXAMEN DES ORGANES VUS DE FACE. EXTIRPATION DES VISCÈRES DU THORAX ET DE L'ABDOMEN

L'étude de la masse résultant de l'éviscération totale d'emblée étant terminée pour la partie postérieure ou dorsale, on procède à l'examen de la face antérieure (*vue de face*) et à la séparation méthodique des viscères.

Mise en place de la masse : remarques générales

Pour retourner la masse, on a soin de la soulever avec douceur et de manœuvrer sans secousse, en évitant de suspendre les organes trop haut au-dessus de la table. Il suffit de saisir l'œsophage, tout à fait libéré, et de le récliner à gauche derrière l'estomac (afin de l'avoir sous la main plus tard) ; on amène ensuite la rate et l'estomac en les soutenant des deux mains, de façon à les passer de gauche à droite, en les faisant basculer au-dessus du foie, qui vire sur lui-même sans quitter la table d'autopsie. Le poumon gauche, puis le cœur suivent le mouvement tournant, ainsi que les parties molles du cou.

Quant aux intestins, ils reviennent en avant : le cæcum et le reste du gros intestin sont remis en place (voy. fig. [illegible]) et le rectum se trouve caché sous la totalité des organes de la cavité pelvienne.

Avant de procéder à l'étude des organes qui s'offrent à la vue, il est nécessaire, d'une part, d'examiner la pièce dans son ensemble, de l'autre d'avoir réglé l'ordre suivant lequel on va

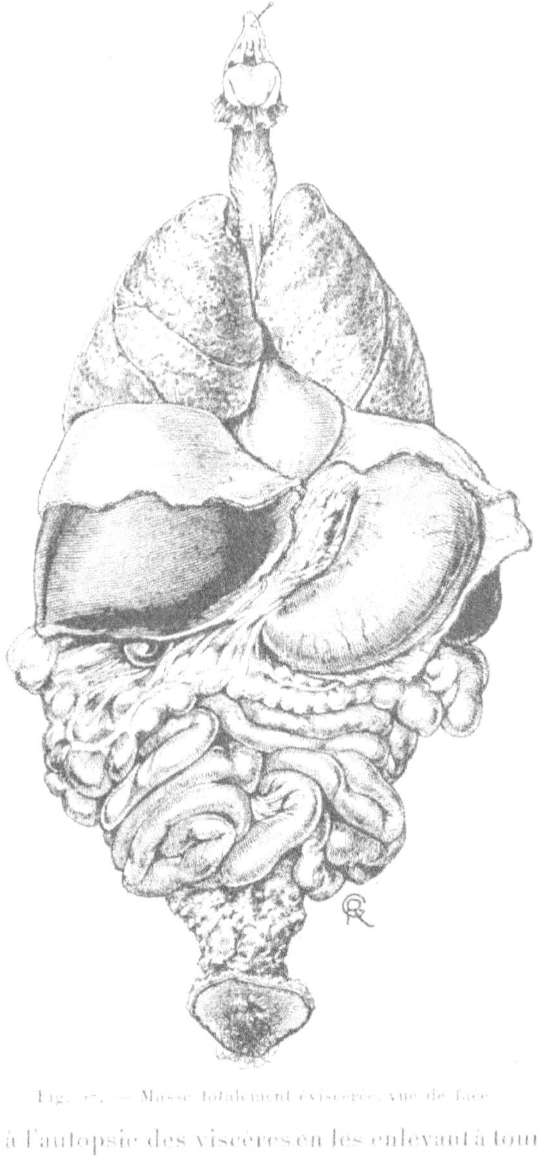

Fig. 27. — Masse totalement éviscérée, vue de face.

procéder à l'autopsie des viscères en les enlevant à tour de rôle.

En premier lieu, il faut nettoyer à larges coups de serviette,

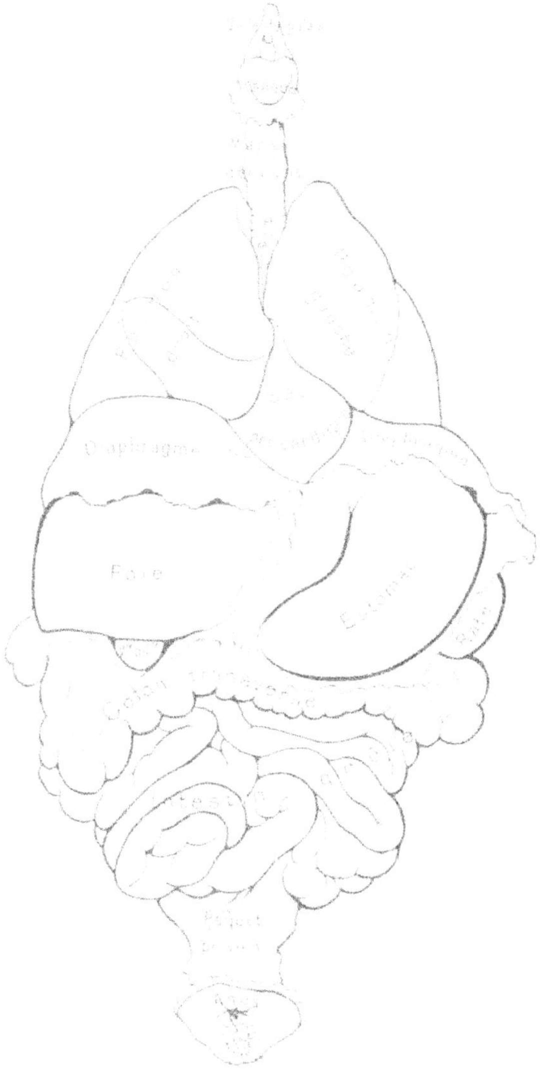

et en évitant tout d'abord de la laver, la surface extérieure des viscères. Cette toilette sommaire terminée et si rien n'impose, a première vue, un ordre particulier dans la marche des opérations qui vont suivre, on procède à l'autopsie. L'ordre que voici paraît le plus simple et le plus pratique ; suivi méthodiquement il n'oublie rien et cause le minimum de détériorations. Il offre, en outre, l'avantage de n'ouvrir les organes qu'après leur ablation, pratique préférable, d'une façon générale, à toutes les autres et modifiable, d'ailleurs, suivant les circonstances, au cours de l'étude des parties.

Deux remarques dont l'importance n'est pas discutable :

1° *Toute anomalie dans la forme, le volume ou les rapports d'un organe, toute adhérence anormale doit être non seulement signalée mais respectée par l'opérateur et nécessite aussitôt une modification opportune de la technique opératoire ;*

2° *Tout organe extirpé doit être pesé sur-le-champ.*

Ordre d'examen et d'ablation des parties vues de face :

1° *Thymus* (recherche, ablation).

2° *Glande thyroïde* (isolement, ablation).

3° Ouverture de la *veine cave supérieure* et de ses branches d'origine.

4° Recherche de l'*abouchement du canal thoracique* et de la *grande veine lymphatique.*

5° *Péricarde* (inspection, ouverture).

6° Examen du *plexus cardiaque.*

7° *Crosse de l'aorte*, et 7 bis *canal artériel* (dégagement et examen).

8° *Artère pulmonaire et ses branches extra-pulmonaires* (dégagement, ouverture).

9° *Veines pulmonaires, portion extra-pulmonaire* (dégagement, ouverture).

10° *Pédicule pulmonaire* (examen définitif).

11° *Examen extérieur du cœur.*

12° *Ablation du cœur.*

13° *Ablation des poumons.*

14° *Diaphragme* (examen).

15° *Foie* et *voies biliaires extra-hépatiques* (examen, ablation).

16° *Rate* (examen, ablation).

17° *Estomac, pancréas, duodénum* (examen extérieur, isolement).

18° Ablation de la *masse œsophago-gastro-pancréatico-duodénale*.

19° *Canal intestinal*, examen extérieur, isolement, ablation (sauf le rectum) : *a*) *Intestin grêle*; *b*) *Cæcum*; *c*) *Appendice vermiforme*; *d*) *Côlons*; *e*) *Rectum*; *f*) *Anus*.

20° *Examen du péritoine* : *a*) *mésentère*; *b*) *épiploons et mésos*; *c*) *péritoine pariétal*; *d*) *excavation pelvienne*.

21° *Appareil urinaire* (isolement, ouverture) : *a*) *reins*; *b*) *uretères*; *c*) *vessie*; *d*) *urèthre*.

22° *Organes génitaux* (examen, ablation) :

A. *Prostate, vésicules séminales, canaux déférents, testicules*.

B. *Trompes, ligaments larges, ovaires, vulve, vagin, utérus*.

1° **Thymus** (recherche, ablation). — Un bon coup de serviette ayant été donné sur la portion cervicale de la masse, l'opérateur recherche le thymus, quel que soit l'âge du sujet. La pince à disséquer dans la main gauche, un scalpel bien tranchant dans la droite, il écarte sans violence le tissu cellulo-adipeux qui se trouve en avant et au-dessus du feuillet pariétal du péricarde intact. Suivant les cas, la découverte du thymus dans cette région est simple ou impossible. Il suffit de rappeler qu'il forme, sur la ligne médiane, une masse allongée, gris rosâtre chez l'enfant (voy. fig. 15), jaunâtre sur l'adulte, mais toujours molle et distincte des pelotons graisseux de la base du cou. L'organe est allongé et conserve souvent, jusqu'à la fin, un aspect sinon bilobé, du moins bifide à sa partie supérieure. Une fois reconnu, le thymus est isolé en quelques coups de ciseaux, extrait et pesé.

2° **Glande thyroïde** (isolement, ablation). — Avant toute recherche, la glande thyroïde montre, sur la ligne médiane, au-dessous du larynx, son isthme isolé au cours de l'éviscération.

En relevant les bandes musculaires sous-hyoïdiennes, libres à leur partie inférieure, il suffit de circonscrire de la pointe des ciseaux les deux bords, l'inférieur et le supérieur, la face latérale, puis la face profonde du lobe gauche d'abord, pour bientôt libérer dans sa totalité la glande, qu'on attire de la main gauche. On n'oublie pas la pyramide de Lalouette, dont on poursuit la dissection aussi haut que possible, jusqu'à l'os hyoïde au besoin.

Après pesée, quelques larges incisions portées sur chaque lobe et sur l'isthme, et réciproquement perpendiculaires[1] terminent l'examen de la glande thyroïde : on en a noté, chemin faisant, sa couleur et sa consistance.

3° **Ouverture de la veine cave supérieure et de ses branches d'origine.** — Après avoir recherché dans toute l'étendue du médiastin antérieur la trace d'une glande thyroïde surnuméraire (*corps thyroïdes aberrants*), on passe à l'étude de la veine cave supérieure et de ses branches d'origine (fig. 28).

Pour arriver à la veine cave, il faut ouvrir de dehors en dedans, ou de haut en bas, suivant le cours du sang veineux, les deux veines sous-clavières et les deux jugulaires internes. On commence, de préférence, par la sous-clavière droite dont les ciseaux doivent, autant que possible, couper la face antérieure ; en suivant cette face, on entre de suite dans le tronc veineux brachio-céphalique droit, que l'on incise de même sur sa paroi antérieure.

Cela fait, on cherche le long des parties molles du paquet cervical, à droite, le tronc de la veine jugulaire interne dont la paroi a été, souvent, entamée en plusieurs points pendant le dégagement de la masse cervicale (voy. p. 104). On a soin d'ouvrir la jugulaire de haut en bas et l'on suit le mieux qu'on peut la partie la plus interne du vaisseau, de façon à ne pas entamer le sinus formé par la confluence de la sous-clavière et de la jugulaire interne droites : là débouche la grande veine lymphatique, en un point symétrique à celui

---

(1) Nous recommandons les *six incisions* suivantes, qui permettent un examen complet de l'organe : la première incision est transversale et passe par toute la largeur de l'organe, au milieu de l'isthme et suivant son axe ; les cinq autres incisions, toutes perpendiculaires à la première, passent, deux sur chaque lobe, et la dernière sur le milieu de l'isthme, verticalement.

où a lieu, à gauche, l'abouchement du canal thoracique dans le confluent des deux canaux veineux correspondants.

On aborde ensuite, de la même façon qu'à droite, l'ouverture successive de la veine sous-clavière et de la jugulaire interne gauches. De ce côté, l'opération est facilitée par la ligature du paquet vasculo-nerveux axillaire et sous-clavier, pratiquée au début de l'ouverture du corps (voy. p. …). Il

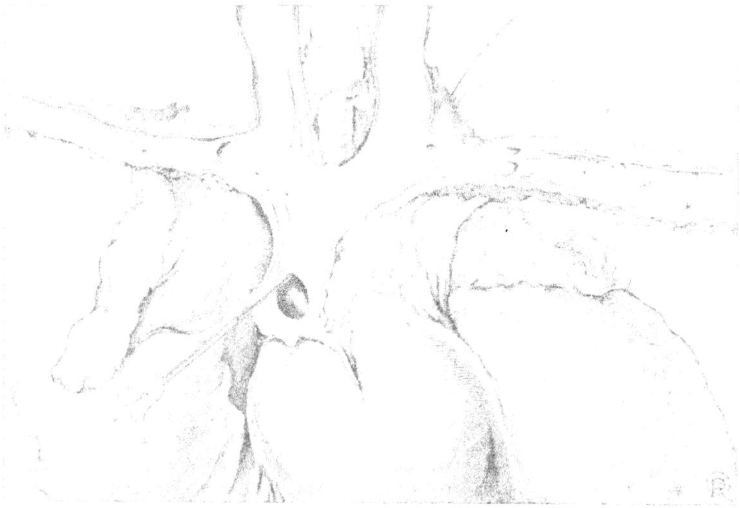

Fig. … — Abouchement de la grande veine lymphatique dans la veine cave supérieure. Canal thoracique s'abouchant dans le confluent veineux gauche.

suffit, en effet, de lever la ligature et de pénétrer dans la veine axillaire encore distendue par le sang. On a la précaution de ne couper que sur la paroi antérieure du canal veineux, de façon à atteindre en toute sécurité la face antérieure du tronc veineux brachiocéphalique gauche, que l'on incise tout à fait jusqu'au tronc veineux brachiocéphalique droit, déjà ouvert.

Pour la jugulaire interne gauche, même précaution est prise qu'à droite ; enfin les ciseaux débouchent obliquement en bas et en dedans, à l'origine du tronc veineux brachiocéphalique gauche.

Il ne reste plus qu'à ouvrir la cave supérieure qui descend

verticalement vers l'oreillette droite. Les ciseaux n'incisent que la face antérieure du vaisseau et s'arrêtent avant d'avoir abordé le péricarde (fig. 28). On peut examiner à ce moment l'abouchement de la grande azygos qui se fait, au-dessus du pédicule pulmonaire, dans la paroi postérieure de la cave, par un large orifice facilement accessible.

4° **Canal thoracique et grande veine lymphatique** (recherche de leur abouchement). — A cet instant, il est urgent, les veines ouvertes n'étant pas encore desséchées, de rechercher, si besoin en est, l'abouchement du canal thoracique.

Ce temps opératoire retarde un peu l'autopsie, car il faut (si la précaution n'avait déjà été prise lors de l'isolement du canal thoracique à sa partie supérieure) dégager le canal par-dessus l'artère sous-clavière gauche, jusqu'au contact même de la veine sous-clavière gauche. Ouvrant alors sur une partie seulement de sa circonférence le canal, à 3 ou 4 centimètres au-dessus de la veine sous-clavière, on introduit dans sa cavité un fin stylet d'argent à bout bien mousse. Un peu coudé, le stylet suit le cours de la lymphe et débouche dans la veine sous-clavière, en évitant de léser la valvule qui protège l'orifice (fig. 28).

Pour la veine lymphatique, qui débouche à droite, en un point symétrique, à l'union de la jugulaire interne et de la veine sous-clavière droites, l'opération est plus difficile, à l'état normal, car le vaisseau est fort court (voy. p. 82) et son orifice plus étroit encore que celui du canal thoracique. La même manœuvre permettrait de charger l'abouchement de la veine lymphatique, opération délicate.

5° **Péricarde** (ouverture, inspection). — La surface extérieure du péricarde est accessible à l'inspection en avant et en arrière, entre les deux plèvres médiastines. Sur les côtés, le sac péricardique est accolé au feuillet pariétal de la plèvre, et n'est pas directement visible. Il est nécessaire de noter avec soin l'état des feuillets médiastinaux de la plèvre, leurs lésions ayant pu retentir sur l'enveloppe du cœur.

Entre temps et avant d'ouvrir le péricarde, on doit regarder les *deux nerfs phréniques*, que l'on voit s'insinuer, à droite comme à gauche du cœur, verticalement, entre le péricarde et la plèvre médiastine, en avant du pédicule pulmonaire. Leur dissection dans toute la hauteur du médiastin antérieur, quand elle est décidée, est on ne peut plus aisée, à l'état normal.

L'inspection du péricarde encore fermé comporte l'étude de son volume, de sa forme, de sa couleur, enfin de sa consistance. Les dimensions apparentes du sac péricardique fournissent, à elles seules déjà, des indications précieuses. La palpation reconnaît et évalue, d'une manière approximative, la quantité de liquide épanché dans la cavité péricardique. Une ponction aspiratrice pratiquée à la surface du sac permet de recueillir, dans des conditions d'asepsie parfaite (voy. p. 60), le nombre de centimètres cubes du liquide, dont on a besoin pour une étude complète histologique, bactériologique et chimique.

On ouvre le péricarde sur sa face antérieure, tout d'abord grâce à une boutonnière étroite qui donne à l'opérateur le moyen de verser dans un verre stérilisé la totalité du liquide contenu dans la cavité de la séreuse. Pour bien mettre à nu le cœur, il faut inciser largement, aux ciseaux, en croix, la face antérieure du sac péricardique, de façon à rejoindre, en haut, le repli de la séreuse sur les gros vaisseaux de la base du cœur et, en bas, le centre aponévrotique du diaphragme. Les mains de l'opérateur rabattent, de part et d'autre, les quatre volets péricardiques ainsi formés.

On explore tout d'abord la face interne du sac péricardique, en dégageant bien le haut du sac, autour du paquet aortico-pulmonaire, qui se détache de la base du cœur. On soulève la pointe du cœur et l'on inspecte la partie profonde de la face interne du péricarde.

Passant à l'inspection de l'*épicarde*, d'abord sur les ventricules, puis autour des oreillettes, l'opérateur soulève chaque auricule, glisse ensuite les index à la base du cœur, derrière le pédicule vasculaire dans lequel se trouvent engainées, côte à côte, l'artère pulmonaire en avant et l'aorte en arrière, au devant de la face antérieure des deux oreillettes. Au besoin, on note les épaississements de l'épicarde, on libère enfin les adhérences épicardiques, si fréquentes à ce niveau.

c) **Examen du plexus cardiaque**. — Avant d'inspecter le

cœur, le moment est venu d'étudier le *plexus cardiaque*, dans le cas où, pour une raison déterminée, cette étude a paru nécessaire. Il s'agit là d'une autopsie un peu spéciale quand on veut obtenir tous les réseaux plexiformes provenant des deux pneumogastriques et des deux sympathiques cervicaux.

Si l'on se contente de chercher le ganglion de Wrisberg et le plexus au milieu duquel il est fixé, sans s'occuper des nerfs cardiaques proprement dits, l'opération est simple. Elle consiste dans la mise à jour de l'espace compris entre la crosse de l'aorte, la branche droite de l'artère pulmonaire et le cordon fibreux reliquat du canal artériel, point précis qu'il est facile de trouver : il faut disséquer avec soin les deux feuillets du péricarde, en avant, au sommet, au niveau de la réflexion de l'épicarde sur la crosse de l'aorte et sur le tronc de l'artère pulmonaire : à droite et au-dessus du tronc de cette dernière, sous la crosse, on découvre le ganglion logé contre le bord droit du canal artériel (fig. 29).

7° **Crosse de l'aorte** et 7° *bis* **canal artériel** (dégagement, examen). — Avant d'enlever le cœur, il est utile de terminer l'inspection des gros vaisseaux qui partent de sa base.

On dégage aux ciseaux ce qui, de la face inférieure de la crosse aortique, demeure encore adhérent à la bronche gauche et à la trachée. On a soin de ménager, à gauche et au-dessous de l'aorte, le canal artériel ou du moins le tissu cicatriciel qui le représente. Il est facile à reconnaître, sous forme d'un cordon fibreux, blanc-jaunâtre, arrondi, long de 1 1/2 à 2 centimètres. On le voit reliant la concavité de la crosse aortique à la portion correspondante de l'artère pulmonaire, c'est-à-dire à la fin du tronc de l'artère pulmonaire, juste avant sa bifurcation (fig. 29).

Le reste de la crosse, sa portion intra-péricardique, est d'une étude aisée, surtout quand, en vue de l'étude du plexus cardiaque et du canal artériel, on a déjà récliné le feuillet viscéral du péricarde qui unissait l'aorte à la région homologue du tronc de l'artère pulmonaire. Si cette manœuvre n'avait pas encore eu lieu, on procède à ce dégagement des deux gros troncs artériels de la base du cœur, en ayant

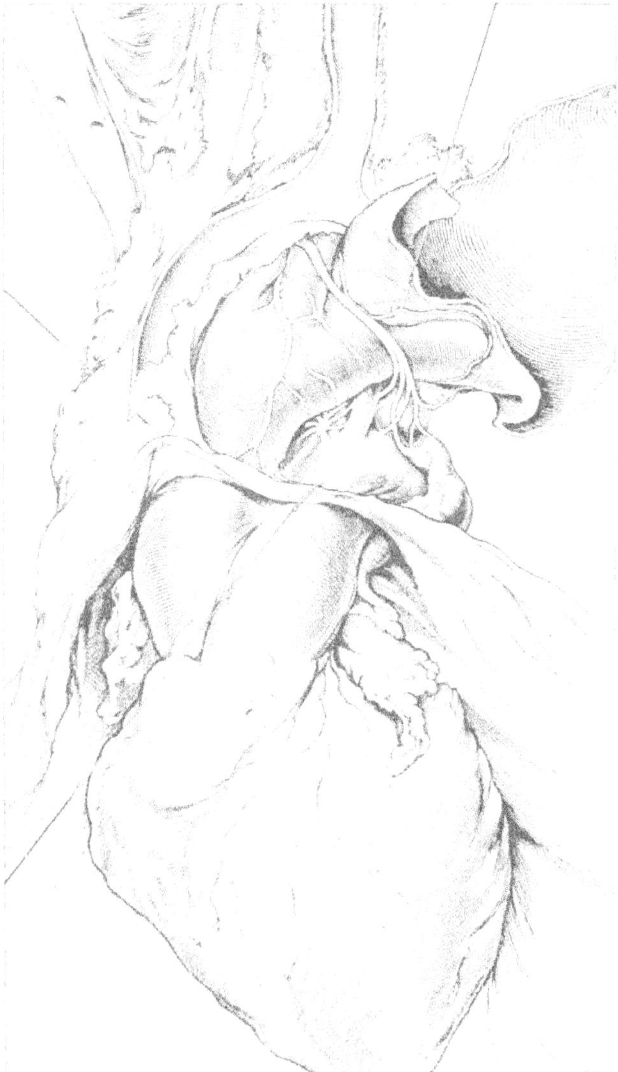

Fig. [illegible]. — Plexus cardiaque et ganglion de Wrisberg. Canal artériel. Crosse de l'aorte. Tronc de l'artère pulmonaire.

grand soin de ne pas les ouvrir avant de les avoir complètement libérés.

Une fois la crosse accessible dans toute son étendue, on l'incise ; du moins, on termine son incision, depuis le point où s'étaient arrêtés les ciseaux lors de l'examen du médiastin postérieur et de l'aorte thoraco-abdominale (voy. p. 149 et fig. 24). Les ciseaux reprennent la ligne d'incision, contournent la convexité de la crosse, passent, soit en avant, soit en arrière de la ligne d'origine des artères de la convexité de la crosse, et suivent ainsi la face antérieure ou la face postérieure de la crosse. Ils s'arrêtent à 2 ou 3 centimètres au-dessus de l'orifice aortique ; car il importe au plus haut point de ne pas toucher aux valvules sigmoïdes dont l'examen sera fait en même temps que celui des autres valvules du cœur (voy. p. 254 et fig. 48).

8° **Artère pulmonaire et ses deux branches extra-pulmonaires (dégagement, ouverture).** — Toujours utile, parfois indispensable, l'examen de l'artère pulmonaire dans sa portion extra-pulmonaire demande quelques précautions techniques.

Avant donc de l'inciser en travers pour extraire le cœur de la cavité péricardique (voy. p. 186 et fig. 31), l'opérateur inspecte le tronc de l'artère pulmonaire. Déjà en partie dégagé, si l'étude du plexus cardiaque a été effectuée (voy. p. 175) et si la crosse de l'aorte et le canal artériel ont été isolés (voy. fig. 29), le tronc de l'artère pulmonaire est facilement accessible, du moins dans sa première portion (intra-péricardique).

Ce canal se détache de l'infundibulum de l'artère pulmonaire et monte obliquement en haut, vers le hile du poumon gauche ; les doigts le contournent sans peine et la palpation fournit déjà quelques indications précises. S'il s'agit de dégager ses deux branches et sa bifurcation au-dessous de la crosse, sans rompre la continuité des vaisseaux, la technique est un peu plus compliquée, mais n'offre pas de réelles difficultés.

Le dégagement de la totalité du tronc et des branches de l'artère pulmonaire exige une double manœuvre, qui sacrifie plusieurs des organes situés à la base du cœur et au niveau des deux pédicules pulmonaires.

On commence par la partie postérieure du cœur. On ouvre le sac péricardique, depuis le diaphragme jusqu'à sa réflexion sur la face postérieure de l'oreillette gauche, au-dessous du passage des veines pulmonaires inférieures droite et gauche. Quelques coups de ciseaux isolent le tronc de chacune de ces veines et les dégagent jusqu'au hile du poumon, à gauche d'abord, puis à droite (Fig. 50). Remontant

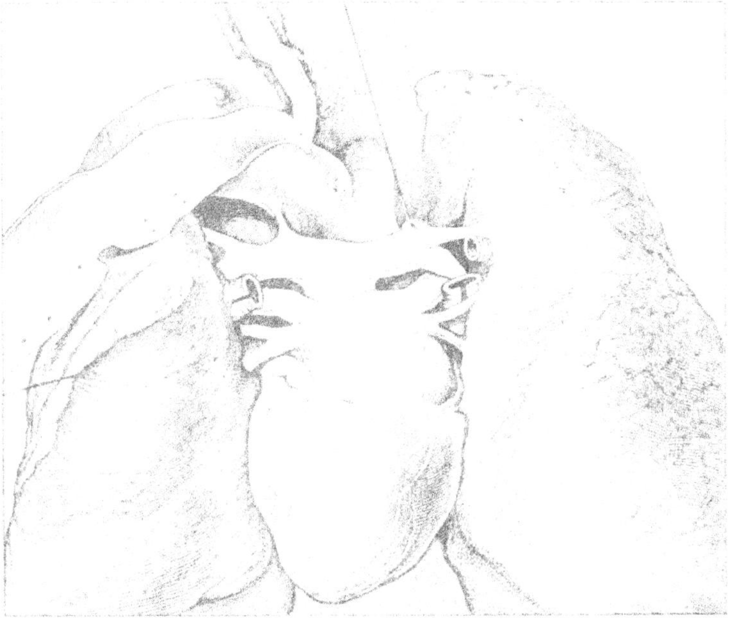

le long de la convexité de l'oreillette gauche, on trouve bientôt la veine pulmonaire supérieure gauche, qu'on dégage comme on a fait pour l'inférieure, et la branche gauche de l'artère pulmonaire est aussitôt, du même coup, reconnue. Elle se différencie sans peine des veines avec double caractère, qu'elle est plus épaisse, élastique et blanchâtre, alors que les veines sont beaucoup plus minces et colorées d'un ton bleuâtre. En outre, la branche gauche de l'artère pulmonaire se continue en travers, sur la ligne médiane, avec la branche droite, sans transition marquée, à la façon d'un large ruban étendu d'un hile pulmonaire à l'autre. Enfin, du haut de la branche gauche se détache, à peu près verticalement, un cordon fibreux, dense et dur, long de 2 centimètres environ, qui n'est autre que le *canal artériel* comblé allant s'attacher à la concavité de la crosse de l'aorte (fig. 29 et 30), soulevée pour l'opération en question. La veine pulmonaire supérieure droite se cache en avant et au-dessous de la branche droite de l'artère pulmonaire.

Quelques coups de sonde cannelée ont vite contourné les deux branches de l'artère pulmonaire et écarté d'une façon suffisante le tissu cellulaire et les ganglions du hile de chaque poumon, tout en respectant, et sans les ouvrir, chacun des vaisseaux sanguins de ces régions.

Il suffit alors de revenir à la face antérieure du cœur et, s'il est nécessaire, de séparer complètement la crosse de l'aorte et le sommet des deux oreillettes de la partie inférieure de l'artère pulmonaire avec ses branches, pour avoir sous les yeux l'ensemble de la portion extra-pulmonaire de l'artère pulmonaire *non ouverte*.

Suivant les cas, l'opérateur, à ce moment, laisse intacts les vaisseaux isolés, ou procède à l'ouverture du tronc et même des deux branches de la pulmonaire, jusqu'au hile du poumon pour celles-ci, et sans atteindre, pour celui-là, l'insertion des trois valvules sigmoïdes orificielles. Il s'arrête, comme il l'avait fait à propos de l'aorte, à 2 ou 3 centimètres au-dessus de l'origine apparente du tronc de la pulmonaire qui ne sera sectionné en travers que plus tard, au moment de l'extirpation du cœur hors du péricarde (voy. p. 186 et fig. 31).

Quand l'opérateur a quelque motif pour poursuivre jusque dans les poumons les ramifications de l'artère pulmonaire, il a soin de n'ouvrir les deux branches extra-pulmonaires qu'au moment de l'examen des poumons (voy. p. 270) ; sinon, s'il veut éclairer un diagnostic déjà esquissé par la palpation de l'artère ou par des lésions du poumon (embolie, infarctus) appréciables avant tout autre examen, il ouvre aux ciseaux le long de leur face postérieure les deux branches primitives de l'artère pulmonaire. Cette ligne d'incision servira d'amorce à l'ouverture des ramifications intra-parenchymateuses de la pulmonaire (voy. p. 270 *Examen des rameaux intra-pulmo-*

naires de l'artère pulmonaire, et fig. 93). On ouvre le tronc de la pulmonaire en long sur sa face antérieure.

9) **Veines pulmonaires, portion extra-pulmonaire (dégagement, ouverture)**. — Les veines pulmonaires ne montrent au fond de la cavité péricardique qu'une partie de leur abouchement à la surface du dôme formé par l'oreillette gauche. Tout le reste de ces veines est caché dans le médiastin postérieur, au-dessous de la bifurcation de la trachée et n'est accessible, comme on vient de le voir (p. 179), que par la face postérieure du cœur, une fois le sac péricardique ouvert et relevé de bas en haut (voy. fig. 80).

Pour peu qu'on ait quelque raison (sténose mitrale, thrombose d'une veine pulmonaire, etc.) qui nécessite la découverte des deux paires de veines pulmonaires dans leur trajet extra-pulmonaire (intra-médiastinal), il faut se décider à faire quelques sacrifices. Comme on l'a vu précédemment (p. 179), on aborde le sac péricardique en arrière, on décolle le tissu cellulaire rétrocardiaque et périveineux qui cache à la vue, de chaque côté de la ligne médiane, les trois troncs pulmonaires (deux veineux, un artériel) étendus au-dessus de la base des oreillettes, au-dessous de la bifurcation de la trachée. On sectionne les bronches primitives (qui ont dû être examinées au préalable) aussi près que possible du hile du poumon, et l'on dissèque aux ciseaux leur face antérieure tout en relevant fortement par en haut la bifurcation de la trachée (le cœur étant posé sur sa face antérieure). Prenant soin de décoller l'Y formé par le bas de la trachée et les deux bronches d'origine sectionnées au hile, on découvre la partie postéro-supérieure de l'oreillette gauche. On parvient ainsi, sans trop de peine, à isoler les deux veines pulmonaires inférieures (voy. p. 180) en dégageant le tissu cellulaire assez lâche qui les entoure. Les deux veines pulmonaires antérieures (ou supérieures, selon la nomenclature choisie) ne tardent pas à être également mises à nu. Du même coup, les deux branches extra-pulmonaires de l'artère pulmonaire se trouvent dégagées (fig. 80) et peuvent être étudiées (voy. p. 178).

Dès lors, il est facile de disséquer à grands coups de sonde cannelée et dans toute leur longueur tous ces vaisseaux, de chaque côté de la ligne médiane. L'abouchement de chacune des veines pulmonaires au haut du dôme de l'oreillette gauche est isolé avec soin, ainsi que, du côté du hile, leurs branches intra-pulmonaires qui convergent à la face interne de chaque poumon pour y donner naissance aux troncs terminaux. Quelques ganglions, un peu de tissu cellulaire sont, au besoin, enlevés et permettent une étude complète des vaisseaux dénudés.

On peut ouvrir les veines pulmonaires, soit dans leur longueur, si l'on veut étudier leurs dimensions et leur contenu, soit en travers, si l'on se décide à séparer l'oreillette gauche de ces deux paires de vaisseaux béants, reconnus sains. De toute façon, ces incisions ne doivent se pratiquer qu'au moment de l'ablation du cœur.

Dans le cas où une altération quelconque de ces « veines artérielles » nécessiterait une ouverture longitudinale de leurs rameaux intra-pulmonaires, rien ne serait plus commode que de conserver les gros troncs sans les ouvrir, jusqu'au moment de l'étude méthodique des poumons, sauf alors à poursuivre le long des veines pulmonaires intra-parenchymateuses l'incision première ; la section part au besoin de la paroi même de l'oreillette gauche (voy. p. 249, AUTOPSIE DU POUMON).

10° **Pédicule pulmonaire (examen définitif)**. — Les éléments constitutifs du pédicule pulmonaire ont été, depuis le début de l'autopsie, suffisamment décomposés, tout d'abord en arrière (voy. p. 161 : 16° *Trachée, bronches primitives*, et p. 161 : 17° *Pédicule pulmonaire*), pour qu'il n'y ait plus à craindre d'y oublier quelque organe ou d'y méconnaître quelque lésion. Les ganglions péri-bronchiques doivent cependant encore attirer d'une manière toute spéciale l'attention de l'opérateur.

Les trois parties fondamentales du pédicule pulmonaire, l'artère pulmonaire, les veines pulmonaires et la bronche primitive, sont disponibles, déjà inspectées, mais encore susceptibles d'un examen méthodique. Suivant les cas, leur ensemble ou une partie d'entre elles peut encore être conservée. Sinon, l'opérateur peut procéder à leur amputation transversale, au moyen des forts ciseaux droits. En pratique, il est plus commode de *ne séparer de la masse éviscérée les deux poumons qu'après l'ablation du cœur*.

De toute façon, quand il s'agit de sectionner le pédicule pulmonaire, il est prudent de couper tour à tour, et non pas en bloc, les organes qui le constituent. On n'ampute qu'à bon escient chacun des canaux dont, autrement, on pourrait regretter de n'avoir pas conservé la continuité.

10° **Examen extérieur du cœur.** — On arrive ainsi à l'examen extérieur du cœur, qui doit précéder son ablation.

L'étude du « CŒUR EN PLACE » s'adresse à son *volume général*, à sa *forme*, à ses *dimensions* (longueur, largeur, circonférence), à sa *couleur*, à sa *consistance* ; elle comporte encore l'inspection des *vaisseaux de la base du cœur* (artère pulmonaire, portion ascendante de la crosse aortique).

Volume. — La main droite se glisse au-dessous des ventricules et soulève un peu la masse totale du cœur. Cette manœuvre donne, à l'instant, une impression d'ensemble qui, toute approximative, a une grande importance. Elle permet d'apprécier le volume général de l'organe, en même temps que le volume comparatif des deux cœurs, et même des segments homologues de chacun des deux cœurs (oreillettes et ventricules). Étant donné que l'opérateur connaît la taille du sujet et le poids du cadavre (voy. p. 37), il trouve dans cet examen extemporané du cœur en place des indications précieuses, corroborées plus tard par la pesée de l'organe plein, puis vide (fig. 30, 31 et 32).

Forme. — La main gauche complétant l'inspection du cœur par la palpation des deux oreillettes et de leurs auricules, l'opérateur peut apprécier la configuration extérieure du cœur et indiquer avec précision sa forme générale, d'abord, ensuite celle des quatre segments de l'organe.

On note la part qui revient au sommet de chaque ventricule dans la composition de la pointe du cœur ; on reconnaît la portion du ventricule gauche appréciable sur la face antérieure du cœur en place. On surveille la saillie de l'oreillette droite, à droite du péricarde, celle de l'oreillette gauche au-dessous et en arrière des gros vaisseaux de la base ; bref, tout ce qui est notable, soit comme état sain, soit comme état pathologique, est vu, indiqué et consigné sur le protocole d'autopsie, à ce moment où le cœur, rempli de sang, n'a pas encore été détérioré par la technique opératoire.

Dimensions. — Certains auteurs tiennent à mesurer d'une façon aussi précise que possible les dimensions, fort approximatives cependant, du cœur en place non ouvert.

Ils notent successivement sa *longueur*, sa *largeur* et sa *circonférence*.

Une telle pratique, tout en se basant sur quelques données positives, manque cependant de précision. C'est ainsi que la *longueur* du cœur est un terme sujet à des variations considérables, suivant les observateurs. S'il s'agit seulement de mesurer la distance s'étendant de la pointe du cœur à l'origine apparente de l'artère pulmonaire (fig. 29 et 31), on conçoit tout ce qu'a de conventionnel une pareille mesure. Prend-on pour limite supérieure l'abouchement de la veine cave inférieure dans la partie postéro-inférieure de l'oreillette droite ? la longueur du cœur est bien plutôt celle de son bord droit. Quant à l'abouchement de la veine cave supérieure dans l'oreillette, on voit, sans plus de détails, combien est peu fixe ce point limite. Les objections sont moins valables à propos de la circonférence du cœur.

La *largeur* du cœur peut être prise suivant une ligne perpendiculaire au sillon inter-ventriculaire antérieur, toujours facile à reconnaître sur la face antérieure du cœur.

Il suffit de fixer les deux points extrêmes de la mesure au niveau de l'endroit visiblement le plus large de l'organe, dans sa région ventriculaire supérieure. Rien n'empêche, d'ailleurs, de pratiquer la même mensuration à la hauteur des oreillettes, dans le point le plus large, bien visible de chaque côté des vaisseaux de la base du cœur.

La *circonférence* du cœur est la seule mesure susceptible d'une réelle précision. Un fil souple est passé à la base du cœur; il suit exactement, à droite et à gauche, le sillon inter-auriculo-ventriculaire et enjambe, en avant, le paquet artériel de la base (artère pulmonaire et aorte). On a soin de ne pas serrer l'organe et l'on reporte aussitôt sur le centimètre le fil mensurateur.

La *couleur* du cœur a une réelle importance. Sans parler des ecchymoses, fréquentes au-dessous de l'épicarde, il est indispensable de noter le ton plus ou moins foncé du myocarde, accessible à la vue au niveau des deux faces des ventricules. La proportion, fort variable, de graisse accumulée à la surface du myocarde ventriculaire, surtout à droite, sur le bord droit du cœur et sur la face antérieure de ce ventricule, est une notion d'importance capitale dans certaines conditions normales ou pathologiques.

L'état des deux gros troncs vasculaires de la base du cœur attire enfin l'attention de l'observateur; il note le volume de la pulmonaire à sa sortie au sommet de l'infundibulum et celui de la crosse de l'aorte dans son trajet curviligne en avant d'abord, à droite et en haut.

Reste encore le sillon inter-ventriculaire antérieur, le long duquel s'insinue la branche la plus importante de l'artère coronaire gauche (ou antérieure), artère qui joue un rôle si capital dans la pathologie du muscle cardiaque (voy. fig. 57 et 59, p. 118 et 121).

Prélèvement de sang intra-cardiaque au moyen de la pipette stérilisée. — Avant de procéder à l'ablation du cœur, le moment est venu, l'organe étant encore fermé, de recueillir, si l'on en a besoin, du sang aux dépens des différentes cavités gauches ou droites, d'une manière aseptique.

Pour y arriver, il suffit de cautériser la surface de la partie choisie, soit au thermocautère, soit à l'aide d'une baguette de verre chauffée à la flamme d'une lampe de Bunsen ou d'une lampe à alcool, et de plonger en ce point aseptisé, tout droit, la pointe effilée, rompue, d'une pipette stérilisée. En renouvelant cette opération sur les quatre cavités du cœur, on prélève une quantité suffisante de sang propre aux analyses et aux cultures bactériologiques.

1° **Ablation du cœur.** — L'ablation du cœur comporte deux temps opératoires distincts et nécessaires : la *section de l'artère pulmonaire et de la crosse aortique* à leur origine, au-dessus du sommet de l'infundibulum (fig. 31), et le *dégagement des deux oreillettes* par la section des six veines qui leur apportent, deux à droite, le sang veineux, et quatre à gauche, l'artériel (fig. 32).

Section simultanée du tronc de l'artère pulmonaire et de la crosse aortique, au même niveau. — L'index et le médius de la

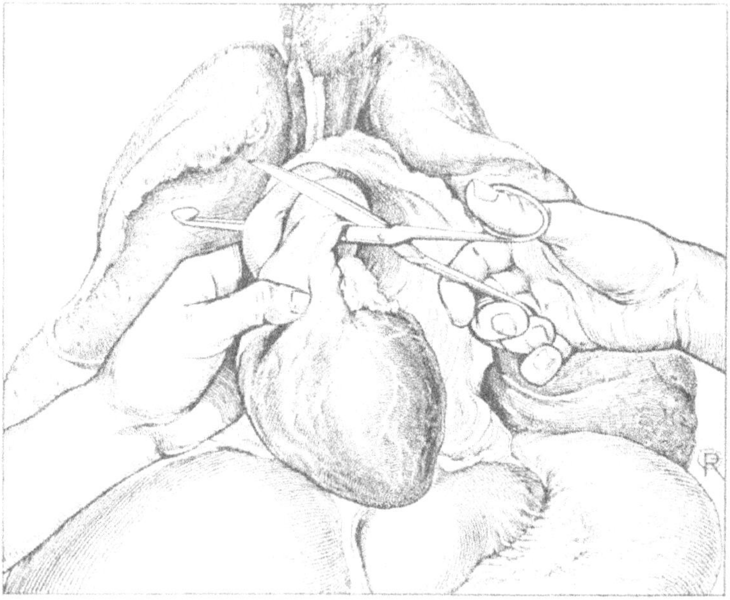

Fig. 31. — Ablation du cœur.

Premier temps : Amputation des gros vaisseaux de la base.

main gauche, en pronation, se glissent, de gauche à droite, en arrière de la colonne vasculaire enveloppée, de toutes parts, par le feuillet épicardique et composée des deux troncs de la base du cœur (en avant l'artère pulmonaire, en arrière et à droite la portion intra-péricardique de la crosse aortique). Aussitôt (fig. 31), la main droite armée de l'entérotome, insinue la branche femelle, de droite à gauche, en arrière du paquet artériel aortico-pulmonaire, et la place entre les deux doigts gauches suffisamment écartés. Il charge ainsi, d'une manière simultanée, les deux vaisseaux et les sectionne en travers, en ayant soin de maintenir par en bas, à l'aide du pouce gauche, l'origine de l'artère pulmonaire pour la couper en toute sécurité à environ 2 centimètres et demi au-dessus de son origine

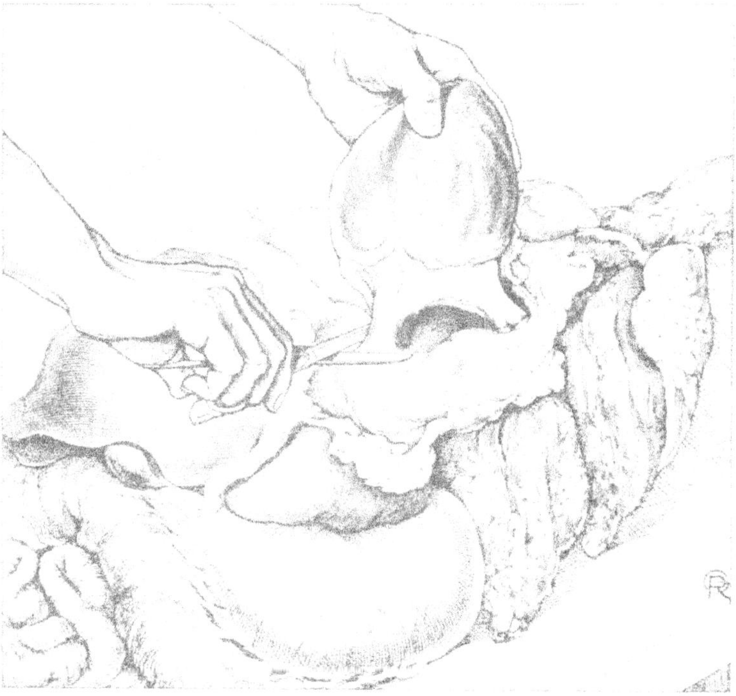

[illegible]

apparente. La crosse de l'aorte se trouve, du même coup, amputée à bonne longueur.

Rien de plus simple, d'ailleurs, plus tard, que de réséquer un fragment annulaire de cette crosse, dans le cas où l'autopsiste l'aurait tranchée un peu trop haut.

[illegible] des deux ventricules, avec section transversale

des quatre veines pulmonaires et des deux veines caves. — La main gauche, ayant reconnu la face antérieure des deux oreillettes (mise à nu par l'amputation des gros troncs artériels qui la cachaient), saisit le cœur par son sommet et le soulève verticalement (fig. 3[illegible]). Dans ce geste, la face postérieure du cœur se présente par devant, en bonne lumière, et peut être une fois encore examinée.

Levant d'une manière prudente mais avec assez de force la masse des ventricules, la main gauche maintient en l'air le cœur renversé, pendant que la main droite dégage au moyen des ciseaux forts et dans un ordre méthodique la surface des deux oreillettes. Les veines pulmonaires gauches sont coupées au ras du péricarde et de l'oreillette gauche ; ensuite l'instrument, rasant la surface postérieure de l'oreillette gauche, puis de la droite, entame d'avant en arrière la veine cave inférieure (dont il s'efforce de ne pas trop dilacérer l'abouchement dans l'oreillette droite), atteint les veines pulmonaires droites (plus courtes que les gauches et débouchant dans la profondeur, tout contre la cloison inter-auriculaire), et termine enfin la libération du cœur en coupant la veine cave supérieure un peu au-dessus de son entrée, au sommet de l'oreillette droite.

Cette opération peut être conduite d'une manière aussi précise que rapide ; bien menée, elle conserve la totalité des parois de chaque oreillette, détail intéressant qui fournit quand on le veut, un moyen d'estimation de la *capacité* du cœur et permet d'obtenir le poids de l'organe entier (encore plus ou moins rempli de sang).

L'ouverture et l'examen complet du cœur vont, dès lors, pouvoir être entrepris avec méthode (voy. AUTOPSIES PARTIELLES : *le cœur*, p. 215 avec ses 20 figures explicatives).

13° **Poumons (examen extemporané et ablation ; pesée).** — Le cœur enlevé, les deux poumons restent appendus à la masse totale éviscérée, retenus chacun par son pédicule pulmonaire avec le ligament sous-jacent qu'y forme la double réflexion de la plèvre médiastine.

Commençant par le poumon droit, l'opérateur explore la surface de l'organe dans tous les sens, du sommet à la base et du bord antérieur au bord postérieur. Il reconnaît les lobes et leurs scissures inter-lobaires, dont il note le nombre, la direction, l'étendue et les rapports. Il n'oublie ni la convexité du sommet du poumon, ni la concavité de sa face diaphragmatique. La *forme* et les nombreuses anomalies de forme (poumon multilobé), la *couleur* générale de l'organe et les différentes colorations locales des lobes et des bords (déclivité, hypostase), enfin la *mollesse* et la *légèreté* spécifiques de l'organe sont passées en revue d'une manière extemporanée, afin de servir de repère pour les recherches ultérieures, quand arrivera le moment d'une étude méthodique de l'appareil respiratoire (voy. p. [illegible], AUTOPSIES PARTIELLES : *le poumon*).

Examen du pédicule pulmonaire. — Le pédicule pulmonaire a déjà été l'objet de l'attention de l'opérateur, tant au moment de l'ouverture de la trachée et de deux bronches primitives (voy. p. 160) que lors de la préparation et de l'isolement de l'artère pulmonaire (voy. p. 178), ou des veines pulmonaires (voy. p. 180). Avant de procéder à l'amputation définitive du pédicule pulmonaire, on le regarde encore une fois, par devant et par derrière. On surveille l'état des ganglions péribronchiques et les ciseaux forts sectionnent, bien au ras du poumon, les vaisseaux et la bronche primitive, à moins qu'une autopsie spéciale de l'un quelconque de ces canaux n'ait été décidée. Dans ce cas, le cœur (pour les vaisseaux) ou la trachée (pour les bronches) devra demeurer en continuité avec l'appareil pulmonaire (voy. p. 179).

Le ligament pulmonaire est également coupé au cours de l'amputation qui dégage la face interne du poumon. Si l'on trouve quelques adhérences au niveau de la plèvre médiastine, on commence par essayer de séparer avec douceur, d'avant en arrière, le poumon du sac péricardique. Si les adhérences sont tant soit peu résistantes, on n'insiste pas et on laisse ensemble sac péricardique, plèvre et face interne du poumon, en se contentant de réséquer en avant comme en arrière du hile tout ce qui, du sac péricardique, ne peut être séparé.

De même pour la plèvre diaphragmatique ; on sacrifie la portion correspondante du diaphragme adhérent, comme on vient de faire pour le sac péricardique, le principe étant formel : qu'il faut respecter toute adhérence anormale. Ainsi fait, on enlève donc le poumon seul ou avec les parties en question (y compris la plèvre pariétale costale, en cas d'adhérences généralisées). La même opération est renouvelée pour le poumon gauche.

Pesée du poumon (avant incision). Sitôt extraits, les poumons sont pesés séparément s'ils sont libres d'adhérences (voy. p. 76 : *poids moyen du poumon sain*). A partir de ce moment, les poumons sont prêts pour leur autopsie complète (v. p. 247, AUTOPSIES PARTIELLES : *le poumon*).

(14°) **Examen du diaphragme.** — Le diaphragme a déjà été examiné en partie, au cours des différentes manœuvres précédentes (voy. *surrénales* (p. 146), *cardia* (p. 156), *poumons* (p. 188), *péricarde* (p. 174). La face inférieure est libérée du côté de l'estomac et de la rate ; à droite, elle adhère encore au foie le long du ligament coronaire. On a soin d'inspecter, sur chaque face, à tour de rôle, la portion musculaire, puis le centre aponévrotique. En terminant, on libère le foie de ses adhérences normales au diaphragme.

(15°) **Foie et voies biliaires extra-hépatiques (examen, ablation).** — Le foie est beaucoup plus facile à dégager quand on pratique son ablation sur le cadavre dont la masse totale des viscères est encore en place, car on a de la prise sur le diaphragme plus ou moins tendu. Si, sur la masse totale éviscérée, l'examen extemporané du foie est beaucoup plus aisé, son ablation est moins commode. Après avoir étudié la configuration extérieure du foie et des voies biliaires (vésicule et cholédoque), l'opérateur, pour enlever le foie, doit saisir de la main gauche le bord inférieur du diaphragme, à droite, et poursuivre à coups de ciseaux la section du ligament coronaire et des ligaments latéraux. Dans cette opération, la veine cave inférieure est coupée au-dessous de l'abouchement des veines sus-hépatiques. A gauche, en avant du cardia, il faut manœuvrer avec douceur quand cette région n'a pas été tout à fait isolée au moment du dégagement de l'œsophage (voy. p. 157). Enfin, l'extrême limite gauche du lobe gauche demande quelques précautions si l'on veut ménager, comme elles le méritent, la face antérieure de l'estomac et la face interne de la rate.

De cette façon, la face supérieure et le bord postérieur du foie sont bientôt libres, ainsi que ses extrémités droite et gauche. Reste à séparer la face inférieure, avec son hile, et l'épiploon gastro-hépatique.

Suivant les cas, il est important ou inutile de conserver dans leur continuité l'ensemble des voies biliaires extra-hépatiques. L'étude de la veine porte (voy. p. 180) et du canal cholédoque avec le cystique et le canal hépatique (voy. p. 184) a été faite au moment propice, *par la voie rétropéritonéale*, alors qu'aucun des organes abdominaux n'avait été encore touché, et a permis de prévoir d'une façon suffisante la marche à suivre.

Si l'on ne conserve pas dans leur continuité les voies biliaires extra-hépatiques, la technique est des plus simples : elle consiste à couper aux ciseaux, au ras du hile du foie, et en surveillant attentivement chacun des organes qui se présentent, tous les tissus composant ce hile. On poursuit de droite à gauche, vers la rate, la section de tous les tissus constituant l'épiploon gastro-hépatique ; enfin, on libère définitivement la masse hépatique entière sans faire subir le moindre traumatisme au tissu parenchymateux.

Dans le cas où la conservation intégrale des voies biliaires a été décidée, l'opération est plus délicate et un peu plus compliquée. Il faut que le cholédoque demeure entier, par conséquent, il est indispensable de maintenir ensemble le foie, le duodénum et l'estomac (voy. p. 184).

On se contente donc de dégager la convexité du foie, son bord postérieur et ses extrémités ; l'œsophage, l'estomac et le duodénum demeurent attachés ensemble, et il suffira, dans un moment, d'enlever la rate, pour que tout soit prêt (voy. p. 333, AUTOPSIES SPÉCIALES).

Le foie est donc libre. L'opérateur procède à un examen extemporané. Il voit d'un coup d'œil la *forme* générale de l'organe, sa *couleur*, son *volume*, et recherche sa *consistance*. Sans tarder, car la hâte en cette occurrence peut avoir un grand intérêt (foie cardiaque), il pèse le foie, libre de toutes adhérences étrangères et dont la vésicule biliaire gorgée de liquide n'a pas encore été ouverte.

Cela fait, les pièces sont conservées pour l'autopsie détaillée du foie (voy. AUTOPSIES PARTIELLES : *Foie et voies biliaires*, p. 367).

16° **Rate** (examen, ablation). — La rate a été vue, en partie, au moment où l'opérateur, qui avait déjà découvert la veine porte et la face postérieure du pancréas (voy. p. 154), retournait de gauche à droite et d'arrière en avant la masse totale des viscères examinée par sa face postérieure (voy. p. 168). Actuellement, elle se trouve en arrière de l'estomac et repose par sa face externe sur la table d'autopsie. L'opérateur, sinon son aide, saisit la rate de la main gauche, la soulève au-dessus de l'estomac et la sectionne à petits coups, à l'aide des ciseaux forts, au ras de son hile, en la débarrassant des replis péritonéaux qui la retiennent encore à l'estomac et au pancréas. Pendant cette opération on recherche avec soin au milieu des feuillets péritonéaux voisins s'il n'existe pas quelque *rate surnuméraire*.

Une fois extraite, la rate peut être examinée sur-le-champ, sinon elle est pesée et mise de côté pour une autopsie détaillée (voy. p. 333 : AUTOPSIE DE LA RATE, avec 4 figures).

17° **Estomac, duodénum, pancréas** (examen extérieur, isolement). Le moment est venu d'isoler le tube digestif. L'œsophage est déjà libre (voy. p. 157). L'estomac est saisi au niveau de son bord inférieur; l'opérateur inspecte sa face antérieure, toute à nu depuis que le foie est enlevé; il palpe doucement le cardia, le bord supérieur de l'estomac déjà libéré (voy. p. 190), le pylore et l'origine du duodénum, libre, sauf au niveau du passage du canal cholédoque (sectionné, comme on l'a vu, aussi haut que possible).

Passant alors au bord inférieur de l'estomac, l'opérateur prend, de la main gauche, l'épiploon gastro-colique au niveau de la grosse tubérosité, et se met en mesure de le sectionner aux ciseaux, au ras de l'estomac, en ménageant bien les couches musculeuses de cet organe et sans s'occuper du gros intestin, auquel le grand épiploon demeure adhérent.

Après avoir ainsi dégagé l'estomac libre sur ses deux bords et au niveau du cardia, l'opérateur, respectant les tissus étendus du pylore au duodénum et à la tête du pancréas, inspecte la face postérieure de la poche stomacale et s'assure de sa liberté.

Il a pour devoir, maintenant, de dégager conjointement le duodénum et le pancréas, ces deux organes constituant, au point de vue de l'autopsie générale du tube digestif, un ensemble inséparable (à moins d'indications particulières). Pour cela, l'opérateur suit d'abord le bord externe du duodénum qu'il libère (mi-partie avec l'index, mi-partie aux ciseaux). Il retrouve bientôt, en bas et en arrière, la face postérieure et le bord inférieur du duodénum déjà en partie isolés lors de l'examen de la veine porte et de ses rameaux d'origine (voy. p. 151). En avant, l'origine du mésentère et le passage des vaisseaux mésentériques sur la face antérieure de l'intestin grêle doivent être reconnus et sectionnés, autant que possible sans léser ni la dernière portion du duodénum, ni l'origine du jéjunum.

L'ablation simultanée du duodénum et du reste de l'intestin grêle offre de si réels avantages et, quant à la technique, si peu d'inconvénients, qu'on ne saurait trop recommander la pratique qui consiste *à ne pas couper transversalement le jéjunum à son origine*. Lorsque, pour une raison médico-légale ou autre, on a décidé de ne pas conserver la continuité du canal duodéno-jéjunal, l'opérateur, arrivé au moment actuel de l'autopsie du tube digestif, procède à la ligature du jéjunum à son origine.

Ligature du jéjunum à son origine. — Pour cela, il déchire avec douceur, du bout du doigt, ou avec la pointe des ciseaux, tout contre l'anse intestinale, le mésentère à son origine et pose autour du commencement du jéjunum une double ligature bien serrée, de façon à ne laisser échapper pour ainsi dire aucune parcelle du contenu intestinal (voy. fig. 33, p. 191). Un bon coup de ciseaux en travers, entre les deux fils, libère tout à fait le duodénum.

Il ne reste plus qu'à décoller complètement les tissus lâches qui accompagnent le pancréas dont la queue a déjà quitté le hile de la rate. La masse du tube digestif est ainsi prête pour la libération définitive de l'intestin grêle et du gros intestin.

Si l'opérateur préfère examiner d'abord la première portion (œsophage-estomac-duodénum-pancréas), il a toute la masse à sa disposition et procède à l'examen extérieur de chacun des organes qui la composent. Le volume de l'œsophage n'est appréciable, à ce moment, que si l'autopsie médico-légale avait exigé la ligature de ce conduit à son origine, alors que le pharynx lui était encore attenant (voy. p. 156 et fig. 25). L'estomac et le duodenum ont conservé le volume qu'ils présentaient au moment de l'ouverture du corps (voy. AUTOPSIES PARTIELLES : *Œsophage, Estomac, Duodénum*, p. 277).

18° **Canal intestinal** (**examen extérieur, isolement, ablation**). — Le reste de l'intestin va être isolé sans grande difficulté, jusqu'au rectum exclusivement.

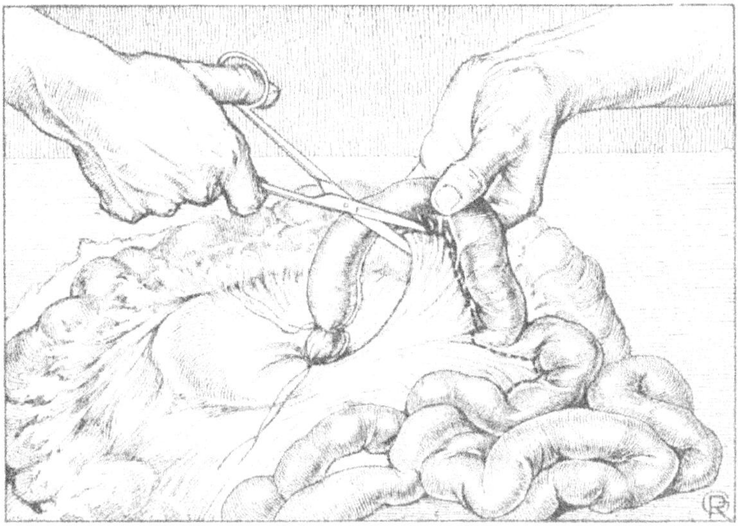

Fig. 33. — Désinsertion du mésentère.
Libération de l'intestin grêle (jéjunum et iléon).

a) *Intestin grêle* (*jéjunum-iléon*). — L'examen des anses intestinales se poursuit en même temps que leur libération du mésentère. S'il est seul, l'opérateur prend, dans sa main gauche en supination (fig. 33), la partie du jéjunum attenante soit à le ligature faite, soit à la fin du duodénum, selon la pratique choisie précédemment. Il sépare aux ciseaux, en rasant d'aussi près que possible l'anse intestinale, l'insertion du mésentère au bord adhérent de l'intestin grêle. Il suit de la sorte, d'après le cours des matières intestinales, la totalité du jéjunum, puis de l'iléon. Pour couper le mésentère de haut en bas, on l'aborde par sa face antérieure ou droite (fig. 33), jusqu'au voisinage de l'angle iléo-cæcal.

A ce niveau, il est prudent de ne pas pousser trop loin le dégagement du bord mésentérique de la dernière anse iléale, afin d'éviter des délabrements trop considérables. Il sera toujours temps, plus tard, lors de l'étude du cæcum (voy. p. 195), de terminer l'isolement des 8 ou 10 derniers centimètres de l'iléon.

b) *Cæcum et appendice.* — Le cæcum et l'appendice ont déjà été inspectés au début de l'autopsie, au moment de l'ouverture du ventre en vue de l'éviscération totale (v. p. 110). La position de ces deux organes est connue ainsi que leur état de fixité.

Quand l'appendice est anormalement placé ou immobilisé par des adhérences anciennes, c'est par lui que l'opérateur commence, afin d'être bien sûr de ne pas le blesser en isolant le cæcum. Les petits ciseaux mousses sont plus commodes ici que les gros ciseaux. Le méso-appendice étant sectionné dans sa longueur, au ras de l'appendice, ce dernier organe se trouve flottant au-dessous du cæcum.

Cela fait, l'opérateur sépare le cæcum du péritoine qui l'entoure, en particulier au niveau de l'angle iléo-cæcal (où finit le mésentère et où commence le grand épiploon), et passe ainsi, sans arrêt, aux côlons.

c) *Côlons.* — Maintenant toujours de la main gauche le côlon, à mesure que les ciseaux coupent de bas en haut (suivant le cours des matières fécales) les replis épiploïques qui s'y insèrent, l'opérateur ménage le canal intestinal qu'il ne doit entamer sous aucun prétexte. En même temps, il s'efforce d'obtenir la rectitude la plus parfaite du gros intestin qu'il dégage. Dans ce but, il ne laisse aucun des points de la surface avant qu'elle ne soit redressée grâce à l'incision prudente des replis péritonéaux méso-côliques. Le côlon ascendant, le transverse et ses deux angles (droit et gauche), le côlon iliaque sont de la sorte et tour à tour libérés dans la totalité de leur surface péritonéale, jusqu'à l'origine du rectum.

d) *Rectum.* — A moins d'indications spéciales, le rectum peut demeurer tel quel, sur la partie postéro-inférieure de la cavité pelvienne encore intacte, avec sa bordure péritonéale respectée (enlevée d'un seul bloc), au moment de l'éviscération totale d'emblée (voy. p. 134, *Éviscération pelvienne*). Cette pratique offre l'avantage inestimable de conserver dans leurs rapports, normaux ou pathologiques, les organes de la cavité du petit bassin et de ne pas léser, à l'insu de l'opérateur, les uretères et les organes génitaux internes, chez l'homme comme chez la femme. Si, pour une raison spéciale, l'isolement complet du rectum et de l'anus est décidé, il suffit à l'opérateur d'agir avec prudence, et d'ouvrir sur un côté le péritoine pelvien, sauf à disséquer de chaque côté du rectum la séreuse péritonéale jusqu'au dégagement total de la fin du canal intestinal.

e) *Anus.* — L'anus a été isolé avec soin, au début même de l'autopsie, avant la fin de l'éviscération totale d'emblée, et pour faciliter cette manœuvre d'ensemble. Les incisions cutanées ont respecté une bande suffisante de la peau des fesses, du périnée et de la région coccygienne, pour permettre à l'opérateur de ne pas méconnaître les lésions péri-anales qui pourraient exister, en rapport avec l'état normal ou pathologique du conduit anal. Un dernier coup d'œil sur cette région, une détersion complète des parties sous un bon filet d'eau, et tout est terminé quant à la préparation du canal intestinal.

Bien dégagé dans toute sa longueur, le tube digestif est prêt à être ouvert et son autopsie n'offrira plus aucune difficulté (voy. AUTOPSIES PARTIELLES : *Tube digestif*, p. 275).

20° **Examen du péritoine**. — Avant d'arriver à l'isolement des organes génitaux, il est bon (pour profiter des parties du péritoine encore respectées) de procéder à un examen complet de la séreuse abdominale, déjà vue en partie, lors des manœuvres précédentes, et de passer en revue d'une manière méthodique son feuillet pariétal et ses replis viscéraux. Si, lors de l'ouverture et de l'inspection générale de l'abdomen, rien n'a attiré l'attention sur un point particulier de la cavité péritonéale, on procède suivant un ordre réglé d'avance.

a. Mésentère. — On peut commencer, par exemple, par le mésentère dont le bord inférieur ou intestinal est séparé des anses iléo-jéjunales, son bord supérieur demeurant indemne au-devant des parties molles prévertébrales décollées lors de l'éviscération totale. Pendant la désinsertion des anses intestinales, l'observateur a pu surveiller le mésentère le long de sa face antérieure. Il constate l'épaisseur du repli péritonéal, regarde ses deux faces, dont l'aspect lisse et uniforme est caractéristique. Il palpe le repli mésentérique dans toute son étendue en ayant soin de faire passer entre le pouce et les deux doigts suivants la totalité de l'organe étalé sur sa face postérieure ; de cette façon, aucun des ganglions mésentériques, en particulier ceux de l'angle iléo-cæcal, ne peuvent échapper à son attention. Les ganglions sont, au besoin, sectionnés au couteau, perpendiculairement à la surface de la séreuse et sans que la lame traverse l'autre face, ce qui risquerait de blesser l'index et le médius gauches qui soutiennent le ganglion présenté à l'incision. Au reste, partout où les doigts sentent quelque saillie, quelque résistance, le couteau doit intervenir et mettre à nu la partie suspecte.

b. Épiploons et mésos. — Les épiploons, surtout le grand épiploon ce repli et les mésos, bas sectionnés, sont revus avec tout le soin nécessaire. L'opérateur note la richesse, souvent exubérante, de la séreuse en graisse ; il surveille l'aspect plus ou moins nacré des tractus conjonctivo-vasculaires qui forment le squelette des membranes épiploïques. Il recherche l'état des *franges épiploïques* attenantes aux diverses portions du gros intestin et recueille tout ce qui, sur ces replis, lui paraît anormal, en tant que couleur, volume, forme ou consistance.

c. Péritoine pariétal. — Le péritoine pariétal a été, au début même de l'autopsie, l'objet d'investigations précises : l'opérateur a vu et noté l'état de la séreuse à la face interne des parois abdominales; il a recherché, pendant qu'il décollait la séreuse des fosses iliaques, l'état des orifices pariétaux, que ceux-ci fussent normaux ou accidentels. Le péritoine diaphragmatique a été surveillé en même temps qu'on étudiait le muscle (voy. p. 190), de même que l'arrière cavité des épiploons l'était à l'occasion de la découverte de la veine porte et du pancréas (voy. p. 15[illegible]). Il ne reste plus guère à inspecter que le péritoine pelvien.

d) *Excavation pelvienne.* — Le sac pelvien a été extrait, d'une seule pièce (voy. p. 134, *Exiscération pelvienne*), sans aucun délabrement. Il est facile de l'étudier dans tous ses détails, en bonne lumière, sur la table d'autopsie. L'observateur note d'abord la profondeur de la cavité pelvienne, très fréquemment raccourcie par des lésions chroniques anciennes, comblant en totalité ou en partie le cul-de-sac recto-vaginal (recto-vésical, chez l'homme). La consistance et la couleur du péritoine qui s'étend du rectum vers le vagin, ou vers la vessie chez l'homme, ont une réelle importance : un grand nombre de lésions (tuberculose, cancer, pigmentations, etc.) marquent au fond du cul-de-sac péritonéal pré-rectal leur passage à travers la grande cavité péritonéale, et incrustent au niveau de cette région déclive quelque indice révélateur.

11° **Appareil urinaire (examen, isolement, ouverture).** — L'excavation pelvienne inspectée, on prépare l'appareil urinaire.

a) *Reins.* — Les reins sont libres depuis le début de l'étude de la masse éviscérée vue de dos (voy. p. 148). Retenus seulement chacun par son uretère, ils flottent non encore ouverts en attendant une autopsie complète. D'une manière générale, il est bon de ne pas séparer le rein de l'uretère tant que l'autopsie de la vessie n'est pas terminée (voy. p. 350). L'observateur se contente de noter la forme, le volume, la couleur et la consistance de chaque rein recouvert encore de sa capsule d'enveloppe. Il a déjà apprécié (voy. p. 148) l'état de l'*atmosphère adipeuse* du rein, au moment où il décollait de la région lombaire l'organe et l'isolait de la masse totalement éviscérée (vue de dos).

b) Uretères. — Les uretères sont libres et dénudés jusqu'à l'entrée du péritoine pelvien (voy. p. 198) le long et en dehors duquel ils se glissent, de chaque côté, vers la vessie.

En général, quand les uretères paraissent sains dans leur partie découverte, et que la vue et la palpation indiquent sur-le-champ, il est inutile de poursuivre leur dissection jusqu'à la vessie. On laisse en place, sauf à la reprendre plus tard, après l'ouverture de la vessie, leur portion pelvienne (voy. p. 334), et l'on s'occupe de la vessie.

c) Vessie. — Avant de disséquer ou même d'ouvrir la vessie, on l'évacue au moyen d'une pression légère exercée sur son sommet.

L'urine s'échappe par le méat urethral chez la femme, par la section transversale de l'urèthre chez l'homme (voy. p. 134 : *Incision des téguments de la région du pénis*) ; elle peut être recueillie dans un verre stérilisé.

La face antérieure du réservoir vésical est libre et a été examinée avec soin lors de l'exentération pelvienne (voy. p. 111), au moment où les doigts de l'opérateur ouvraient largement l'espace prévésical de Retzius et décollaient le péritoine pariétal adjacent. Le tissu cellulaire lâche de cette région est inspecté à nouveau, pour plus de précaution. La face postérieure de la vessie, recouverte de la séreuse péritonéale, est vue à son tour et l'état des parties est noté par l'opérateur.

A moins d'indications spéciales, il est inutile de disséquer les parties latérales de la vessie, quand la vue et la palpation n'y révèlent rien d'anormal. En ce cas, il suffit d'ouvrir la vessie aux ciseaux, sur la ligne médiane et le long de sa face antérieure, en commençant par le sommet même de la vessie (voy. p. 334 : ORGANES PELVIENS, *Voies urinaires*, p. 136 et fig. 88), jusqu'au col vésical qui sort par l'*urèthre*, dont la face supérieure, seule, est incisée du même coup.

Si l'on doit, pour un motif particulier, isoler la vessie dans sa totalité, il faut procéder à cette opération *avant toute ouverture ou résection de viscère*. Chez l'homme, on doit séparer avec le plus grand soin de la vessie la face antérieure du rectum, au-dessous du cul-de-sac recto-vésical ; on reconnaît successivement et l'on ménage, de chaque côté, le canal déférent, la vésicule séminale et l'uretère, et enfin, plus bas, le lobe correspondant de la prostate.

La technique la plus commode est la suivante : elle consiste à entamer aux ciseaux le péritoine du cul-de-sac de Douglas, juste au moment où la séreuse va rejoindre la vessie ; la section est transversale et atteint, de chaque côté, le péritoine pariétal. Sitôt que la partie terminale du canal déférent droit ou que le sommet de la vésicule séminale du même côté se montre au-dessous du feuillet péritonéal (soulevé par la main gauche), l'opérateur se guide sur cet organe dur et bossué : il conduit avec prudence la pointe de ses ciseaux autour du bas fond de la vessie. Au fur et à mesure, le péritoine se dégage, de bas en haut et de droite à gauche d'abord, puis bientôt de gauche à droite, et découvre les organes du côté correspondant. L'opération est terminée lorsque les deux canaux déférents, avec les deux vésicules séminales qui les enchâssent et, plus en dehors, les deux uretères ont été, à tour de rôle, isolés et libérés ; on suit l'uretère jusqu'à son entrée dans la paroi vésicale.

Le rectum se trouve, par là-même, séparé du paquet vésico-urétéro-génital (voy. fig. 89). Dès lors, l'autopsie définitive de chacun de ces organes sera fort aisée (voy. AUTOPSIE DES VOIES URINAIRES p. 345 et ORGANES GÉNITAUX p. 359).

Chez la femme, le dégagement de la vessie et des uretères se poursuit, sans grande difficulté à l'état normal, par une dissection méthodique de la cloison vésico-vaginale, en se guidant sur chaque uretère.

22° **Organes génitaux (examen, ablation).** — C'est par les organes génitaux que se termine l'examen de la masse totalement éviscérée. Les opérations nécessaires diffèrent beaucoup selon qu'il s'agit de l'un ou l'autre sexe.

Testicules. Canaux déférents. Vésicules séminales. Prostate. — L'ablation et la préparation des organes génitaux de l'homme ne présentent aucune difficulté lorsque leur étude a été décidée d'avance, au début de l'autopsie générale du cadavre. Il est facile d'en pratiquer l'extirpation sans rompre la continuité des organes.

Pour cela, il faut commencer par enlever le testicule avec le cordon spermatique au moment où, la paroi abdominale incisée, le canal inguinal encore intact s'offre à l'opérateur qui décortique le feuillet péritonéal de la fosse iliaque (voy. *Éviscération pelvienne* p. 134).

Le décollement du péritoine iliaque étant donc terminé et le tissu cellulaire prévésical mis à nu, l'opérateur reconnaît sans peine les vaisseaux spermatiques qui se dirigent vers l'anneau inguinal profond ; d'autre part, il a vite isolé le canal déférent qui vient d'en sortir et contourne le rebord du bassin pour s'enfoncer dans l'excavation pelvienne. A ce moment, il suffit à l'opérateur de prendre de la main gauche le bord interne du grand droit de l'abdomen correspondant et d'amener en avant la paroi abdominale, pendant que la pointe du couteau incise, immédiatement au-dessus de l'arcade fémorale et en la rasant de très près, toutes les parties molles qui séparent le cordon spermatique de la cavité abdominale.

L'incision s'avance à la face profonde de la paroi abdominale, de la ligne médiane du corps vers l'anneau inguinal profond ; elle l'ouvre à sa partie interne, sans entamer le *cordon spermatique* engainé dans sa tunique fibreuse. A travers cette large ouverture, la main gauche de l'opérateur attire sans le moindre effort, par en haut, le cordon et le testicule maintenus dans leur gaine commune ; il suffit, en effet, de décoller légèrement cette gaine à l'aide des doigts. Sitôt que la masse testiculaire est arrivée à l'extérieur, quelques coups de ciseaux la libèrent promptement de la face profonde du dartos et du scrotum qui s'invaginaient à sa suite, de bas en haut, dans le canal inguinal éventré (fig. 34).

La même opération, répétée à droite et à gauche pour le cordon spermatique et son testicule, permet à l'opérateur d'assurer l'ablation complète et sans discontinuité des organes génitaux (à l'exception de la verge et des bourses). A partir de ce temps opératoire, l'éviscération pelvienne se continue telle qu'elle a été décrite au début de l'autopsie générale (voy. p. 133). Les canaux déférents, avec leur testicule appendu suivent le mouvement réglé par lequel l'opérateur procède à l'extraction, hors de la cavité pelvienne, de la totalité des organes qui y sont normalement logés.

Le reste du canal déférent est accolé aux parties latérales de la vessie. Si l'opérateur veut isoler cette portion du canal

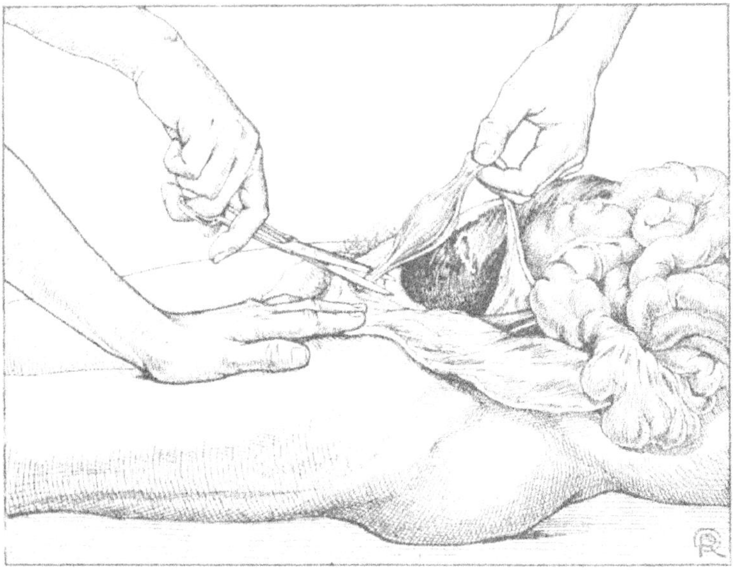

Fig. 31. — Ablation du testicule.

déférent ainsi que la vésicule séminale correspondante, il procède par dissection, ainsi qu'il a été dit plus haut, à propos de l'isolement du bas-fond de la vessie (voy. p. 200). Quand les quatre organes en question (fig. 89) sont, de la sorte, mis à découvert, la prostate, en plus, se trouve isolée au niveau de ses parties postérieure et latérales.

(Pour l'autopsie complète des organes génitaux, voy. AUTOPSIES PARTIELLES, p. 357, fig. 89; voy. aussi *Vessie*, p. 352, fig. 89).

Ovaires. Trompes. Ligaments larges. Vulve. Vagin. Utérus. — L'autopsie des organes génitaux de la femme est beaucoup plus simple. Une fois l'excavation pelvienne examinée, et quand l'étude du péritoine pariétal est terminée (voy. p. 198), les organes génitaux internes sont prêts. Il est préférable de commencer par les organes internes dits « annexes utérines ».

L'opérateur prend, l'un après l'autre, les *ovaires*, constate leur position, leur volume, leur mobilité et note leur forme, leur consistance et leur couleur; au besoin, et *sans les enlever* à ce moment, il mesure leur longueur, leur largeur et leur épaisseur au niveau de la partie la plus saillante.

L'examen de chaque *salpinx* arrive à son tour. L'opérateur constate la souplesse, le volume, la longueur et la mobilité des deux trompes et, en particulier, de leur pavillon.

Le *ligament large* de chaque côté, est pris entre les doigts de la main droite et palpé avec soin; en même temps, l'état du péritoine qui le recouvre est noté dans toute son étendue. Chemin faisant et pour terminer l'examen des annexes, le ligament rond, à droite et à gauche, est vu et touché; son volume et sa longueur sont signalés.

Après quoi, l'opérateur, tout en respectant l'*utérus*, constate l'état du péritoine qui le recouvre, la forme de l'organe (portion saillante dans la cavité péritonéale), sa direction et son attitude, son volume appréciable, sa consistance, la disposition des cornes et passe enfin à la vulve.

La *vulve* a déjà été examinée d'une manière succincte, avant que l'autopsie proprement dite n'ait commencé (voy. p. 97). Le clitoris et son capuchon, les grandes et les petites lèvres sont successivement inspectés, les *glandes vulvo-vaginales* sont palpées et, au besoin, incisées d'un coup transversal. L'orifice de l'urèthre et l'entrée du vagin sont vus à leur tour. Dès lors, l'opérateur pourra procéder à l'ouverture du vagin et de l'utérus (voy. AUTOPSIES SPÉCIALES : *Organes génitaux de la femme*, p. 363 et fig. 95).

L'examen extemporané et la préparation des différents appareils et organes contenus dans les cavités splanchniques se terminent ici. Au cours de la description qui précède, on n'a pour ainsi dire fait que mettre en état les pièces en vue d'une autopsie qui, considérée dans ses grandes lignes, sera aussi complète que possible.

Les AUTOPSIES PARTIELLES, qui vont suivre, étudieront dans tous leurs détails et de la façon la plus pratique les différentes techniques nécessaires ; l'examen complet des appareils ou des différents organes considérés en particulier et détachés de la masse commune va se poursuivre en ordre. Les cavités antérieures du corps et leurs parois vont être, au préalable, soumises à une inspection complémentaire.

VI

EXAMEN DES CAVITÉS ANTÉRIEURES DU CORPS ET DE LEURS PAROIS APRÈS L'ÉVISCÉRATION

SOMMAIRE. — I. *Cavité bucco pharyngée.*

II. *Cou* [illegible]

III. *Cavité thoracique, plastron sterno costal.*

IV. *Cavité abdominale.*

V. *Cavité pelvienne.*

VI

EXAMEN DES CAVITÉS ANTÉRIEURES DU CORPS ET DE LEURS PAROIS APRÈS L'ÉVISCÉRATION

Sitôt que la masse des viscères logés dans les cavités antérieures du corps a été examinée et préparée pour une autopsie méthodique de chacun des organes qui la composaient, le devoir de l'opérateur est d'inspecter, de haut en bas, dans toute leur étendue, les cavités ainsi évacuées ; de cette façon, il ne laissera échapper aucune des lésions qui ont pu s'être développées dans l'épaisseur des parois.

A vrai dire, il n'y a plus qu'une grande cavité, cervico-thoraco-abdominale, puisque toutes les cloisons préexistantes ont été enlevées ou sectionnées ; l'observateur n'a qu'à la parcourir dans un ordre réglé, afin de ne rien oublier.

Cavité bucco-pharyngée.

La *voûte palatine*, au ras de laquelle le voile du palais a été amputé peu après l'ouverture du corps (voy. p. [illegible] et fig. [illegible]), l'*arrière-cavité des fosses nasales* et l'orifice postérieur de ces fosses nasales doivent être inspectés avec soin. Il suffit de déterger ces régions à l'aide soit d'un mince filet d'eau, soit de bourdonnets d'ouate ou de charpie. Si l'amphithéâtre est muni d'une lance facile à manœuvrer et possède de l'eau sous pression, la technique est des plus commodes, le jet d'eau étant dirigé par l'une et l'autre narines, ou directement au fond de la cavité bucco-pharyngienne.

Il est, de même, loisible, en cas de besoin, de défoncer à

l'aide du ciseau à froid la voûte palatine, de chaque côté du rebord du maxillaire supérieur, afin d'inspecter et les *sinus maxillaires* et les *fosses nasales* proprement dites. Par cette « voie nasale profonde », l'opérateur est sûr, s'il le veut, d'atteindre aux parties les plus reculées du *cavum* et des *cavités ethmoïdales* (V. p. 192 : AUTOPSIE DES SINUS AÉRIENS DE LA FACE).

L'important, dans ces manœuvres un peu spéciales, est de respecter absolument les téguments de la bouche et de la face.

La face interne du *maxillaire inférieur* est à nu ; par cette voie intérieure qu'est la cavité buccale vidée, il est toujours facile d'étudier la mâchoire inférieure et, en cas de nécessité, d'enlever, soit au ciseau à froid, soit à la scie circulaire, un fragment plus ou moins considérable du maxillaire inférieur, à la condition expresse de respecter, dans cette opération, la face externe de l'os, si l'on ne veut pas déformer la figure.

La même remarque s'adresse à la muqueuse de la face interne des *joues* et à celle des *gencives* dont il est commode de prélever un lambeau, sur un point déterminé, en se servant d'un scalpel bien affilé [1].

Cavité cervicale.

L'ablation de toutes les parties qui passent dans la région cervicale antérieure a transformé le cou en une poche béante, vide, limitée de chaque côté par les téguments doublés du sterno-cléido-mastoïdien, et en arrière par la colonne vertébrale encore recouverte d'une partie de ses muscles.

Les deux *glandes sous-maxillaires* ont été laissées à la face profonde du lambeau cutané (Voy. p. 102). L'opérateur les dissèque et les enlève avec facilité. Après les avoir palpées et pesées, il les sectionne en deux ou trois fragments, par des coupes perpendiculaires à la surface.

Si, pour un motif spécial, l'autopsie des *glandes parotides* était jugée nécessaire, le moment serait venu de les disséquer, en ménageant d'une manière méticuleuse les téguments de la région parotidienne (V. p. 515). L'*incision* faite sur la

(1) Il est interdit d'enlever des *dents* sans une autorisation administrative spéciale.

ligne médiane du cou, au début même de l'autopsie (voy. p. [illegible]), *ne doit pas remonter au-dessus du menton*. Cette disposition réglementaire ne laisse pas, en général, un jour suffisant pour mener à bien l'ablation complète de la parotide. Une autorisation spéciale est nécessaire et donne à l'opérateur le droit de tracer, en arrière de la branche montante du maxillaire inférieur, une incision oblique mettant à nu la base de la parotide.

L'autopsie habituelle du cou permet d'étudier à loisir les deux *sterno-cléido-mastoïdiens*, qu'on peut, au besoin, disséquer jusqu'aux confins de l'apophyse mastoïde.

La *colonne cervicale* et ses muscles annexes sont inspectés et palpés avec tout le soin désirable. Toute déformation, toute saillie anormale est notée et, s'il y a lieu, sectionnée soit à l'aide de la petite scie à main, soit au moyen du couteau à forte lame, ou du ciseau à froid et du marteau à autopsie (voy. *Rachis et moelle*, p. [illegible]).

Quant à l'apophyse mastoïde, dont l'étude détaillée est si souvent indispensable, c'est surtout par la voie cranienne, après l'ablation des masses encéphaliques, que l'opérateur arrivera le mieux à ses fins (voy. p. 111). Autrement, il faut la mettre à découvert en décollant les téguments du crâne, une fois la calotte arrachée (voy. AUTOPSIE DU ROCHER, p. [illegible]).

Cavité thoracique. Plastron sterno-costal

La cage thoracique est à nu, largement exentérée depuis la section du plastron sterno-costal. Suivant les cas, la plèvre pariétale est restée en place ou a été arrachée en même temps que les viscères intra-thoraciques (voy. p. [illegible] et fig. 17). Si le feuillet pariétal de la plèvre est encore en place, l'opérateur l'inspecte, le palpe et, au besoin, le décolle afin de constater l'état de sa face externe, d'une part, et d'étudier, d'autre part, les organes sous-jacents à la plèvre : les muscles intercostaux, la face interne des côtes, les ganglions lymphatiques des espaces, le grand sympathique dorsal et la chaîne qu'il forme de chaque côté de la colonne vertébrale, le grand splanchnique et les articulations costo-vertébrales sont, tour à tour, étudiés et, s'il y a lieu, disséqués.

Les corps vertébraux, à leur tour, et les disques inter-vertébraux, avec le grand surtout ligamenteux qui descend en avant de la colonne vertébrale, passent sous les yeux et sous les doigts de l'opérateur.

Il lui est toujours facile d'exciser une ou plusieurs côtes quand elles sont malades et de pénétrer dans les corps vertébraux à l'aide de la gouge ou du ciseau.

Avant d'aborder les parties molles extra-thoraciques, l'opérateur doit songer au *plastron sterno-costal*. Il le prend, palpe les os et les cartilages, regarde les surfaces articulaires (articulations sterno-claviculaires), reconnaît l'artère mammaire interne, de chaque côté du sternum, et passe l'inspection des chaînes ganglionnaires antérieures (rétro-sternales) si fréquemment altérées. Il n'oublie pas l'appendice xiphoïde dont la forme et la direction ont un réel intérêt.

Les *parties molles extra-thoraciques* ne doivent pas être oubliées dans cette révision des tissus et organes annexés aux cavités éviscérées. Les muscles pectoraux ont été disséqués dans presque toute leur étendue ; il est facile de les étudier en les abordant par leur face profonde.

Les *mamelles* ont, chez l'homme aussi bien que chez la femme, un intérêt de premier ordre, à cause des lésions, souvent méconnues, qu'on y peut déceler au cours de l'autopsie. Décollée par sa face profonde, la mamelle, si l'on n'a pas décidé son ablation, peut être incisée perpendiculairement à sa face profonde, en plusieurs points, afin de ne pas laisser passer inaperçue quelque lésion. On recherche au fond de l'aisselle les gros ganglions lymphatiques qui pourraient sembler pathologiques.

Les vaisseaux et les nerfs intercostaux sont, on le conçoit, d'une dissection fort facile, en cas de besoin.

Les vaisseaux et nerfs axillaires, en partie sacrifiés au début d'une autopsie ordinaire, peuvent être conservés avec soin si l'intérêt de l'autopsie l'exige et disséqués aussi loin que possible, le long du bras, dans le cas où quelque indication spéciale y contraindrait l'opérateur.

Pour terminer, les téguments du thorax sont palpés dans toute leur étendue. On y recherche toutes les saillies, toutes les indurations anormales et on les isole, au couteau, de façon à mener à bien leur étude.

Cavité abdominale

Bien vidée, la cavité abdominale conserve encore quelques organes d'un grand intérêt au point de vue de l'autopsie. On commence par la colonne vertébrale lombaire dont on poursuit l'étude, comme plus haut. De chaque côté des vertèbres lombaires, descendent les muscles psoas-iliaques. On les inspecte, après les avoir palpés et au besoin sectionnés perpendiculairement à la direction générale de leurs fibres contractiles ; on peut même les décoller de toutes leurs insertions afin de mettre à nu la surface interne des os iliaques.

La masse du carré des lombes et la région qui lui correspond sont vues et incisées.

Viennent les parties molles de la paroi abdominale antérieure. Les muscles grands droits, les obliques sont palpés et, au besoin, disséqués et incisés en travers. L'arcade fémorale et le canal crural sont inspectés avec soin, et l'opérateur peut poursuivre assez loin, dans la profondeur de l'aine, au-dessous des téguments, les vaisseaux, nerfs et ganglions cruraux.

En terminant, le mont de Vénus, le scrotum et, si les testicules n'ont pas été enlevés (voy. p. [illegible] et fig. [illegible]), les éléments du cordon sont, à leur tour de rôle, inspectés, palpés et sectionnés en vue d'une étude plus complète.

Excavation pelvienne

Quoique évacuée, l'excavation pelvienne doit être encore une fois inspectée. Les parois osseuses du bassin sont palpées avec méthode, sur tout leur parcours. La symphyse des pubis, les deux os iliaques, le sacrum et, de chaque côté, l'articulation sacro-iliaque, l'angle sacro-vertébral, le coccyx doivent, au cours d'une autopsie méthodique, passer ainsi sous les yeux et sous la main de l'opérateur ; de cette façon, on est à peu près sûr de ne laisser dans l'ombre aucun des détails indispensables à la rédaction d'un protocole inattaquable.

TROISIÈME PARTIE

AUTOPSIES PARTIELLES

I

APPAREIL CIRCULATOIRE

L'autopsie de l'appareil circulatoire se décompose en un nombre variable de temps opératoires, en rapport, d'une part avec les différents organes (cœur, artères, veines, lymphatiques) qui composent l'appareil circulatoire et, d'autre part, avec l'ordre suivi pour la libération de ces organes.

Les détails circonstanciés dans lesquels nous sommes entrés à propos du *péricarde* (voy. p. 174 et fig. 47), de la *crosse de l'aorte* (voy. p. 176) et de l'*aorte thoraco-abdominale*, ceux qui ont été consacrés aux *gros vaisseaux artériels* (voy. p. 176) et au *canal artériel* (voy. p. 176 et fig. 49 et 50) ; l'étude méthodique de l'*artère* et des *veines pulmonaires* (voy. p. 178 et fig. 50) ; des *veines caves* (voy. p. 190 et fig. 52) ; des *jugulaires* (p. 118) ; des *azygos* (p. 134), de la *veine porte* (voy. p. 151 et fig. 57) et des *sinus veineux de la dure-mère* (voy. p. 413 et fig. 100) nous dispensent de renouveler ces descriptions. Il nous suffit de les grouper en tête du présent chapitre.

Seule, l'autopsie du *cœur extrait de la poitrine* n'a pas encore trouvé place dans les pages précédentes.

AUTOPSIE DU CŒUR

SOMMAIRE. — **Examen extérieur du cœur.** — *Inspection de la surface, couleur, volume, forme, poids du cœur encore plein de sang.*

Ouverture des deux cœurs. — **Cœur droit.** *Ouverture de l'oreillette. Inspection de l'orifice tricuspide. Ouverture de l'auricule. Examen de la cavité auriculaire : trou de Botal, veine coronaire.*

Ouverture du ventricule et de la tricuspide. Ouverture de l'infundibulum et de l'orifice pulmonaire : examen des valvules. Examen de la cavité ventriculaire : colonnes charnues, piliers et valves de la tricuspide, septum interventriculaire.

Cœur gauche. — *Ouverture de l'oreillette. Inspection de l'orifice mitral. Ouverture de l'auricule. Examen de la cavité de l'oreillette : trou de Botal.*

Ouverture du ventricule gauche : ouverture de la mitrale. Ouverture de l'orifice aortique ; espace de l'aorte, septum interventriculaire. Examen de la cavité ventriculaire : piliers, valves, septum interventriculaire.

Étude détaillée du cœur. — **Étude des orifices valvulaires du cœur** : *examen des valvules ; mensuration des orifices.*

Étude des artères coronaires, *des veines coronaires, du plexus cardiaque.*

Examen des parois du cœur : *endocarde, péricarde, myocarde. Cloison interauriculaire et cloison interventriculaire : incisions pariétales. Mensuration des parois.*

Pesée du cœur.

AUTOPSIE DU CŒUR

OUVERTURE DES DEUX CŒURS

L'examen extérieur du cœur a été fait (voy. p. 183) avant son ablation. Le sang contenu dans les cavités cardiaques, contaminé par les incisions libératrices (p. 186), n'est plus propre à une étude bactériologique. Un prélèvement en a dû être pratiqué auparavant (voy. p. 185). L'inspection de la surface du cœur, sa couleur, son volume, sa forme, le poids de l'organe encore plein de sang ont fourni leurs indications (voy. p. 188).

L'autopsie du cœur en est arrivée à l'ouverture de ses différentes cavités et orifices et à l'examen des cavités, orifices et parois de l'organe considéré en lui-même, isolé du reste de l'organisme (fig. 35). L'ordre qui va suivre nous paraît le meilleur et, en tout cas, le plus pratique.

Cœur droit.

Ouverture de l'oreillette. — Il nous paraît bon, dans les conditions ordinaires d'une étude méthodique, de commencer par l'ouverture du cœur droit. Cette opération est, en effet, facilitée par la saillie du cœur gauche encore plein de sang. La main gauche tenant l'oreillette au niveau de l'orifice de la veine cave inférieure, le cœur reposant par sa face antérieure sur la table, la main droite trace aux ciseaux, sur la partie postéro-externe de l'oreillette, une incision étendue de l'ouverture béante de la veine cave inférieure à l'abouchement de la veine cave supérieure, qui se trouve ainsi ouverte.

Une seconde section descend suivant le bord droit (ou extrême limite droite) du cœur, le long de l'oreillette (fig. 35

jusqu'au voisinage du sillon inter-auriculo-ventriculaire droit et met suffisamment à nu la cavité de l'oreillette droite. Celle-ci est aussitôt détergée de ses caillots cruoriques non adhérents ;

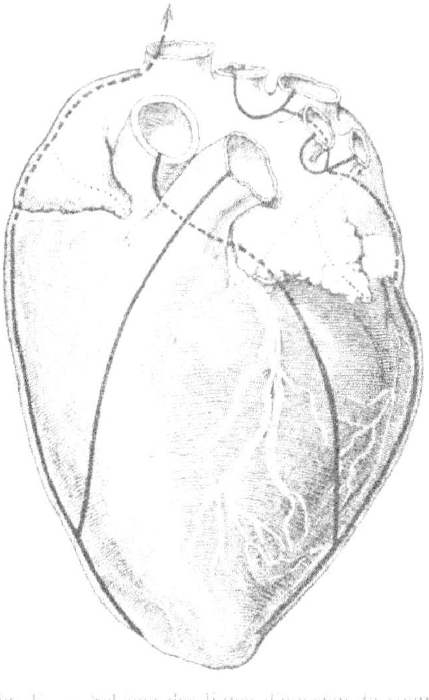

Fig. 15. — Schéma des lignes d'incision du cœur.

(Toutes ces lignes respectent la face postérieure du cœur).

on a grand soin de ne toucher ni aux caillots anciens (adhérents et grisâtres, végétations globuleuses), ni aux valvules de l'orifice triscupide.

Inspection de l'orifice tricuspide. — La face auriculaire des trois valves et leur bord libre sont examinés tour à tour et les lésions matérielles qu'on y peut apercevoir sont respectées avec les plus grandes précautions.

Au besoin, un fil de platine, stérilisé sur-le-champ, permet de cueillir à leur surface les particules nécessaires à un examen bactériologique ; cette technique devra se renouveler pour chacun des orifices, en cas de lésion matérielle apparente.

Ouverture de l'auricule. — L'auricule droite est ouverte, aux ciseaux, sur sa face antérieure et suivant son axe (fig. 55) ; ses colonnes charnues sont détergées ; on y recherche avec attention les caillots anciens, adhérents, grisâtres, source si fréquente d'embolies de l'artère pulmonaire et d'infarctus des poumons.

Examen de la cavité auriculaire. — Ces préparatifs permettent d'étudier à fond la cavité de l'oreillette ; l'état de son endocarde pariétal est constaté, en particulier au niveau de la cloison inter-auriculaire où la cicatrice du trou de Botal sollicite une inspection complète (fig. 56). L'orifice de la veine coronaire est examiné : les ciseaux mousses ouvrent cette veine en long, suivant le sillon inter-auriculo-ventriculaire postérieur et le plus loin possible.

Ouverture du ventricule droit. — Pour bien ouvrir le ventricule droit, deux coupes sont nécessaires ; elles tracent sur sa face antérieure un lambeau angulaire, en V, à sinus supérieur, dont chaque branche rejoint, pour le couper au besoin, chacun des deux orifices valvulaires du ventricule droit (fig. 57).

La première ligne d'incision suit le bord droit du cœur. De la main gauche, l'opérateur saisit le cœur gauche et le maintient dans sa paume (fig. 58), le pouce appuyant sur la face postérieure du ventricule droit, les quatre autres doigts soutenant la face antérieure du cœur. De cette façon, le bord droit du ventricule se trouve saillant en haut et bien placé au devant de l'opérateur.

La lame d'un couteau à cerveau, suffisamment étroite pour passer dans les différents orifices du cœur (fig. [illegible]), s'enfonce suivant le bord droit du cœur et perpendiculairement à la surface de l'organe (fig. 58). La paroi entière du ventricule droit est, du coup, ouverte de dehors en dedans, mais sur une étendue peu considérable, toujours moindre que la longueur même du bord droit du ventricule ; l'opérateur prend soin de n'atteindre ni, par en bas, la pointe du ventricule, ni par en haut, le sillon inter-auriculo-ventriculaire.

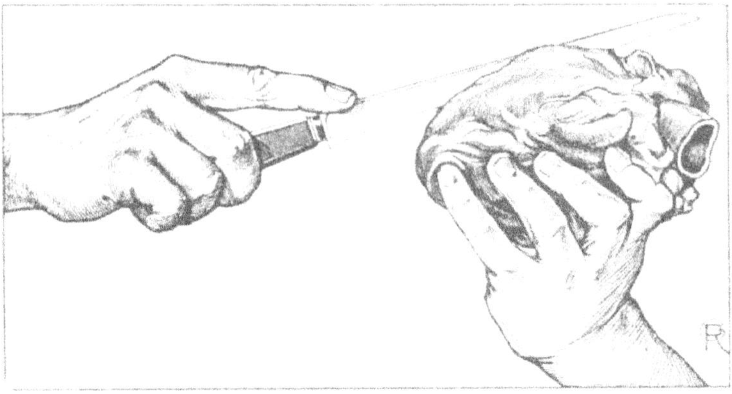

Fig. 36. — Incision du bord droit du cœur.

Il est de la plus grande importance de ne jamais entamer, de prime abord, aucun des orifices valvulaires du cœur avant de savoir s'il n'est pas utile de le conserver intact : toute lésion orificielle du cœur doit, en général, être respectée, sans subir aucun délabrement.

Ouverture de l'orifice tricuspide. — L'index gauche, à ce moment, pénètre à travers l'orifice tricuspide qu'il inspecte ; il repère la voie par où va pénétrer la pointe du couteau, si la section en est décidée. L'index ou le médius droit, passant à travers l'ouverture faite dans la paroi ventriculaire (fig. 37), prépare le trajet (sans trop déchirer le myocarde). Après quoi, le couteau (tranchant en bas, dos en haut), prend la place du médius droit et s'enfonce dans l'orifice tricuspide, en sens inverse du courant sanguin, pendant que l'index gauche, s'étant retiré prudemment devant lui, s'unit au pouce correspondant pour maintenir bien écartée la paroi de l'oreillette.

Au cours de cette manœuvre, le dos du couteau supporte ce qui, de la paroi du cœur droit, reste non encore coupé (au niveau du sillon inter-auriculo-ventriculaire).

Remarque. — Il est capital, pendant cette série de mouvements,

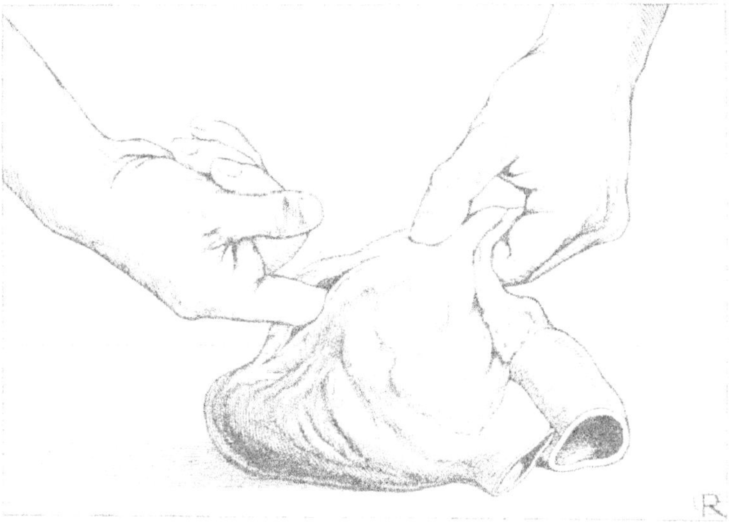

Fig. [illegible]. — Ouverture de l'orifice tricuspide, [illegible] temps.

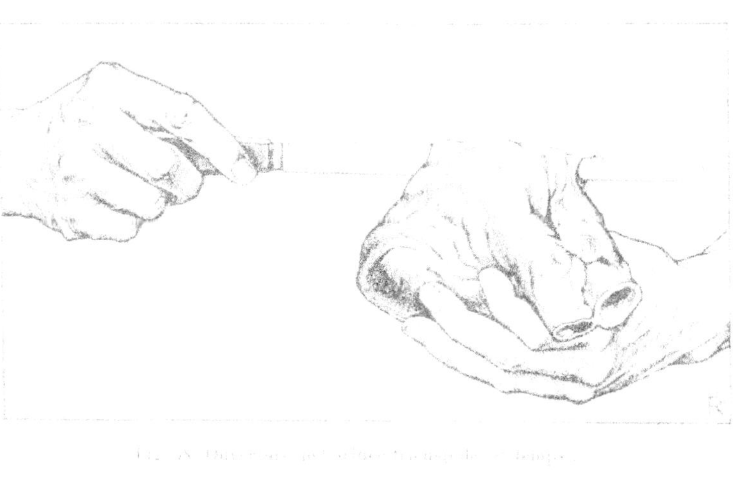

Fig. [illegible]. — Ouverture de l'orifice tricuspide, [illegible] temps.

de respecter le plus possible les piliers de la tricuspide et les colonnes charnues de la paroi ventriculaire.

Pour couper l'orifice tricuspide, le couteau se retourne dans la plaie, et le tranchant se place entre les deux lèvres de la première incision ventriculaire. En même temps, la main gauche reprend la position du début de l'ouverture du ventricule droit et soutient, par le ventricule gauche, la masse totale

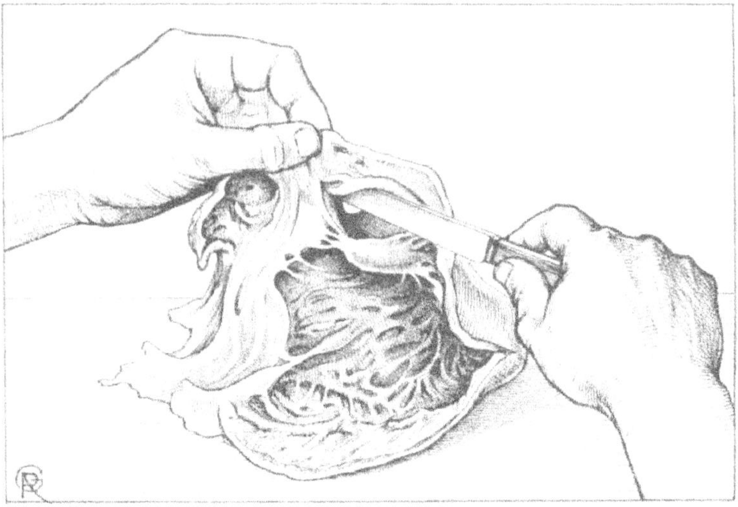

Fig. 39. — Ouverture de l'infundibulum de l'artère pulmonaire. Mise en place du couteau.

du cœur (fig. 38). Quelques coups du tranchant ont vite incisé l'orifice tricuspide, de dedans en dehors, et le ventricule droit se trouve à jour, dans sa portion auriculo-ventriculaire ou tricuspidienne (fig. 41). La cavité ventriculaire est détergée avec précaution.

Ouverture de l'orifice pulmonaire. — On commence par examiner l'état de l'orifice et des valvules sigmoïdes, d'ordinaire au nombre de trois, qui le ferment ; on s'assure de leur jeu, avant de procéder à l'ouverture de l'orifice.

Le cœur est placé sur la table, où il repose par sa face postérieure. La main gauche soulève la face antérieure du ventricule droit par le bord antérieur de l'incision ventriculaire et va préparer la voie à l'incision destinée à ouvrir, en même temps, l'infundibulum de l'artère pulmonaire, son orifice valvulaire et la portion du tronc adhérente encore au cœur.

La main droite enfonce la pointe du couteau (dos en haut, tranchant en bas), exactement sous la paroi antérieure de l'in-

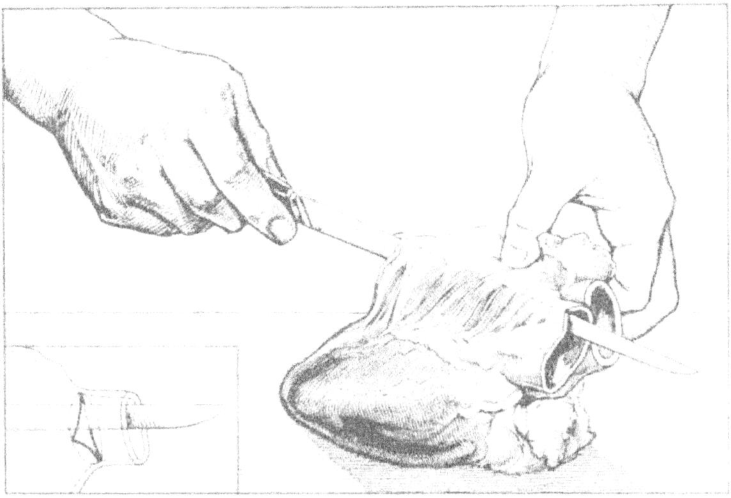

Fig. 89. — Ouverture de l'artère pulmonaire (2e temps).

(Schéma de la position de la paroi antérieure et du couteau.)

fundibulum (fig. 89). L'opérateur prend bien garde en insinuant son couteau entre le pilier antérieur de la tricuspide (inséré d'ordinaire à la partie profonde de l'origine même de cette paroi antérieure de l'infundibulum) et la paroi proprement dite ; il ménage les colonnes charnues qui sillonnent la région (fig. 90).

Le couteau suit avec la plus grande exactitude l'axe même de l'infundibulum ; son dos côtoie la région médiane de cette paroi antérieure et sort par l'artère pulmonaire.

A ce moment, l'opérateur prend de la main gauche l'orifice de section du tronc de l'artère pulmonaire et, retournant son couteau (tranchant en avant), le place bien entre les deux valvules sigmoïdes antérieures (fig. 90). Une incision prudente (en sciant), perpendiculaire à la surface du cœur et procédant de l'intérieur de l'infundibulum vers l'extérieur, coupe l'endocarde, le myocarde et l'épicarde ; elle ouvre, en même temps, l'artère pulmonaire entre ses deux valvules antérieures, sans léser ni l'une ni l'autre. Cette opération est très facile et met à nu toute la section infundibulaire du ventricule gauche, l'orifice pulmonaire et l'origine de l'artère pulmonaire (fig. 42), que l'on examine à loisir.

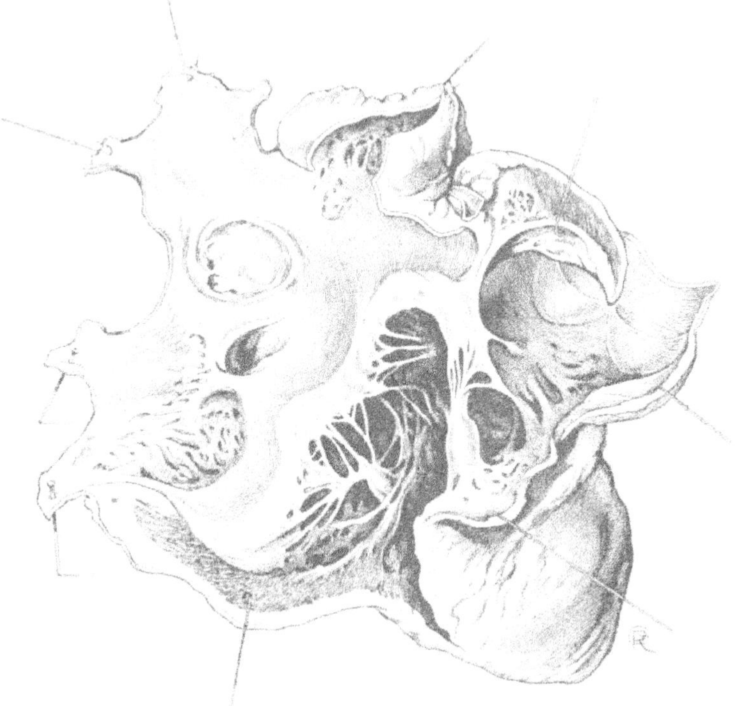

Fig. 41. — Cœur droit ouvert : oreillette, auricule, orifice tricuspide.

Examen de la cavité ventriculaire droite. — Le ventricule droit, ainsi ouvert dans ses deux portions et suivant leur axe divergent (conformément au cours du sang dans sa cavité), doit être inspecté avec méthode : l'orifice tricuspide, ses dimensions, (voy. p. 75), ses valvules, leurs trois piliers, les tendons de ces piliers ; les colonnes charnues de la paroi (surtout à la pointe du ventricule, l'orifice pulmonaire, ses dimensions, ses valvules, l'endocarde pariétal sont tour à tour l'objet d'une enquête qui doit s'efforcer de ne rien oublier.

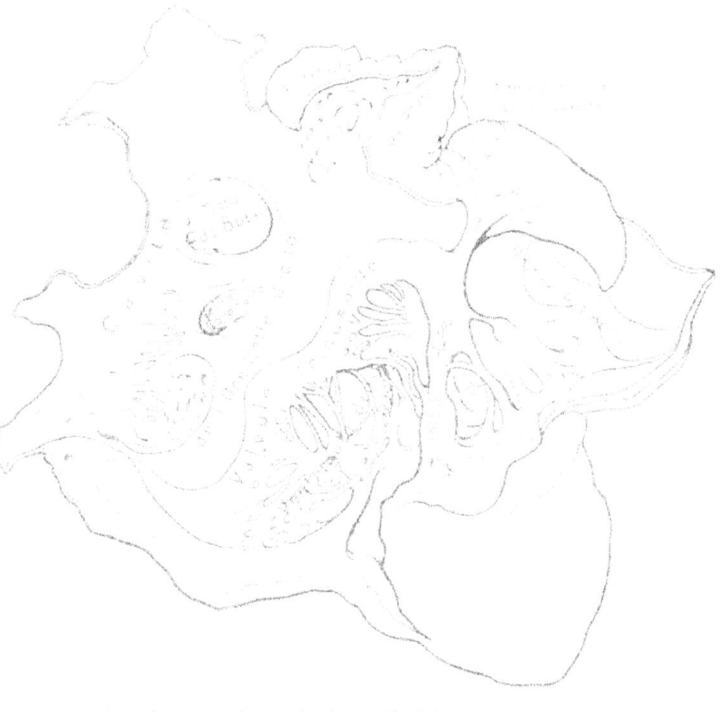

Fig. [illegible] — Cœur droit ouvert. [illegible]

Cœur gauche.

Ouverture de l'oreillette gauche. — Même quand le cœur a été détaché avec soin, il est fréquent de ne trouver au sommet de l'oreillette gauche que deux ou trois orifices, au lieu de quatre, correspondant à l'abouchement des deux paires de veines pulmonaires. Quand les quatre orifices existent (fig. 55), une double incision réunit tout d'abord en un seul trou chaque paire pulmonaire, puis un troisième coup de ciseaux, perpendiculaire aux deux premiers, coupe transversalement le sommet de l'oreillette gauche, en traçant une sorte d'H qui ouvre toute grande cette cavité du cœur. Pour bien l'examiner, il est bon cependant de pousser plus en dehors encore l'incision transversale et de la prolonger le long de la paroi externe de l'oreil-

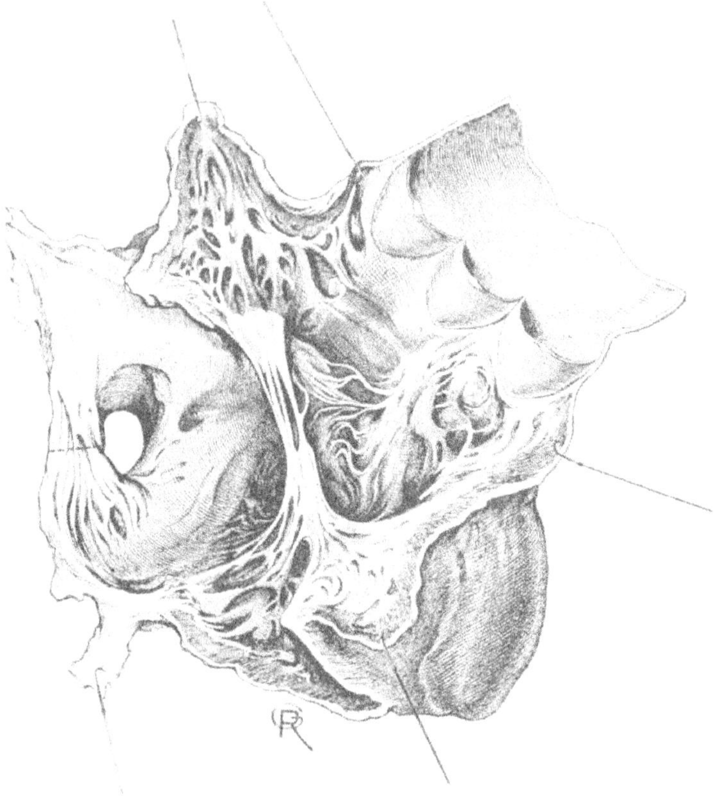

Fig. 32. — Cœur droit. Artère pulmonaire et son infundibulum ouverts.

lette jusqu'au voisinage du sillon inter-auriculo-ventriculaire gauche, sans entamer l'orifice mitral non encore inspecté (fig. 35).

La cavité de l'oreillette gauche, comme on fit pour la droite, est détergée de ses caillots cruoriques ; s'il existe des caillots fibrineux anciens (grisâtres, pulpeux) ou des végétations globuleuses (lisses et blanchâtres), on les conserve en place avec les plus grandes précautions, en vue d'une étude ultérieure.

On a soin de ne pas toucher aux valves de la mitrale, ou bien l'on y procède, s'il en est jugé utile, à une prise des parties pathologiques à l'aide du fil de platine stérilisé.

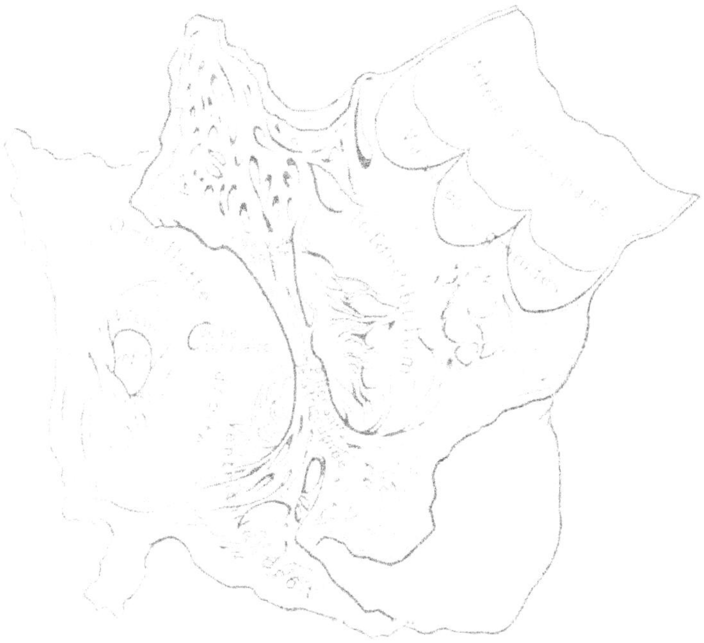

Fig. 56 bis. — Cœur droit ouvert. Schéma de sa portion intraventriculaire.

Ouverture de l'auricule gauche. — La main gauche maintenant la paroi antérieure de l'oreillette gauche, les ciseaux mousses pénètrent dans l'auricule gauche et l'ouvrent, suivant son axe, sur sa face antérieure ; quand la forme un peu sinueuse de l'auricule le réclame, une autre incision se détache de la première, en dehors et à gauche, et pénètre dans les replis latéraux de l'organe (fig. 57). Les caillots contenus dans cette cavité sont palpés et extraits avec méthode.

Examen de la cavité de l'oreillette gauche. — Tous ces préparatifs rendent aisée l'étude de la cavité auriculaire gauche. L'endocarde parietal, lisse à l'ordinaire et beaucoup plus épais (plus élastique) que celui de l'oreillette droite, est passé en revue dans toute son étendue, en particulier au niveau de la cloison inter-auriculaire, où la cicatrice du trou de Botal (fig. 50) doit être soumise à un examen attentif (recherche de la perméabilité anatomique du trou de Botal).

Ouverture du ventricule gauche. — La main gauche maintient dans sa paume le ventricule droit (fig. 43). Le pouce soutient le sillon inter-ventriculaire antérieur, les quatre autres doigts appuyant avec force sur la face postérieure des ventricules. Dans cette situation le bord gauche du cœur ou, pour mieux dire, la partie extrême gauche du ventricule gauche fait saillie au-dessus de la main gauche de l'opérateur. Le couteau s'enfonce, le plein de la lame pénétrant avec douceur, directement dans l'épaisseur du ventricule gauche, sur sa partie la plus saillante et suivant une ligne qui, perpendiculaire au sillon inter-auriculo-ventriculaire gauche (fig. 35), partirait du point extrême gauche de ce sillon pour gagner en droite ligne la pointe du cœur.

Dès que l'opérateur sent que l'incision de la paroi ventriculaire est complète sur un point permettant l'accès d'un doigt (fig. 44), le médius droit s'y enfonce, pénètre dans la cavité du ventricule et *ménage l'intégrité des deux piliers de la mitrale, entre lesquels l'incision, d'abord, et le doigt ensuite doivent avoir passé.*

Pour plus de sécurité, le couteau reprend son œuvre au bas du trajet ainsi créé par le doigt et complète l'ouverture jusqu'à la pointe du cœur (fig. 35). Au besoin, le même travail est repris par en haut, toujours sur le bord gauche du cœur, l'index et le médius écartant doucement les deux lèvres de la plaie ventriculaire. Ici, de même que pour la tricuspide, il est de la plus haute importance de n'entamer de prime abord ni l'orifice mitral, ni sa valvule : on doit procéder à l'aide de la pointe du couteau, ou même en se servant des ciseaux, afin de limiter strictement le traumatisme.

Cette opération ouvre le ventricule gauche suivant une première ligne d'incision, l'homologue de celle décrite sur le bord droit du cœur. Une seconde ligne, formant (comme pour le cœur droit) avec la première un angle aigu, à sinus ouvert

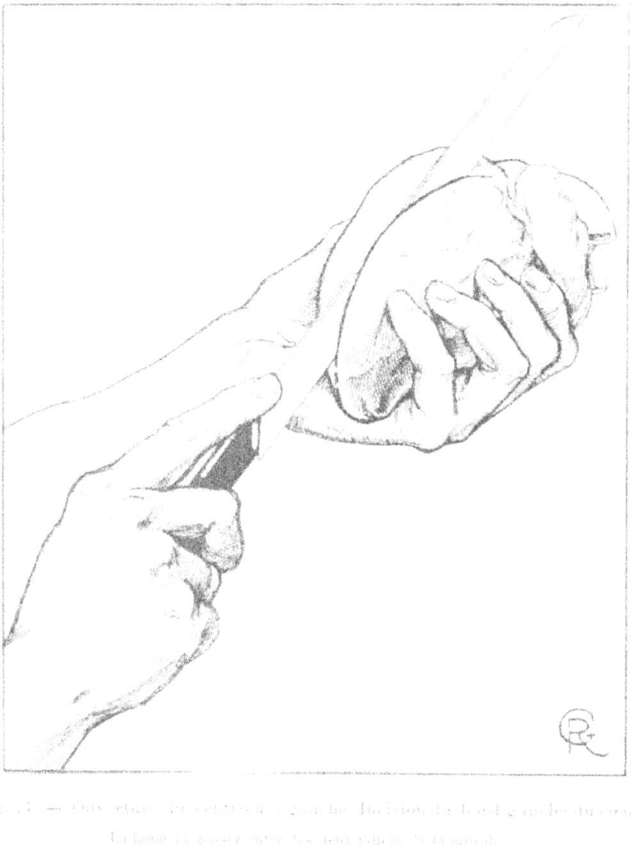

Fig. [illegible] — Ouverture du ventricule gauche. Incision du bord gauche du cœur.
La lame se passe entre les deux [illegible]

par en haut, va être tracée sur la face antérieure du ventricule gauche, de façon à y tailler (comme on le fit à droite) un volet rejoignant par sa base l'orifice aortique en avant et l'orifice mitral en dehors.

Suivant les cas, les deux orifices du cœur gauche (de même

que, auparavant, l'on fit pour les deux orifices du cœur droit) sont destinés à être incisés ou respectés. S'ils doivent être conservés, l'ouverture du ventricule gauche se termine par une ligne de section antérieure, la suivante : les ciseaux pénètrent en bas de l'ouverture ventriculaire, au-dessus de la pointe du

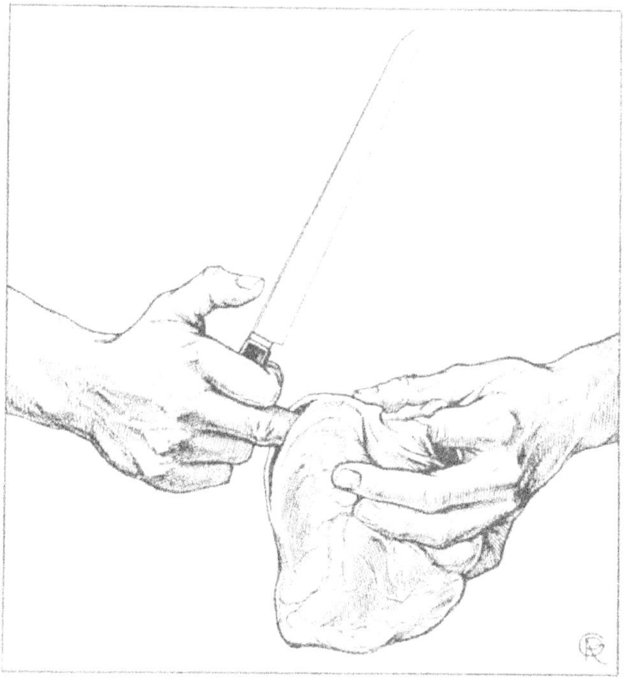

Fig. 34. — Ouverture de l'orifice mitral (1er temps).

Les deux doigts vont assurer la route au couteau.

cœur ; dirigés avec soin vers l'orifice aortique (que l'index gauche a repéré), ils taillent sur la face antérieure du ventricule gauche une incision oblique en haut et à gauche (fig. 35) et qui s'arrête exactement au-dessous de l'insertion valvulaire des sigmoïdes aortiques. Dans son incision, l'opérateur a pris garde de respecter et de laisser adhérente au lambeau ventriculaire l'insertion inférieure du pilier antérieur de la mitrale.

très facile à reconnaître à mesure qu'on soulève la paroi antérieure du ventricule gauche. On comprend, sans plus de détails, que cette même opération puisse, avec un peu d'habileté, être pratiquée à l'aide de la pointe du couteau, manœuvrant de bas en haut jusqu'à l'anneau d'insertion de l'orifice aortique.

Ouverture de l'orifice mitral. — Pour ouvrir totalement le bord gauche du cœur avec l'orifice mitral, la même manœuvre que pour l'orifice tricuspide s'effectue : le médius droit s'enfonce, entre les deux piliers, dans l'orifice mitral, pendant que l'index gauche, pénétrant à travers l'oreillette, va à sa rencontre (fig. [illegible]). C'est là, pourrait-on dire, le premier temps de l'ouverture.

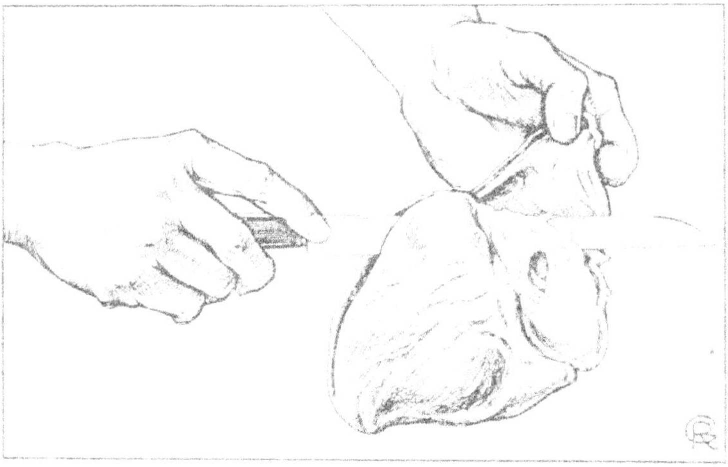

Fig. [illegible]. — Ouverture de l'orifice mitral (1er temps).
[illegible]

Dans un second temps, le couteau (dos en haut, tranchant en bas), prenant la place du médius droit et suivant l'index gauche qui se retire devant lui, pénètre dans l'oreillette gauche par l'orifice mitral (fig. [illegible]).

Lors, une fois la lame bien placée entre les deux lèvres de

la plaie ventriculaire, la main gauche écartant avec soin la paroi antérieure de l'oreillette gauche, les dispositions sont prises pour l'incision. C'est le troisième temps de l'ouverture, caractérisé par la rotation du couteau sur son axe, qui place le tranchant en haut dans la plaie ventriculaire, tandis que la main gauche, reprenant la position du début de l'autopsie, soutient le cœur par en dessous (fig. 46). Il suffit à l'opérateur

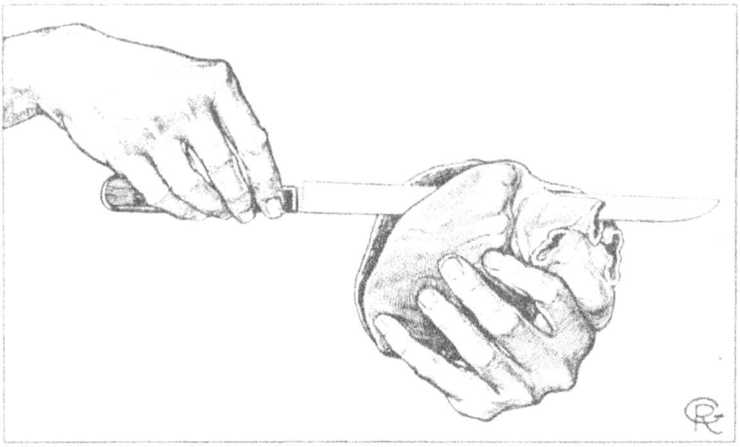

Fig. 46. — Ouverture de l'orifice mitral (3e temps).
Le couteau, le tranchant en haut, va couper l'orifice mitral.

de scier avec douceur de dedans en dehors, sur la portion qui reste encore du ventricule et de la cloison inter-auriculo-ventriculaire gauche, pour ouvrir d'une façon bien nette l'orifice mitral sans causer de délabrements notables.

Largement béante quant à son segment auriculo-ventriculaire, la cavité du ventricule gauche est aussitôt détergée avec précaution : les piliers et leurs tendons, les deux valves de la mitrale sont lavés avec précaution, sous un courant d'eau léger.

Ouverture de l'orifice aortique. — Avant de commencer l'opération qui consiste à ouvrir l'orifice aortique en traçant sur la face antérieure du ventricule gauche un volet semblable au volet découpé sur la face antérieure du ventricule droit (voy. p. 218), il faut préparer le tronc de la crosse aortique à recevoir la lame du couteau dans une bonne direction. Le problème consiste à ne pas léser le tronc de l'artère pulmonaire, qui passe en avant de la crosse, et à sectionner l'orifice aortique *exactement entre les deux valvules sigmoïdes antérieures* (voy. fig. 90, schéma).

Dégagement de l'origine de l'artère pulmonaire. — Dans ce but, on sépare le tronc de l'artère pulmonaire de la portion correspondante de la crosse aortique. De la main gauche (fig. 97) l'opérateur amène à lui le fragment d'artère pulmonaire encore adhérent à la première portion de la crosse, pendant que les

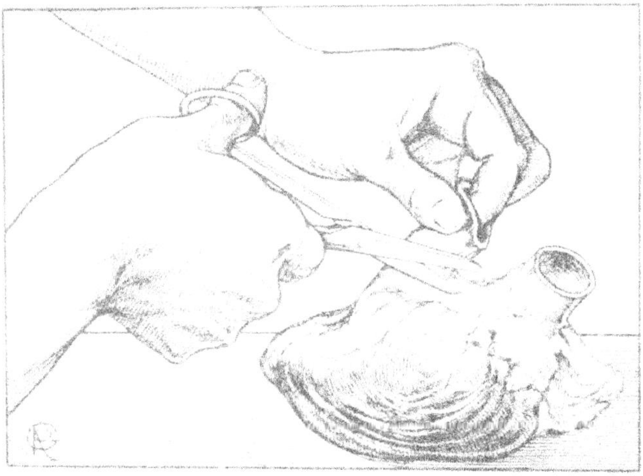

Fig. 97. — Dégagement du tronc de l'artère pulmonaire.

[illegible]

ciseaux découpent, à petits coups, comme en dédolant, d'abord l'épicarde le long du bord gauche de l'artère pulmonaire, puis le tissu cellulo-adipeux préaortique. Ils ont grand soin de ménager le tronc de l'artère coronaire gauche (ou antérieure) qui se détache de l'origine même de l'aorte dans la profondeur du sinus délimité par l'aorte et la pulmonaire. On s'arrète dès que l'origine de la crosse est tout à fait dénudée à sa partie antérieure (fig. 47).

Epreuve de l'eau — Avant d'ouvrir l'orifice aortique, une dernière manœuvre, dite « épreuve de l'eau », est de toute nécessité. Grâce à elle on peut s'assurer, en un instant, du jeu des valvules sigmoïdes de l'aorte. Seul moyen pratique de reconnaître, quand elle existe, leur insuffisance, l'épreuve de l'eau est aussi simple que démonstrative (fig. 48). Ayant bien détergé de tous les caillots agoniques l'orifice aortique et la cavité ventriculaire sous-jacente, l'opérateur saisit de chaque main, entre le pouce et l'index, la crosse aortique sur sa ligne de section transversale, en deux points diamétralement opposés. Les autres doigts s'appuient avec douceur sur les parties adjacentes de la base du cœur ; soulevant alors la masse cardiaque au-dessus du plan de la table d'autopsie, l'opérateur a soin de ne pas déformer la lumière de l'aorte mais de la maintenir autant que possible dans sa forme normale.

Cela fait, l'aide, au moyen d'un broc maintenu à bonne hauteur (25 centimètres environ), verse un filet d'eau qu'il dirige au-dessus de la cavité béante de la crosse aortique. Sitôt que l'aorte est remplie et que l'eau qui en reflue sort propre, l'opérateur regarde les valvules sigmoïdes et surveille leur jeu. Il constate qu'elles s'accolent bien ou mal. Dans le premier cas, l'orifice est dit « suffisant », même alors que le niveau de l'eau recueillie dans le triple nid valvulaire s'abaisserait peu à peu : un certain écoulement se produit par les artères coronaires ouvertes au cours des précédentes incisions sur les parois ventriculaires.

Remarque — Pour que l'expérience soit bien menée, il est indispensable de n'avoir pas conservé au-dessus des sigmoïdes un segment trop long de la crosse aortique : 2 centimètres à 2 centimètres et demi d'aorte suffisent amplement, car l'œil doit suivre, sous le jet de l'eau, le jeu de chaque valvule. On résèque donc, sur la crosse, un fragment transversal dans le cas où, au moment de l'ablation du cœur (v. p. 186) l'entérotome aurait sectionné l'aorte trop haut. Cette résection complémentaire serait d'ailleurs nécessaire lors de la pesée générale du cœur (v. p. 245).

Incision inter-valvulaire antérieure de l'orifice aortique. — Tout est prêt pour l'ouverture de l'orifice aortique. Afin d'assurer

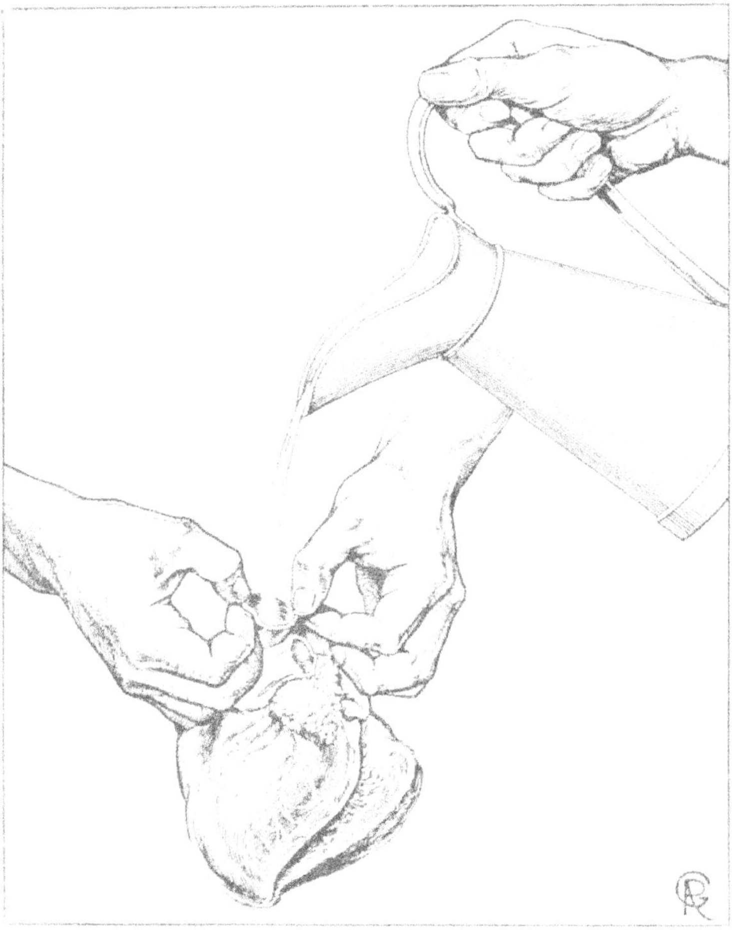

Fig. [illegible]. — Examen de l'orifice aortique [illegible].

[illegible]

cette manœuvre, la seule un peu difficile dans la technique de l'ouverture du cœur, l'opérateur saisit le ventricule gauche par sa pointe et a soin d'inspecter encore l'orifice aortique, de bas en haut, cette fois, et vu par la cavité ventriculaire. Il constate l'état des parties, la saillie du myocarde pariétal au-dessous des insertions valvulaires sigmoïdiennes et la libre mobilité de la grande valve mitrale (angle mitro-sigmoïdien) ; il sait où va passer son couteau.

Aussitôt le cœur est placé sur la table et repose par sa face postérieure. La main gauche soulève par son bord gauche la face antérieure du ventricule gauche pendant que la main droite

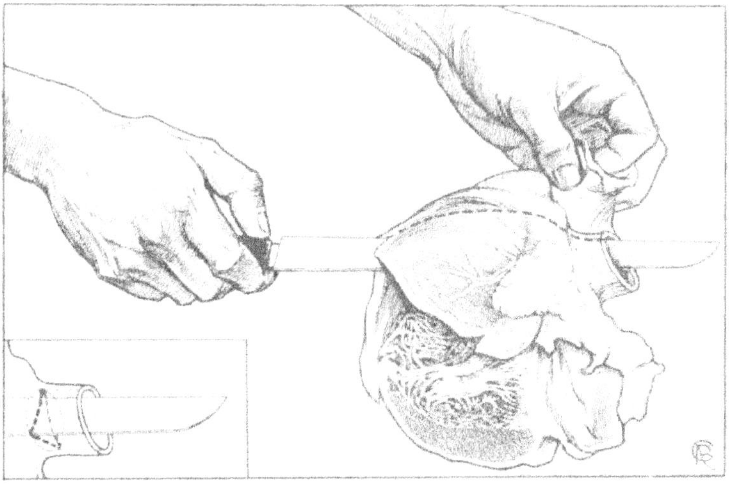

Fig. 40. — Ouverture inter-valvulaire de l'orifice aortique.

La lame est inclinée obliquement du côté de l'infundibulum.

insinue doucement la lame du couteau (dos en haut) entre la paroi antérieure du ventricule et la valvule mitrale antérieure, ce qui permet à la pointe d'entrer sans hésitation dans l'orifice aortique et de sortir par l'aorte. Le geste, pour le ventricule gauche, est le même que celui décrit (p. 223) pour le ventricule droit (voy. fig. 49).

A ce moment, la main gauche charge sur le couteau la portion de la face antérieure du ventricule gauche qui devra, une fois l'orifice aortique ouvert, former le volet ventriculaire antérieur gauche (voy. fig. 35). Dans ce volet, il faut que le pilier antérieur gauche (l'homologue du pilier ventriculaire antérieur droit soit compris en entier, autant que possible avec toute l'étendue de son insertion pariétale (voy. fig. [illegible] et [illegible]).

Ici commencent les difficultés techniques. L'opérateur retourne le couteau, le tranchant en haut (fig. [illegible]), il maintient de la main gauche le tronc de l'aorte et place, avec le plus grand soin et sans léser l'endocarde, le tranchant de la lame *exactement entre les deux valvules sigmoïdes antérieures* (voy. fig. [illegible], schéma). Cette manœuvre doit être surveillée de très près si l'on veut réussir l'ouverture de l'aorte sans couper la valvule sigmoïde antérieure gauche. On remarquera que l'obliquité de la lame est inévitablement très accusée : le tranchant s'inclinant fort sur la gauche de l'opérateur, il est nécessaire de le bien maintenir dans cette direction un peu forcée, pendant tout le temps que dure l'incision qui ouvre l'orifice aortique, l'origine de la crosse et la paroi antérieure du ventricule gauche.

Remarque. — Pour la première et la seule fois, dans les incisions recommandées pour l'ouverture du cœur, *la section ne doit pas être perpendiculaire à la surface de l'endocarde*, mais oblique. En outre, elle ne peut pas ne pas entamer un fragment de la cloison inter-ventriculaire, puisqu'elle ampute la partie supérieure du sillon inter-ventriculaire antérieur et coupe, d'une manière oblique, sinon le tronc, au moins la branche correspondante de la coronaire antérieure, à quelques centimètres au-dessous de son origine réelle.

Quand tout est bien en place, l'opérateur incise en sciant largement le lambeau antérieur et voit s'ouvrir sur sa lame, de dedans en dehors, l'aorte puis le ventricule. Il est indispensable de ne pas ouvrir la cavité même de l'infundibulum de l'artère pulmonaire, malgré l'abrasion d'une portion notable du myocarde limitant la paroi antérieure de cette cavité.

Examen de la cavité ventriculaire gauche. — L'incision inter-valvulaire antérieure de l'orifice aortique terminée, on examine la cavité du ventricule gauche (fig. [illegible]) dans ses deux zones divergentes (auriculo-ventriculaire, aortique) ; on passe en revue non seulement l'orifice et les valvules sigmoïdes de l'aorte (fig. [illegible]), l'orifice et les valves de la mitrale, mais encore les piliers valvulaires, leurs tendons, les colonnes charnues si irrégulièrement intriquées à la partie inférieure de la cavité ventriculaire et de la pointe du cœur. On termine par le septum inter-ventriculaire, à pic au-dessous de la valvule sig-

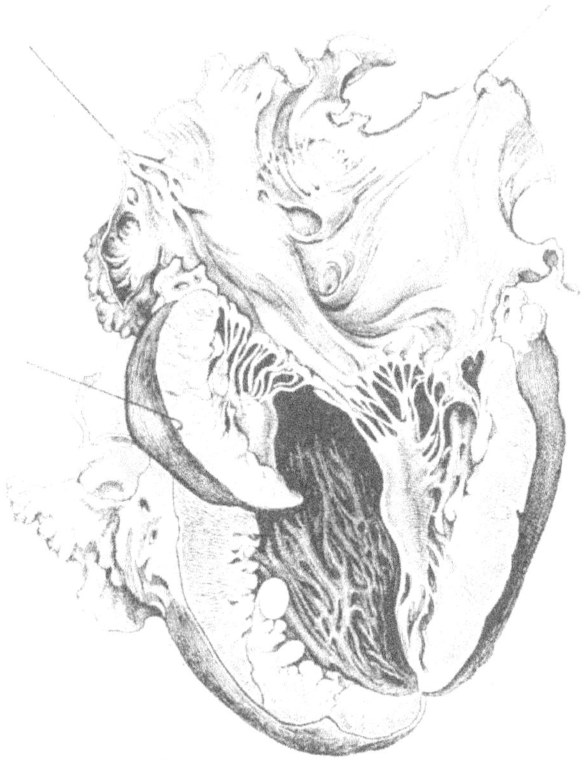

Fig. 5[illegible]. — Cœur gauche. Orifice mitral ouvert. Piliers de la valvule mitrale.

moïde postérieure et l'on s'efforce de ne laisser inaperçue aucune des régions de l'endocarde pariétal, dont la couleur, la transparence et le poli ont la plus grande importance au point de vue d'une enquête anatomo-pathologique.

Étude détaillée du cœur.

Étude des orifices valvulaires. — Tous les orifices ayant été successivement incisés, le cœur est facile à étudier et ses lambeaux, remis en place, permettent de le reconstituer dans

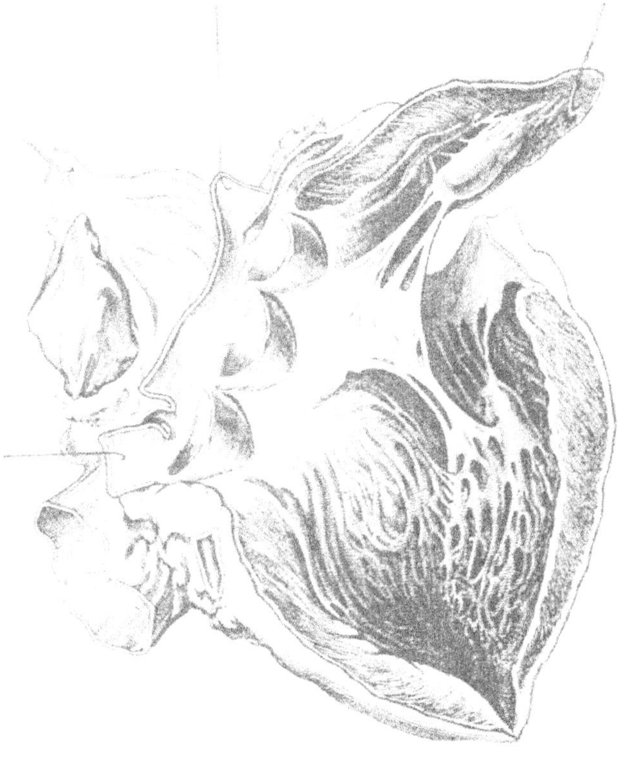

Fig. [illegible] — Cœur gauche.

[illegible]

son ensemble. Ouverts à tour de rôle, du cœur droit vers le cœur gauche et tournés à la façon des feuillets d'un livre, ces lambeaux permettent une inspection soignée de chaque orifice valvulaire.

La couleur des valvules, leur nombre exact, leur orientation, leur souplesse, leur mobilité, leur consistance et leur épaisseur, leur transparence, leurs dimensions, l'état de leurs deux faces et de leurs deux bords, l'état de la séreuse qui les revêt, son poli, ses saillies (normales ou anormales) et ses défectuosités (état fenêtré des sigmoïdes), les parties annexées au système valvulaire (nodules d'Arantius, tendons et piliers valvulaires), sont autant de détails de structure qui méritent une attentive surveillance. Le jeu même des valvules, des auriculo-ventriculaires aussi bien que des artérielles, sollicite les remarques de l'opérateur.

La mensuration des orifices valvulaires du cœur est une pratique nécessaire au cours de toute autopsie qui veut être complète. La technique en est des plus simples : elle consiste à placer le long du bord libre des valvules un fil souple qui suit exactement le pourtour de l'orifice et à reporter cette mesure sur le centimètre métallique (voy. p. 75 : *Dimensions des orifices normaux*). En cas de lésions, on peut mesurer comparativement le bord libre et le bord adhérent des systèmes valvulaires auriculo-ventriculaires et artériels. Les cônes en bois calibré du professeur Potain sont aussi d'un usage fort pratique.

Etude des vaisseaux et nerfs du cœur — L'examen complet du cœur comporte encore l'étude de ses vaisseaux nourriciers, en particulier des deux artères coronaires et de la grande veine coronaire.

Artères coronaires. — Quand l'orifice aortique est ouvert, il faut, une fois les valvules étudiées, inspecter aussitôt l'origine de chaque artère coronaire. Sur un orifice bien incisé, la coronaire gauche (fig. 51 et 52) naît au-dessus de la valvule sigmoïde antérieure gauche (placée à droite sur la figure) et la coronaire droite au-dessus de la sigmoïde droite (figurée à gauche, sur le dessin). L'observateur note la situation exacte de chacun de ces deux orifices, le plus souvent au milieu même de la logette sigmoïdienne (quelquefois ectopié, augmenté ou réduit de nombre). L'opérateur constate sur l'heure leur perméabilité, en enfonçant dans chaque orifice et suivant l'axe de l'artère qui en naît le stylet d'argent mousse et flexible.

Pour la *coronaire gauche* (par laquelle on commence, vu son importance en pathologie cardiaque), le tronc de l'artère s'enfonce dans le volet antérieur du ventricule gauche et s'y montre bientôt, sur la coupe du myocarde (fig. 51 et 52), à 2 ou 3 centimètres de son origine, incisé obliquement. Les petits ciseaux mousses pénètrent par l'orifice de la coronaire et ouvrent l'artère, sur sa face antérieure, jusqu'à la section ; ils

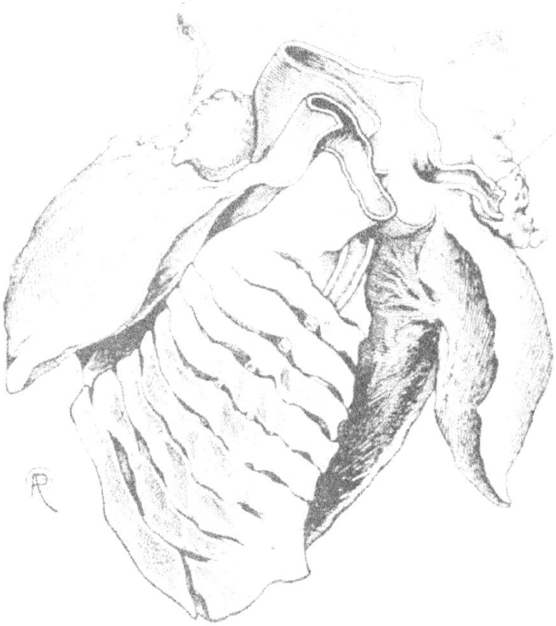

Fig. [illegible]. — Dissection des coronaires gauche [illegible]

[illegible]

tâchent de continuer leur œuvre sur l'autre lèvre, le long du sillon inter-ventriculaire antérieur, dans lequel s'engage la branche la plus importante de la coronaire gauche. Bientôt cependant, à une distance variable suivant les sujets, l'incision longitudinale de la coronaire gauche devient impossible, à cause de la ténuité du vaisseau. A ce moment, l'opérateur quittant ses ciseaux, prend le couteau à autopsie et trace, sur le sillon inter-ventriculaire antérieur, perpendiculairement à ce sillon et, par suite, au trajet de l'artère, de haut en bas, et jusqu'à la pointe du cœur, une série d'incisions transversales, peu profondes, suffisantes pour couper l'artère coronaire, et distantes les unes des autres de 5 à 6 millimètres (fig. 52). De cette façon, il est impossible de laisser passer inaperçue la moindre lésion macroscopique de l'artère nourricière du myocarde ventriculaire gauche.

L'examen de la *coronaire droite* est souvent facile aux ciseaux, du moins tout le long du sillon inter-auriculo-ventriculaire droit, jusqu'à l'origine du sillon inter-ventriculaire postérieur (fig. 53). Là, la branche de la coronaire qui descend verticalement le long de ce sillon, ainsi d'ailleurs que toute autre branche collatérale irradiant à la surface des ventricules, peut être l'objet d'incisions transversales, identiques à celles décrites pour la coronaire gauche. En général, la dissection de la coronaire droite le long du sillon inter-auriculo-ventriculaire, au milieu des pelotons adipeux d'épaisseur variable qui comblent ce sillon et forment un bourrelet à l'épicarde, n'offre pas de difficultés notables (fig. 53).

Veine coronaire — La grande veine coronaire, dont l'orifice et la valvule de Thébesius qui le voile incomplètement ont été étudiés déjà (voy. p. 219) doit être ouverte sur sa face postérieure, le long du sillon inter-auriculo-ventriculaire gauche, et aussi loin que possible. Pour l'aborder, il faut commencer par couper la paroi postérieure de l'oreillette ; depuis la lèvre postérieure de l'incision verticale du bord droit du cœur (fig. 53), suivant le sillon inter-auriculo-ventriculaire postérieur que les ciseaux longent exactement jusqu'à la valvule de Thébesius, qu'ils entament à l'ordinaire en entrant dans la veine. Les dimensions de la veine (circonférence) sont à noter.

Les autres veinules coronaires n'offrent, d'habitude, pas grand intérêt.

Plexus cardiaque — L'étude du plexus cardiaque doit être pratiquée avant même l'ouverture du cœur (voy. p. 175). La technique de cet examen fait partie d'une autopsie spéciale. Au niveau du myocarde lui-même, c'est-à-dire au-dessous du ganglion de Wrisberg. L'examen des nerfs et ganglions du cœur

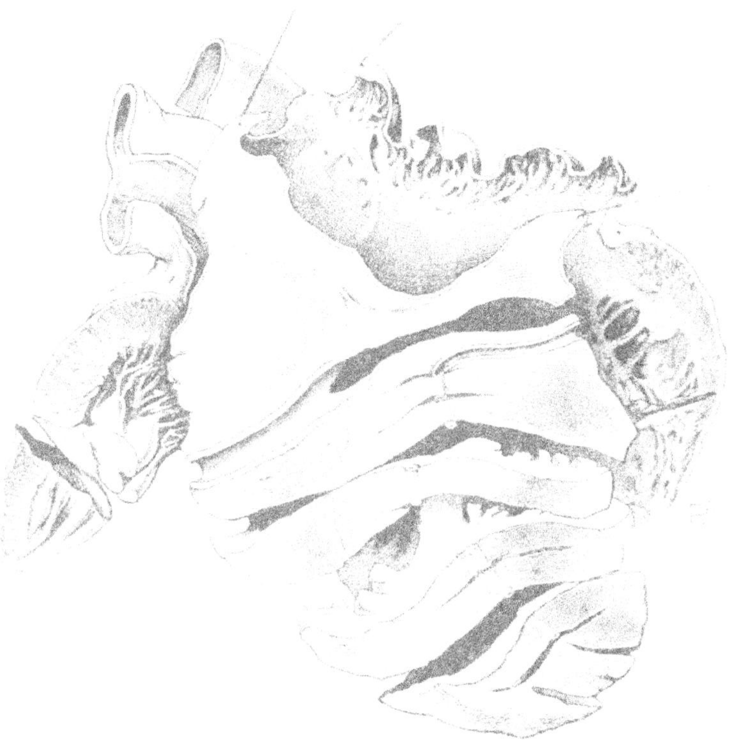

[illegible]

ressortit bien plus à l'histologie qu'à l'anatomie macroscopique; à ce titre, il ne rentre pas dans le cadre de cet ouvrage.

Examen des parois cardiaques. — Avant de terminer l'autopsie du cœur, il est bon de constater l'état de ses parois, en commençant par le péricarde, puis passant par l'endocarde dont on doit avoir regardé toute la surface, pour finir par le myocarde proprement dit.

La cloison intermédiaire aux deux cœurs (cloison inter-auriculaire et cloison inter-ventriculaire) est digne de la sollicitude de l'opérateur. Il regarde à nouveau : le trou de Botal, dans lequel il essaye de faire passer sa sonde cannelée ; le septum inter-ventriculaire qui, quelquefois, n'est pas non plus totalement comblé (juste au-dessous du relief de la valvule sigmoïde aortique). Enfin, il termine l'examen du myocarde inter-ventriculaire et en incise franchement la cloison, en travers, à diverses hauteurs, d'avant en arrière, c'est-à-dire à partir du sillon inter-ventriculaire antérieur et sur ce sillon même. Il n'oublie pas non plus de couper, à diverses hauteurs, en travers, les masses musculaires des piliers valvulaires de la mitrale et de la tricuspide (fig. 53).

Incisions pariétales. — Enfin, retournant le cœur, il inspecte la face postérieure du myocarde. Afin de ne laisser inaperçue aucune lésion du muscle, il trace au couteau, sur cette face postérieure (fig. 53), de haut en bas, en commençant non loin du sillon inter-auriculo-ventriculaire postérieur, une série d'incisions transversales, profondes, entamant du même trait toute la paroi postérieure de chaque ventricule et une grande partie du myocarde inter-ventriculaire. Il évite cependant de séparer tout à fait les segments du cœur ainsi découpés. Il termine tout près de la pointe du cœur cette série d'incisions pariétales qui lui ont permis une étude complète du myocarde. Au besoin, pour plus de sûreté, on aura encore à inciser en long la pointe du cœur, perpendiculairement aux sections transversales qui viennent d'être tracées (voy. fig. 53).

Mensuration des parois cardiaques. — L'étude complète du cœur comporte enfin une double pratique : la mensuration de ses parois et sa pesée.

La *mensuration pariétale* est une opération simple, mais délicate. Autant il est facile de ne pas commettre d'erreur quand il s'agit de la paroi de l'oreillette gauche, lisse en dedans et presque dépourvue de colonnes charnues (hormis son auricule), autant des écarts extrêmes seront signalés dans les mensurations des ventricules, si l'on n'accepte pas le principe suivant, ou si l'on oublie de le mettre en pratique : *dans la mensuration d'un myocarde, toutes les saillies musculaires ou autres qui hérissent les cavités sont nulles et n'entrent pas en ligne de compte.* Les piliers des valves auriculo-ventriculaires, les colonnes charnues de tout ordre, les caillots organisés ne doivent donc pas être mesurés.

Dans ces conditions, il est facile de trouver vers la partie moyenne de chacune des quatre cavités du cœur un point où la paroi est bien sectionnée, perpendiculairement à sa surface externe et à sa surface interne, et peut être mesurée sans difficulté. Le centimètre d'acier annexé à la boîte d'autopsie (fig. 1 et 5) est d'un usage très pratique à cet égard.

Pesée terminale du cœur. — On termine l'autopsie du cœur par sa pesée. Il est de convention qu'on ne doit peser le cœur que tout à fait vide, sans caillots, et débarrassé de son sac péricardique. De plus, les fragments de l'aorte et de la pulmonaire qui demeurent appendus aux ventricules ne doivent pas mesurer plus de 2 centimètres de long.

La quantité de graisse accumulée au-dessous de l'épicarde compte aussi dans la pesée du cœur, bien qu'elle fausse, à tous les points de vue, le volume, la forme, la consistance aussi bien que l'estimation positive du vrai poids du muscle cardiaque.

II

AUTOPSIE DE L'APPAREIL RESPIRATOIRE

L'autopsie de l'appareil respiratoire a été déjà décrite pour une part assez importante dans plusieurs des chapitres précédents. C'est ainsi, pour procéder avec ordre, que les *fosses nasales* sont soumises à un examen, insuffisant à la vérité, mais pouvant se compléter, lors de l'inspection des cavités du corps après éviscération de la masse totale (voy. p. 107). Le *pharynx*, de même, a subi une série d'investigations précises au moment de l'étude de la masse éviscérée, vue de dos (voy. p. 158 et fig. 36). Le *larynx*, à son tour, et la *trachée-artère* ont passé sous les yeux et dans les mains de l'observateur (voy. p. 160 et fig. 36). Il n'est pas jusqu'au *pédicule pulmonaire* (voy. p. 161, 183 et p. 184) et aux *bronches primitives* (voy. p. 161 et fig. 35 et 40) qui n'aient été l'objet d'une enquête soignée. Enfin, la *plèvre*, tant pariétale (voy. p. 176 et 206) que viscérale (voy. p. 180 et fig. 37) et le *médiastin* (voy. p. 172, 176 et fig. 33, 34, 35, 39 et 40), en entier, ont été examinés suivant une méthode rigoureuse.

Il ne reste plus, pour terminer, qu'à régler l'autopsie complète des deux *poumons libérés*.

AUTOPSIE DES POUMONS

SOMMAIRE. — ***Examen extérieur du poumon libéré*** : [illegible]

Incisions du poumon : [illegible]

Étude des surfaces de coupe [illegible]

Pesée terminale du poumon.

AUTOPSIE DES POUMONS

Examen extérieur du poumon libéré.

Les deux poumons ont été extraits de la masse totalement éviscérée (Voy. p. 188) ou libérés directement, au cours d'une autopsie procédant par extraction individuelle des organes. L'étude de la cavité pleurale ayant été réglée au début de l'autopsie (Voy. p. [illegible], *Examen du thorax*), c'est au poumon seul, considéré en lui-même, que l'opérateur a maintenant affaire.

Surface pleurale. — Libéré, le poumon droit, par lequel on commence, est détergé, au couteau, sur toute l'étendue de sa surface pleurale dont on doit reconnaître le poli uniforme et l'aspect brillant caractéristique, à sec. On note ainsi l'état de la *séreuse viscérale*, sa couleur, sa transparence, le damier que dessinent au-dessous d'elle les lobules pulmonaires corticaux, la quantité plus ou moins considérable de charbon (anthracose) déposé, pour ainsi dire à l'état normal, au niveau des carrefours anguleux tracés par l'accolement de ces lobules. On n'oublie pas enfin de passer en revue les scissures inter-lobaires, où se cachent si souvent des lésions caractéristiques. On évite de produire le moindre délabrement de la séreuse, et l'on étudie avec un soin méticuleux, en y touchant le moins possible, les lésions apparentes à la surface de la plèvre (perforation, fausses membranes, lésions tuberculeuses ou cancéreuses).

Hile du poumon. — Un coup d'œil rapide sur le hile du poumon permet de reconnaître les orifices des vaisseaux sanguins et de la bronche, coupés au ras de la face interne du poumon. L'épaisseur différente des veines et de l'artère pulmonaire (celle-ci plus dense et plus élastique, avec une couleur plus nacrée de sa membrane interne), les caractères des caillots contenus dans les vaisseaux sanguins, la vacuité des cavités bronchiques, béantes au hile, ou leur réplétion par des produits anormaux, l'état organopathique des masses ganglionnaires semées autour des canaux respiratoires et s'enfonçant plus ou moins dans la profondeur du parenchyme pulmonaire, sont autant de détails qui ne doivent pas échapper à la perspicacité de l'opérateur.

Après ce coup d'œil d'ensemble, on aborde les différents points importants de l'étude du poumon.

Forme du poumon. — La forme générale du poumon fournit des indications précieuses. Elle est connue, l'organe se logeant pour le mieux à l'intérieur de la cage thoracique, de chaque côté de l'épaisse cloison médiane constituée par les éléments du médiastin. Même à l'état normal, la conformation extérieure du poumon comporte de nombreuses variétés, sinon des anomalies, qu'il convient de connaître afin d'éviter des méprises et ne pas prendre pour des déformations ce qui ne serait tout au plus que des malformations (poumon plurilobé, scissures anormales).

Volume du poumon. — L'évaluation du volume d'un poumon, étant connu la taille et le poids du cadavre mais non le volume général de son corps, ne peut être qu'approximative : elle repose seulement sur une impression, telle que celle donnée par la comparaison tantôt avec le volume d'autres organes (le foie ou le cœur), tantôt avec le poumon d'autres sujets, de même corpulence.

L'augmentation du volume se reconnait aux dépressions linéaires parallèles, formées à la surface du poumon à l'étroit dans le thorax et produites par la face interne des arcs costaux. La diminution du volume du poumon est d'une constatation très facile, tant qu'elle est partielle (dépressions cicatricielles, atrophie, atélectasies lobulaires ou même lobaires). Elle ne saurait davantage échapper à l'observateur quand, généralisée à tout le poumon, elle se rattache à un affaissement ou à une condensation de l'organe, en rapport avec une lésion du voisinage (épanchement pleural, compression du poumon).

Dimensions du poumon. — Il peut être utile de mesurer le poumon. La forme générale, si irrégulière, du poumon enlève cependant aux diverses mensurations toute importance pratique.

Pour obtenir sa *longueur*, on le couche sur sa face interne et l'on calcule la distance qui s'étend de la partie culminante du sommet le long de la verticale passant par le point le plus bas du bord inférieur. On compare cette longueur à celle obtenue le long du bord postérieur du poumon, depuis la saillie du sommet jusqu'à la partie du bord inférieur coupée par une ligne verticale.

La *largeur* du poumon est donnée, toutes choses égales d'ailleurs, par la ligne perpendiculaire à la hauteur passant du bord postérieur au bord antérieur, sur la face externe ou sur la face interne du poumon, au niveau de la partie la plus saillante du bord antérieur. La somme de ces deux lignes transversales donnerait la *circonférence* de l'organe.

Quant à l'*épaisseur* du poumon, elle varie, au niveau de chaque lobe, suivant le point de ce lobe. Le lobe inférieur, au niveau de la base même, fournit sa plus grande épaisseur, en suivant la ligne qui gagne, du milieu de la face interne, la partie la plus saillante de la convexité du bord inférieur.

Dans les conditions habituelles d'une autopsie, le volume exact d'un poumon n'est pas d'une notion indispensable, mais son poids a une valeur capitale.

Poids du poumon. — Comme tous les organes une fois isolés, le poumon doit être pesé. Les différentes manipulations auxquelles il va être soumis par la suite lui faisant perdre une quantité plus ou moins considérable des liquides contenus dans ses cavités, la pesée du poumon doit être pratiquée aussitôt après son extraction. En cas d'adhérences pleurales, il faudra, à la fin de l'autopsie, défalquer, si possible, le poids des parties étrangères au parenchyme pulmonaire (voy. p. 76, *Poids moyen du poumon*).

Couleur du poumon. — La couleur du poumon, d'un gris

rosâtre mélangé de jaune, à l'état normal, fournit, à l'état pathologique, des indications précieuses.

Chez l'homme qui a séjourné quelque temps dans une ville, à plus forte raison chez les individus exposés à respirer des poussières charbonneuses résultant de la comburation incomplète du charbon, du bois et de l'huile, le poumon est toujours parsemé de points ou de lignes anthracosiques accumulés, de préférence, au-dessous de la plèvre viscérale. Il en résulte des macules (état moucheté) ou des marbrures plus ou moins entendues, d'un noir verdâtre tranchant vivement sur le ton normal, jaune orangé, du parenchyme pulmonaire (anthracose pulmonaire).

En général, les parties déclives du poumon (bord postérieur et base) ont une coloration plus foncée que les parties hautes, le sang, après la mort, s'accumulant en ces régions. A l'état pathologique, les variations de couleur sont nombreuses et correspondent à différentes lésions du poumon.

Consistance du parenchyme pulmonaire. — L'autopsie du poumon, pour être complète, comporte la recherche détaillée de la consistance de l'organe, palpé dans sa totalité. Toute lésion matérielle modifie d'une façon toujours marquée la consistance du poumon. Il est donc indispensable de la bien connaître à l'état normal. On possédera, à fond, la sensation de mollesse souple, de résistance crépitante sous les doigts, si caractéristique du parenchyme pulmonaire ; on saura apprécier sa légèreté spécifique, et l'on ne prendra pas pour une altération matérielle les cordons durs et tendus que forment, en plein tissu pulmonaire, surtout vers le hile de chaque lobe, les canalisations bronchiques et bronchioliques armées de leurs placards cartilagineux.

Pour palper comme il faut le poumon, on le prend d'abord avant toute incision, comme on le reprendra d'ailleurs plus tard, après les incisions : la main gauche soutient l'organe par son bord antérieur; la main droite palpe, entre le pouce et les deux autres doigts, les couches superficielles puis les zones profondes du tissu pulmonaire. On procède avec méthode, de haut en bas, le long du bord postérieur, puis de la face externe, enfin sur toute l'étendue de la face diaphragmatique. Tournant alors l'organe sur sa face externe, l'opérateur reprend la palpation de haut en bas, le long de la face interne et termine par le bord antérieure, en n'oubliant aucune des dépres-

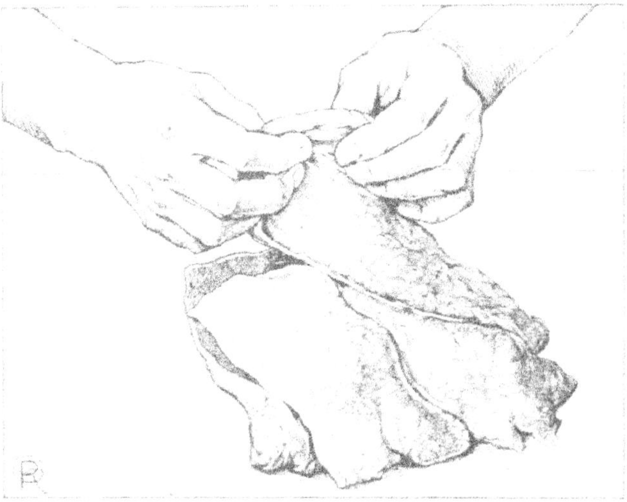

Fig. 54. — Palpation du poumon. Écartement des scissures.

sions, normales ou anormales, de la languette antérieure et des scissures inter-lobaires (fig. 54).

Cela fait, tous les points suspects étant bien signalés, on procède aux *incisions du poumon*, après lesquelles il faudra, de nouveau, palper le parenchyme pulmonaire non plus à travers la séreuse pleurale, mais directement, cette fois, sur toutes les surfaces de coupe.

Incisions du poumon

Étant admis que le poumon n'a subi déjà aucun délabrement au cours de l'autopsie, comme l'ouverture des bronches intra-parenchymateuses, celle des branches de l'artère pulmonaire, ou encore celle des veines pulmonaires, voici la série des dix-sept incisions que l'on peut pratiquer (voy. fig. 55, 56, 57 et 58).

Elles ont l'avantage de mettre à nu une partie très considérable du parenchyme, de ne pas séparer le poumon en fragments isolés, enfin de permettre toutes autres sections com-

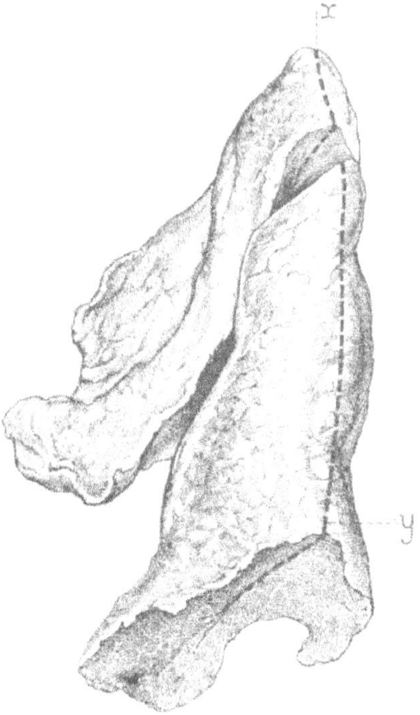

Fig. 55. — Ligne d'incision longitudinale du bord postérieur du poumon.

plémentaires jugées nécessaires au cours de la palpation des zones intermédiaires.

Incision verticale du bord postérieur. — On commence par couper, dans toute sa longueur, suivant son axe et sur sa partie la plus saillante, le bord postérieur du poumon. La position des mains n'est pas la même quand il s'agit du poumon gauche ou du poumon droit.

Le *poumon gauche*, placé sur la table d'autopsie, repose par sa face interne. La main gauche, au début, s'appuie sur les deux lobes et, pour les maintenir en place, insinue dans la scissure inter-lobaire le moignon, aussi à fond que possible (fig. 59). Le poumon étant de la sorte fixé, le large couteau à cerveau s'enfonce à grands traits, de haut en bas, du sommet vers le bord inférieur, perpendiculairement à la surface pleurale, suivant la ligne a b (voy. 58), jusqu'à ce qu'il ait dépassé le centre du

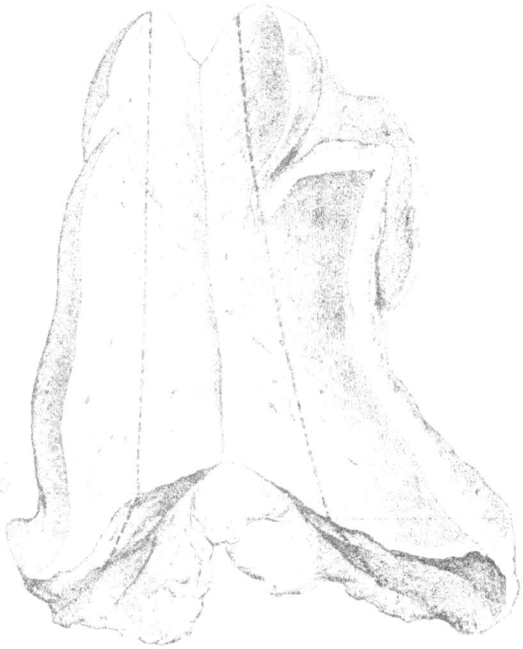

[illegible] des deux poumons [illegible] sur les deux surfaces de section.

poumon en sectionnant les grosses ramifications bronchiques et vasculaires que l'opérateur aperçoit bientôt sur les deux surfaces de coupe établies. Pour assurer cette incision, la main gauche écarte le lambeau externe, en prenant tour à tour la partie correspondante du lobe supérieur (fig. 60), puis celle du lobe inférieur, de façon à permettre à la lame de s'enfoncer plus loin et toujours dans la même direction, comme si elle devait atteindre le bord antérieur de l'organe.

Sur le *poumon droit*, la même incision du bord postérieur doit être pratiquée non plus de haut en bas (du sommet vers la base), mais en sens inverse, de la base vers le sommet. Il suffit de regarder le poumon droit reposant sur sa face interne pour constater qu'il faut l'inciser renversé : on ne peut agir

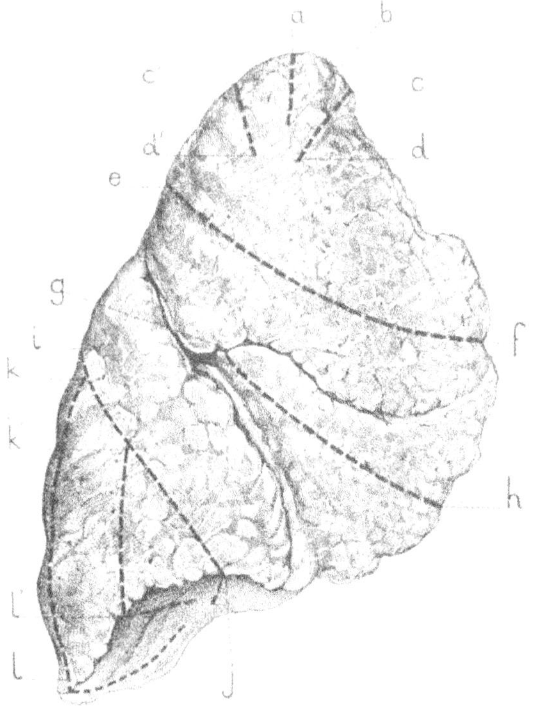

Fig. 57. — Lignes d'incision sur la face externe du poumon droit.

autrement : dans ces conditions, la main gauche (fig. 61) accrochant avec vigueur le lobe supérieur et le lobe inférieur, l'index enfoui dans le fond de la seissure inter-lobaire, le lobe moyen demeurant en dehors et à gauche du champ opératoire, le couteau commence par sectionner le bord inférieur au point où il se réunit au bord postérieur de l'organe. De même qu'à gauche, l'incision, perpendiculaire à la surface du poumon, suit la partie saillante du bord postérieur, mais de bas en haut cette fois, et entame à fond le parenchyme des deux lobes, en séparant le sommet en deux parties verticales (fig. 61).

Remarque. — Pour le poumon sain, droit ou gauche, l'incision au couteau du bord inférieur, dans la manœuvre précédente

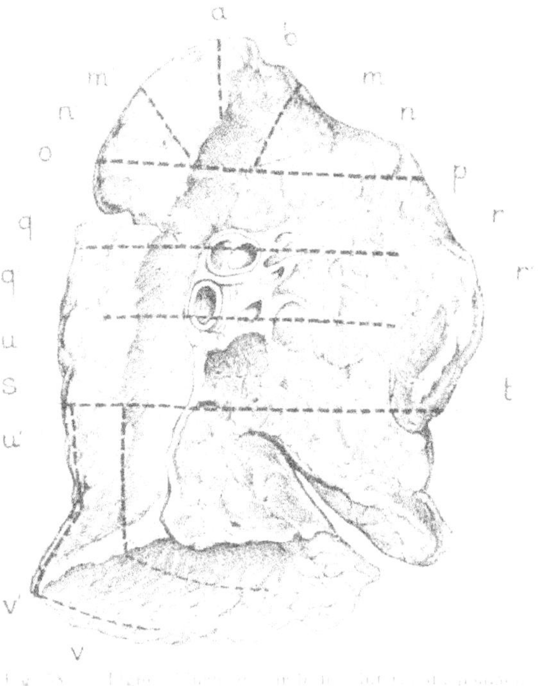

Fig. 58. — Lignes d'incision de la face latérale du poumon.

est souvent incomplète; deux ou trois coups de ciseaux y terminent, sans peine et sans grands délabrements, la formation des deux volets pulmonaires.

Double incision verticale complémentaire des deux volets pulmonaires. — La longue incision verticale du poumon a divisé l'organe en deux lambeaux ou volets, l'un externe, comprenant la face externe, l'autre interne, comprenant la face interne et le hile; chaque volet se termine en haut par la portion correspondante du sommet.

Pour mettre à nu, dans une plus vaste étendue, l'ensemble du parenchyme pulmonaire, une nouvelle incision longitudi-

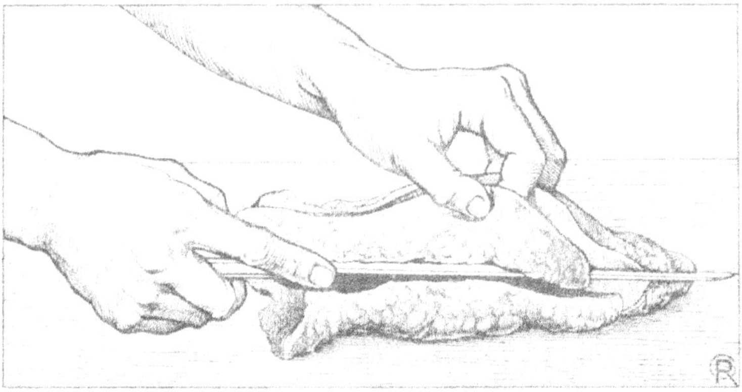

Fig. 59. — Incision du bord postérieur du poumon gauche (1er temps).

nale, sur chaque volet, est utile (fig. 56). Dans ce but, il suffit

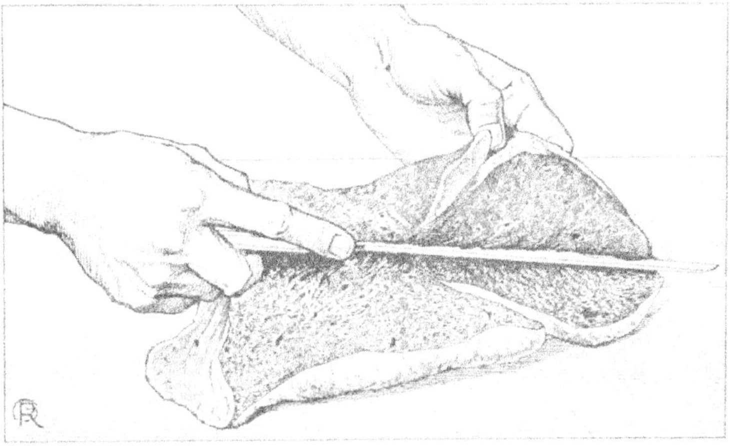

Fig. 60. — Incision du bord postérieur du poumon gauche (2e temps).

que le couteau, tenu perpendiculairement à la surface cruentée, et toujours vertical, entaille le parenchyme du volet interne, suivant une ligne verticale *a b*, du sommet vers la base, du côté du hile du poumon et sans atteindre la surface interne). La même incision se répète suivant une ligne a' b' jusqu'au voisinage de la face externe, et sans entamer la plèvre viscérale, à la surface du volet externe (fig. 56).

Les trois incisions verticales précédentes mettent à jour une notable portion du parenchyme pulmonaire dans ses zones

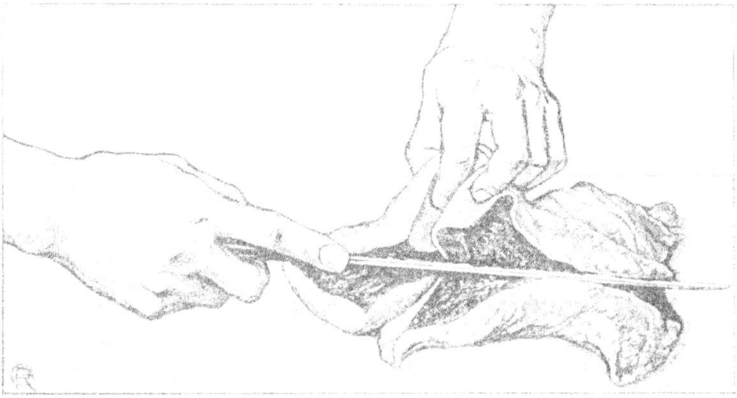

Fig. 56. — Incision du bord postérieur du poumon droit.

profondes. Les incisions qui vont suivre ouvrent la surface du poumon en différentes régions.

Incisions sur la face externe. — Toutes ces incisions sont être perpendiculaires à la surface pleurale (sommet, lobes, bord inférieur). Les quatre lambeaux pulmonaires, obtenus par les trois incisions qui viennent d'être décrites, sont repliés; le poumon est couché sur sa face interne. La main gauche maintient le sommet, déjà en partie amputé par l'incision verticale (a b) divisant le volet externe en deux lambeaux incomplets. Une incision est faite en avant (c d), puis une seconde incision (e f) en arrière de la ligne verticale, et le *sommet* se trouve coupé en trois endroits, ce qui est plus que suffisant à l'état normal (fig. 57).

Les *lobes* sont, à leur tour, incisés d'un coup de couteau oblique, passant à la surface de chacun d'eux, vers leur partie moyenne, et plus ou moins parallèlement à la scissure inter-lobaire correspondante.

Trois incisions donc pour le poumon droit (voy. fig. 57) : la première (e f) coupe d'un trait la partie moyenne du lobe supérieur, à égale distance du sommet et de la scissure inter-lobaire ; elle a soin de respecter, en arrière, l'ouverture verticale faite sur le bord postérieur du poumon. La seconde incision (g h) coupe le lobe moyen (dont la forme est anguleuse) du sommet de ce lobe, limité par la réunion des deux scissures inter-lobaires, jusqu'au bord antérieur du poumon, à la hauteur de la languette antérieure. La troisième incision (i j) divise le lobe inférieur, le long de la face externe et, parallèle à la scissure inter-lobaire inférieure, s'étend, comme la première incision, du bord postérieur, qu'elle respecte, jusqu'au bord antérieur qu'elle peut entamer sans inconvénient.

Pour terminer, deux ou trois incisions verticales sont tracées (k l, k' l') sur la face externe du lobe inférieur et réunissent la troisième incision oblique (i j) au bord inférieur du poumon qu'elles sectionnent à loisir.

On comprend que le poumon gauche, dépourvu à l'ordinaire de lobe moyen, n'ait besoin que de deux incisions obliques tracées sur sa face externe.

Incisions sur la face interne (sommet, lobe supérieur, hile, lobe inférieur). — Le lambeau externe du poumon ainsi débité, sans qu'aucun fragment n'en soit cependant tout à fait détaché, l'opérateur passe au lambeau interne et l'incise avec les mêmes précautions : il procède également de haut en bas et toujours perpendiculairement à la surface pleurale.

Le *sommet* est saisi le premier (voy. fig. 58) : une première incision oblique, en avant (m n), puis une seconde (m' n') en arrière de la ligne d'incision verticale (a b) faite précédemment sur la surface cruentée du volet interne, mettent à découvert une portion considérable de son parenchyme pulmonaire.

Le *lobe supérieur* reçoit, à son tour, une incision transversale ; celle-ci (o p) est perpendiculaire à l'axe vertical du poumon et rejoint, sans les entamer trop, le bord antérieur et le bord postérieur ou du moins l'incision verticale qui a divisé, au début même de l'autopsie, ce bord postérieur en deux lambeaux ; cette incision est tracée à égale distance du sommet et du hile.

Le *hile* du poumon est ensuite l'occasion de deux incisions (*qr* et *q'r'*) transversales, parallèles à la précédente.

Ces incisions ont pour but principal de sectionner à fond le hile et de montrer l'état des ganglions lymphatiques et des grosses ramifications bronchiques. Elles ne s'étendent pas nécessairement du bord antérieur au bord postérieur. Pour les bien tracer, l'opérateur a soin, contrairement à ce qu'il a fait pour les trois incisions précédentes, de ne pas laisser le poumon reposer par sa face externe sur la table ; il soulève le poumon dans sa main gauche ; le poids de l'organe et les incisions des régions externes font saillir sur ses doigts le hile du poumon, manœuvre qui facilite fort l'accès de la lame et permet à l'opérateur de graduer à volonté son effort.

Les deux incisions du hile se tracent, autant que possible, juste au-dessus et au-dessous de la bronche primitive et sont parallèles l'une à l'autre (fig. 58).

Le *lobe inférieur* est, pour terminer, le siège de trois incisions : la première (*ss'*), parallèle aux trois précédentes, coupe la face interne du lobe, à égale distance du hile et du bord inférieur auquel elle demeure parallèle ; elle rejoint, comme l'incision du lobe supérieur, le bord antérieur et le bord postérieur.

Les deux dernières incisions (*tt'* et *tt'*) sont les homologues des incisions verticales (*kk'* et *kk'*) passant à la face externe du lobe inférieur.

Elles s'étendent de l'incision transversale (*ss'*) au bord inférieur dont elles ouvrent largement les lobules pulmonaires.

Telles sont les incisions classiques du poumon. L'expérience démontre qu'après ces dix-sept coups de couteau, l'étude du parenchyme pulmonaire est facile et que peu de lésions pourront dès lors échapper à la vigilance de l'observateur.

Incisions de nécessité. — La palpation qu'il va faire de toutes ces parties ensemencées, les dispositions anormales que peuvent présenter les lobes condamnent souvent encore l'opérateur à de nouvelles incisions, variables comme dimensions et comme direction ; nous devons, en terminant, les signaler sous le terme d'*incisions de nécessité*. Celles-là n'ont plus rien de réglé et ne se guident que sur l'opportunité d'un examen qui ne doit rien laisser dans l'ombre.

Étude des surfaces de coupe.

L'étude du parenchyme pulmonaire, déjà esquissée au cours

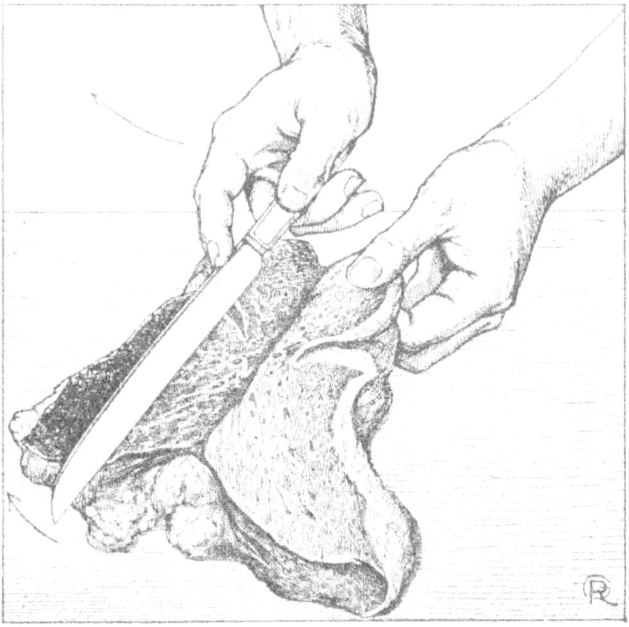

Fig. 62. — Détersion de la surface de section du parenchyme pulmonaire.

des manœuvres précédentes, commence, à vrai dire, au moment où les deux mains de l'opérateur arrivent à déterger, palper et malaxer les surfaces de coupe avec les zones de parenchyme sous-jacent.

Pour mettre de l'ordre dans la description de cet examen, nous divisons en trois phases distinctes l'acte opératoire dont il s'agit ; le plus souvent, d'ailleurs, l'opérateur les combine, presque à son insu, d'une façon simultanée au cours de son observation.

Détersion (raclage au couteau) **des surfaces de coupe : étude du liquide détergé.** — Au moment où chaque coupe s'étalait sous le couteau, l'opérateur a pu, à volonté, déterger les deux surfaces obtenues et examiner le parenchyme à nu et le liquide retenu par le couteau. Ici, ce geste est nécessaire, il fait partie de l'examen réglé du poumon.

L'opérateur, maintenant les fragments écartés, passe tour à tour la lame du couteau sur les deux surfaces correspondant à chacune des incisions. Pour bien déterger une surface de coupe, il faut (fig. 76) placer le couteau, le tranchant au fond de l'angle formé par les deux faces de la plaie, le dos en haut et en dehors ; la lame forme avec la surface qu'elle frotte un angle presque droit. Appuyant avec douceur sur le poumon, elle glisse de dedans en dehors, sans quitter les tissus ; elle entraîne ainsi à la périphérie du poumon, d'un côté ou de l'autre, mais jusqu'en dehors de la coupe, tout le liquide qui est venu sourdre à la surface depuis que l'incision a été pratiquée.

L'opérateur examine le liquide, le palpe entre le pouce et l'index pour juger de sa fluidité, de sa consistance, apprécie sa quantité, sa couleur, et y recueille tout ce qui (solide ou liquide) lui paraît mériter quelque intérêt.

Inspection de la surface détergée. — Toutes les fois qu'on inspecte une surface de coupe, il faut songer à ne rien oublier des parties dont l'étude est indispensable. Pour cela, il suffit de procéder toujours suivant un ordre déterminé. On commence, par exemple, par rechercher dans toute l'étendue de la coupe les orifices des canaux : d'abord, les coupes des bronches de divers ordres, avec les ganglions lymphatiques qui les accompagnent dans la profondeur du parenchyme pulmonaire ; ensuite, ce sont les branches de l'artère pulmonaire, reconnaissables à l'épaisseur plus grande de leurs parois, à la couleur plus mate de leur membrane interne ; puis les ramifications des veines pulmonaires, plus minces, plus bleuâtres, moins visibles que les canaux artériels.

Arrive le tour du parenchyme proprement dit : l'œil le moins exercé saisit sans peine son aspect irrégulièrement cloisonné par des grands et moyens espaces interstitiels (cloisons inter-lobulaires et inter-acineuses. Le reste apparaît comme un tissu jaune rosâtre, peu dense, légèrement chagriné, creusé par endroits de petites cavités bullaires, révélant soit les coupes transversales ou obliques des bronchioles, soit un certain degré d'emphysème alvéolaire déjà notable.

Palpation des lambeaux pulmonaires : consistance, crépitation neigeuse. — En même temps qu'il regarde la surface du parenchyme pulmonaire, l'opérateur la déterge encore, puis la palpe avec soin. Il apprécie sa *consistance*, non pas du bout du doigt, mais en prenant la région entre le pouce et les deux doigts suivants. Au cours de cette manœuvre, les doigts recherchent et ressentent une sensation de crépitation fine, « crépitation neigeuse », caractéristique du parenchyme pulmonaire normal et produite par le déplacement brusque de l'air contenu dans les cavités respiratoires. Une pression réitérée sur un point y fait vite disparaître cette sensation. En même temps, l'opérateur note la consistance des tissus, à la fois mous, dépressibles et doués d'une grande résistance dont l'expérience enseigne bientôt le degré normal.

Du même coup, l'index ramène une certaine quantité du liquide exsudé à la surface de la coupe : les deux premiers doigts le manipulent entre leur pulpe, et cette manœuvre fournit à l'observateur des indications précieuses concernant l'état normal ou pathologique du parenchyme examiné.

Résistance et friabilité. — Quand l'index appuie sur une surface de coupe passant à travers une partie de poumon sain, on sent que le parenchyme se déprime, mais qu'il offre en même temps une résistance élastique suffisante, à l'état normal, pour s'opposer à la pénétration du bout du doigt dans l'épaisseur des tissus, à moins d'un effort considérable, disproportionné à la résistance moyenne d'un viscère.

La friabilité du poumon est donc, à l'état sain, nulle pour le geste qui enfonce un doigt perpendiculairement à la surface du parenchyme incisé. Sitôt qu'une lésion aiguë s'est développée dans le poumon, la résistance de l'organe diminue proportionnellement à l'intensité des processus inflammatoires qui l'ont envahi, et sa friabilité devient extrême, comparable, selon les circonstances, à celle du foie ou de la rate (hépatisation, splénisation du poumon).

La *densité* du parenchyme pulmonaire est minime, les fragments qu'on en isole surnageant à la surface de l'eau. La technique de cette étude est simple. On incise soit aux ciseaux, soit au couteau, un petit cube de parenchyme et on le plonge dans un récipient rempli d'eau ; le fragment flotte aussitôt à la surface ; on le prend entre les doigts et on le malaxe avec soin, de façon à chasser le contenu des cavités aériennes. Si le bloc de poumon est sain, il surnage de la même façon qu'avant la malaxation. Le fragment d'un poumon sain de fœtus n'ayant pas respiré va au fond du vase ; mais, sitôt après la naissance, sous l'action des premiers mouvements inspiratoires, l'air résiduel s'est logé dans les alvéoles pulmonaires élargis et le poumon, sain, ne tombe plus au fond du vase, sa densité ayant diminué en raison directe de la quantité d'air logé dans les voies respiratoires (docimasie pulmonaire hydrostatique). A l'état pathologique, l'épreuve de l'eau fournit au sujet de la densité du poumon des renseignements très précis : les fragments de poumon qui, après malaxation, ne surnagent pas étaient [illegible] imperméables à l'air pendant la vie (atélectasie, hépatisation, carnisation).

Pesée terminale du poumon.

Les différentes manipulations qui précèdent ont fourni à l'opérateur les renseignements les plus importants [1] concernant l'état du parenchyme pulmonaire. Pour terminer l'étude du poumon, il ne reste plus qu'à peser la totalité de l'organe, alors même que cette opération aurait déjà été pratiquée au début de l'autopsie (Voy. p. [illegible]).

[1] Il est un dernier procédé, l'insufflation, trop peu [illegible] par les [illegible], au moyen d'une canule [illegible] dans [illegible] des instruments d'autopsie. Cette technique a le grand avantage [illegible] l'état des lobules pulmonaires [illegible] les résultats d'un examen [illegible] (Voy. p. [illegible]).

Ici se termine l'autopsie générale du parenchyme pulmonaire. Quant à l'autopsie des bronches et des vaisseaux sanguins, elle mérite une description particulière. La dissection des nerfs de l'appareil respiratoire ne fait plus partie d'une autopsie ordinaire proprement dite.

Notes annexes

Autopsie spéciale des conduits aériens et des canaux vasculaires du poumon. — Il est parfois nécessaire de pratiquer sur le poumon une ouverture soignée de tel ou tel des conduits qui composent les canaux tant aériens que vasculaires de l'organe. Dans ces conditions, une autopsie spéciale et partielle de l'un ou des deux poumons est indiquée. Voici la technique propre à chacune des ramifications en question. On remarquera qu'il est à peu près impossible de mener à bien, sur un même poumon, les trois, voire deux des trois techniques d'ouverture longitudinale que nous allons résumer.

Autopsie des bronches intra-pulmonaires. — Si quelque raison spéciale oblige l'opérateur à poursuivre l'ouverture longitudinale des ramifications bronchiques dans l'intimité du parenchyme pulmonaire, c'est avant toute incision du poumon que doit se placer cette recherche spéciale, au moment de l'ablation de l'organe (voy. p. 188).

Le poumon repose à plat sur sa face externe, le sommet tourné vers l'opérateur ; la main gauche maintient d'abord la bronche primitive, afin de permettre à des ciseaux moyens, à extrémité mousse, de s'enfoncer le long de la bronche inférieure destinée au lobe inférieur. C'est en sectionnant les rameaux aériens sur leur face postérieure que l'opération marchera (fig. 63) jusqu'à la dernière limite des ramifications bronchioliques accessibles aux ciseaux. Toute l'épaisseur du parenchyme intermédiaire entre la bronche et la surface pleurale est sectionnée au fur et à mesure que les ciseaux s'enfoncent dans la profondeur du lobe.

La main gauche, quittant le hile, passe au-dessous du lobe

dont les ciseaux poursuivent l'ouverture et le soutient pendant

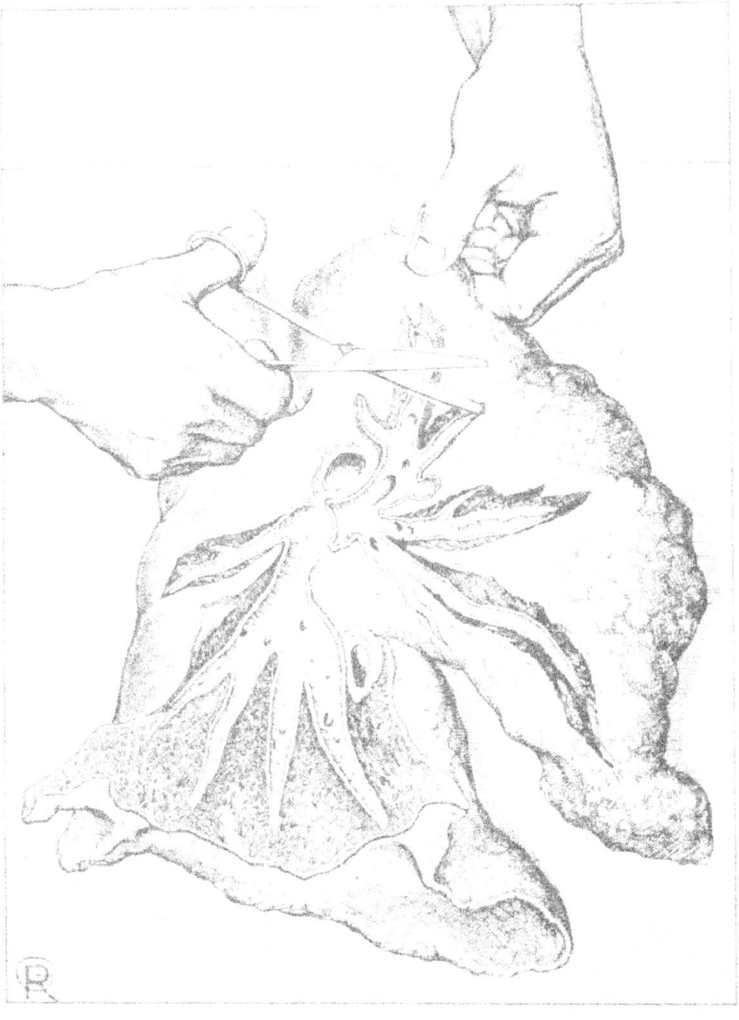

que l'opérateur sectionne, à petits coups, du hile vers la périphérie du poumon, les canaux accompagnés de leurs placards cartilagineux dont il découvre et poursuit les ramifications successives. Le lobe moyen du poumon droit et enfin le lobe supérieur sont, tour à tour, opérés de la même façon. La même technique se répète pour le poumon gauche.

On comprend, sans autres détails, qu'en cas de besoin

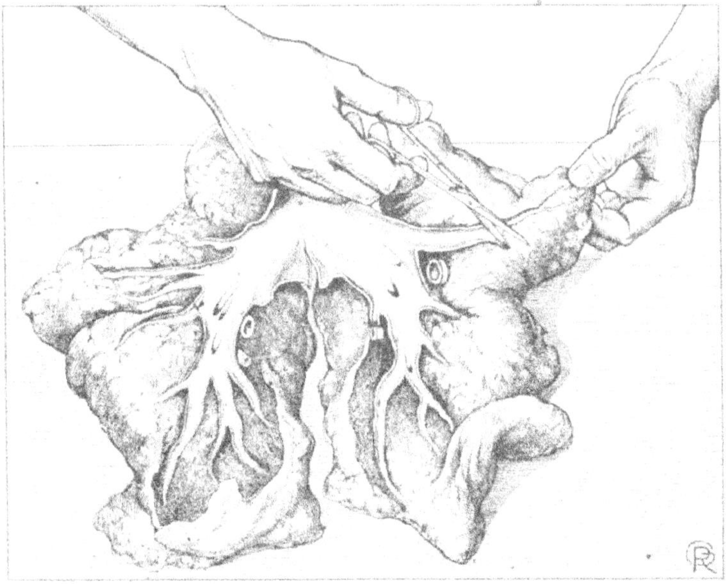

Fig. 64. — Ouverture des branches de l'artère pulmonaire.

(syphilis laryngo-trachéo bronchique, etc.), la totalité de l'arbre aérien, depuis le larynx jusqu'aux dernières ramifications bronchiques, puisse être préparée d'une seule venue, sans autre délabrement que l'incision longitudinale postérieure destinée à ouvrir dans leur continuité l'ensemble des voies aériennes (voy. p. 160).

Autopsie de l'artère pulmonaire et de ses branches intra-parenchymateuses. — Lorsque l'isolement et l'ouverture longitudinale de l'artère pulmonaire et de la totalité de ses branches intra-pulmonaires ont été décidées (voy. p. 178 : ABLATION DES ORGANES INTRA-THORACIQUES), il est préférable de ne pas séparer les poumons du cœur. On maintient ainsi la continuité parfaite des vaisseaux et l'examen de leurs lésions en est grandement facilitée (voy. fig. 60).

Le tronc et les deux branches extra-pulmonaires ayant été ouverts en long, sur l'une de leur face, les coupes longitudinales des branches intra-parenchymateuses doivent se poursuivre sur la face postérieure de ces ramifications. La main gauche maintient le poumon, le sommet tourné vers l'opérateur et la face externe du côté de la table d'autopsie (fig. 64) ; les ciseaux à bout mousse s'enfoncent, conduits par la main droite, d'abord le long des branches destinées au lobe inférieur. On les ouvre à petits coups et en sectionnant toute l'épaisseur du parenchyme pulmonaire qui les sépare de la surface pleurale ; puis arrive le tour du lobe moyen et enfin du lobe supérieur, suivant une manœuvre identique, sauf le conduit parcouru, à celle décrite pour l'ouverture longitudinale des bronches.

Autopsie des veines pulmonaires. — Les mêmes remarques, dans les mêmes termes, s'adressent à la technique de l'ouverture longitudinale des veines pulmonaires (voy. p. 178 : AUTOPSIE ET ABLATION DES ORGANES INTRA-THORACIQUES, AUTOPSIE DU CŒUR, p. 184). Le dégagement et l'isolement méthodique de deux paires de veines pulmonaires extra-parenchymateuses comportent une technique spéciale (voy. p. 181).

Lorsque l'ouverture longitudinale des veines intra-parenchymateuses est jugée nécessaire, les ciseaux mousses s'enfoncent, à tour de rôle, dans chacune des grosses veines que l'opérateur aperçoit béantes au hile du poumon, et la main gauche soutient successivement chaque lobe pendant la marche des ciseaux à travers le parenchyme. En d'autres termes, la technique de l'ouverture des veines pulmonaires est identique, sauf l'organe ouvert, à celle qui est destinée à inciser en long les rameaux de l'artère pulmonaire.

Le parenchyme est amputé selon les besoins et suivant la profondeur des vaisseaux, ce qui explique la presque impossibilité, pour une même autopsie, d'ouvrir d'une manière convenable bronches, artère et veines pulmonaires, par des sections longitudinales. Parallèles, à la vérité, d'une façon générale, ces sections vont bientôt s'enchevêtrer et empiéter les unes sur les autres, au grand détriment des différents canaux non encore incisés.

III

AUTOPSIE DU TUBE DIGESTIF

L'autopsie du tube digestif comporte l'examen successif de ses différentes pièces constitutives. Pour un certain nombre d'entre elles l'étude est déjà faite. La *bouche*, par exemple (voy. p. 18 et fig. 14) et le *pharynx* (voy. p. 158 et fig. 26) ont été suffisamment inspectés, pour une autopsie ordinaire.

Le canal digestif proprement dit a, de son côté, déjà subi plusieurs enquêtes.

L'*œsophage* a été isolé et préparé (voy. p. 136 et fig. 61). L'*estomac* et le *duodénum* ont été soigneusement conservés au moment de l'ouverture de l'abdomen (voy. p. 105) et après l'éviscération totale (voy. p. 119 et fig. 56 et 57).

Les mêmes remarques ont trait à l'*intestin grêle* (voy. p. 101 et fig. 55) et au *gros intestin* (voy. p. 108, 125 et fig. 41, 43, 49 et 51).

L'*anus*, enfin, a été préparé au début même de l'autopsie (voy. p. 134, et fig. 30 et 31). On peut donc dire que tout est prêt maintenant en vue de l'examen définitif du tube digestif.

Pour faciliter la description et parce que, en fait, il est souvent utile de procéder ainsi, l'autopsie du tube digestif sera divisée en deux parties — portion sus-mésentérique et portion terminale — bien que l'opération commence, en réalité, à l'œsophage et se poursuive d'un trait pour ne se terminer qu'à l'anus.

I. **Portion sus-mésentérique** : *œsophage, estomac, duodénum.*

II. **Portion terminale** : *jéjunum, iléon, cæcum, appendice vermiforme, côlons, rectum, anus.*

PORTION SUS-MÉSENTÉRIQUE DU TUBE DIGESTIF

ŒSOPHAGE, ESTOMAC, DUODÉNUM

SOMMAIRE. — ***Etude des organes en position avant leur ouverture. Œsophage*** : *inspection, palpation, mensuration.* ***Estomac*** : *inspection, palpation, mensuration.* ***Duodénum*** : *inspection, palpation, mensuration.*

Ouverture de la portion sus-mésentérique : *Les diverses lignes d'incision* [illegible] *du détail* [illegible] *précautions à prendre en cas de la possibilité d'un examen médico-légal.*

Etude des organes ouverts : [illegible] *muqueuse digestive* [illegible] *des lésions* [illegible] *de chaque organe. Modifications produites par l'état cadavérique.*

Immersion des pièces *dans le liquide fixateur en vue d'une étude plus précise des lésions, ainsi que* [illegible] *liquide de Muller, formol, etc.*

Pesée et mensuration terminales des organes.

PORTION SUS-MÉSENTÉRIQUE DU TUBE DIGESTIF

ŒSOPHAGE, ESTOMAC, DUODÉNUM

Étude des organes avant leur ouverture.

Cette première portion du tube digestif proprement dit peut, dans certaines conditions d'étude, — surtout quand il s'agit d'une autopsie médico-légale, — être isolée du reste de l'appareil digestif ; mais il nous paraît impossible de la réduire davantage, sous quelque prétexte que ce soit. Séparer, par exemple, l'œsophage de l'estomac est une faute ; de même, le duodénum doit toujours, selon nous, faire corps avec l'estomac et avec le pancréas, dont l'étude détaillée sera faite plus loin (voy. p. 323 et fig. 78).

Cette irréductibilité de la première portion du canal digestif admise, l'opérateur décide, comme on l'a vu plus haut (voy. p. 100 : *Préparation des organes éviscérés*, et fig. 33), si la continuité de l'intestin grêle sera ou non conservée. Il procède à l'examen d'une masse liée, ou non, à ses deux extrémités, en haut, à l'origine de l'œsophage, en bas, à la fin du duodénum.

Œsophage

Inspection, palpation, mensuration. — L'inspection de l'œsophage, déjà commencée à propos de son isolement (voy. p. 106 et fig. 25) et de son ablation (p. 157 et fig. 63) va se terminer maintenant. La forme générale de l'organe, souvent distendu par les gaz cadavériques, ses malformations (exceptionnellement rares, hormis les diverticules), ses déformations pathologiques, conservées au cours de l'autopsie (voy. p. 140), tout est noté sans oublier aucun détail. En même temps, les doigts ont palpé le canal sur toute son étendue et surveillé la moindre anomalie dans sa consistance, molle et uniforme à l'état sain.

En cas de besoin, on pratique la mensuration de l'organe non encore ouvert ; d'ailleurs, cette opération était plus facile sur la masse totale des organes éviscérés encore en place, quand l'opérateur s'occupait de l'isolement de l'œsophage (voy. p. 155) qui n'avait subi encore aucun tiraillement. Sa longueur est la seule donnée certaine, la circonférence du canal œsophagien variant, sur le cadavre, d'après la distension de l'estomac et des intestins. En général, on doit remarquer que les dilatations, même partielles, du conduit œsophagien sont d'une appréciation beaucoup plus aléatoire que les sténoses, sauf, peut-être, pour les énormes ectasies congénitales, lesquelles s'accompagnent toujours d'une hypertrophie diffuse des parois de l'œsophage.

Estomac.

Inspection, palpation, mensuration. — L'examen extérieur de l'estomac a déjà, au cours de l'autopsie, été esquissé à plusieurs reprises : lors de l'ouverture de la cavité abdominale (p. 108), puis à propos de l'isolement (p. 192) et de l'ablation de l'estomac (p. 193). Il doit se terminer maintenant, avant l'ouverture des parois. La forme générale de l'organe, souvent bilobé, sa direction, bien appréciée avant qu'on ne le séparât du foie et de la rate, l'état du péritoine qui recouvre ses deux faces, la surface de section des deux épiploons, suivant les bords de l'estomac isolé, tout est revu et bien noté par l'observateur. Les deux mains palpent avec méthode l'étendue totale des parois et surveillent notamment les deux orifices de l'organe : la consistance anormale d'un point déterminé des parois gastriques a une importance capitale pour décider du reste de leur autopsie.

L'appréciation du volume de l'estomac est trop aléatoire : l'état cadavérique le distend souvent d'une façon extrême ; au reste, la plénitude ou la vacuité de la poche gastrique, à l'approche de la mort, doit, pour sa part, modifier beaucoup le volume et la forme de l'organe au moment de l'autopsie (estomac mort en systole ou en diastole).

Les mensurations suivantes fournissent, en cas de besoin, des indications, fort approximatives, à la vérité, mais suffisantes pour la généralité des cas. La *longueur* des deux bords est calculée pour le bord supérieur, de l'origine apparente du cardia à la saillie du pylore, le long de la petite courbure (en suivant la ligne d'insertion de l'épiploon gastro-hépatique) ; pour le bord inférieur (bien moins stable que le supérieur), on mesure du cardia au pylore, selon l'insertion du grand épiploon. La *hauteur* est recherchée, sur chacune des deux faces, en partant de la partie moyenne du bord supérieur, à la partie la plus déclive du bord inférieur, et l'on note la distance de ce point au pylore et au cardia. La *circonférence* peut être obtenue par la somme de la hauteur calculée sur la face antérieure, puis sur la face postérieure.

Les données précédentes permettent d'apprécier d'une manière à peu près satisfaisante le volume de l'estomac. Toutes les autres méthodes sont à rejeter, car elles ne sont pas plus sûres (capacité expérimentée par injection d'eau dans la cavité gastrique, méthode hydrostatique, etc.) et offrent, pour la plupart, l'inconvénient de traumatiser l'estomac avant l'examen de sa muqueuse.

Duodenum

Inspection, palpation, mensuration. — Les mêmes remarques (voy. p. 196 et 200 et fig. 78) et la même technique s'adressent au duodénum encore fermé et portant attaché à gauche, dans sa concavité, le pancréas, son satellite inséparable. La forme générale de l'organe est conservée grâce aux gaz accumulés dans sa cavité et non encore évacués. Les anomalies de forme sont rarement appréciables à la surface, les diverticules congénitaux du duodénum (sa malformation la plus commune) se localisant, à l'ordinaire, autour de l'ampoule de Vater, le long de la saillie de la tête du pancréas. Les déformations pathologiques, sans compter les tumeurs de l'organe et les cicatrices d'ulcère simple, sont exceptionnelles. On trouve parfois une dilatation extrême occasionnée par un obstacle au cours des matières (tumeurs du mésentère, brides péritonéales).

La palpation méthodique des parois est, comme pour tout organe autopsié, d'une absolue nécessité ; grâce à elle, par exemple, il est possible de ne pas laisser passer inaperçus les faits, assez peu rares, de *pancréas accessoires* logés dans l'épaisseur des couches du duodénum et plus ou moins loin de la tête du pancréas, normal pour le reste.

Quant aux dimensions du duodénum, les remarques habituelles à l'ensemble du tube digestif concernent les mensurations de cet organe. La longueur du duodénum est fournie par une ligne suivant la partie moyenne de sa face antérieure, depuis la saillie du pylore jusqu'à l'origine du jéjunum (au point de passage des vaisseaux mésentériques supérieurs en avant de l'intestin grêle). L'organe n'étant pas encore ouvert, sa circonférence ne peut être recherchée qu'au-dessus ou au-dessous de l'insertion de la tête du pancréas.

Ouverture de la portion sus-mésentérique du tube digestif. — *Ligne d'incision œsophago-gastro-duodénale.* — L'examen extérieur de la pièce anatomique une fois terminé, on procède à son ouverture. L'opération consiste en une incision longitudinale tracée d'une seule venue sur toute l'étendue de l'œsophage, de l'estomac et du duodénum. Elle suit une ligne réglée d'avance (fig. 65) afin de respecter autant que possible les « régions privilégiées », celles où l'on est habitué à rencontrer le plus souvent certaines lésions anatomo-pathologiques. La ligne d'incision en question assure, d'autre part, l'ouverture la plus large, et facilite l'examen le plus pratique des trois organes conservés dans leur continuité réciproque. Son tracé (fig. 65) est le suivant : *face postérieure de l'œsophage et du cardia, grande courbure de l'estomac, face antérieure du pylore (à égale distance de ses deux bords), bord convexe du duodénum.*

Technique de l'incision œsophago-gastro-duodénale (fig. 66). — L'*œsophage* (par le haut duquel on doit débuter) est pris entre le pouce et l'index gauches au niveau de son extrémité sectionnée en travers. L'entérotome pénètre dans sa cavité et se place de façon à ce que la branche femelle charge la paroi postérieure du conduit et l'incise successivement jusqu'au cardia, dans lequel elle entre sans arrêt et qu'elle coupe, de même, à sa partie la plus postérieure. Pendant ce premier temps, temps œsophagien, la main gauche a suivi de près le geste de l'entérotome en lui présentant sans cesse le canal en bonne position : au voisinage du cardia, elle a pris soin de maintenir la pièce à peu près au contact de la table d'autopsie,

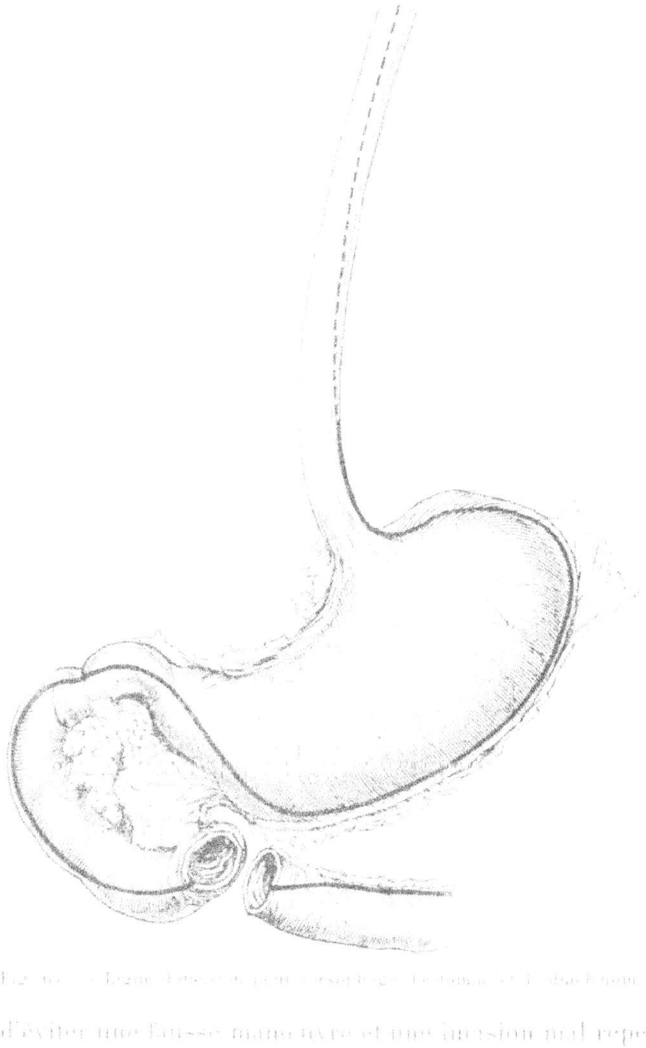

Fig. [illegible]. — Ligne d'incision pour l'œsophage, l'estomac et le duodénum.

afin d'éviter une fausse manœuvre et une incision mal repérée.

L'*estomac*, dont c'est le tour, est posé à plat sur la table, devant l'opérateur, et s'y étend sur sa face postérieure, le pylore en avant, les deux bords bien en place (fig. 65). Le même geste de l'entérotome, qui vient d'ouvrir le cardia, se continue le long de la grosse tubérosité et insinue peu à peu la branche femelle tout le long de la grande courbure, en chargeant les parois de l'estomac de façon à les sectionner franchement, juste en avant de l'insertion du grand épiploon, sur la partie la plus déclive de la face antérieure (fig. 66).

Arrivé à une petite distance du pylore, par exemple à 3 ou 4 centimètres, la ligne d'incision se relève et gagne vite la face antérieure du pylore, qu'elle va ouvrir à égale distance du bord supérieur et du bord inférieur (fig. 65).

Pendant tout le parcours de l'entérotome à l'intérieur de la cavité gastrique, la main gauche n'est pas restée inactive : elle a maintenu en place la face antérieure et le bord inférieur de l'estomac. Pour cela, il lui a suffi de saisir entre le pouce et l'index la lèvre inférieure de l'incision et de la suivre au fur et à mesure que l'entérotome ouvrait la cavité de l'estomac. Jusqu'au voisinage du pylore, la position de l'entérotome par rapport à la surface de l'organe était fort inclinée, de façon à sectionner les parois de l'estomac à peu près perpendiculairement à l'insertion du grand épiploon sur la grande courbure (fig. 65). Au moment d'atteindre le pylore, dès que le bout de la branche femelle y est entrée, la main droite se relève (fig. 66), quitte tout à fait la grande courbure et tranche le pylore sur sa face antérieure en sectionnant les parois gastriques normalement à leur surface.

Le *duodénum* est prêt à être ouvert. Au besoin, l'opérateur prend soin de rectifier la position de cette portion encore close de la pièce.

Continuant le mouvement qui l'a fait entrer sans arrêt dans le duodénum en sectionnant le pylore, l'entérotome charge sur sa branche femelle la paroi antérieure de l'intestin et gagne aussitôt, par le plus court chemin, son bord externe ou convexe (fig. 65). Pour bien couper, le mieux est encore de soulever un peu la pièce en la tenant avec douceur de la main gauche et surtout en l'élevant, à l'aide de l'entérotome, au-dessus du plan de la table à autopsie. Dans ce geste, la convexité du canal duodénal se place, pour ainsi dire d'elle-même, sur le tranchant

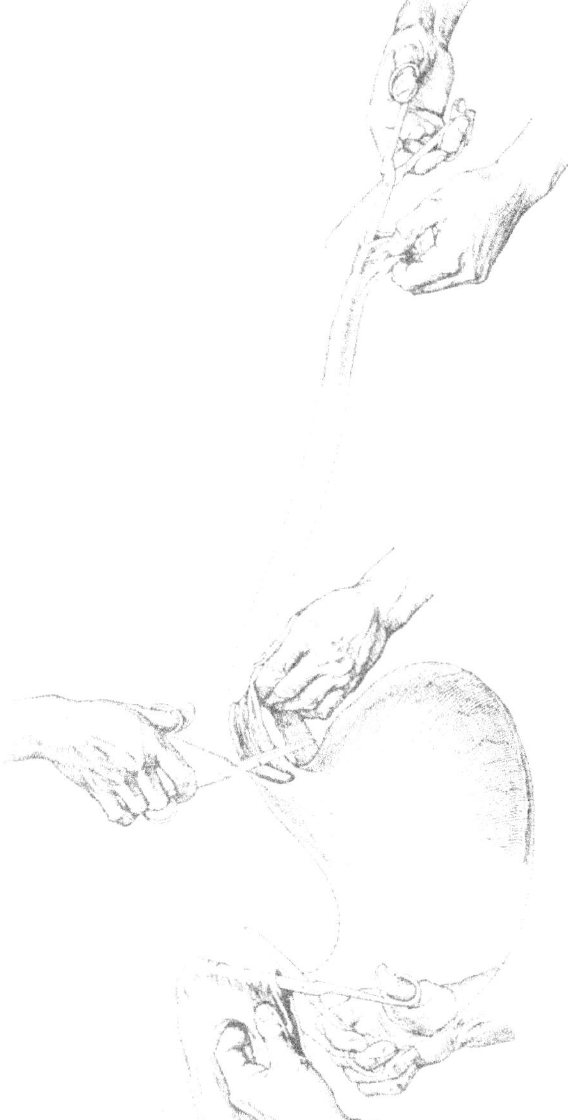

Fig. 66. — Attitude des mains pendant l'insertion de l'appareil œsophago-gastro-duodénal.

de l'instrument; ce dernier ne peut entamer la région de l'ampoule de Vater, si importante à ménager.

Quelques centimètres avant la fin du duodénum, lorsque l'incision, après avoir contourné la tête du pancréas, atteint la portion horizontale de l'anse duodénale, l'opérateur, qui jusque-là tenait l'entérotome perpendiculaire à la surface de section (fig. 65) et au bord externe de l'organe, incline son instrument par un mouvement de pronation : il gagne ainsi la face antérieure et tâche d'avoir atteint le bord supérieur de l'intestin au moment où se présentera l'origine du jéjunum. Ce dernier temps de l'opération s'effectue pour le mieux quand le duodénum est replacé sur la table d'autopsie une fois que l'incision a dépassé la saillie du pancréas et par conséquent de l'ampoule de Vater. Il ne faut pas oublier, en effet, que l'incision des anses de l'intestin grêle jéjuno-iléal devra suivre exactement leur bord supérieur, au centre même de la ligne d'insertion mésentérique.

Remarque. — Pendant le tracé de la ligne d'incision générale qui vient d'être décrite, toutes les substances retenues dans la cavité digestive s'échappent au dehors et ne peuvent être recueillies. Si l'observateur a besoin de les conserver, en particulier lors d'une étude médico-légale nécessaire, il doit prendre la précaution, une fois arrivé au cardia, en entamant la grosse tubérosité de l'estomac, de faire écouler dans un vase propre le contenu de l'estomac et du duodénum; il pratiquera plus tard l'étude détaillée du contenu stomacal.

Etude des organes ouverts. — L'observateur étale avec précaution l'*œsophage* et inspecte sa muqueuse bien en lumière; ses plis longitudinaux sont, chacun à leur tour, étudiés. L'état cadavérique modifie plus d'une fois leur surface (bandes brunâtres, taches noirâtres pouvant passer pour des lésions pathologiques[1]).

Les vaisseaux sous-muqueux, en particulier les veines, souvent atteintes d'ectasies variqueuses au niveau du tiers inférieur du canal œsophagien, le cardia et sa bordure épithéliale dentelée, blanchâtre, attirent l'attention. Toute dépression cupuliforme, surtout au niveau de la partie moyenne de la face antérieure, doit faire soupçonner l'existence d'un diverticule de l'œsophage.

L'*estomac* est à son tour bien étalé, l'œsophage en haut, dans le prolongement de la petite courbure, le duodénum en bas, et le pancréas à droite de l'opérateur. Il repose sur sa surface extérieure, ce qui permet d'apprécier l'épaisseur de ses parois. L'observateur, passant sa main gauche sous l'estomac, en soulève successivement les diverses parties dont il examine en bonne lumière la muqueuse, sans négliger les moindres dépressions ou replis de la surface. *Il a soin d'éviter de toucher à la muqueuse* et se contente de la déterger à l'aide d'un mince filet d'eau que son aide verse au commandement. Peu à peu, la couche parfois très épaisse de mucus qui adhère à la muqueuse s'enlève sous le courant de l'eau et permet d'apprécier l'état des parties.

L'état cadavérique altère très fréquemment la muqueuse, surtout au niveau de la grosse tubérosité, et peut même détruire les parois de l'organe jusqu'à leur perforation inclusivement.

L'opérateur, qui connaît l'état normal de la muqueuse et son gris velouté, comme tomenteux et légèrement plissé, ne laisse jamais passer sans les étudier à fond les parties de la surface montrant une coloration quelconque, et sans en rechercher la cause appréciable à l'œil nu. De même pour les saillies ou dépressions existant à la surface interne de l'estomac, aussi bien du reste qu'à sa surface externe, qu'on examine ensuite. Il n'est pas rare de rencontrer, par exemple, des ganglions lymphatiques assez gros, à l'état normal, pour faire saillie au-dessous de la muqueuse ou du péritoine, en particulier au voisinage du cardia, ou le long des deux courbures de l'estomac. On doit connaître ces détails, y songer toujours et ne pas prendre d'emblée pour une lésion matérielle ce qui peut n'être qu'une disposition anatomique normale un peu plus accusée qu'à l'ordinaire, le système lymphatique de l'estomac étant, comme on sait, d'une richesse inouïe.

La même remarque s'adresse à la musculature de l'estomac, très notable, parfois même extrêmement accusée au pourtour du pylore et risquant de causer des erreurs d'interprétation sur le cadavre, ainsi qu'on l'a observé maintes fois déjà sur le vivant (spasme pylorique, hypertrophie musculaire du sphincter du pylore).

Les dépressions reconnaissables à la surface de l'estomac ont un intérêt aussi formel que les saillies. L'examen soigneux, à jour frisant, de la partie suspectée lève d'ordinaire tous les doutes. Une dernière ressource est fournie, dans les cas difficiles, où l'on hésite entre l'état normal et une perte de substance sans trouble apparent de la couleur de la muqueuse : l'immersion, plusieurs heures durant, dans un liquide conservateur (voy. p. 287).

Le *duodénum* est pris à son tour et examiné, au niveau de ses trois portions importantes : d'abord dans sa région sous-pylorique où la muqueuse, plus tomenteuse que celle de l'estomac, n'est pas encore plissée; ensuite dans sa région vatérienne où les villosités commencent et se groupent autour de la *caroncula major* et de la *caroncula minor*; enfin dans sa portion sous-pancréatique où la muqueuse, malgré ses nombreuses glandes de Brunner, ne se différencie presque plus, à l'œil nu, de la muqueuse du jéjunum.

Sur toute l'étendue de sa surface interne, le duodénum présente une couleur souvent plus foncée, surtout à son origine, où il est même parfois très pigmenté. Les saillies mamelonnées qu'y forment les glandes de Brunner doivent être bien connues afin de ne pas être prises pour des lésions pathologiques. Toute saillie ou toute dépression découverte à la surface de la muqueuse sera notifiée d'une manière spéciale.

Au niveau de la région vatérienne, l'observateur a le devoir d'étudier avec le plus grand soin la position exacte de l'*ampoule de Vater*, sa distance de l'orifice pylorique, sa forme, sa saillie, la disposition des valvules de la muqueuse duodénale autour et au-dessus de l'ampoule. Il doit rechercher la *caroncula minor*, au-dessus de l'ampoule et, d'ordinaire, un peu en avant, et en reconnaître la forme, le volume, la perméabilité ou l'occlusion. En résumé, l'étude de toute cette région moyenne du duodénum, où souvent existe une anomalie de constitution (caroncule accessoire, diverticule congénital, pancréas surnuméraire), est des plus nécessaires.

Enfin, ayant terminé l'examen de la muqueuse, l'opérateur doit apprécier l'état des parois, l'épaisseur de l'organe, mesurer sa circonférence et terminer par la surface externe. Là, à droite, il constatera la contiguïté de la tête du pancréas et de l'intestin, étudiera, à l'aide d'une rapide dissection, les rapports du canal cholédoque avec les lobules pancréatiques et avec la paroi du duodénum ; enfin, il notera l'état des nombreux ganglions péri-duodénaux, et ne quittera la dernière pièce du paquet sus-mésentérique du tube digestif qu'après avoir eu la certitude de n'avoir rien oublié.

Immersion des pièces dans un liquide conservateur. — Toutes les fois que, au cours de l'autopsie de la portion sus-mésentérique du tube digestif, l'opérateur a trouvé un point quelconque de la muqueuse lui laissant un doute ou lui paraissant suspect, la pratique de l'immersion de la pièce est de rigueur. Après avoir terminé l'examen des parties, il plonge la pièce entière, et non pas seulement le fragment incriminé, dans un grand bain de liquide de Müller. Il faut que la masse des organes nage à l'aise dans le réceptacle et que sa surface, qui surnage d'ordinaire, soit maintenue immergée à l'aide d'une couche épaisse de coton hydrophile. Au besoin même, le tout est recouvert d'une lame de verre assez lourde pour refouler la pièce au milieu du liquide, sans cependant la laisser atteindre le fond du vase.

Au bout de vingt-quatre heures, l'examen de la partie suspecte sera, en général, devenu facile et décisif.

Pesée et mensuration des organes. — Il est parfois utile ou même nécessaire de peser et de mesurer les précédents organes. Cette opération doit se pratiquer au prix de mutilations profondes et demeurer strictement individuelle pour chacune des pièces constitutives de la portion sus-mésentérique.

PORTION TERMINALE DU TUBE DIGESTIF

JÉJUNUM, ILÉON, CÆCUM, APPENDICE VERMIFORME, COLONS, RECTUM, ANUS.

SOMMAIRE. — **Jéjunum. Iléon.** — *Inspection. Palpation. Mensuration. Ouverture. Détersion. Étude des anses intestinales ouvertes.*

Cæcum. — *Inspection. Palpation. Ouverture. Détersion. Étude du cæcum ouvert. Valvule de Bauhin, son examen, son mode d'incision.*

Appendice vermiforme. — *Inspection. Palpation. Mensuration. Ouverture. Détersion. Étude des parois et du mésoappendice.*

Colons. — *Inspection. Palpation. Mensuration. Ouverture. Détersion. Étude des parois.*

Rectum. — *Inspection. Palpation. Mensuration. Ouverture. Détersion. Examen de la muqueuse rectale.*

Anus. — *Inspection. Ouverture. Examen.*

Mensuration générale et pesée du tube digestif.

PORTION TERMINALE DU TUBE DIGESTIF

Jéjunum-iléon

L'inspection de la surface du jéjunum, déjà commencée lors de l'ouverture de l'abdomen (voy. p. 198), puis au moment de l'isolement des anses intestinales et de leur libération du mésentère (voy. p. 204 et figure 33), se termine à présent. L'aspect lisse et brillant de la surface de l'intestin résiste d'ordinaire à l'état cadavérique assez longtemps pour être considéré comme constant lors d'une autopsie habituelle. La forme du tube intestinal, qui n'avait pu échapper à la vue, est notée. Les malformations compatibles avec la vie se réduisent à peu près uniquement à l'appendice en doigt de gant décrit sous le nom de diverticule de Meckel et sont recherchées surtout le long de l'iléon et de préférence sur son bord libre. Les déformations pathologiques, sténoses ou dilatations, fixent l'attention de l'observateur.

La palpation indique d'une manière fort exacte l'*épaisseur* et la *consistance* des parois des anses de l'intestin. On ne doit pas oublier que ces caractères varient maintes fois ; on a à tenir compte tout d'abord de l'état du péritoine viscéral (épaississement, aspect lisse, pigmentations diverses) ; d'autre part, les autres couches constitutives peuvent, chacune à leur façon, modifier en plus ou en moins l'épaisseur, la consistance et la couleur de l'organe (atrophie sénile, œdème, hypertrophie des parois intestinales).

Le *volume* des anses varie d'après leur contenu ; les gaz, accumulés par suite de l'état cadavérique, distendent les parois autant, sinon plus que les lésions péritonitiques. Il en résulte que la seule mensuration sûre porte sur la longueur de l'intestin grêle (au cours de laquelle il ne faut pas oublier le duodénum), bien plus que sur sa circonférence. Certaines sténoses et quelques dilatations partielles de l'intestin peuvent ne relever que de l'état cadavérique. Nous citerons, par exemple, l'invagination réciproque de telles ou telles anses, parfois aussi celle de la fin de l'iléon à l'intérieur du cæcum, survenue au cours de l'agonie par suite de mouvements péristaltiques et antipéristaltiques désordonnés. Dans ce cas, l'obstacle est levé sans effort et le péritoine viscéral n'offre aucun dépoli, aucune adhérence au niveau des surfaces invaginées.

Ouverture de l'intestin grêle. — En pratique, il est bon d'ouvrir la totalité des anses intestinales sitôt terminé leur examen

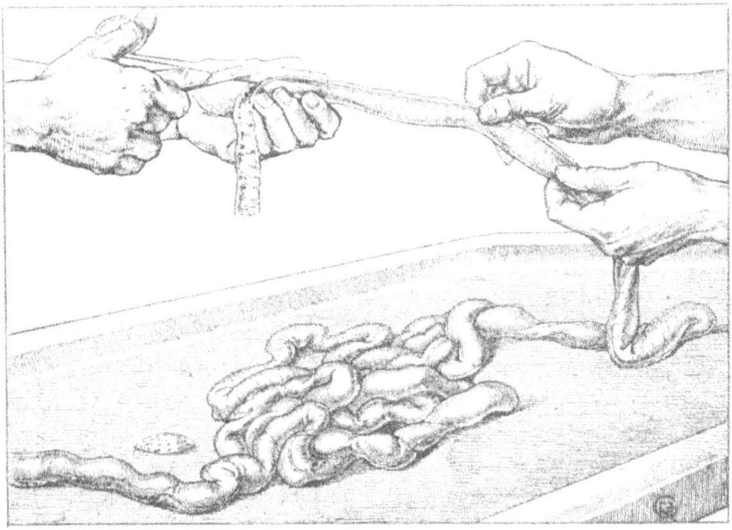

Fig. 67. — Ouverture de l'intestin grêle sur son bord mésentérique.

extérieur. En vue de cette opération, l'opérateur prend le jéjunum à son origine, au niveau de la section pratiquée lors de l'autopsie de la portion sus-mésentérique du tube digestif (voy. p. 277). Dans le cas où — ce qui est préférable — la séparation du duodénum et du jéjunum n'a pas été faite, la ligne d'incision continue sans arrêt depuis la fin du duodénum (voy. p. 280 et fig. 65). De toute façon, elle doit commencer exactement au niveau du bord mésentérique de la première anse intestinale et suivre dorénavant ce bord, déjà repéré et inspecté lors de la séparation du mésentère (voy. p. 191), jusqu'au voisinage de l'angle iléo-cæcal. De cette façon, en effet, on ménage toutes les plaques de Peyer dont le nombre et l'état normal ou pathologique demanderont à être notés avec la plus grande exactitude.

L'entérotome, branche femelle, est donc introduit suivant le cours des aliments et sur la ligne du bord mésentérique, la main gauche soutenant l'anse intestinale par en dessous et présentant (fig. 67) à l'instrument bien en place le point à sectionner. En pratique, cette opération est grandement facilitée par l'aide qui offre, en bonne position, à l'opérateur l'anse qu'il doit couper (fig. 67). Celui-ci n'a, pour ainsi dire, qu'à maintenir dans l'axe du bord supérieur de l'intestin son instrument tranchant et à amener à lui, de la main gauche, le tube digestif, qui vient se couper sur l'angle tranchant de l'instrument.

Remarque. — On comprend, sans détails, que, pour être bien ouvert, l'intestin grêle doit avoir été très exactement séparé du mésentère, au ras de son bord supérieur. Sinon, l'intestin se charge mal sur l'entérotome et l'opérateur est obligé, soit de compléter, au passage, la libération du dit bord mésentérique de l'intestin, soit même de reprendre l'incision du mésentère dont le bord inférieur adhère encore à certaines parties des anses et empêche leur complet redressement.

Arrivé à quelques centimètres au-dessus de l'angle iléo-cæcal, dont le mésentère a été respecté lors de la libération de l'intestin (V. p. 193), l'entérotome arrête son mouvement, évite de pénétrer dans l'orifice iléo-cæcal et ne sectionne pas les 5 ou 6 derniers centimètres de l'iléon. L'incision de la fin de l'iléon se fera en même temps que celle de l'orifice iléo-cæcal, *après l'ouverture du cæcum* (voy. p. 298) et lorsque l'examen méthodique de la valvule de Bauhin et de ses deux valves aura été terminé.

Ouvert de cette façon, l'intestin grêle est détergé avec grande attention. La pratique qui consiste à laver au robinet l'intestin grêle *non ouvert* et à l'inonder d'eau sous pression est déplorable ; elle doit être rejetée. Elle traumatise d'une manière aveugle les parois de l'intestin, qu'elle rompt souvent, et ne permet pas d'observer les matières intestinales.

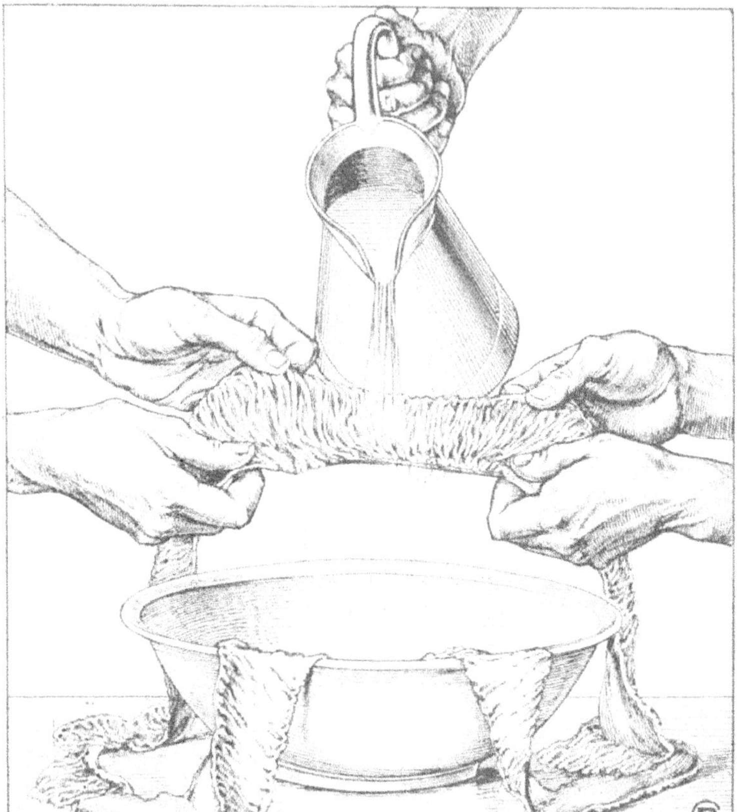

Fig. 68. — Lavage de l'intestin grêle ouvert.

Pour bien laver l'intestin et, en même temps, l'étudier, il suffit (fig. 68) que l'aide et son opérateur, placés en face l'un de l'autre, prennent l'intestin, l'opérateur commençant par la première anse et l'amenant à lui et la plaçant au-dessous du jet d'eau. Par précaution, il est préférable de maintenir les anses pendant leur détersion, horizontalement au-dessus d'une cuvette dans laquelle s'accumulent l'eau et les matières intestinales dont on peut, de la sorte, surveiller l'aspect.

Au cours de cette toilette, la muqueuse intestinale est inspectée dans ses moindres replis, ce qui permet d'affirmer, en terminant, qu'aucun point n'a passé inaperçu. Toute région suspecte est aussitôt repérée. L'épaisseur et la consistance des parois intestinales ne peuvent échapper à l'observateur, à mesure que les anses lui passent par les mains.

Pour finir, il est facile de mesurer, au mètre, la longueur totale de l'intestin grêle ; sa circonférence peut, de même, être calculée dans les différentes régions.

Cæcum.

Déjà en partie étudié au moment de l'ouverture de l'abdomen (p. 108) et lors de l'isolement complet des intestins (voy. p. 193), le cæcum est prêt pour une étude détaillée, les pièces étant libres. Son volume attire d'abord l'attention, ainsi que sa continuité qui se fait sans transition avec le côlon ascendant. Sa forme, sa consistance, l'élasticité de ses parois encore soulevées par des gaz (l'orifice iléo-cæcal n'étant pas incisé), sont faciles à observer. Les mains de l'opérateur ont vite fait de scruter l'angle iléo-cæcal, d'y reconnaître les ganglions logés dans l'épaisseur du mésentère et de l'épiploon, et d'apprécier l'état normal ou pathologique de la région.

Quant aux dimensions exactes du cæcum, ce n'est guère qu'après l'ouverture de ses parois qu'il sera bon d'en juger, la proportion de gaz accumulés dans le gros intestin modifiant profondément l'aspect de l'organe.

Ouverture du cæcum. — Vu l'importance que présentent si souvent les lésions de la région iléocæcale, et dans la nécessité où l'on se trouve de ne compléter l'ouverture de l'iléon qu'après examen du cæcum, la pratique enseigne qu'il est utile d'étudier le cæcum aussitôt que possible, sauf à terminer ensuite l'ouverture du reste du gros intestin.

Pour ouvrir le cæcum, on le place d'abord sur la table en l'étalant sur sa face postérieure (voy. fig. 69), l'appendice en avant, le colon ascendant sous la main gauche. La ligne d'incision doit suivre aussi exactement que possible le bord externe, ou droit, du cæcum jusqu'à l'origine de l'appendice. La main gauche prend entre le pouce et l'index un mince pli du côlon ascendant,

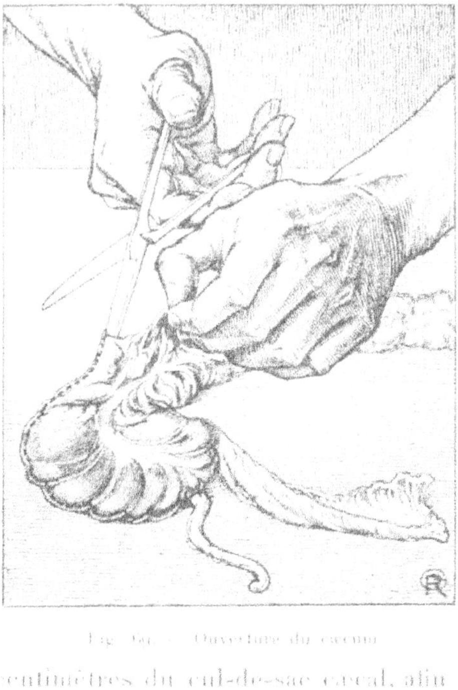

Fig. 69. — Ouverture du cæcum.

à 8 ou 10 centimètres du cul-de-sac cæcal, afin de se donner du jeu, au-dessus de la limite présumée du cæcum. La main droite y entame, du bout de ses gros ciseaux mousses, d'un seul coup, la totalité des parois de l'intestin. Aussitôt, l'opérateur engage par cette ouverture latérale la branche femelle des ciseaux, de façon à sectionner de haut en bas la paroi du cæcum, bien perpendiculairement à la surface de la muqueuse. Ayant poursuivi son incision méthodique jusqu'au bas fond, qu'il sectionne de même en soulevant avec douceur la lèvre antérieure de l'incision, l'opérateur arrive à l'origine apparente de l'appendice et s'y arrête.

Il étale, des deux mains, les parois ouvertes et commence à déterger doucement la muqueuse cæcale. Les matières liquides s'échappent sous le courant de l'eau ; si elles sont trop poisseuses, l'opérateur a soin de les enlever peu à peu, sous le jet d'eau, à l'aide du dos des ciseaux. Il ne perd pas de vue les couches déposées à la surface de la muqueuse, y recherche en même temps tous les corps étrangers qui peuvent être mêlés aux matières fécales et n'oublie pas, en particulier, les parasites, surtout le trichocéphale dont la présence dans le cæcum est d'une réelle fréquence.

La muqueuse du cæcum enfin détergée, l'opérateur procède à son examen méthodique. Il reconnaît, palpe au besoin les diverses régions de la cavité du cæcum, apprécie l'état des parois et termine par l'orifice iléo-cæcal.

La valvule de Bauhin doit être étudiée, puis, tour à tour, la béance, le volume, la forme, le jeu de ses deux valves dont la supérieure peut toujours, à l'état normal, recouvrir l'inférieure quand les deux pièces de la valvule sont maintenues suffisamment allongées. Chaque valve est regardée par sa face cæcale et par sa face iléale. Cette étude terminée, il est indiqué d'ouvrir l'orifice iléo-cæcal.

Ouverture de l'orifice iléo-cæcal. — On doit, autant que possible, ménager les deux valves de la valvule de Bauhin. Dans ce but, il faut aborder l'orifice par l'iléon dont les derniers centimètres ne sont pas encore ouverts. Les ciseaux mousses terminent d'abord cette incision de la dernière anse grêle suivant son bord mésentérique. Arrivé au niveau de l'angle iléo-cæcal, dont la forme et le degré de fixité sont encore une fois notés, l'opérateur libère cet angle à l'aide d'un ou deux coups de ciseaux, de façon à ce que le canal de l'iléon soit tout à fait libre par rapport à la paroi gauche du colon ascendant. A ce moment, l'opérateur prend l'entérotome, plus commode pour ce dernier temps opératoire. Il l'introduit par la branche femelle dans l'orifice iléo-cæcal (fig. 70) ; de la main gauche, il s'arrange de manière à charger sur cette branche femelle, dont le tranchant est en l'air, non seulement ce qui reste à couper de l'iléon, mais *en même temps, et par-dessus* *l'iléon, la paroi antérieure du cæcum*, ouvert comme on sait, *et la commissure antérieure, ou gauche, de l'orifice iléo-cæcal* (fig. 70). Cela fait, et maintenant ferme, en place, les con-

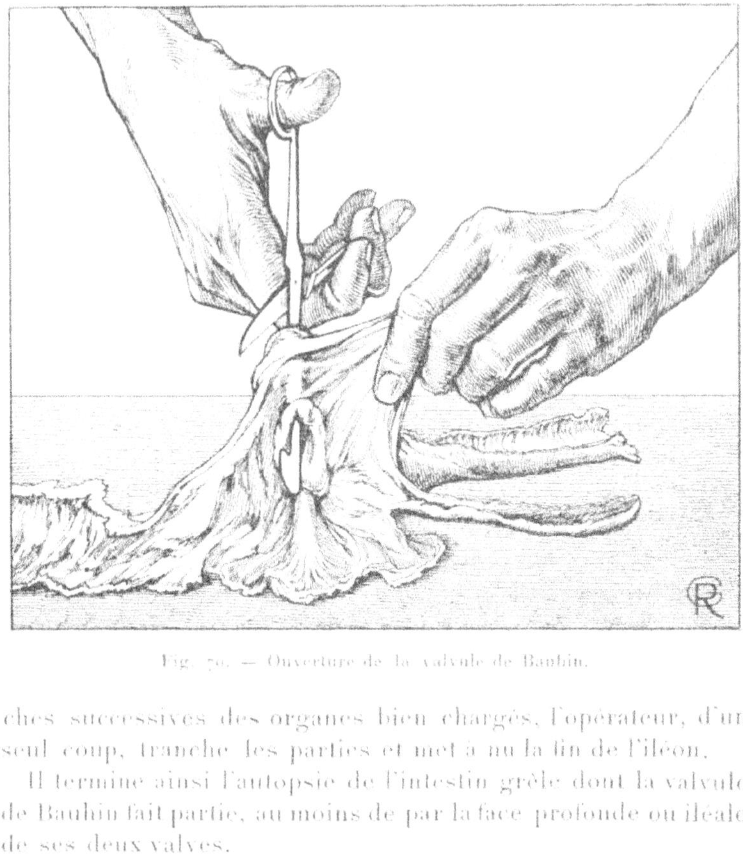

Fig. 70. — Ouverture de la valvule de Bauhin.

ches successives des organes bien chargés, l'opérateur, d'un seul coup, tranche les parties et met à nu la fin de l'iléon.

Il termine ainsi l'autopsie de l'intestin grêle dont la valvule de Bauhin fait partie, au moins de par la face profonde ou iléale de ses deux valves.

Appendice vermiforme.

Un premier examen de l'appendice a déjà été fait quant à sa position, à son volume et à sa forme, au moment de l'ouverture de l'abdomen (voy. p. 108). Pendant l'isolement des intestins (voy. p. 195), l'appendice a encore été vu et son méso surveillé, afin d'enlever la pièce sans causer de dégâts. Le moment est venu de faire son autopsie complète.

L'opérateur prend l'organe, le palpe avec soin, constate sa couleur, sa consistance, son volume, sa forme. Il le libère, au besoin, des adhérences qui l'entouraient encore et s'assure de ses dimensions. Il se prépare à l'ouvrir, non sans avoir reconnu, dans la cavité du cæcum, l'état infundibuliforme et la position exacte de l'origine de l'appendice, ainsi que la disposition, assez variable à la vérité, de la valvule de Gerlach.

Ouverture de l'appendice vermiforme du cæcum. — Soutenant l'organe par son méso, l'opérateur présente l'orifice interne de l'appendice aux petits ciseaux mousses ; il enfonce dans la

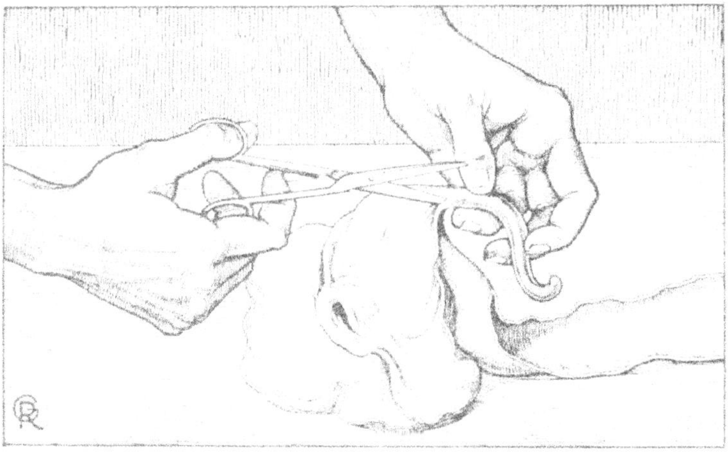

Fig. 71. — Ouverture de l'appendice sur son bord libre.

cavité appendiculaire la branche femelle (fig. 71) et incise la paroi sur son bord libre, suivant l'axe de l'organe, en un point diamétralement opposé au méso et contrairement à la technique recommandée dans l'incision de l'intestin grêle. Pour mener à bien cette petite opération, il faut que tous les doigts de la main gauche, en supination, coopèrent au geste, qui consiste à maintenir l'organe en place, horizontal, et à le présenter peu à peu aux ciseaux. Ceux-ci pénètrent de plus en plus dans sa cavité. L'appendice est, en général, grêle et assez ferme ; sa cavité n'est pas grande, et de réelles précautions sont nécessaires pour l'ouvrir jusqu'au bout.

Cette incision en long de l'appendice a l'avantage de mettre à nu, en bonne lumière, la totalité de la muqueuse ; elle rend difficile les mensurations ultérieures de la cavité et les coupes microscopiques transversales de l'organe.

Ouvert, l'appendice est étudié quant à sa muqueuse et à son contenu : les corps étrangers, d'origine fécale ou autre, les calculs, le trichocéphale, sont recherchés et inspectés, s'il y a lieu. La perméabilité complète de l'appendice est signalée, son extrémité libre étant plus d'une fois oblitérée (appendicite chronique) et sur une longueur plus ou moins considérable. De même, les sténoses et les dilatations partielles sont très communes sur le parcours de l'organe.

Pour terminer, on mesure la longueur exacte et la circonférence de l'appendice.

Le méso-appendice est inspecté, en finissant, et ses dimensions, sa laxité, son épaisseur sont indiquées.

Cólons.

La question du cæcum et de l'appendice une fois réglée, l'opérateur arrive à l'étude des côlons. Cette partie du tube digestif a été déjà vue avec quelques détails au moment de l'isolement des intestins (voy. p. 195) et de l'ablation des épiploons (voy. 197). On ne doit pas oublier qu'après son isolement, le gros intestin doit avoir retrouvé une rectitude parfaite ; son ouverture ne sera facile qu'à ce prix.

La surface des côlons est donc examinée, leurs bosselures sont palpées, ainsi que les franges épiploïques intercalaires souvent épaissies par accumulation de graisse au-dessous de la séreuse viscérale ou par inflammation chronique de cette séreuse. La consistance des parois du côlon est recherchée. La forme générale du canal est notée, ses déformations tenant fréquemment, chez le vieillard, à l'existence de nombreuses ectasies ampullaires à l'intérieur desquelles s'accumulent de petites masses fécales, de plus en plus dures.

Le météorisme du gros intestin est souvent énorme, sans pour cela qu'un obstacle matériel se soit opposé à l'issue des gaz ; il relève souvent de l'état cadavérique. La distension chronique se reconnaît à un certain degré d'hypertrophie, presque constante, des parois intestinales.

Pour ce qui est des malformations congénitales (fort rares), des ectopies ou des ptoses par relâchement des feuillets péritonéaux, ce sont là désordres qui ont été constatés au début même de l'autopsie, dès l'ouverture du ventre (voy. p. 108), et à propos desquels l'observateur a pris ses dispositions. En principe, ici comme dans toute autopsie partielle, on doit établir que le moindre point suspect ou anormal a été repéré sitôt sa constatation.

Ouverture des côlons. — L'ouverture des côlons peut être faite de deux façons, ou, pour mieux dire, dans les deux sens : tantôt, et c'est le procédé normal quand on tient à obtenir une incision méthodique de l'organe, l'opérateur coupe dans le sens des matières intestinales, du cæcum vers le rectum ; tantôt il pénètre directement par l'anus et monte le long du rectum, pour rejoindre l'incision tracée sur le bord externe du cæcum (voy. p. 303).

Dans le premier cas, l'entérotome se place au bout de l'ouverture du cæcum. L'opérateur a soin de maintenir les côlons couchés à plat sur la table, dans la position normale, leur face antérieure regardant en haut. Il suit avec l'entérotome le trajet de l'intestin et incise selon le bord externe ou supérieur, en s'obligeant à ne pas quitter la ligne qu'il s'est fixée. La main gauche appuie légèrement sur la surface de l'organe, au point même où l'entérotome arrive. L'instrument demeure horizontal, ses deux branches à peu près parallèles à la surface de la table d'autopsie, afin de bien couper les parois, selon l'axe du gros intestin placé dans une rectitude parfaite.

Arrivé au niveau du rectum, il est pratique de continuer l'incision jusqu'à l'anus. Pour cela, la main gauche prend par en dessous la masse des viscères pelviens non encore isolés et présente à l'entérotome la face postérieure du rectum qui se trouve, de la sorte, coupée sur la ligne médiane.

Les colons ouverts, leur cavité est détergée avec les mêmes précautions que pour le cæcum ou pour les anses intestinales (voy. p. 293 et fig. 68). Les matières sont vues et examinées comme il faut : leur couleur, leur consistance, la présence des corps étrangers sont l'objet de remarques appropriées.

La muqueuse des colons est inspectée avec méthode : toute saillie, tout îlot d'une coloration différente est soumis à une étude précise. La proportion de mucus intestinal, l'adhésion de ce mucus à la surface interne des colons est relevée, une entérite muco-membraneuse se manifestant maintes fois par des traces de lésions si peu accusées qu'elle risque d'être méconnue à l'autopsie.

Rectum

Si l'opérateur juge que le rectum doive être examiné à part et ouvert de même, la technique est des plus simples. Prenant dans ses mains la masse des viscères pelviens non encore séparés (voy. p. 198), l'observateur étudie la surface externe du rectum. Il l'a déjà vue lors de l'éviscération totale (voy. p. 140 et fig. 22). Il l'inspecte à nouveau, d'abord en place, dans la cavité péritonéale, où il la suit jusqu'au cul-de-sac recto-vaginal (ou recto-vésical) ; puis il passe à la face postérieure de l'organe entourée de débris du tissu cellulaire pré-sacré et des vaisseaux et nerfs arrachés avec lui. L'anus arrive à son tour : il sera inspecté avec toute l'attention désirable ; mais, avant d'y introduire la branche femelle de l'entérotome, l'opérateur doit être sûr de l'état de la peau et de la muqueuse anales, qu'il va inciser.

Cela fait, on ouvre le rectum en même temps que l'anus (fig. 72). De la main gauche en supination et appuyée sur la table par le poignet ou par le bas de l'avant-bras, l'opérateur soutient la masse ano-périnéale (ou ano-vulvaire) et présente à l'entérotome l'orifice anal bien détergé. L'instrument s'enfonce par sa branche femelle et se place dans l'axe du rectum en chargeant sur le tranchant de la lame la face postérieure de l'organe. Une fois bien placé, lorsque l'opérateur est sûr d'être sur la ligne médiane de la face postérieure, il donne un fort coup d'entérotome et ouvre, en deux ou trois foulées, les parois de l'anus et du rectum. A mesure que les branches de l'instrument s'avancent le long de la face postérieure, la main gauche leur amène les parois du rectum ; pour cela, elle soulève peu à peu au-dessus de la table la masse des viscères pelviens, jusqu'à ce que l'instrument ait rejoint l'incision du côlon iliaque. Dans le

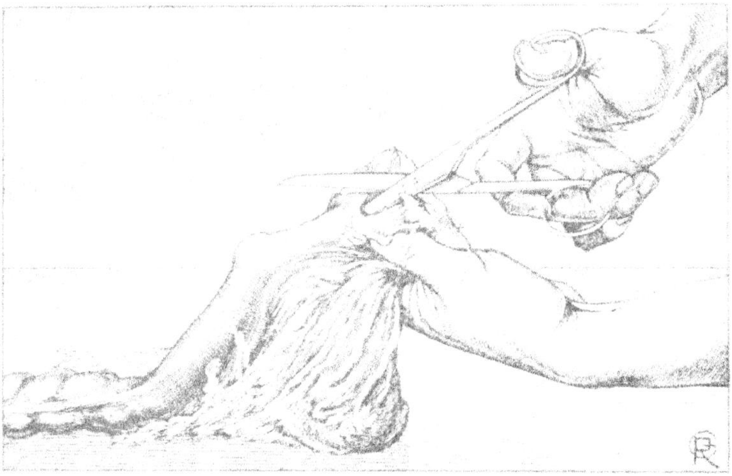

Fig. [illegible]

cas où les côlons n'auraient pas encore été ouverts (voy. p. 360), l'opérateur n'a qu'à continuer son incision en prenant la peine d'immobiliser dans la rectitude les côlons et de suivre aussi exactement que possible le bord externe ou supérieur de ce long canal.

Le rectum ouvert est détergé ; les masses fécales, souvent abondantes, compactes et visqueuses, adhèrent à la muqueuse ; souvent leur détersion est assez longue ; le mieux est de racler la muqueuse rectale à l'aide du dos du grand couteau à cerveau, qui sert ainsi de spatule. On évite d'arracher la muqueuse. Une fois bien nettoyée, la muqueuse se reconnaît à son ton brun sale ; les hémorrhoïdes s'y détachent en violet bien foncé. L'ampoule rectale est appréciée et, au besoin, mesurée transversalement. Toute saillie ou dépression anormale est, sur-le-champ, inspectée.

La palpation des parois rectales permet d'apprécier l'état des tissus péri-rectaux. Chez la femme, la cloison recto-vaginale sera étudiée au moment de l'incision du vagin (voy. p. 366). Chez l'homme, les rapports de la prostate et des vésicules séminales avec la paroi antérieure du rectum seront surveillés avec la plus grande attention.

Anus.

L'anus, avant d'être ouvert, a été plusieurs fois déjà étudié, au moins en partie, lors des différents temps de l'autopsie : au moment de l'isolement des téguments du périnée en vue de l'ablation en masse des organes thoraco-abdominaux totalement éviscérés (voy. p. 134 et fig. 20 et 21) ; puis, plus tard, quand la masse éviscérée a été placée sur la table, face postérieure en avant (voy. p. 140 et fig. 22) ; enfin lorsqu'il s'est agi d'ouvrir le rectum (voy. p. 303 et fig. 72).

L'étude méthodique de l'anus n'en est pas moins indispensable pour une autopsie complète. L'observateur doit donc, avant comme après incision de l'anus sur la ligne médiane postérieure, examiner et palper la peau péri-anale (enlevée avec l'anus) et noter toutes les lésions ou tous les aspects anormaux qu'il y peut rencontrer : nombre de trajets fistuleux, par exemple, risqueraient autrement de passer inaperçus. Les plicatures, la muqueuse anale, les saillies hémorroïdales, si fréquentes, les marisques reconnaissables à leur aspect flasque, gris bleuâtre, sont vues, palpées, sectionnées toujours perpendiculairement à leur surface et suivant l'axe de l'anus (en vue d'un examen microscopique ultérieur).

Mensuration générale et pesée du tube intestinal.

L'autopsie du tube digestif se trouve ainsi terminée. Pour qu'elle soit complète, il est indispensable qu'on prenne la longueur totale du tube intestinal et qu'on la note. La longueur de l'intestin grêle est obtenue du pylore à l'orifice iléo-cæcal; celle du gros intestin part du fond du cæcum et s'arrête à l'anus.

Ces deux chiffres ne doivent pas être additionnés, les modifications de la longueur de l'un et l'autre segments n'étant pas forcément corrélatives (voy. p. 76, *Longueur des intestins à l'état normal*).

Il est parfois nécessaire de connaître le poids des intestins. Le grêle, les côlons et le rectum doivent être pesés à part.

IV

AUTOPSIE DU FOIE

SOMMAIRE. — *Examen du foie libéré, après section du pédicule hépatique.*

Examen extérieur. *Poids du foie, couleur, volume général, mensurations de longueur. Forme générale : lobe droit, lobe gauche, lobe carré, lobule de Spigel. Consistance.*

Étude détaillée des parties constitutives. *Face supérieure, face inférieure, ouverture de la vésicule biliaire, bord postérieur, ouverture des gouttières sus-hépatiques, bord inférieur.*

Incisions du foie. *Face supérieure, face inférieure, incisions de nécessité.*

Examen du parenchyme sur les surfaces de coupe. *Détersion des surfaces incisées. Inspection : recherche des orifices vasculaires et biliaires, espaces portes, lobules hépatiques, couleur du parenchyme. Palpation du parenchyme : consistance, résistance et friabilité. Épreuve de coloration extemporanée : sulfhydrate d'ammoniaque, liquide de Lugol, violet de Paris.*

AUTOPSIE DU FOIE

Examen extérieur du foie

Le foie est libre de toute adhérence avec les organes voisins, et l'autopsie des voies biliaires a été jugée acceptable sans respecter la continuité de leurs canalisations extra-hépatiques. L'autopsie spéciale des voies biliaires conservées dans leur continuité sera étudiée à part (Voy. p. [illegible], Autopsie des voies biliaires dans leur continuité).

L'examen général de la glande hépatique précède son étude détaillée et doit procéder selon une méthode aussi complète que possible.

Pesée du foie. — Il est nécessaire, avant tout examen, de commencer par peser le foie : le sang qui s'écoule des veines portes et des veines sus-hépatiques diminue d'autant le poids exact de l'organe (correspondant à l'état cadavérique). En certains cas, il est indispensable de peser à nouveau le foie, par comparaison, après les sections et les diverses manœuvres qui vont suivre, l'organe ayant laissé échapper une proportion considérable du sang dont il était gorgé (foie cardiaque, congestion paludéenne).

Couleur. — On doit noter la couleur exacte du foie aussitôt son ablation terminée ; les liquides divers de l'organisme qui peuvent la souiller et la putréfaction, hâtive par les temps chauds, modifient très vite la coloration de la surface du foie. D'ordinaire, la partie supérieure de la surface conserve mieux le ton normal de la glande que sa surface inférieure, souvent imprégnée par les matières colorantes de la bile ayant diffusé hors de la vésicule et des canaux extra-hépatiques. En outre, les gaz putrides exhalés du gros intestin après la mort teignent souvent, en brun verdâtre, les régions adjacentes du foie. Il n'est pas jusqu'à l'estomac qui, par son contenu plus ou moins putrilagineux, n'altère la surface correspondante du foie et ne puisse même corroder une portion plus ou moins notable du parenchyme hépatique, comme elle le fait pour le diaphragme et la base du poumon gauche (putréfaction, ramollissement cadavérique).

Volume général, mensurations de la glande hépatique. — A première vue, le volume général du foie paraît d'une appréciation facile. Ce qui est vrai quand il s'agit de modifications considérables dans le volume de l'organe (foie hypertrophié, atrophie du foie) ne l'est cependant plus autant en cas de modifications peu accusées.

Les variations de volume, à l'état normal, dépendent du poids total du corps (si rapidement modifiable chez le cadavre), du sexe et enfin de la taille du sujet. L'état pathologique des parties adjacentes (ascite, météorisme intestinal, dilatation de l'estomac, emphysème pulmonaire) peut troubler aussi, dans l'appréciation du volume du foie, et induire en errreur l'observateur le plus exercé.

Les dimensions générales de la glande hépatique, obtenues au moyen de mensurations, ne fournissent, il faut le reconnaître, que des données fort approximatives.

La mensuration du foie peut être globale, porter sur la glande considérée dans sa masse totale ; elle peut être bilobaire, c'est-a-dire subdivisée suivant les deux lobes principaux de l'organe.

Quelle que soit la technique adoptée, la mensuration comporte l'étude de la longueur, de la largeur et de l'épaisseur de la glande. La *longueur* correspond à l'axe transversal du foie, la *largeur* à l'axe antéro-postérieur et l'*épaisseur* à l'axe vertical passant par le point le plus saillant du lobe droit du foie.

La mensuration partielle étudie d'abord le lobe droit, puis le lobe gauche. Pour le lobe droit, la longueur part, sur la face supérieure, de l'extrême limite droite, et s'arrête à l'insertion du ligament suspenseur ; la largeur s'étend de la partie la plus saillante du bord postérieur à la partie correspondante du bord tranchant, selon une ligne antéro-postérieure perpendiculaire à la précédente. Enfin l'épaisseur ou la hauteur est donnée par la distance qui réunit verticalement le point le plus saillant de la face supérieure à la partie correspondante de la face inférieure.

Pour le lobe gauche, les mêmes mensurations sont cherchées suivant trois lignes, identiques à celles tracées sur le lobe droit. La longueur part du ligament falciforme et va à l'extrême limite du lobe gauche ; la largeur s'étend dans la plus grande surface de la face supérieure, suivant une ligne perpendiculaire à la première ; quant à l'épaisseur, elle est appréciée de la même façon qu'à droite, entre l'extrême limite de la convexité et la partie correspondante de la face inférieure, suivant une verticale.

Toutes les mensurations sont incapables de fournir des indications suffisantes sur le volume exact du foie dont la forme est toujours très irrégulière. Le foie, posé à plat sur une feuille de papier blanc, permet de prendre un tracé au moyen d'un trait qui contourne exactement ses bords et ses deux extrémités ; ce procédé peut guider l'observateur dans sa description topographique et l'aider à apprécier le volume de l'organe.

Forme générale du foie (malformations et déformations). — Malgré ses modifications individuelles, la forme générale de la glande hépatique est trop peu précise pour être indiquée avec une netteté suffisante, dans les cas ordinaires.

Pour donner une idée générale de la forme du foie, on peut considérer cet organe comme taillé dans un ovoïde dont la grosse extrémité aurait été coupée à l'union de ses deux tiers supérieurs, par exemple, avec son tiers inférieur par une section montant en sens inverse vers la petite extrémité et la séparant tout entière de la masse, de façon à la laisser dans le segment d'ovoïde qui va faire défaut. La face inférieure du foie correspondrait à la surface de section.

L'état normal du foie comporte de nombreuses et fréquentes anomalies dans cette forme idéale ainsi schématisée.

Le lobe droit et le gauche sont souvent séparés, au niveau de la face supérieure, par une dépression profonde, par un étranglement correspondant au bord gauche du ligament suspenseur. Cette disposition va même parfois jusqu'à faire du lobe gauche un organe à peu près indépendant du foie, auquel il demeure comme appendu par une sorte de charnière antéro-postérieure qui lui laisse un jeu très étendu de haut en bas (lobe flottant).

Les transitions sont nombreuses entre un état morphologique à peu près normal, correspondant à la forme moyenne de l'organe, et les malformations les plus indescriptibles. Il suffit de rappeler que le foie est de tous les viscères celui qui est le plus sujet aux malformations.

Les *malformations hépatiques* portent tantôt sur la totalité de la glande et tantôt sur un ou plusieurs de ses lobes ou lobules. La plus commune est peut-être celle dans laquelle le lobe droit apparaît composé de deux parties plus ou moins inégales, suspendues l'une au-dessus de l'autre, de telle sorte que le foie entier, vu par sa face supérieure, est pour ainsi dire constitué par trois lobes : un premier lobe droit, supérieur, bien en place dans l'hypochondre droit ; un second lobe droit, inférieur, *flottant au-dessous du premier*, avec lequel il forme une charnière transversale, plus ou moins étroite, par laquelle il s'articule à proprement parler — grâce à une telle disposition, le foie, plongeant par en bas dans la cavité abdominale, est plus long dans le sens vertical que dans le sens transversal — ; le troisième lobe est le lobe gauche, en place.

Le lobe gauche peut être, de même, pourvu d'une partie mal formée, flottante. D'ordinaire alors, il porte son lobe flottant dans le prolongement plus ou moins axial de sa longueur. Comme à droite, la charnière qui réunit le lobe flottant, quel que soit son volume, au lobe gauche dont il émane, peut être aussi mince, aussi étroite que possible. Souvent même, ici, elle est beaucoup plus lâche qu'au niveau du lobe droit et se réduit à une simple membrane, d'épaisseur et de largeur variables, tutrice des vaisseaux et nerfs destinés au lobe flottant mais dépourvue totalement de parenchyme glandulaire.

Le lobe carré et le lobule de Spiegel peuvent présenter de notables malformations, d'une importance beaucoup moindre.

Quant aux *déformations* du foie, certaines sont, à vrai dire, de simples malformations partielles, telles que les plicatures antéro-postérieures de la face supérieure et de la face inférieure du lobe droit, si longtemps attribuées au seul usage du corset. D'autres se rattachent à une action mécanique exercée sur le foie soit par la constriction du thorax, soit par une pesée anormale et prolongée (aplatissement de la convexité par une compression du voisinage, pleuro-pulmonaire ou sous-phrénique).

Consistance du foie. — Recouvert de son enveloppe péritonéale, le foie offre au doigt, à l'état normal, une consistance très notable, que l'expérience apprécie vite. Il faut indiquer que cette sensation ne donne pas d'une manière exacte l'état de la glande hépatique engainée dans son enveloppe péritonéale souvent altérée. C'est sur le bord postérieur du foie, dans sa portion extra-péritonéale et, mieux encore, sur les coupes méthodiques de l'organe que l'observateur pourra étudier directement la consistance, la résistance et la friabilité du parenchyme hépatique. Il est donc inutile d'insister sur les caractères physiques du foie avant toute section. L'opérateur doit se contenter de palper l'organe, de remarquer sa consistance normale ou sa mollesse (foie gras, foie infectieux) avant de procéder à l'étude détaillée des parties constitutives de la glande hépatique.

Étude détaillée des parties constitutives du foie.

L'examen général de l'organe terminé, on procède à l'étude détaillée des diverses régions.

Face supérieure. — A la face supérieure, l'inspection porte surtout sur l'état du ligament suspenseur, sectionné plus ou moins près de la glande. Bon nombre de lésions hépatiques et péritonéales s'inscrivent ou même se circonscrivent autour de la ligne d'insertion de ce repli membraneux. Les plicatures de la face supérieure, qui souvent débordent sur le bord postérieur, doivent être notées en vue des incisions ultérieures.

Face inférieure. — Ici, tous les replis et saillies intermédiaires vont être l'objet d'une étude minutieuse. L'H majuscule tracé par les dépressions de la surface est inspecté en ordre ; il est bon de terminer par l'étude du hile hépatique.

Commençant, par exemple, par le ligament rond, cordon fibreux reliquat de la veine ombilicale, l'observateur le palpe, le coupe au besoin en deux ou trois endroits, afin d'apprécier mieux l'état des tissus logés dans le repli péritonéal qui enserre les parties. Il passe ensuite à la cicatrice du canal veineux dont il cherche les vestiges.

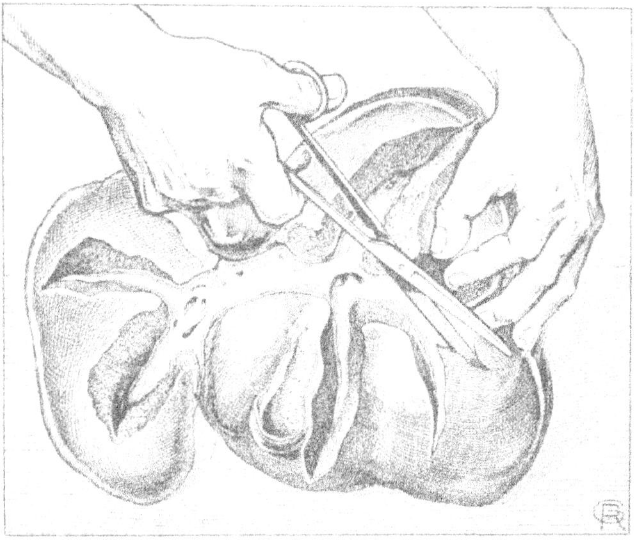

Fig. 73. — Ouverture de la veine porte (branches intra-hépatiques).

Prenant la *vésicule biliaire*, l'opérateur stipule l'état de sa surface libre, sa forme, son volume, ses dimensions générales, sa consistance, et recherche, par la palpation d'abord, par l'incision des parois ensuite, l'état de son contenu.

Avant d'ouvrir la vésicule biliaire, le meilleur procédé, comme aussi le plus simple, consiste à recueillir tout d'abord, d'une manière aseptique, une petite quantité de la bile, avant la moindre incision. Le procédé habituel (p. 60) est d'usage. Prenant ensuite entre les deux premiers doigts de la main gauche le bas fond de la vésicule posé au-dessus d'un verre à expérience, l'opérateur coupe en travers, d'un coup de ciseaux, le bas fond et reçoit le liquide qui s'écoule dans le verre. Il termine l'incision en longeant la face inférieure de la vésicule suivant l'axe de l'organe. La cavité de la vésicule bien détergée à l'aide du dos des ciseaux, on inspecte la surface de la muqueuse et l'état des parois ; on en fait au besoin les sutures.

On aborde le hile du foie, où l'on trouve les canaux biliaires. On peut y arriver par le canal hépatique, avec les petits ciseaux mousses, si l'on a pris soin de repérer ce canal

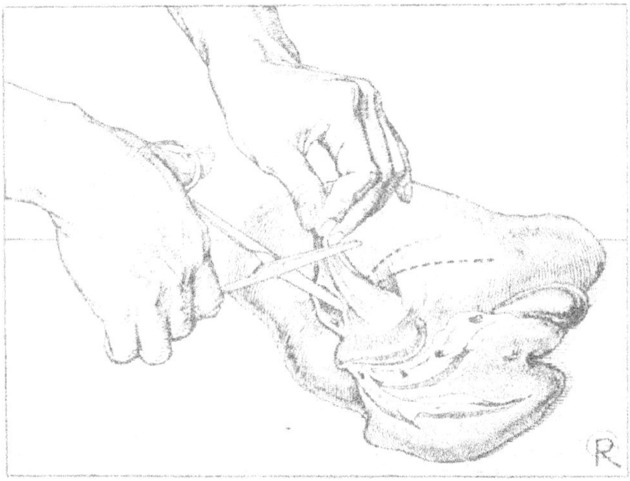

Fig. 7[illegible]. — Ouverture des canaux hépatiques.

coupé d'ordinaire à une certaine distance au-dessous du canal cystique. L'artère hépatique est reconnue à son tour, incisée si l'opérateur le juge nécessaire ; puis la *veine porte et ses quatre branches* [illegible] sont vues, palpées et ouvertes dans leur longueur aussi profondément que l'observateur le croit utile. Cette opération (fig. 7[illegible]) est facile. Il suffit de maintenir de la main gauche la partie correspondant au vaisseau dans lequel pénètrent les ciseaux mousses et de continuer jusqu'au bout. Les ciseaux sectionnent, en même temps que la paroi inférieure du vaisseau, toute l'épaisseur du parenchyme interposé entre la paroi vasculaire et la surface péritonéale de l'organe (face inférieure).

Avant de quitter le hile du foie, l'observateur a pris soin d'examiner minutieusement le tissu cellulaire logé entre les vaisseaux et nerfs et d'y rechercher les ganglions lymphatiques, en nombre variable, mais constants dans cette région ; quelques coups de couteau sur chaque masse ganglionnaire donnent une indication suffisante sur l'état du système lymphatique du foie.

Bord postérieur. — Le bord postérieur ou face postérieure du foie, en grande partie extra-péritonéal, sollicite l'attention de l'observateur à cause de la veine cave inférieure qui s'y loge dans une rainure verticale. Déjà, au cours de l'examen de la masse viscérale totalement éviscérée (p. 149), il a été nécessaire de noter les conditions normales ou pathologiques de la portion rétro-hépatique de la veine cave ouverte dans toute sa longueur, ainsi que de l'abouchement des veines sus-hépatiques dans son intérieur. Ici, il faut revoir ces orifices des veines sus-hépatiques, les compter, constater leur position, leurs dimensions, leur direction et, s'il en est besoin, les calibrer avant toute section.

L'état de la veine cave bien reconnu quant à la couleur, à la minceur et à la consistance de ses parois, l'opérateur constate la béance des confluents sus-hépatiques et procède, pour terminer, à leur incision.

Pour ouvrir les veines sus-hépatiques, il faut (fig. 74) placer le foie face dorsale sur la table, prendre de la main gauche le confluent sus-hépatique choisi et y enfoncer, avec tous les ménagements nécessaires, par la veine cave, et en remontant le cours du sang, la branche femelle des ciseaux mousses. Le tranchant maintenu perpendiculaire à la surface du foie, l'opérateur coupe aussi loin que possible, suivant l'axe du gros tronc dans lequel il est tout d'abord entré. Il s'efforce de trancher du même coup l'épaisseur entière du parenchyme interposé entre la paroi inférieure du vaisseau et la surface péritonéale de l'organe. En renouvelant pour chacun des gros confluents veineux sus-hépatiques la même opération (fig. 74), on met bien à découvert le système d'évacuation sanguine de la glande hépatique.

Remarque. — Il est difficile, sinon impossible, d'ouvrir sur le même foie le système porte avec ses ramifications, transversales par rapport au hile, et le système sus-hépatique, dont les branches importantes sont plutôt antéro-postérieures et croisent ainsi l'axe général des rameaux portes. L'opérateur décide en connaissance de cause l'ouverture de l'un ou de l'autre système veineux du foie.

Bord inférieur du foie. — Le bord inférieur du foie, d'une grande importance au point de vue pathologique (puisqu'il a pu être palpé sur le vivant), est remarquable par sa minceur (bord tranchant), par ses deux échancrures, correspondant au fond de la vésicule biliaire et au ligament rond, enfin par la saillie de la vésicule biliaire en un point assez régulièrement constant. L'inspection de ce bord porte donc sur ces différents points ; son volume, son épaisseur et sa régularité doivent être constatés.

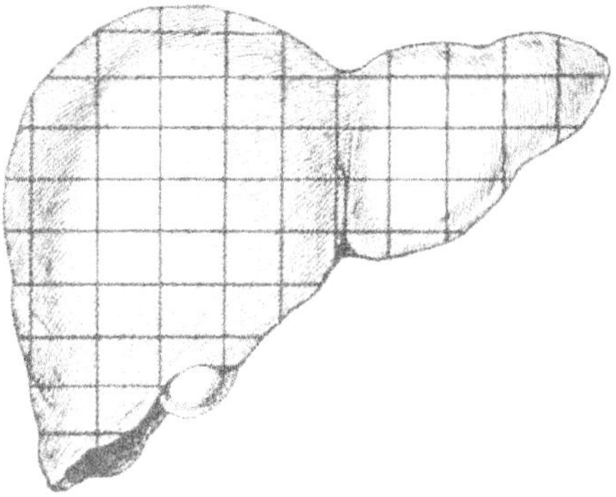

Fig. 75. — Schéma des incisions du foie (face supérieure).

Incisions du foie

Pour pratiquer sur le foie les nombreuses incisions indispensables à son étude, on ne doit jamais, sous aucun prétexte, se départir des données générales suivantes :

En principe, toute incision faite sur le foie doit être perpendiculaire à la surface de l'organe ; elle pénétrera profondément, sans cependant sectionner en totalité la glande dans toute son épaisseur. Sur chaque face, les sections doivent être, autant que possible, régulièrement parallèles (fig. 75 et 76), s'étendre dans toute la longueur de la face, et être assez rapprochées les unes des autres pour ne pas risquer de laisser échapper quelque lésion macroscopique importante. Il est bon enfin qu'au niveau de chaque face une double série d'incisions soit tracée, perpendiculaires les unes aux autres (incisions antéro-postérieures, incisions transversales), non compris les incisions jugées nécessaires en présence d'une lésion déterminée (*incisions de nécessité*).

Les incisions antéro-postérieures sont les plus faciles, car elles embrassent sans difficulté sérieuse la totalité de la face supérieure et empiètent comme il faut sur les deux bords. Les sections transversales, parallèles au grand axe du foie sont trop souvent incomplètes, le couteau à cerveau ménageant, malgré l'opérateur, l'extrême limite gauche du lobe gauche, mince et plat. Il ne faut donc jamais oublier de compléter les incisions du bord postérieur (face postérieure, pour certains auteurs).

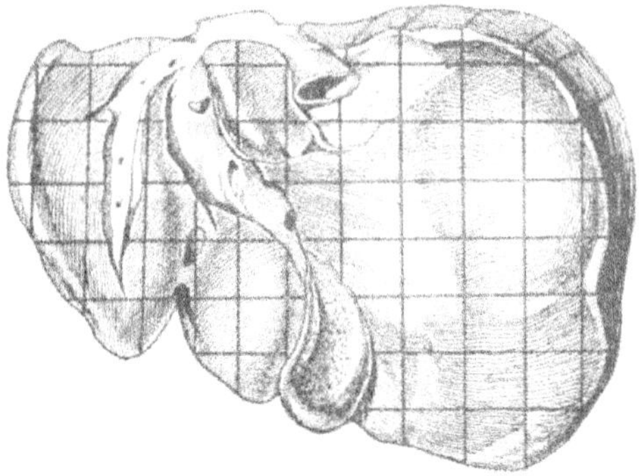

Fig. 76. — Schéma des incisions du foie (face antérieure).

La meilleure technique consiste à tracer à grands traits les incisions dorsales, en allant du lobe droit vers le lobe gauche pour les incisions antéro-postérieures, et du bord postérieur vers le bord antérieur pour les sections transversales. La main gauche maintient ferme le foie sur le plan de la table, et se recule un peu devant chaque incision, qu'elle soit antéro-postérieure ou transversale. On comprend, sans autres détails, que la position du foie devant l'opérateur n'est pas la même dans les deux séries d'incisions : pour les sections antéro-postérieures, le foie est placé bord postérieur regardant l'opérateur, et le couteau commence par entamer le bord inférieur, pour finir par le bord postérieur. Au cours des sections transversales, l'opérateur place le foie, extrémité gauche devant lui et grosse extrémité à l'opposé. Les incisions marchent de la grosse vers la petite extrémité. La meilleure façon pour bien couper un viscère est encore de diriger le couteau suivant une ligne perpendiculaire à l'opérateur, et en amenant directement la lame à soi.

A la face inférieure, par laquelle il est préférable de terminer et non de commencer les incisions du foie, les sections antéro-postérieures doivent marcher, de préférence, du lobe gauche vers le droit, en débutant par l'extrême limite du lobe. Pour l'opérateur, la série marche donc de droite à gauche, le foie étant couché sur sa face dorsale et son bord inférieur regardant l'opérateur. Quant aux incisions transversales, il est peut-être plus commode de commencer par le bord inférieur et de les tracer de bas en haut, en remontant vers le bord postéro-supérieur, tout en les maintenant autant que possible parallèles au hile du foie. Dans cette dernière série de sections, le lobe droit est contre l'opérateur et le lobe gauche à l'opposé.

Pendant tous ces temps opératoires, la main gauche, étalée à la surface du foie, est obligée de maintenir et de fixer pour le mieux les lambeaux de l'organe qui ne cessent de s'écarter.

Examen du parenchyme hépatique sur les surfaces de coupe.

Au cours des incisions du foie, on a déjà remarqué bien des détails; il est bon néanmoins de réviser chacune des surfaces de coupe, afin de ne rien oublier.

Détersion des surfaces incisées. — Le couteau commence par déterger, de la profondeur vers la surface péritonéale, l'une et l'autre faces de la plaie (fig. 77), pendant que la main gauche maintient écartées les parties. En général, il est préférable de ne pas laver le parenchyme hépatique, la toilette à l'aide du couteau suffisant amplement.

Inspection. — Détergée, la surface est inspectée. Les orifices béants des divers vaisseaux sont examinés, l'écoulement du sang qui se fait à leur niveau est surveillé.

Les grands et moyens espaces portes, faciles à reconnaître, se distinguent des cavités dues aux veines hépatiques par leur coloration blanchâtre plus ou moins accusée, par la laxité et l'affaissement des canaux, en particulier des canaux biliaires, teintés en jaune, qui s'y trouvent logés en compagnie du rameau porte. Enfin, la direction générale des vaisseaux portes est transversale, suivant le grand axe du foie.

Les vaisseaux sus-hépatiques sont, au contraire, plus béants, grands ouverts, quel que soit leur volume, leurs parois solitaires s'incrustant dans le parenchyme glandulaire; de plus, ils se dirigent d'avant en arrière, perpendiculairement au grand axe du foie, à l'opposé des vaisseaux portes. Sur leurs coupes longitudinales ou obliques, il est facile d'apercevoir l'abouchement de veinules plus petites, toutes béantes de même.

Il est fréquent de constater à l'œil nu la disposition lobulaire du parenchyme hépatique : pour peu qu'un certain degré

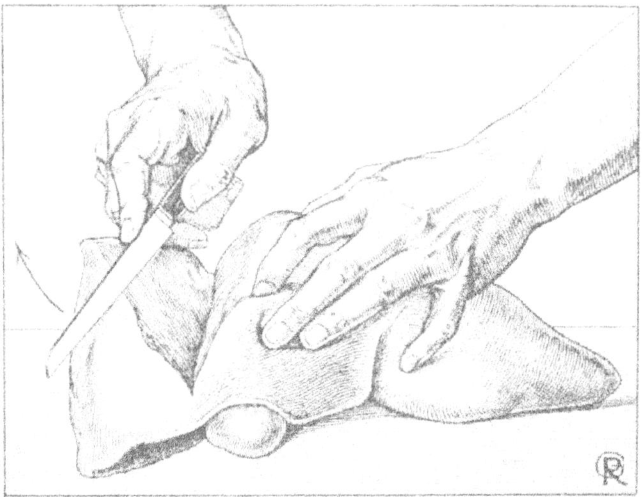

Fig. [illegible]. — Examen du foie (détersion des surfaces de coupe).

de stase sanguine s'y soit produit, l'observateur distingue sur les coupes la division du parenchyme en deux substances de couleur différente, enchevêtrées l'une dans l'autre dans des proportions variables. A l'état normal cependant, la couleur du foie est uniforme, d'un brun marron chaud, caractéristique ; la surface de coupe est lisse, plane, et l'œil exercé de l'opérateur y peut reconnaître, soit directement, soit à l'aide d'une faible loupe, la disposition lobulaire du parenchyme, toujours incomplète à l'état sain.

Palpation du parenchyme. — De même que pour tous les viscères, l'examen du foie n'est complet qu'après une palpation méthodique de tous les fragments cubiques déjà isolés. Cette manœuvre permet non seulement d'apprécier la consistance de l'organe, détail capital au point de vue d'une autopsie bien faite, mais encore elle fournit à l'observateur des indications quant à la présence toujours possible, même sur un fragment paraissant normal, de lésions macroscopiques logées précisément dans l'intervalle des sections.

Enfin, par le palper, on éprouve la résistance du foie, recherche qu'il ne faut jamais oublier de faire. A l'état sain, le foie résiste à la pression du doigt et se déprime à peine. On juge ainsi de sa friabilité, considérable à l'état normal, car il est aisé de déchirer, du bout du doigt, sans grands efforts, un fragment de foie, quelle qu'en soit l'épaisseur.

Épreuves de coloration extemporanée. — La grande consistance du parenchyme du foie permet de pratiquer sur lui, au cours même de l'autopsie, certaines recherches extemporanées fort utiles au diagnostic des lésions dont le foie peut être atteint et qu'à l'œil nu il est toujours malaisé de certifier.

Une pratique commode est la suivante : le couteau, bien tranchant, isole à la surface de l'organe quelques minces lambeaux de parenchyme que l'opérateur immerge aussitôt dans des solutions préparées d'avance. Quelques godets de verre ou de porcelaine sont à sa disposition sur la table voisine :

a. Solution de sulfhydrate d'ammoniaque, pour la recherche de la teneur du foie en pigment ferrugineux ;

b. Solution iodo-iodurée (liquide de Lugol) pour l'étude extemporanée du glycogène hépatique et de la dégénérescence amyloïde ;

c. Solution légère de violet de Paris, pour la recherche de la matière amyloïde.

Remarque. — Ces solutions, préparées d'avance, peuvent être utilisées de même pour les lambeaux de rein et de rate, au cours de la même autopsie.

V

AUTOPSIE DU PANCRÉAS

SOMMAIRE. — *Examen extérieur du pancréas.* — *Nombre, pancréas accessoires; volume, forme. Examen de la portion duodénale. Caroncule majeure et caroncule mineure. Couleur, consistance, dimensions de la glande.*

Incisions de la glande. — *Cathétérisme et incision longitudinale du canal de Wirsung. Du canal accessoire. Ampoule de Vater.*

Pesée du pancréas.

AUTOPSIE DU PANCRÉAS

De tous les organes qui, au cours des préparations successives de la masse totalement éviscérée (voy. p. [illegible]), n'ont pas dû subir une extirpation complète, le pancréas est peut-être celui qui réclame l'examen le plus méthodique. La tête de la glande fait d'ordinaire corps avec les couches constitutives de la portion verticale du duodénum, et son canal excréteur, souvent double, n'est pas suffisamment isolé du tissu glandulaire pour pouvoir être étudié sans une dissection minutieuse.

Retenu dans la concavité de l'anse duodénale, libre pour le reste de sa surface, le pancréas est tout prêt pour l'étude.

Examen extérieur du pancréas.

Nombre (pancréas accessoires), volume, forme, couleur, consistance, dimensions. — Déjà vu en grande partie, tout d'abord au moment de l'isolement de la veine porte à sa partie postérieure (voy. *Examen extemporané de la masse totalement éviscérée*, p. [illegible] et fig. [illegible]), puis lors du dégagement de l'estomac, du duodénum et de la rate (voy. *Extirpation des organes du thorax et de l'abdomen*, p. [illegible]), le duodénum étant ouvert (car l'autopsie du pancréas doit suivre et non précéder celle du tube intestinal), le pancréas est placé sur la table dans sa position normale. L'estomac est retourné par en haut, de sorte que sa face postérieure regarde en avant et se trouve loin du pancréas. La face antérieure de la glande est visible dans toute son étendue et inspectée.

L'observateur en profite pour noter le volume général de l'organe, sa forme apparente, la couleur de la portion visible à ce moment. Il palpe l'organe en le prenant entre les doigts, le retourne de droite à gauche et place la queue sur le duodénum, ce qui lui permet d'inspecter la face postérieure de la glande, son bord supérieur et son bord inférieur. Il reconnaît, chemin faisant, l'artère et la veine spléniques, si celles-ci ont été conservées au cours de la dissection du pancréas. Pour finir, l'observateur, après avoir palpé la queue du pancréas, arrive à la tête de l'organe : il en apprécie non seulement le volume et la forme, mais aussi les connexions avec le corps et l'angle plus ou moins irrégulier qu'elle fait avec lui, indication fort utile lorsqu'il s'agira de découvrir et de cathétériser les canaux excréteurs du suc pancréatique.

Pour bien apprécier l'état de la tête du pancréas, l'observateur est forcé de la palper à travers les parois du duodénum. Il note son volume, la saillie qu'elle fait à la surface de la deuxième portion du duodénum, sa consistance et sa forme ; il distingue les bosselures qu'y dessinent souvent, en nombre variable, des lobules pancréatiques plus ou moins distincts, parfois même isolés d'une manière très notable de la masse principale. N'oubliant pas la fréquence des lobes aberrants du pancréas et de la multiplicité des îlots pancréatiques logés dans les parois de l'intestin grêle (*pancréas accessoires* sous-muqueux, interstitiels ou sous-péritonéaux), l'observateur poursuit sa palpation tout le long du duodénum jusqu'aux premiers centimètres du jéjunum.

Avant de quitter le duodénum, on recherche la *caroncula major* (ampoule de Vater) et la *caroncula minor*, sus-jacente à la précédente lorsque, ce qui est à peu près la règle, le canal accessoire de Wirsung se déverse à la partie supérieure de la tête du pancréas. Il est souvent possible de constater, à simple vue, l'imperméabilité de la caroncula minor ou la multiplicité des caroncules correspondant aux anomalies dans le nombre des pancréas (*pancréas erratiques*).

La *couleur* générale du pancréas est d'une grande importance au point de vue de l'autopsie : d'un blanc jaunâtre, mat, à l'état normal, il peut affecter des tons variant du jaune beurre au brun pâle ; sa couleur est uniforme, à moins d'hémorrhagies interlobulaires, très fréquentes au cours des autopsies faites par un temps chaud [1]. La surface de la glande, découpée de lignes

[1] Lors d'un grand nombre d'autopsies pratiquées dans les délais réglementaires.

anguleuses répondant à la disposition polygonale de ses lobules, est souvent surchargée de pelotons adipeux qui s'accumulent dans les interstices en question, au point, parfois, de cacher tout à fait la couleur et la forme des lobules pancréatiques et de rendre méconnaissable, dans son ensemble, la totalité de la glande elle-même.

La *consistance* du pancréas varie, on le comprend, suivant la structure de la masse glandulaire : le pancréas adipeux est moins consistant que le pancréas pauvre en graisse interstitielle. Normal, il est ferme, dur même, et ne cède pas sous le doigt. Ses lobules bien distincts au palper, donnent une sensation caractéristique, inégale, granuleuse.

Les *dimensions* de l'organe sont données par sa longueur, calculée de l'extrémité splénique à la saillie intraduodénale de la tête ; sa largeur s'obtient assez bien sur la face antérieure, partie moyenne, du bord supérieur à l'inférieur ; son épaisseur est fournie comparativement pour le corps et la tête par le compas d'épaisseur (voy. fig. 5).

Incisions de la glande

Cathétérisme et ouverture longitudinale du canal de Wirsung et du canal accessoire. — Il est nécessaire de pratiquer sur la glande pancréatique des coupes méthodiques, afin d'examiner les lobules dans leur partie profonde et de reconnaître, en même temps, l'état des canaux excréteurs.

Pour bien couper le pancréas, il suffit de maintenir contre la table, de la main gauche, la glande, et de commencer, sur sa face antérieure, au voisinage de la queue, une série de sections transversales, distantes de 5 à 10 millimètres, normales à la surface de l'organe et perpendiculaires à son grand axe. Ces

[illegible]

coupes doivent se faire à l'aide d'un instrument bien tranchant; elles sont totales, sectionnant de part en part le corps de la glande ; on évite cependant de couper le tissu rétro-pancréatique, afin de conserver les fragments de la glande dans leur continuité.

Arrivé au niveau de la partie moyenne du corps, l'opérateur s'arrête et ménage l'union de la tête et du corps, afin de pouvoir pratiquer avec plus de sécurité d'abord le cathétérisme puis l'ouverture du canal de Wirsung. Plus on commencera cette manœuvre près de la tête et plus, le canal augmentant de volume à ce niveau, on aura de jeu pour mener à bien l'opération terminale.

Ayant donc choisi le point où il va pratiquer le cathétérisme du Wirsung, l'opérateur prend dans sa main gauche (fig. 78) la surface de coupe correspondant à la partie droite du corps de la glande et commence par l'inspecter. Il reconnaît les lobules tranchés net, les cloisonnements inter-lobulaires, plus ou moins riches en pelotons adipeux, et cherche la coupe transversale du canal de Wirsung.

Ce canal siège d'ordinaire au centre même de l'organe, au milieu donc de la coupe inspectée. Bien qu'affaissées par suite de la section, les parois du canal se reconnaissent, dans les cas ordinaires, sans grande peine, à leur couleur d'un blanc nacré tranchant vivement, malgré les faibles dimensions du conduit, sur le ton mat, jaunâtre et terne, des lobules pancréatiques sectionnés au même niveau. Sitôt le canal reconnu, l'opérateur en saisit la surface de section à l'aide d'une pince à mors plats et ne la lâche plus. Il dépose aussitôt sur le plan de la table l'organe en entier, sans perdre de vue le canal ; la main droite, armée du stylet d'argent, flexible et terminé par un bout olivaire bien mousse, s'efforce de pénétrer à fond dans la cavité du canal. D'ordinaire, après quelques tâtonnements, le sylet trouve sa voie. L'opérateur, ne lâchant toujours pas sa pince en position, gagne peu à peu la tête du pancréas et finit par faire sortir le bout du stylet par l'ampoule de Water. Pour favoriser la manœuvre, il est bon que la main gauche, une fois le stylet bien entré dans la tête du pancréas, abandonne la pince et soulève avec douceur (fig. 78) la portion céphalique de la glande afin de faciliter la marche de l'instrument dans le conduit principal selon le sens du courant du suc pancréatique.

Dès que l'extrémité du stylet mousse a débouché dans la caroncula major, l'opération de l'ouverture du canal devient

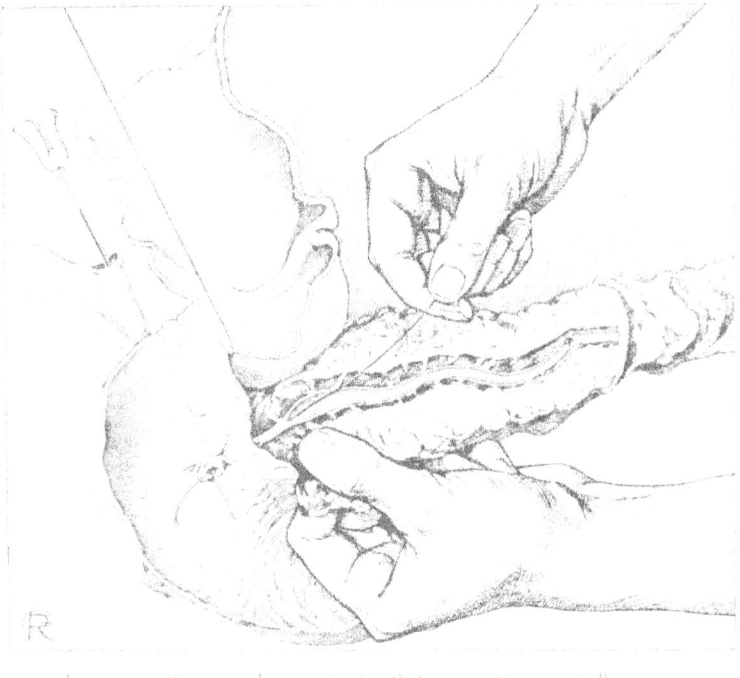

Fig. [illegible] — Pancréas. [illegible] du canal de Wirsung. [illegible]

facile et doit être pratiquée aussitôt. Elle peut être conduite soit directement, en faisant suivre aux petits ciseaux mousses le trajet du stylet contre lequel marchera la branche femelle, soit indirectement, après substitution d'une sonde cannelée au stylet mousse, méthode préférable à la précédente.

Cette seconde méthode, plus sûre, en effet, que la première, est aisée. Il suffit à l'opérateur d'enfoncer dans le canal la petite sonde cannelée en se guidant sur le stylet et en le chargeant avec soin. La section du canal s'obtient aux dépens de sa face antérieure : l'épaisseur du pancréas, comprise entre la face antérieure de la glande et la face correspondante du canal de Wirsung, est condamnée à être sectionnée normalement à la surface de l'organe. L'incision procède de droite à gauche, en commençant exactement au niveau de la section transversale du corps du pancréas qui a servi de point d'accès dans le canal de Wirsung. La branche femelle des ciseaux ne doit pas quitter de sa pointe la rainure de la sonde cannelée, jusqu'à l'ampoule de Vater.

Chemin faisant, tandis qu'il ampute de la sorte la moitié antérieure de la glande, suivant sa longueur, l'opérateur surveille les orifices semés le long du canal à mesure que la face postérieure apparaît sous les ciseaux. Au besoin, il sonde ceux d'entre eux qui lui paraissent assez larges pour correspondre à un canal accessoire : il est indispensable, en effet, de savoir trouver le nombre, la direction divergente, et l'abouchement normal ou irrégulier des conduits accessoires. Le plus commun, sinon le plus constant, est celui qui, se détachant du Wirsung dans l'épaisseur de la tête du pancréas, s'élève en haut et en avant et vient déboucher dans la caroncula minor. Souvent, cependant, cet orifice duodénal est fermé, et le conduit accessoire déverse son suc pancréatique en sens inverse, c'est-à-dire dans le canal de Wirsung lui-même. Réciproquement, il arrive que la partie du conduit qui se termine à l'ampoule de Vater est l'accessoire, la branche qui débouche dans la caroncula minor étant la principale; cette dernière forme, de la sorte, avec l'axe général de la glande, un angle obtus dont le cathétérisme et, plus tard, l'ouverture peuvent occasionner à l'opérateur de réelles difficultés.

Par conséquent, quand on pratique l'ouverture des canaux excréteurs du pancréas, tous les conduits branchés dans l'épaisseur de la tête sur le canal axial, qu'ils soient accessoires ou non, doivent être sondés et ouverts jusqu'à leurs dernières limites accessibles; ils ne seront abandonnés qu'après une recherche méticuleuse de leur abouchement direct (qu'il faut toujours soupçonner) à la surface de la muqueuse duodénale.

L'ampoule de Vater. — L'étude de l'ampoule de Vater appartient autant, sinon plus, aux voies biliaires extra-hépatiques (voy. p. 583), c'est-à-dire au cholédoque, qu'au canal de Wirsung. Lorsqu'il s'agit cependant d'ouvrir l'ampoule de Vater pour avoir sous les yeux l'abouchement du canal pancréatique dans la cavité duodénale, certaines précautions, utiles non moins au cholédoque qu'au Wirsung, sont nécessaires si l'on veut avoir pratiqué une autopsie complète, démonstrative et propre.

D'une manière générale, il me suffit de rappeler ici que l'ampoule de Vater est constituée essentiellement par la fin du canal cholédoque auquel vient s'adjoindre le canal de Wirsung, soit en s'annexant à lui, soit en l'entourant de différentes façons[1]. L'ampoule qui en résulte d'ordinaire est un conduit toujours minime comme hauteur. Le cholédoque, sondé au début même de l'autopsie (voy. p. [illegible] et fig. [illegible]) et qui vient d'être ouvert au cours de l'examen des voies biliaires extra-hépatiques, occupe la partie postéro-supérieure et droite de la région de Vater; le canal de Wirsung y accède par la partie antéro-inférieure et gauche. Il est donc facile d'ouvrir successivement les deux canaux, jusque et y compris l'ampoule de Vater et la caruncula major, sans avoir détérioré l'une ou l'autre des deux régions vatériennes connexes.

Le cholédoque, inclus dans la tête du pancréas, ou libre, peut être incisé de haut en bas sur sa paroi antérieure, jusqu'au contact avec les couches du duodénum. Les ciseaux de l'opérateur sectionnent le lambeau droit du duodénum à ce niveau, suivant une ligne oblique en bas, à gauche et en avant, conformément à la direction normale du cholédoque. L'ampoule se trouve, de la sorte, ouverte suivant son axe vertical et sa portion Wirsungienne est parfaitement ménagée.

Pour le canal de Wirsung, la technique est des plus simples. Le conduit est incisé sur sa face antérieure, et, comme il est plus ou moins horizontal, mais toujours inférieur par rapport au cholédoque, les ciseaux abordent la paroi antérieure du duodénum, l'incisent transversalement, suivant la ligne

[1] Voy. M. Letulle et Nattan-Larrier, L'ampoule de Vater. (Arch. des sciences médicales, Paris. G. Masson, éditeur.

horizontale qui correspond au trajet du Wirsung, et sectionnent une seconde fois l'ampoule de Vater, mais par en bas et en avant, sans toucher, pour ainsi dire, au canal cholédoque. Les deux regions, cholédocienne et Wirsungienne, de l'ampoule de Vater se trouvent, grâce à cette manœuvre, à nu et peuvent être utilement comparées l'une à l'autre. La topographie exacte des lésions y est des plus simples à repérer, et leur description ne peut laisser place à aucune difficulte d'interprétation.

Pesée du pancréas. — Le poids du pancreas peut avoir, dans nombre d'autopsie, une importance decisive. Cette opération nécessite de grands délabrements pour la pièce anatomique. Il faut, en effet, separer au mieux la tête du pancréas et la paroi duodénale. On détruit à coups de ciseaux tous les rapports ; le Wirsung et le canal accessoire sont mutiles. Il est inutile de remarquer que le poids de l'organe, isolé de la sorte, ne peut-être qu'approximatif, les lobules pancréatiques logés dans l'épaisseur des parois de l'intestin n'entrant pas en ligne de compte.

VI

AUTOPSIE DE LA RATE

La rate a été extraite au moment de l'inspection des viscères abdominaux vus de face (voy. p. [illegible]) ; elle a été pesée aussitôt (voy. p. 77 : *Poids moyen de la rate*).

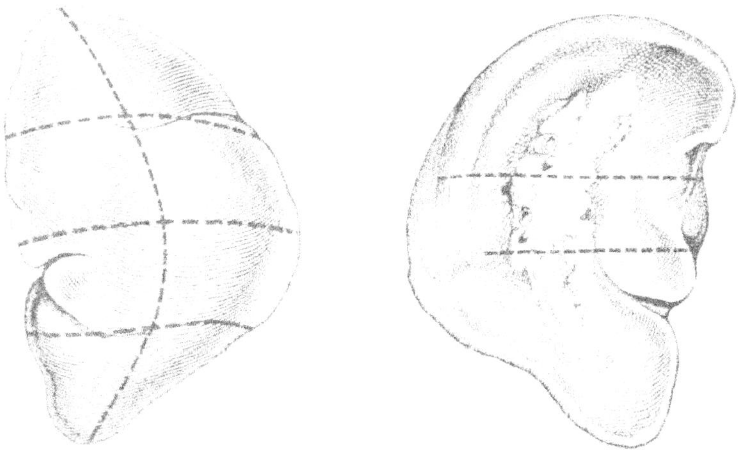

Fig. [illegible] — Situation des incisions de la rate.

L'opérateur commence par examiner la *forme* de l'organe, il note sa *couleur*, son *volume* et prend ses *dimensions* (longueur, largeur, épaisseur). Il explore sa *consistance*, avant toute incision. Après quoi, il recherche l'état de l'enveloppe de l'organe sur ses deux faces, ses deux bords et ses deux extrémités ; enfin il inspecte le hile et n'oublie ni les ramifications artérielles, ni la veine splénique, ni les ganglions logés dans le tissu cellulo-adipeux du hile.

Si elle n'a pas encore été faite, on procède à la *pesée* de la rate. Puis on pratique sur la face externe la première *incision* (fig. 79 et 80) longitudinale, suivant le grand axe de l'organe. La rate repose par sa face interne sur la table d'autopsie ; la

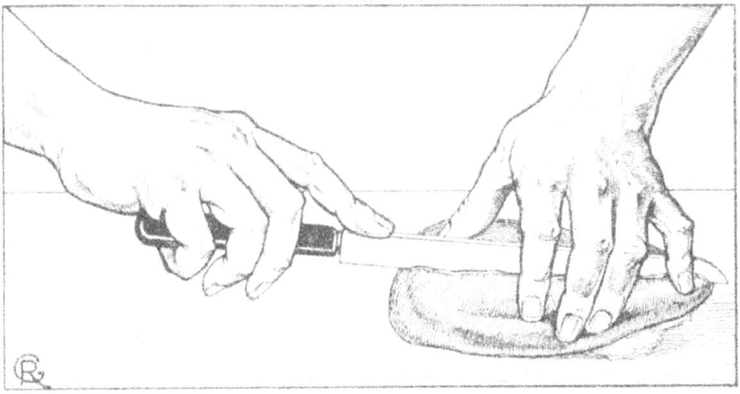

Fig. 81. — Première incision de la rate sur sa face externe (1er temps.)

main gauche maintient le viscère immobile et permet au long couteau à cerveau, placé sous la concavité de la main gauche d'entamer la surface de l'organe (fig. 81) ; aussitôt après, la main gauche se place en dehors de la plaie ; elle maintient fixe la moitié correspondante de l'organe, pendant que le couteau pénètre dans la profondeur de la pulpe splénique (fig. 82). L'opérateur a soin de ne pas sectionner la rate dans toute son épaisseur. Deux ou trois autres sections, perpendiculaires à la première incision et pénétrant comme elle dans la profondeur de l'organe, permettent une étude méthodique de la pulpe.

Retournant la rate sur sa face externe, cette fois, l'opérateur porte son couteau au niveau du hile et y pratique deux ou trois incisions perpendiculaires au hile, c'est-à-dire à l'axe de l'organe. Il est bon de noter qu'ici, comme pour tous les viscères, les incisions doivent être perpendiculaires à la surface de l'organe.

De cette façon, la totalité de la pulpe splénique est à peu près à découvert et peut être étudiée. L'opérateur surveille sa couleur et déterge au besoin chacune des surfaces de coupe. Il

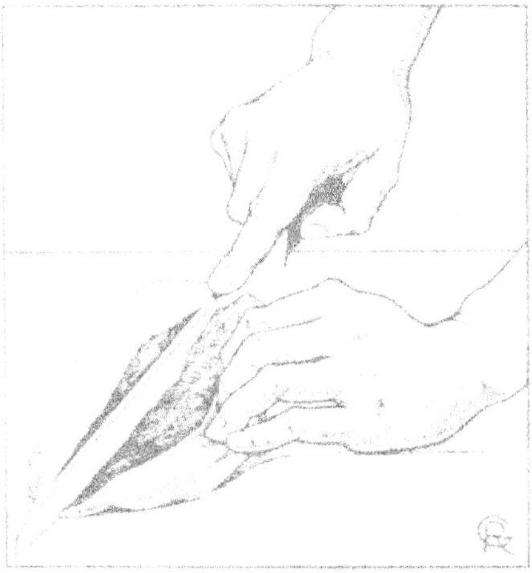

Fig. [illegible] — [illegible]

palpe avec soin la surface de chaque coupe, apprécie la *consistance* et la *résistance* de la pulpe adjacente et reconnaît ainsi le degré de mollesse très grande, parfois même la diffluence de la friabilité de l'organe.

Si, comme la pratique des autopsies le recommande, on veut, en plongeant un morceau de rate dans un bain de sulfhydrate d'ammoniaque, apprécier la richesse de l'organe en pigment ferrugineux, on trace sur le bord d'une des sections décrites plus haut une première incision parallèle à la surface de coupe et rapprochée d'elle de 5 à 8 millimètres et pénétrant de 2 ou 3 centimètres dans la profondeur de la pulpe ; deux autres incisions, perpendiculaires à la première, mais tracées à environ 3 centimètres l'une de l'autre, isolent ainsi un mince fragment de rate, qu'une quatrième incision, enfoncée dans la profondeur de l'organe, perpendiculairement à la fois à la surface de coupe et aux deux incisions précédentes, permet d'enlever sans aucun traumatisme.

Remarque. — Cette même technique est recommandée pour le prélèvement d'un fragment en vue de l'examen microscopique de la rate.

On ne saurait trop demander à l'opérateur de pratiquer la *pesée* de la rate *avant toute manipulation comme avant toute section.*

VII

AUTOPSIE DES GLANDES SURRÉNALES

SOMMAIRE. — *Pesée des surrénales aussitôt après leur ablation.*

Examen de la surface extérieure. Nombre, forme, volume, couleur, consistance, ramollissement cavitaire.

Incisions de la surrénale.

AUTOPSIE DES GLANDES SURRÉNALES

Pesée des surrénales et examen de leur surface.

Sitôt que les glandes surrénales ont été extraites de la masse totalement éviscérée et vue de dos (voy. p. [illegible] et fig. [illegible]), l'opérateur, par crainte de perdre ces organes, peu volumineux chez l'adulte, s'empresse d'en faire l'autopsie. Cette manœuvre demande si peu de temps qu'elle ne retarde pas, à vrai dire, la marche générale des opérations.

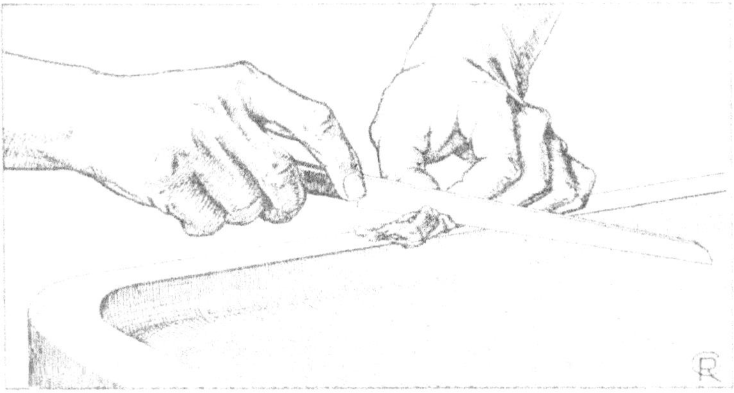

Fig. [illegible]. — Section de la glande surrénale.

Il pèse chaque glande surrénale et en profite pour en déterminer le *nombre*. Les cas où il n'existe qu'une surrénale sont extrêmement rares et peuvent, trop souvent, s'expliquer par une manœuvre fautive dans la technique de l'autopsie (voy. p. [illegible]). La surrénale droite, souvent mince, lamellaire, peut, en effet, passer inaperçue, être déchirée en lambeaux rendus inappréciables lorsque l'autopsie du foie a été faite d'une manière aveugle, et par devant.

La multiplicité des glandes surrénales (*surrénales surnuméraires*) est moins rare et résulte d'une malformation congénitale de lobules plus ou moins volumineux de l'organe se trouvant enclavés soit à la surface de l'un ou des deux reins, soit au voisinage du plexus solaire, des ganglions semi-lunaires, ou même plus bas encore, le long des parois pelviennes, au contact de l'ovaire, etc. Mais ce sont là surprises d'autopsie qui, le plus souvent, ne sont guère reconnaissables

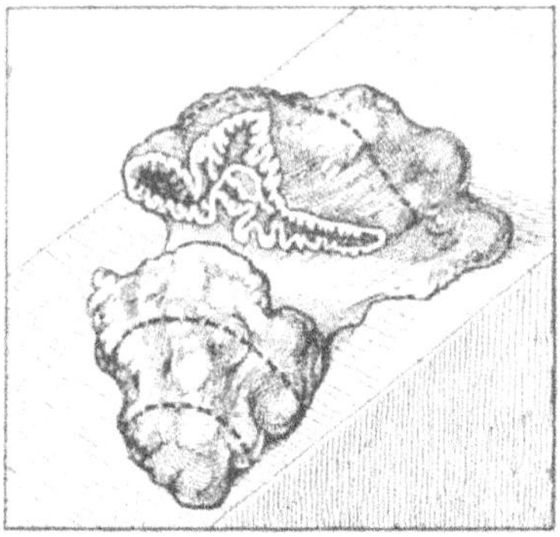

Fig. 84. — Lignes d'incision de la surrénale.

qu'au laboratoire, lors de l'examen microscopique des différents organes en question.

L'observateur étudie la surface extérieure de la surrénale, reconnaît sa *forme*, variable, en général aplatie et plus ou moins irrégulièrement pyramidale, à base inférieure, à sommet supérieur arrondi et bossué. Le *volume* de la glande varie suivant l'âge des sujets (voy. p. 73) et aussi suivant certaines conditions pathologiques assez mal déterminées.

La *couleur* de la glande est, le plus ordinairement, pâle, brun jaunâtre, d'un ton mat assez caractéristique, avec des bosselures plates et inégales qui sillonnent sa surface.

La *consistance* en est ferme, mais, en même temps, le tissu glandulaire paraît d'une très grande friabilité ; l'organe se déchire très aisément. Aussi, maintes fois, peut-on soupçonner un traumatisme exercé sur la glande au moment de son extraction pour expliquer l'existence, au centre de l'organe, d'une cavité irrégulière, vide le plus souvent, creusée aux dépens de la substance centrale et respectant plus ou moins la substance corticale. Une foule de cas où l'on décrivait un « ramollissement cavitaire » de la glande surrénale se rattachent peut-être à ce mécanisme. Néanmoins, il faut admettre, avec la plupart des auteurs, que les altérations cadavériques de la surrénale sont fréquentes et hâtives et que l'existence d'une cavité centrale s'explique, même en hiver, par une putréfaction rapide, en rapport, sans doute, avec la présence de ferments développés dans l'intimité des cellules glandulaires.

Incisions de la surrénale

Pour compléter l'examen de la surrénale, il est indispensable de l'inciser en plusieurs endroits. La meilleure technique, qui ménage le mieux l'organe en vue d'une étude microscopique, consiste (fig. 83) à le maintenir, de la main gauche, sur le rebord de la table d'autopsie, sans le trop serrer. Le couteau à cerveau est appliqué perpendiculairement à la surface de la glande et à son grand axe. Trois ou quatre incisions, portées à fond, de proche en proche, du sommet à la base, sur la face antérieure, mettent à jour une portion assez étendue des couches constitutives de la substance corticale et de la pulpe centrale. L'observateur peut dès lors examiner après détersion les sinuosités de l'écorce et y reconnaître, à l'œil nu, sans nulle peine, les lésions les plus communes des épithéliums surrénaux (stéatose, évolution nodulaire graisseuse, adénomes pigmentaires ou autres, etc.).

L'organe sectionné (fig. 84) a conservé sa forme, et ses fragments ne sont pas assez séparés pour empêcher la reconstitution topographique de la glande, quand il en est besoin.

VIII

AUTOPSIE DES VOIES URINAIRES

SOMMAIRE. — *REINS.* — *Nombre, forme, volume, couleur, consistance.*

Incision marginale du rein : précautions à prendre.

Examen de la surface de coupe. Calices et bassinet, pelotons adipeux du hile, pyramides de Malpighi, substance [illegible].

Décortication de la capsule fibreuse du rein. Examen de la surface [illegible], dépressions et cicatrices corticales.

Examen de l'uretère. — Nombre, forme, volume, couleur, consistance, longueur. Cathétérisme, incision longitudinale jusqu'à la vessie.

Amputation du rein au niveau de son hile ; palpation terminale.

Incisions corticales du rein [illegible].

Pesée terminale du rein.

VESSIE. — *Forme, volume. Ouverture de la vessie : section verticale sur sa face antérieure.*

Parois de la vessie, épaisseur, consistance, couleur.

Muqueuse vésicale. Couleur, consistance. Trigone, embouchure des uretères. [illegible] saillies et dépressions, colonnes, loges, col de la vessie.

URÈTHRE. — *Coupe longitudinale sur la face antéro-supérieure. Régions prostatique et membraneuse, le veru montanum, région pénienne, le gland. [illegible] méat urinaire.*

AUTOPSIE DES VOIES URINAIRES

L'autopsie des voies urinaires, déjà commencée au moment de l'examen de la masse des organes totalement éviscérée (voy. p. 158) et de la préparation de l'appareil urinaire (voy. p. 198), se complète par l'étude détaillée des reins, des uretères, de la vessie et de l'urèthre.

REINS

Nombre, forme, volume, couleur, consistance

Sans revenir ici sur les détails que nous avons signalés, à propos de l'atmosphère adipeuse du rein (p. 150), sur les rapports de chaque glande rénale avec la surrénale (voy. p. 150) et les organes adjacents (voy. p. 151 et fig. 63), nous rappelons que l'autopsie du rein doit se faire, tout d'abord, en respectant la continuité avec l'uretère.

Le *nombre* des reins est important à noter : trop souvent, les protocoles d'autopsie signalent, par erreur, l'existence d'un rein unique, unilatéral et de dimensions normales ou à peu près, faute d'une recherche suffisante de l'autre appareil néphro-urétéral : un moignon de rein atrophié passe aisément inaperçu, alors que l'uretère qui lui correspond était bien en place et permettait d'affirmer l'existence d'une lésion acquise, au lieu d'une malformation congénitale.

La *forme* du rein a une valeur réelle en séméiotique anatomo-pathologique, autant sinon plus que son volume, ce dernier élément variant avec la taille et le sexe du sujet. Normalement, la forme générale du rein est à peu près fixe, ses deux faces se rejoignant en dehors selon le bord convexe régulier, et le bord interne s'excavant au niveau du hile en une sorte de cavité quadrangulaire caractéristique.

Le *volume* du rein doit être toujours noté avec soin : comparé au poids réel de l'organe, il fournit des indications précieuses. Un rein volumineux, provenant d'un cadavre petit et, réciproquement, un petit rein trouvé sur un cadavre de forte corpulence ont, plus d'une fois, permis d'asseoir un diagnostic.

Les mêmes remarques concernent la *couleur* générale de l'organe encore recouvert de sa capsule fibreuse. La tonalité de la glande sera comparée, plus tard, après décortication, à la première impression de couleur fournie par le rein encore intact.

Quant à la *consistance*, il est nécessaire de l'apprécier avant et après décortication, l'organe semblant parfois comme à l'étroit, étranglé, à l'intérieur de la coque fibreuse qui l'enserre encore de toutes parts.

Incision marginale du rein.

Prenant le rein dans la main gauche et plaçant le hile dans la paume, le pouce appuyé sur une face, les quatre autres

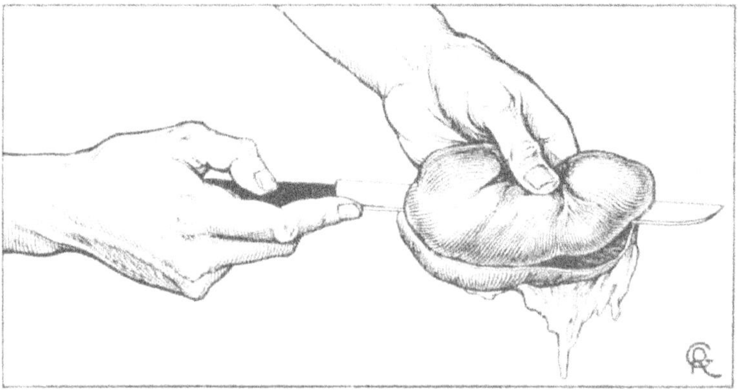

Fig. 85. — Incision marginale du rein.

doigts bien appliqués sur l'autre face, l'opérateur se prépare à fendre l'organe dans toute son épaisseur. Pour cela, il applique (fig. 85) à la surface du bord externe saillant entre les doigts, le tranchant du long couteau à cerveau et l'y maintient exactement parallèle à l'axe de l'organe en même temps que perpendiculaire à la surface du parenchyme cortical. Puis il l'incise devant lui, avec méthode et très lentement, de façon à entamer d'abord la partie la plus convexe du bord, quitte à n'atteindre que peu à peu les couches sous-jacentes. Le couteau y pénètre en sciant, jusqu'à ce que les deux extrémités de la glande soient, à leur tour, sectionnées dans toute leur hauteur. Pour terminer, le couteau s'enfonce au haut, puis au bas de la grande incision ainsi obtenue et ouvre le bord interne du rein au-dessus et au-dessous du hile, sans détériorer le bassinet.

Cette manœuvre opératoire demande quelques précautions : *elle n'est pas sans danger pour une main inexpérimentée*, le couteau risquant de glisser tout le long de la surface extérieure, lisse, de la capsule fibreuse du rein. Il est donc indispensable tout d'abord de bien maintenir la glande en place, sans l'écraser cependant, dans la main gauche en supination complète, ensuite, de bien présenter à l'instrument coupant le rein par la partie la plus saillante de sa convexité ; enfin de surveiller avec une scrupuleuse attention la marche du couteau qui doit, jusqu'à la fin, demeurer à égale distance des deux faces du rein.

Quand l'habitude en est prise, l'opération est facile et même élégante : le couteau à cerveau pénètre d'un trait dans l'intimité de l'organe et l'ouvre sur-le-champ en deux parties égales ; il ne reste plus qu'à donner sur les deux extrémités de la coupe un ou deux petits coups pour terminer la séparation des deux moitiés suivant les deux bords de l'organe.

Examen de la surface de coupe.

Les deux moitiés du rein, encore retenues l'une à l'autre par les fragments de calices et par le bassinet demeuré intact, sont posées à plat, contre la table d'autopsie, sur leur face extérieure. La surface de coupe, bien en vue, est détergée avec la lame du couteau, et l'observateur l'examine avec méthode.

Calices et bassinet. — Le plus simple, afin de ne rien oublier, est encore de procéder du centre à la périphérie. On commence donc par les calices, dont un certain nombre ont été ouverts par le coup de couteau; on les compte, on regarde leur contenu, on inspecte leur muqueuse, lisse et d'un blanc terne à l'état normal, et l'on complète l'ouverture des autres au moyen du bout des ciseaux mousses. Chaque calice étant muni de sa papille, on en profite pour regarder avec soin chacune des papilles, dont les unes ont été sectionnées par le coup de couteau et dont les autres sont demeurées indemnes.

Le bassinet, à son tour, est inspecté : sa forme, son épaisseur et ses dimensions, très variables à l'état sain, sont notées, ainsi que son contenu, dont l'urine offre normalement un aspect puriforme qu'il faut connaître.

On a soin de ne pas ouvrir encore le bassinet, réservant cette opération pour le moment où l'on coupera l'uretère dans sa longueur.

Pelotons adipeux du hile. — A l'état normal, le hile du rein est occupé par des masses adipeuses intercalées entre les vaisseaux et nerfs et le bassinet. Ces pelotons graisseux doivent être examinés, leur proportion et leur consistance ayant une grande importance au point de vue pathologique (lipomatose du hile rénal chez les vieux urinaires). La quantité de graisse accumulée au hile du rein entre en ligne de compte dans l'appréciation du poids total de l'organe.

Pyramides de Malpighi, substance corticale, vaisseaux du rein. — Abordant alors la substance glandulaire proprement dite, l'opérateur étudie successivement le nombre, la forme, la couleur et les dimensions des pyramides de Malpighi entamées par la coupe originelle.

Il examine avec la plus grande attention la substance corticale, dont il note expressément l'épaisseur, la couleur uniforme ou mouchetée, la consistance et la vascularisation. Il n'oublie pas les pyramides de Ferrein, les pyramides de Bertin, reconnaît à l'œil nu les glomérules ou les recherche à l'aide d'une faible loupe. Il ne laisse pas échapper l'état des artères et des veines du rein entamées par la section; il repère, en un mot, tout ce qui lui paraît anormal sur cette surface de coupe.

Décortication de la capsule fibreuse du rein.

Lorsqu'il le juge utile, l'observateur procède alors à la décortication du rein. Cette manœuvre, qui met à découvert la périphérie du parenchyme de l'organe et permet aussi d'apprécier à l'œil nu un grand nombre de lésions rénales, a l'in-

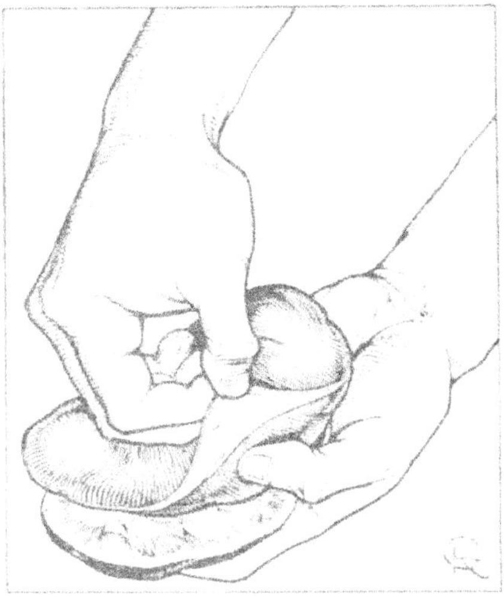

Fig. 86. — Décortication de la capsule fibreuse du rein.

convénient de détériorer cette même région corticale dont l'étude microscopique est nécessaire en cas d'altérations pathologiques. Il faut donc conduire l'opération avec prudence et, au besoin, la suspendre afin de conserver dans leurs rapports exacts une partie de l'écorce du rein malade et la capsule fibreuse qui lui adhère.

Prenant dans sa main gauche en supination les deux moitiés du rein rapprochées, l'opérateur (fig. 86) saisit, au niveau de la partie moyenne du bord convexe de la moitié inférieure, la capsule fibreuse d'enveloppe, en l'accrochant avec l'ongle du pouce droit ; en même temps l'index correspondant, à demi fléchi, appuie sur la face externe de la capsule de toute la longueur de la face externe de sa phalangine (fig. 86).

Sitôt que l'ongle du pouce est parvenu à décoller une petite surface de la capsule, l'opération marche toute seule, pourvu que l'index et le reste de la main droite aient soin de retourner la lame fibreuse en sens inverse à mesure qu'ils la soulèvent, en l'arrachant de la surface du rein. La manœuvre est terminée quand la totalité de la surface de cette première moitié du rein se trouve dénudée jusqu'au hile.

L'opérateur retourne à ce moment le rein sur son autre face et fixe la seconde moitié dans la même position qu'occupait, au début, la première moitié. Il renouvelle pour ce demi-rein la même manœuvre de décortication.

Le rein dénudé en entier permet d'étudier sa surface extérieure ou sous-capsulaire, correspondant à une portion considérable du parenchyme sécrétoire. L'observateur note exactement l'état lisse ou granuleux, uniforme ou lobulé de cette surface, y reconnaît les confluents veineux de Verheyen et tient un compte détaillé des dépressions et saillies, des cicatrices et déformations qu'il a pu rencontrer. Il ne quitte cet examen qu'après avoir inspecté, avec tout le soin désirable, la capsule fibreuse décollée et dont la face interne a souvent entraîné avec elle une portion plus ou moins notable de la substance corticale du rein. Il faut savoir faire la part de ce qui est le résultat, soit d'une manœuvre inconsidérée, brutale, ayant déchiré l'écorce du rein, soit d'adhérences anormales, pathologiques (néphrites chroniques atrophiques).

EXAMEN DE L'URETÈRE

Uretère.

Avant d'aller plus loin dans l'autopsie du rein, il est indispensable de se débarrasser de l'examen de l'uretère, afin de pouvoir le couper à bon escient.

Nombre, forme, volume, couleur, consistance, longueur. — L'uretère a été déjà inspecté (voir p. 148 et fig. 23 et 23 *bis*) au moment de l'étude de la masse totalement éviscérée, et lors de la préparation de l'appareil urinaire (voy. p. 198). Le nombre des uretères, leur forme assez souvent irrégulière, surtout au niveau du bassinet dont le mode d'abouchement dans l'uretère est fort variable, leur volume qui, normalement, diffère suivant le degré de réplétion du canal, leur couleur d'un blanc nacré à l'état sain, enfin leur consistance sont tour à tour indiqués. Si l'opérateur le juge nécessaire, la partie terminale ou vésicale de l'uretère est disséquée jusqu'à la paroi même de la vessie.

Cela fait, et si l'on doute de la perméabilité du canal, on en pratique le cathétérisme à l'aide de la petite sonde cannelée, en pénétrant par le bassinet béant au hile du rein. Pour gagner du temps, l'opérateur en même temps, de la main droite, incise aux petits ciseaux mousses le canal urétéral, à mesure que la sonde cannelée lui montre le chemin. Dans l'épaisseur des parois vésicales, l'opérateur juge s'il doit ou non continuer l'ouverture de l'uretère; dans le premier cas, il n'hésite pas à inciser latéralement, suivant la direction de chaque uretère, le muscle de la vessie et sa muqueuse par où débouche la pointe de la sonde cannelée.

L'étude de la muqueuse urétérale est faite sur-le-champ. Son aspect lisse, uni, sa décoloration normale sont reconnus et, s'il n'existe pas de contre-indication, l'opérateur peut procéder à la séparation du rein d'avec l'uretère.

Amputation du rein au niveau de son hile

La main gauche prend l'uretère près du hile et ramasse en même temps la totalité de la capsule fibreuse décollée et retournée; la main droite glisse entre le paquet urétéral et le bord interne du rein les deux branches des ciseaux forts et, rasant le rein, coupe franchement tout ce qui déborde du côté de la main gauche.

Incisions corticales transversales du rein

Libéré, le rein est pris dans la main, palpé une dernière fois dans son ensemble et dans ses différentes régions; enfin, l'opérateur pratique à la surface de l'organe, sur chacune des deux surfaces extérieures, une série variable d'incisions, toutes perpendiculaires à l'organe et, autant que possible, à son grand axe, de façon à pouvoir repérer les fragments (qu'il est bon de ne jamais sectionner à fond). Chacune des nouvelles surfaces de coupe est détergée sans retard et explorée.

Pesée terminale du rein.

L'étude du rein n'est complète qu'après sa pesée terminale. L'observateur prend soin de noter sur le protocole d'autopsie tout d'abord si la décortication du rein a été faite, ensuite la proportion plus ou moins notable des pelotons adipeux du hile dont il n'a pu, dans la pratique courante, se débarrasser avant de peser l'organe. Il va sans dire qu'en cas de lipomatose excessive du hile du rein, alors que l'organe, arrivé à un degré d'atrophie extrême, présente encore un volume et un poids considérables, l'opérateur est tenu de « dégraisser » le hile du rein en le sectionnant le mieux possible, et en extrayant les pelotons adipeux adhérents. La différence des deux pesées, avant et après dégraissage, donne la proportion exacte de graisse accumulée dans l'organe atrophié.

VESSIE

Forme, volume, parois de la vessie.

La vessie a été l'objet d'une première inspection au moment de la préparation des appareils urinaires et génitaux (voir p. 199). Sa surface a été reconnue, ainsi que sa forme, son volume et sa consistance, éléments divers dont le protocole d'autopsie doit faire mention.

L'urine a été évacuée (voy. p. 200). L'opérateur procède à l'ouverture de la cavité. Pour cela, prenant le sommet de la vessie entre les deux premiers doigts, il le place devant lui, la face antérieure en avant; puis, appliquant ses ciseaux forts au même niveau sur la ligne médiane, incise les parois, d'abord au sommet puis le long de la face antérieure, *exactement sur la ligne médiane*. Profitant du geste précédent, l'opérateur fait pénétrer la branche de ses ciseaux dans le canal de l'urèthre et l'incise tout le long de sa face supérieure (fig. 87).

Ouverte, la vessie demande (fig. 88) une étude réglée de ses parois et de sa cavité. Les parois ont une épaisseur très variable, suivant les cas, en particulier selon que la vessie est morte en état de contraction ou qu'elle était distendue par l'urine. La comparaison entre l'épaisseur des parois, au

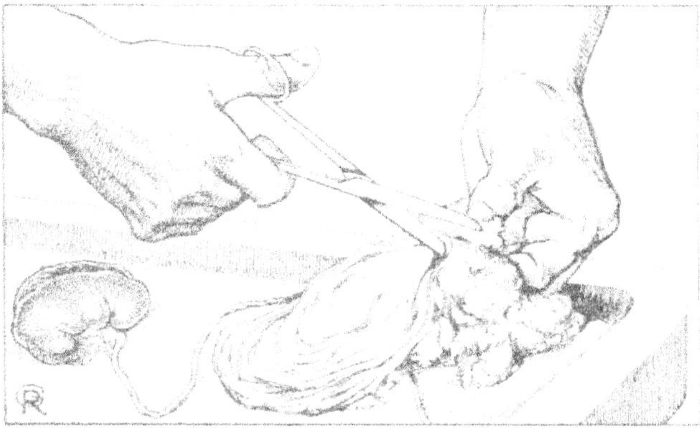

Fig. 87. — Ouverture de la vessie et des uretères.

moment de l'autopsie, et la capacité du réservoir vésical est indispensable pour éviter des erreurs d'interprétation et pour ne pas considérer comme hypertrophie un muscle vésical simplement contracté à fond.

La consistance des parois de la vessie doit être toujours recherchée car elle fournit des indications utiles en anatomie pathologique. On peut en dire autant de la couleur des couches constitutives de l'organe.

Muqueuse vésicale.

La muqueuse vésicale doit être étudiée sur toute sa surface. L'observateur prend donc la précaution, la vessie étant largement ouverte, de déplisser le mieux possible l'organe (fig. 87) pour découvrir tous les points de la muqueuse. Il signale sa couleur, d'un blanc rosé à l'état sain, reconnaît sa consistance ferme, qui se confond avec celle des couches musculeuses sous-jacentes auxquelles la muqueuse adhère intimement. Il inspecte le trigone vésical (fig. 88), s'assure de la perméabilité et du nombre des embouchures des uretères et explore le bas-

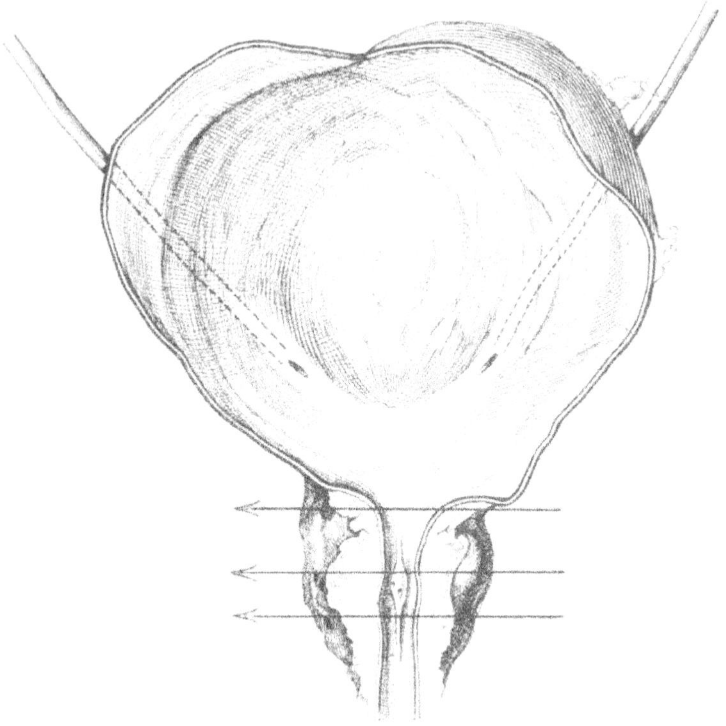

Fig. 88. — Vessie ouverte. Coupes de la prostate.

fond de la vessie, lorsque celui-ci est développé. Toutes les saillies et dépressions qu'on aperçoit à la surface interne de la vessie sont explorées, notées, décrites au besoin (colonnes et loges de la vessie). Pour terminer, on passe en revue l'état du col vésical ouvert par l'incision générale de l'organe. Chez l'homme, la saillie de la prostate est déjà explorée à ce moment avec tout le soin nécessaire.

Urèthre

Passant enfin à l'étude de l'urèthre, l'opérateur examine la muqueuse uréthrale incisée dans toute son étendue.

Chez la femme, quand on a suivi avec méthode la technique exposée au début de ce livre (voy. *Éviscération totale*, p. [illegible]), l'urèthre se trouve enlevé, à l'ordinaire, en entier, y compris le méat urinaire et la muqueuse qui l'avoisine au-dessous de la région clitoridienne. Rien n'est plus facile que de pratiquer l'examen complet de ces régions.

Chez l'homme, la pratique courante ne permet pas l'ablation totale de l'urèthre, le pénis et le scrotum devant être respectés. Dans ces conditions, la section du plancher périnéal n'a guère enlevé qu'une partie plus ou moins grande de la portion membraneuse de l'urèthre, en avant de la région prostatique, complète sur une pièce bien préparée. L'opérateur se contente donc d'étudier, au delà du col vésical, la muqueuse des deux premières parties de l'urèthre, le verumontanum et les dépressions normales qui l'accompagnent de part et d'autre (fig. [illegible]). L'état lisse et uni de la muqueuse, sa coloration plutôt pâle à l'état sain, sa résistance et son adhérence aux tissus sous-muqueux, enfin les dimensions du canal uréthral sont, tour à tour, observés et servent à compléter les renseignements demandés à une bonne autopsie.

Lorsque l'état des parties sus-jacentes à l'urèthre paraît susceptible d'être rattaché à une lésion du canal de l'urèthre, l'autopsie de ce conduit est pratiquée jusqu'au gland, y compris le méat (fig. [illegible]). La manœuvre opératoire est d'ailleurs facile, soit qu'on ait le droit d'extirper en même temps que la peau du périnée (voir p. [illegible]) le fourreau de la verge, soit qu'au contraire on soit obligé de laisser en place le fourreau de la verge adhérent au scrotum. Dans ce dernier cas, rien n'est plus aisé que de décoller le fourreau au pourtour du gland et d'extraire le pénis d'avant en arrière après décortication du fourreau. L'étude de la portion pénienne de l'urèthre se peut poursuivre, dans ce cas, sans arrêt jusqu'au méat.

IX

AUTOPSIE DES ORGANES GÉNITAUX

SOMMAIRE. — *ORGANES GÉNITAUX DE L'HOMME.* — **Prostate.** — *Volume, [illegible] des lobes latéraux et du lobe moyen, consistance, couleur. Incisions de la prostate. Vaisseaux péri-prostatiques.*

Vésicules séminales. — *Nombre, volume, forme, couleur, consistance; sections transversales.*

Canaux déférents. — *Nombre, volume, forme, couleur, consistance. Sections transversales. Examen du cordon spermatique.*

Testicules. — *Enveloppes, [illegible] vaginale, [illegible] examen de la [illegible].*

Nombre, volume, forme, consistance des testicules.

Incision [illegible] sections transversales de l'épididyme.

ORGANES GÉNITAUX DE LA FEMME. — **Utérus.** — *Examen extérieur du corps de l'utérus : nombre, forme, direction, volume, couleur, consistance.*

Ouverture [illegible] section médiane [illegible] vagin. Étude de la muqueuse et des parois du corps.

Examen du col utérin : volume, forme, couleur, consistance, direction, perméabilité; dimensions de l'orifice externe.

Cathétérisme de la cavité utérine.

Ouverture de l'utérus [illegible] antérieure et postérieure. Étude de la cavité utérine.

Examen des parois utérines, sections transversales.

Trompes utérines. — *Nombre, volume, forme, direction, consistance, couleur, [illegible] sections transversales.*

Ovaires. — *Nombre, forme, volume, couleur, consistance, mobilité, dimensions, incisions transversales.*

Pesées terminales *nécessaires.*

ORGANES GÉNITAUX DE L'HOMME

Prostate

Volume, forme (lobes latéraux et lobe moyen); consistance, couleur. Vaisseaux péri-prostatiques. — La vessie, ouverte sur sa face antérieure en même temps que l'urèthre, permet d'apprécier le *volume* de la prostate, surtout lorsque l'opérateur, en préparant les organes urinaires, a eu soin de séparer la face postérieure de la prostate de la face antérieure du rectum (voy. p. [illegible] et fig. [illegible]). L'observateur a donc sous les mains la totalité de la glande. Il regarde à nouveau les lobes latéraux de la prostate, en contourne les bords et voit jusqu'où s'enfonce le bec de la prostate à la face profonde de l'urèthre. La *forme* de l'organe, la symétrie ou les déformations des lobes latéraux lui sont faciles à constater et à mesurer, de même que leur volume. Quant à la partie moyenne ou sous-uréthrale de la glande, considérée à tort comme un lobe moyen, son état normal est aisément reconnu, de même que son hypertrophie. La *consistance* des diverses parties constitutives de la glande a une réelle importance et doit toujours être recherchée avec le plus grand soin. Sa couleur est surtout appréciable sur les coupes que l'on va faire.

Au cours des dissections qu'il a fallu pratiquer pour isoler la face postérieure et les bords de la prostate en même temps que les vésicules séminales et les canaux déférents (voy. p. [illegible] et fig. [illegible]), on a reconnu l'état des vaisseaux péri-prostatiques, en particulier les riches plexus veineux, souvent dilatés et variqueux, qui sillonnent la surface de l'organe.

Incisions de la prostate. — Il ne faut jamais oublier d'inciser la prostate, la plupart des lésions chroniques qui s'y développent se reconnaissant surtout sur les coupes.

Pour pratiquer ces coupes (fig. 90), il faut tout d'abord bien placer la vessie à plat sur la table, face interne par dessus, et mieux encore la prostate sur le rebord de la table d'autopsie.

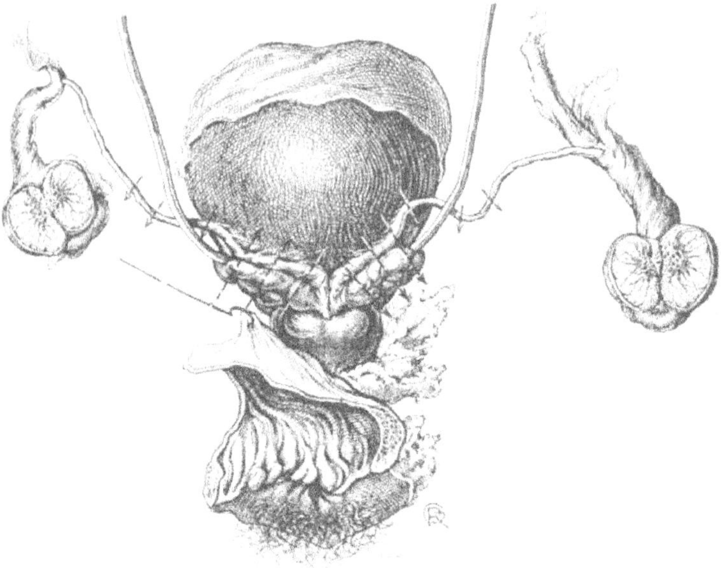

Fig. 89. — Incisions des vésicules séminales et des canaux déférents.

L'opérateur maintient de sa main gauche le col de la vessie immobile, et par là même s'oppose aux mouvements de latéralité des organes sous-jacents. Plaçant son couteau, le tranchant bien perpendiculaire à la surface de la muqueuse, il le dirige en travers par rapport à l'axe de l'urèthre prostatique et commence sa première incision immédiatement au-dessous du col vésical. Le coup de couteau pénètre à fond, de façon à diviser presqu'en entier les lobes de la prostate. Le coup donné, l'opérateur écarte les lèvres de la plaie, déterge les deux surfaces de coupe et regarde : le tissu glandulaire apparait avec son ton jaune-rosâtre normal, et la pulpe de l'index droit passe sur le parenchyme pour apprécier sa résistance et y reconnaitre la présence, très fréquente chez l'adulte, de grains calcaires enchâtonnés dans les lobules prostatiques.

Un second coup de couteau, parallèle au premier, et aussi profond que lui, est donné à un centimètre plus bas, en plein urèthre prostatique, de la même façon que plus haut (fig. 90 et 91).

Ces deux incisions suffisent d'ordinaire pour permettre à

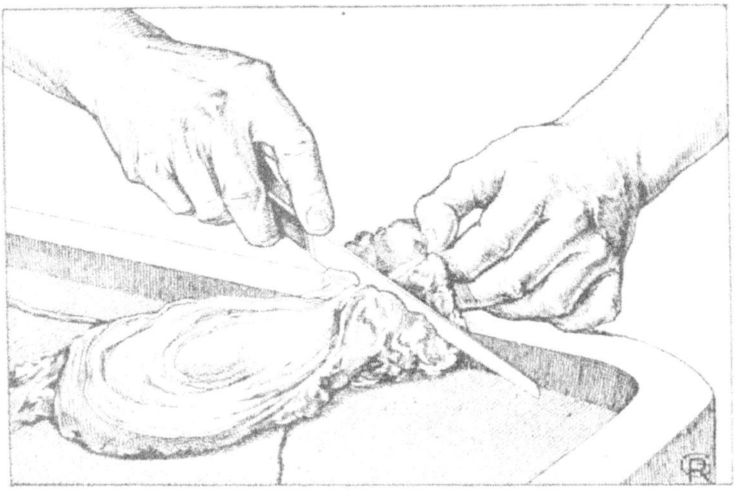

Fig. [illegible]. — Incision de la prostate et des vésicules séminales.

l'observateur de se rendre compte de l'état de la glande prostatique. Il aura d'ailleurs tout le loisir de porter plus tard, sur la face postérieure de la prostate, à propos de l'étude des vésicules séminales, toutes les incisions exploratrices qu'il jugera utiles (fig. 89).

Vésicules séminales

Nombre, volume, forme, couleur, consistance. Sections transversales. — L'opérateur retourne maintenant la masse des organes génito-urinaires ; il pose la vessie par sa face muqueuse sur la table d'autopsie, et s'occupe des vésicules séminales.

Ces glandes ont été isolées lors de la préparation des organes génitaux (voy. p. [illegible]). Leur étude, dans ces conditions, est des plus faciles. Elles ont déjà été vues, d'ailleurs, par l'opérateur. Mais il est nécessaire de les examiner à leur tour d'une manière complète, comme tous les organes du corps, afin de ne rien oublier.

Le nombre des vésicules séminales étant reconnu, leur volume et leur forme sont observés ainsi que leur couleur, d'un gris bleuâtre à l'état normal. De même pour leur consistance, assez grande à l'état sain, et qu'il faut bien connaître afin d'éviter toute erreur.

Cela fait, l'opérateur pratique sur chacune des deux vésicules séminales une série de trois *incisions transversales*, bien perpendiculaires à l'axe de l'organe. D'ordinaire, les incisions en question, profondes, rejoignant les tissus de la vessie, entament aussi la portion correspondante de chacun des canaux déférents, bossués et volumineux à l'instar des vésicules, leurs satellites, à la face inférieure de la vessie (voy. fig. 89).

L'observateur examine, sur chaque coupe, l'épaisseur, très notable à l'état sain, de chaque vésicule séminale, et reconnaît le ton brunâtre, quelquefois brun verdâtre de la muqueuse de la vésicule séminale, normalement pigmentée. Le liquide spermatique qui s'écoule sur la coupe est examiné et, s'il y a lieu, conservé pour l'étude microscopique.

Canaux déférents.

Arrive le tour des canaux déférents, déjà longuement étudiés et palpés au cours de leur isolement et à propos de la préparation des organes génitaux (voy. p. 301 et fig. 89). Les canaux déférents sont à jour dans leurs portions rétro-vésicale et pelvienne, mais encore noyés parmi les parties molles constituant les éléments du cordon spermatique.

L'opérateur palpe à nouveau, dans toute leur étendue, chacun des deux canaux déférents. Il apprécie leur volume (comparable à peu près à celui d'une plume de poule, à l'état normal), surveille leur forme régulière, cylindrique jusqu'au niveau des vésicules séminales, moniliforme à partir de ce point et plus gros que partout ailleurs. Enfin, il constate leur consistance dure, fibroïde, uniforme à l'état sain, dans toute leur étendue.

Après quoi, il pratique sur chaque canal déférent, et à différentes hauteurs, des sections transversales, au couteau et bien perpendiculaires à l'axe du conduit. Celles qui ont eu lieu à la hauteur des vésicules séminales sont à nouveau inspectées à ce moment, et les autres le sont au fur et à mesure de leur production. Pour terminer, on examine les différents organes constituant le cordon spermatique et l'on note, en particulier, l'état des vaisseaux artériels et surtout veineux du cordon, où les varices sont d'une extrême fréquence. Les incisions portées sur l'origine du canal déférent mettent l'observateur à même d'étudier, sur coupes transversales, l'état du cordon spermatique à différentes hauteurs.

Testicules

Tunique vaginale : examen extérieur. Mode d'incision. — Le testicule se présente tel qu'il a été extrait du scrotum, encore entouré de sa vaginale intacte. L'opérateur commence donc par la séreuse entourant la glande testiculaire. Il examine sa surface, sent à travers sa paroi la forme et la consistance du testicule, et procède à l'ouverture de la vaginale.

Pour bien ouvrir la tunique vaginale sans détériorer le testicule, le meilleur procédé consiste à prendre la glande dans les doigts de la main gauche en supination, en ayant soin de tenir entre les pulpes des phalangettes la saillie de l'épididyme, tête en haut. Dans ce geste, la glande bombe en dessus, vers l'opérateur ; tendue sur le testicule, la vaginale s'offre au couteau dont l'opérateur n'a qu'à conduire le tranchant perpendiculairement à la surface des parties molles en même temps que suivant le grand axe de la glande. Il coupe doucement jusqu'à ce qu'il aperçoive, à travers une mince boutonnière de la tunique vaginale, la surface nacrée, brillante et ferme du testicule recouvert de son albuginée, et qui vient faire hernie. Il s'arrête alors, par prudence, laissant son couteau, il prend, s'il le préfère, les ciseaux forts et mousses pour terminer d'abord par en bas, puis par en haut, l'incision verticale du feuillet pariétal de la vaginale.

Nombre, volume, forme, consistance des testicules. — La cavité vaginale est ouverte et l'opérateur étudie à loisir la face interne de la séreuse : il apprécie sa couleur, d'un blanc laiteux à l'état sain, son épaisseur surtout notable à la surface de la glande. Il palpe avec soin l'épididyme et le testicule. Il note le volume des deux testicules et des deux épididymes, leur forme, leur consistance, ferme à l'état normal.

Incision verticale antérieure de la glande, incisions transversales de l'épididyme. — Une fois qu'il s'est rendu compte de l'état des deux organes, il procède à leur ouverture. Commençant

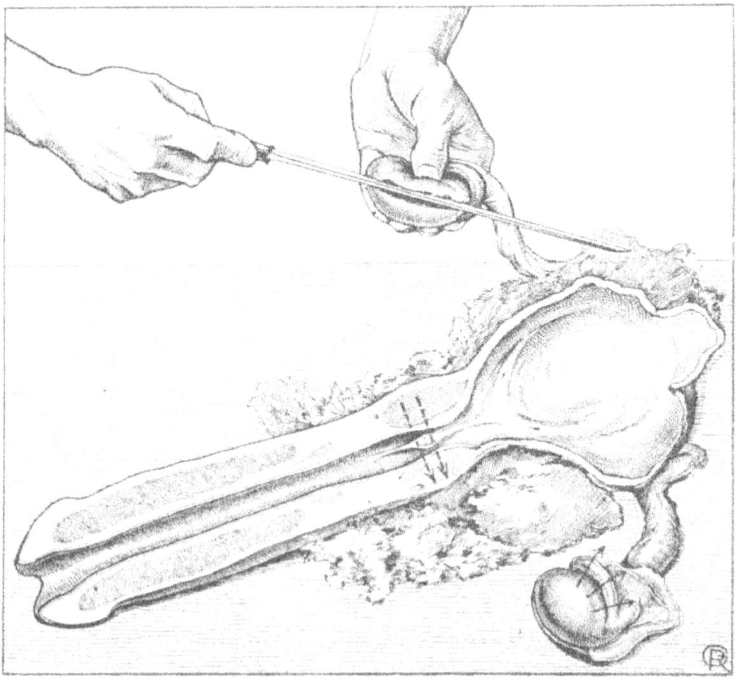

Fig. 91. — Incision du testicule. Épididyme. Urèthre.

par la glande elle-même, il prend entre le pouce et les deux doigts suivants de la main gauche l'épididyme et la totalité des parties molles, y compris la vaginale, qui lui demeurent appendues, et présente au couteau la partie la plus saillante de la glande testiculaire, bien maintenue, la tête de l'épididyme en avant (fig. 83). Le tranchant d'un couteau affilé est placé à la surface de la glande, le long de son grand axe, et en entame d'abord la convexité tendue au-devant des doigts de l'opérateur. Sitôt que la capsule d'enveloppe est fendue, le tissu glandulaire fait hernie de part et d'autre sous le couteau ; celui-ci termine son incision verticale antérieure et arrive, par en haut, au contact de la tête de l'épididyme, par en bas, au voisinage de la queue. L'incision ne s'arrête, dans la profondeur, qu'au moment où l'opérateur sent qu'il a traversé de part en part la glande et qu'il est arrivé à l'épididyme.

Étalant à droite et à gauche les deux moitiés du testicule (fig. 84), l'observateur regarde le tissu glandulaire, d'un jaune brunâtre, un peu orangé à l'état sain, le palpe et en reconnaît la mollesse caractéristique, une fois le parenchyme hors de sa capsule d'enveloppe qui l'enserrait fortement.

Passant ensuite à l'épididyme, l'opérateur reprend la glande, en referme les deux moitiés l'une contre l'autre et pratique sur la face externe de l'épididyme une série de trois ou quatre incisions transversales, perpendiculaires à son grand axe, de façon à ne pas laisser passer inaperçue la moindre lésion de l'organe. Il déterge, chemin faisant, chacune des surfaces de section, s'assure de l'aspect et de la consistance normaux des tissus et termine l'autopsie des testicules par leur pesée. Cette dernière manœuvre entraîne de grands délabrements.

ORGANES GÉNITAUX DE LA FEMME

L'autopsie d'une partie importante des organes génitaux de la femme a été faite précédemment, au cours de la préparation des pièces et des appareils (Voy. p. [illegible] et fig. [illegible]). Nous ne reviendrons donc pas, ici, sur l'état du péritoine pelvien, des ligaments larges, des ligaments ronds, du cul-de-sac recto-vaginal, organes ou régions déjà étudiés à fond à plusieurs reprises, au cours des chapitres précédents.

Le chapitre actuel comporte l'autopsie détaillée de l'utérus, du vagin, des trompes et des ovaires.

Utérus.

Examen extérieur du corps : nombre, forme, volume, couleur, consistance. — La surface extérieure du corps de l'utérus a été suffisamment examinée pour qu'il n'y ait pas à y revenir. L'observateur constate d'abord la forme de l'utérus dont le fond, plus ou moins bombé, fournit déjà des renseignements de grande valeur. La direction du corps, signalée au début de l'autopsie, est reconnue et étudiée. Les malformations utérines sont rares et doivent toujours être signalées (utérus bicorne) ; les déformations pathologiques, communes, sont faciles à constater.

Le volume du corps de l'utérus a, de même, une grande importance : il doit être noté dans toute autopsie ; on peut en dire autant de sa couleur et de sa consistance. On ne saurait trop recommander de palper avec la plus grande attention l'utérus avant et après les incisions qui mettront à nu sa cavité ; toute induration partielle doit être sur-le-champ repérée, pour plus tard. Du même coup, on apprécie assez bien le poids relatif de l'organe ; il sera loisible, plus tard, de le peser seul, isolé du reste des organes génitaux.

Ouverture du vagin : section médiane de la cloison recto-vaginale. Étude de la muqueuse et des parois vaginales. — Dès ce moment, pour compléter l'étude de l'utérus, l'ouverture du vagin est nécessaire. On peut, si l'on veut, ouvrir le vagin par sa face antérieure ; mais cette technique offre le double inconvénient d'inciser l'urèthre sur sa face inférieure, de couper sans ordre le clitoris et son capuchon, et de laisser sans étude la cloison recto-vaginale, qui mérite cependant attention. Il est donc préférable d'ouvrir le vagin par derrière.

Pour cela, on tourne la pièce (composée, comme on sait, de la totalité des organes génitaux, du rectum et de l'anus), en la couchant sur la vessie ouverte. Le rectum et l'anus ouverts précédemment (voy. p. 302 et fig. 72) et examinés à fond, sont bien en main pour l'incision nécessaire. Le pouce et l'index gauches saisissent le bord inférieur de l'anus et les ciseaux forts en commencent la section sur la ligne médiane antérieure.

Ils montent tout droit, amputant du même coup la paroi antérieure du rectum et la paroi postérieure du vagin. De cette façon, la cloison recto-vaginale est vite ouverte, sur la ligne médiane, jusqu'au fond du cul-de-sac postérieur du vagin.

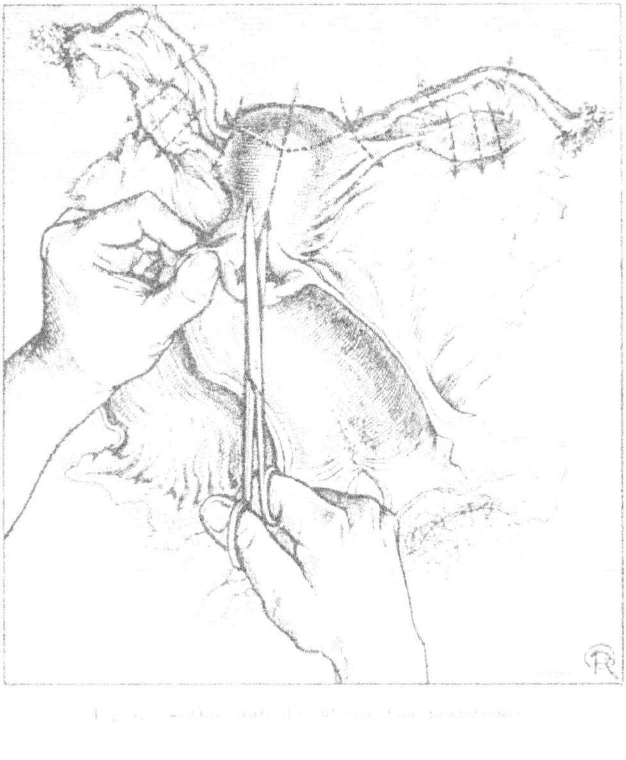

Fig. [illegible]. — [illegible] de l'utérus. Face postérieure.

Le vagin, ainsi à nu, est détergé et examiné (fig. 9?). La muqueuse, avec ses plicatures nombreuses, sa consistance ferme, sa couleur plus ou moins foncée, doit être inspectée dans toute son étendue, en particulier au voisinage de la vulve, où existent assez souvent des lésions peu volumineuses, faciles à méconnaître (érosions, fissures, fistules). La forme et les dimensions du conduit vaginal (longueur, largeur) sont appréciées comme il faut et l'on passe à l'étude du col.

Examen du col utérin : volume, forme, couleur, consistance, direction, perméabilité. — Le col de l'utérus fait au fond du vagin une saillie dont il faut, sans tarder, apprécier l'étendue : le relief en est plus ou moins marqué ; il peut, chez la vieille femme en particulier, être absolument nul. Le volume du col est donc noté ; sa forme, qui a un intérêt considérable en pathologie utérine, comme en médecine légale (col vierge, col de multipare), est surveillée, et ses deux lèvres, lorqu'elles sont bien formées, sont étudiées l'une après l'autre. La direction du col par rapport à celle du corps doit être signalée, la flexion normale du corps pouvant être modifiée.

La couleur de la muqueuse qui recouvre le col, aussi bien que celle de la muqueuse de la cavité cervicale, dont on aperçoit une portion plus ou moins étendue à l'intérieur de l'orifice du col, ont souvent une grande valeur diagnostique. Il en est de même pour la consistance du col, dont les doigts s'efforcent de reconnaître tous les détails, la muqueuse vaginale du col et celle de la cavité cervicale pouvant, chacune pour sa part, avoir subi des modifications de structure qu'il s'agira de différencier des lésions du tissu interposé aux deux muqueuses.

L'orifice du col (museau de tanche) est vu à son tour. La forme de l'orifice, arrondie, punctiforme sur un col vierge, fendue et délimitant deux lèvres d'une façon plus ou moins irrégulière sur les autres cols, l'état de la muqueuse souvent saillante entre les lèvres et boursouflée, demandent une étude attentive. On doit éviter de prendre pour des lésions ulcératives ce qui n'est qu'une tuméfaction plus ou moins œdémateuse de la muqueuse cervicale. Les dimensions de l'orifice sont repérées et l'opérateur procède, pour terminer, à la recherche de la perméabilité du col, qui peut être large, incomplète ou nulle, suivant les cas (atrésie, imperforation, destruction de la cavité cervicale).

La recherche de la perméabilité du col se fait à l'aide du stylet mousse d'argent et permet de cathétériser la totalité de la cavité utérine.

Cathétérisme de la cavité utérine. — Cette manœuvre est utile, et fournit un renseignement important : la longueur de la cavité utérine. Il est inutile d'employer, dans ce but, un hystéromètre. Il suffit d'enfoncer avec douceur au fond de l'utérus le stylet d'argent ou la petite sonde cannelée, de marquer le point où elle s'arrête, et de reporter sur le centimètre la longueur exacte ainsi obtenue.

Le cathétérisme de l'utérus offre, en plus, l'avantage de servir utilement pour l'ouverture de l'organe, en réglant la marche à suivre pour l'incision.

Ouverture de l'utérus : incision cruciale médiane et postérieure. Étude de la cavité utérine. — La meilleure façon d'ouvrir la cavité utérine, celle qui détériore le moins les parties, est la suivante :

La pièce est mise à plat, la vessie ouverte reposant sur la table, comme pour l'ouverture du vagin. L'opérateur (fig. ...) prend entre le pouce et l'index gauches le lambeau gauche de la cloison recto-vaginale, aussi près qu'il peut du cul-de-sac postérieur du vagin. De cette façon, il maintient en bonne position la lèvre inférieure du col, placée en haut, sur la pièce ainsi retournée, et peut introduire dans la cavité du col la branche femelle d'une paire de forts ciseaux mousses, qu'il place dans l'axe même du col, perpendiculairement à sa surface et sur la ligne médiane postérieure de l'organe.

Une fois la main bien assurée, les ciseaux commencent à inciser la lèvre postérieure, puis la paroi postérieure du col ; s'enfonçant de plus en plus, toujours sur la ligne médiane, ils sectionnent peu à peu, souvent avec une réelle difficulté, la paroi postérieure du corps de l'utérus, à mesure que la branche femelle des ciseaux s'avance dans la profondeur de la cavité. Arrivé au fond de l'utérus, l'opérateur continue l'incision jusqu'à la partie la plus élevée de la face antérieure du muscle utérin, qu'il est mieux de respecter.

Retirant alors ses ciseaux, l'opérateur choisit, sur la ligne d'incision verticale qu'il vient de tracer, un point correspondant environ à l'union du fond de l'utérus avec sa face postérieure ; il y place ses ciseaux, toujours normalement à la surface de l'organe, et les dirige d'abord à gauche et en haut vers la corne utérine gauche, de façon à pouvoir atteindre l'insertion de la trompe gauche tout en ouvrant la cavité utérine (fig. 92). Une fois cette incision gauche terminée par la mise à nu de l'angle gauche de la cavité utérine, l'opérateur se remet en position, sur l'incision médiane à la même hauteur, et trace, à droite cette fois, une nouvelle section oblique et ascendante vers la corne utérine droite. Dans cette dernière manœuvre du côté droit, il est nécessaire d'assurer, avec les doigts de la main gauche, l'immobilité du bas fond de l'utérus pendant la marche des ciseaux.

Les deux branches latérales de l'incision cruciale médiane et postérieure étant ainsi tracées, la cavité utérine est ouverte de façon à pouvoir être examinée.

L'observateur étudie la cavité utérine, sa forme générale; ses dimensions; les caractères différents de la région du col et de la région du corps sont reconnus et notés, s'il y a lieu. L'état des *cornes utérines* est spécifié. La muqueuse utérine est inspectée dans toute son étendue avec un soin exemplaire, et tout ce qui paraît anormal ou suspect est étudié en détails. Par exemple, l'observateur n'hésite pas à donner un coup de scalpel bien tranchant à la surface de toute partie saillante ou déprimée, afin d'y constater l'état de la muqueuse utérine et les rapports qu'il peut y avoir à ce niveau entre elle et les couches musculeuses sous-jacentes. Par contre, il doit éviter d'arracher ou de gratter tout ce qui paraît attaché à la surface de la muqueuse, y compris le mucus, souvent concret, qui remplit la cavité cervicale.

Examen des cornes utérines; sections transversales. — Pour terminer l'étude complète de l'utérus, il est nécessaire de consacrer quelques instants aux cornes utérines qui sont, plus d'une fois, le siège de lésions macroscopiques importantes. Après avoir palpé, de chaque côté, la corne, et avoir reconnu sous les doigts l'insertion de la trompe, celle du ligament rond et celle du ligament de l'ovaire, l'opérateur saisit le corps utérin entre ses doigts, le maintient ferme, et donne sur le muscle utérin même, tout près de l'émergence de la trompe, un vigoureux coup de couteau : il met à nu le conduit salpingien dans sa portion interstitielle et découvre une notable partie du muscle utérin.

La même opération, répétée sur chaque corne utérine, y montre les coupes des vaisseaux sanguins et lymphatiques.

Voulant ne laisser aucun point dans l'ombre, l'opérateur, lorsque la pièce ne doit pas être conservée en entier, donne encore, pour finir, quelques coups de couteau sur la face antérieure du corps de l'utérus, sans ménager la vessie ou, s'il le préfère, après avoir décollé à grands coups de ciseaux la face postérieure de la vessie jusqu'à la cloison vésico-vaginale.

Trompes utérines

Les trompes utérines ont fait précédemment (p. [illegible]) l'objet d'un examen extérieur aussi complet qu'il le fallait. L'opérateur, en préparant les pièces pour l'autopsie, a reconnu le nombre et la direction des trompes utérines, leur couleur, leur volume, leur longueur, leur souplesse, leur consistance, et leur mobilité. L'état du *pavillon*, en particulier, ne lui a pas échappé. Il ne reste donc, à présent, qu'à terminer l'examen de la trompe utérine au moyen de sections (fig. [illegible]) transversales. Ces incisions peuvent se faire soit aux ciseaux, soit à l'aide d'un instrument tranchant. L'important est qu'elles soient bien franches, perpendiculaires à l'axe du conduit, afin de faciliter plus tard, s'il y a lieu, les préparations microscopiques. Trois ou quatre sections sur chaque trompe suffisent d'ordinaire à l'examen. Toute déformation, toute saillie doit, on le comprend de reste, être sur-le-champ repérée, et, si l'opérateur le juge utile, incisée ; toutes les incisions sur la trompe doivent être perpendiculaires à l'axe du conduit.

Ovaires

Les ovaires, comme les trompes et toutes les parties molles qui entouraient l'utérus, ont été examinés au moment de la préparation des organes pelviens en vue de l'autopsie (voy. p. [illegible] et fig. [illegible], p. [illegible]). Il est bon de reprendre en détails leur étude, de constater leur nombre, leur forme plus ou moins aplatie, leur volume, très variable suivant l'âge du sujet et la maladie qui a occasionné la mort (voy. p. [illegible]). La couleur de l'ovaire a un intérêt réel : d'un blanc plus ou moins nacré, à l'état normal, elle peut subir des modifications considérables. La consistance de l'ovaire est, à l'état sain, très grande, fibroïde et même cartilaginiforme ; il est nécessaire de la bien connaître pour éviter des erreurs. Chemin faisant, l'observateur a constaté la mobilité grande de chaque ovaire sur son grand axe, entre son ligament utérin, d'une part, et, de l'autre, le ligament de la trompe.

On termine en étudiant l'état de la surface des ovaires ; on y note les dépressions cicatricielles, d'autant plus nombreuses que l'âge du sujet est plus avancé ; on peut quelquefois y surprendre les traces apparentes d'une ponte plus ou moins avancée, sinon même effectuée. Enfin, on mesure l'ovaire, d'abord suivant sa longueur, ensuite selon sa largeur et son épaisseur (à l'aide du compas-glissière).

Après quoi, afin de s'assurer de l'état des parties profondes, on trace à la surface de chaque ovaire (fig. 92) une série de trois ou quatre incisions transversales, bien perpendiculaires à l'axe de l'organe et normalement dirigées, afin de pouvoir servir plus tard, s'il y a lieu, à l'étude microscopique des fragments.

Pesée terminale de l'utérus et des ovaires.

Le moment est venu de peser, quand on le croit utile, l'utérus et les ovaires. Pour cette opération, on doit débarrasser l'utérus de tout ce qui lui adhérait. Quelques bons coups de ciseaux suffisent à cette besogne.

Quant à l'ovaire, deux coups de ciseaux le tranchent au ras du ligament large.

X

AUTOPSIE DES CENTRES NERVEUX

Dans la pratique courante, l'autopsie des centres nerveux précède l'autopsie des viscères. De nombreux avantages s'attachent à cette façon de procéder, sans qu'on puisse signaler un seul inconvénient.

L'ablation totale et simultanée de la masse encéphalo-médullaire, toujours possible, ne laisse pas de présenter de sérieuses difficultés, en particulier à l'occasion de la section de l'occipital en arrière du trou occipital. L'usage de la scie-fil facilite grandement la résection d'un fragment osseux suffisant pour dégager d'un seul coup en ce point moelle, bulbe et encéphale. À moins d'indications spéciales, il est préférable d'extraire séparément l'encéphale et la moelle épinière. C'est cette technique que l'on trouvera développée dans les pages qui vont suivre.

AUTOPSIE DE L'ENCÉPHALE

SOMMAIRE. — ***Ablation de l'encéphale. Ouverture du crâne.*** — *Mise en position et immobilisation de la tête. Incision bi-auriculaire du cuir chevelu ; décollement du périoste et des muscles temporaux ; mise en place des parties molles du crâne (bandeau frontal, bandeau occipital).*

Délimitation et [illegible] de la calotte crânienne, tracé de la ligne de section de la paroi osseuse. Modes de section de la voûte du crâne [illegible]. Mobilisation de la calotte, son ablation.

Libération de la masse encéphalique. — *Mise à nu et examen de la surface externe de la dure-mère cérébrale. Incisions [illegible] de la dure-mère cérébrale. Section [illegible] de la faux du cerveau.*

Précautions à prendre contre les esquilles osseuses [illegible]. Amputation successive des nerfs bulbo-protubérantiels à leur sortie du crâne, de la tige pituitaire et des carotides internes. [illegible] de la tente du cervelet. [illegible] des hémisphères cérébelleux. Amputation du bulbe et des artères vertébrales.

Extraction terminale de la masse encéphalique. — *Dégagement de la faux du cerveau. Exploration de la cavité crânienne.*

Pesée de l'encéphale.

AUTOPSIE DE L'ENCÉPHALE

ABLATION DE LA MASSE ENCÉPHALIQUE

Ouverture du crâne

La tête du cadavre a été posée d'aplomb sur un billot excavé (fig. 92) qu'elle déborde en arrière d'une manière suffisante.

L'aide de l'opérateur se place en face de lui et saisit dans ses deux mains la face du sujet, afin d'immobiliser complètement l'extrémité céphalique pendant tout le temps nécessaire.

L'opérateur, ayant rabattu sur la face les cheveux de la région frontale, trace, à l'aide d'un fort couteau, d'une oreille à l'autre, une incision transversale passant exactement par le plan transversal du corps, et perpendiculaire par conséquent à son plan médian (fig. 93).

Le couteau, à lame convexe, bien tranchant, doit pénétrer du premier coup jusqu'à la surface osseuse. La ligne d'incision commence juste au-dessus de l'insertion du pavillon de l'oreille à la peau du crâne; elle se termine de l'autre côté en un point symétriquement opposé. Les dimensions de cette ligne ne seront jamais trop grandes, lorsqu'on sera obligé de l'utiliser pour rabattre les lambeaux cutanés.

Délimitation de la calotte crânienne. — L'opérateur, écartant les lèvres de la plaie, constate que le péricrâne a été incisé à fond dans toute l'étendue de la section. A partir de ce moment, il s'efforce d'écarter en haut et en avant le segment antéro-supérieur du cuir chevelu, y compris le péricrâne, et de mettre à nu la moitié antérieure de la voûte crânienne.

Cet isolement du lambeau antérieur ne peut s'effectuer que

peu à peu, grâce au couteau (fig. 94) ; celui-ci refoule en même temps le péricrâne et sectionne à fond toutes les parties molles qui ne cèdent pas à l'effort. L'aponévrose du temporal et les masses musculaires insérées dans l'aire de cette région à dénuder sont décollées avec vigueur, soit à l'aide de la lame du cou-

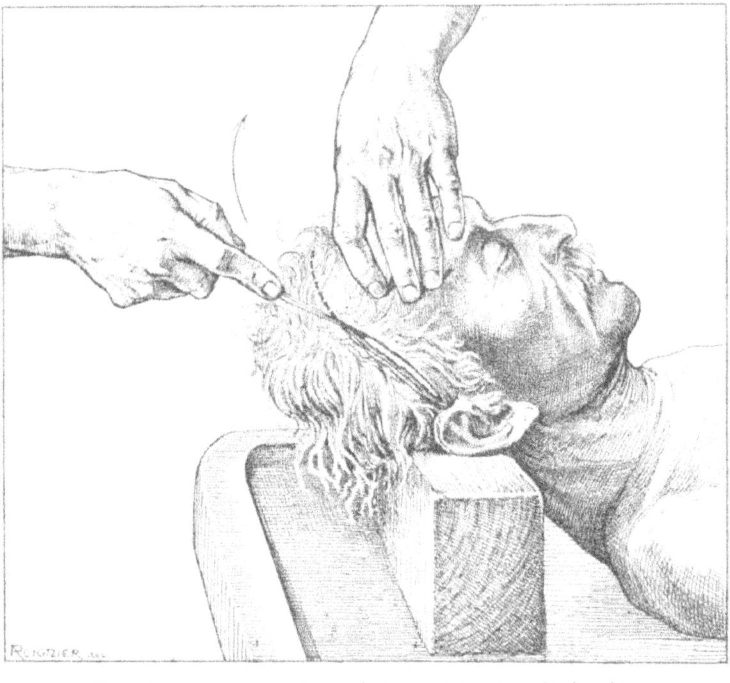

Fig. 94. — Autopsie de l'encéphale. Incision du cuir chevelu.

teau, soit même au moyen de la rugine de Farabeuf. Sitôt qu'il le peut, l'opérateur rabat les téguments sur le front et dénude d'une façon parfaite l'os frontal et les portions correspondantes du pariétal et du temporal, de chaque côté, jusqu'à ce qu'il ait atteint les confins des rebords orbitaires et de la racine du nez. A ce moment, le lambeau frontal est prêt.

La préparation du lambeau occipital, sans être difficile, est plus pénible, à cause de l'épaisseur toujours grande des téguments et de leur adhérence notable aux surfaces osseuses, enfin parce que l'opérateur est moins à sa main pour récliner et retourner le lambeau quand il s'agit de mettre bien à nu la bosse occipitale externe au niveau de laquelle devra passer la section de la paroi crânienne. D'ordinaire, il faut que l'opérateur tourne la tête du sujet d'un côté puis de l'autre, à mesure

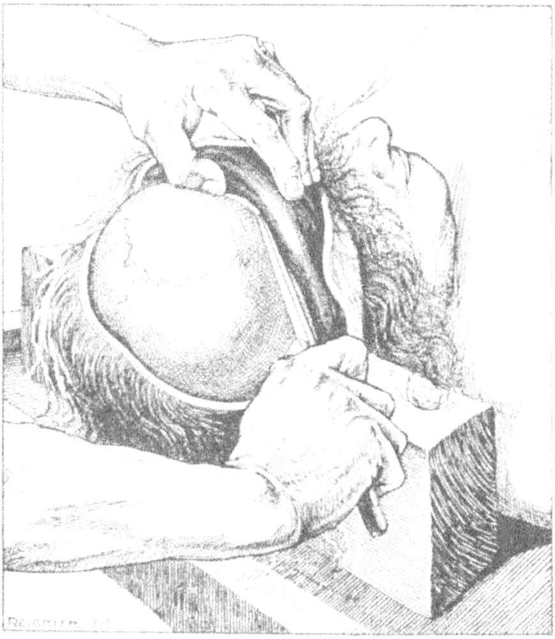

Fig. [illegible]. — Mise à nu de la calotte crânienne. Décollement du périoste.

que le couteau et, s'il le faut, bientôt la rugine, décollent de la surface osseuse toutes les parties molles qui lui adhéraient. Peu à peu la calotte crânienne se trouve dénudée et s'isole ; le lambeau occipital se retourne et est rabattu sur la nuque.

Un dernier coup d'œil montre à l'opérateur que toutes les parties molles, en particulier les masses musculaires temporales, sont bien réclinées et que la section des os du crâne ne sera entravée sur aucun des points visibles.

Pour assurer l'ablation de la calotte crânienne, opération

nécessaire au dégagement du cerveau, il est prudent de tracer à la surface du crâne (fig. 93) une ligne circulaire suivant laquelle la section pourra se poursuivre.

Cette ligne de section des parois osseuses du crâne correspond à celle tracée par les anatomistes quand ils ont à scier,

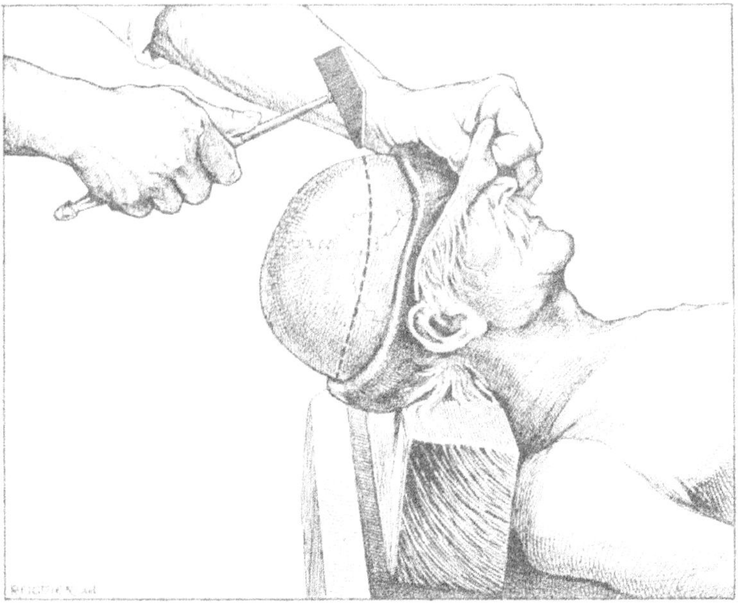

Fig. 94. — Ouverture de la boîte crânienne au marteau.

sur une pièce anatomique, la boîte crânienne. L'aide maintenant bien rabattus les deux lambeaux cutanés, l'opérateur trace sa ligne à l'encre, ou à la craie, sous forme d'un cercle qui passe exactement par les bosses frontales, à 2 centimètres environ au-dessus des rebords orbitaires, et descend à droite à gauche par la fosse temporale externe, de façon à rejoindre la partie inférieure de la bosse occipitale externe à 3 ou 4 centimètres au-dessous de l'angle supérieur de l'os occipital. Toute la partie des os sus-jacents à cette ligne horizontale composera la calotte crânienne, et sera enlevée d'un bloc. Son ablation mettra à nu la convexité des hémisphères cérébraux recouverts de la dure-mère crânienne.

Modes de section de la voûte du crâne. — Pour ouvrir la cavité crânienne, plusieurs procédés sont utilisés, au choix des opérateurs.

Le premier, le plus commode assurément, mais le moins précis, consiste à fracturer, à grands coups de *marteau*, le pourtour de la calotte crânienne délimitée comme on a dit plus haut. L'aide tient la tête immobile en serrant énergiquement les deux lambeaux rabattus, l'antérieur sur les yeux, le postérieur sur la nuque, et présente ainsi la voûte du crâne à l'opérateur. Celui-ci, placé en arrière de la tête, appuie sa main gauche sur le rebord orbitaire recouvert des parties molles rabattues, et assure sa position (fig. 93). De la main droite armée du marteau, il frappe à coups secs le frontal d'abord, puis les deux fosses temporales et enfin l'occipital, sur la ligne de section précédemment tracée; peu à peu l'aide lui retourne la tête du cadavre en offrant au marteau les régions à fracturer.

Dans cette série de gestes, il faut n'aborder de nouvelles parties qu'autant que la région frappée par le bec du marteau est manifestement fracturée à fond, ce que les éclats d'os démontrent à l'instant même.

Au niveau de la bosse occipitale, le coup de marteau est porté horizontal, sinon même de bas en haut et par conséquent d'un geste moins sûr, moins direct que pour le reste de la surface du crâne.

Sitôt que le cercle des coups de marteau est complet et la mobilité de la calotte crânienne certaine (ce dont l'opérateur s'assure en glissant entre les fentes osseuses la pointe du couteau, ou mieux encore le bout de la rugine), on procède à l'extraction de la voûte crânienne. Dans ce but, on reprend le marteau à autopsie en sens inverse et l'on en insinue le crochet mousse terminal au niveau de la fracture transversale du frontal, sur la ligne médiane.

Puis, appuyant ferme sa main gauche sur le lambeau frontal toujours rabattu, l'opérateur exerce sur la calotte crânienne un effort énergique en tirant à lui la voûte crânienne engagée dans le crochet de fer. D'habitude, lorsque la dure-mère n'est pas trop adhérente à la voûte du crâne, le coup sec exercé sur les os du crâne décolle brusquement la dure-mère cérébrale et jette à terre la calotte cranienne libérée d'un seul coup.

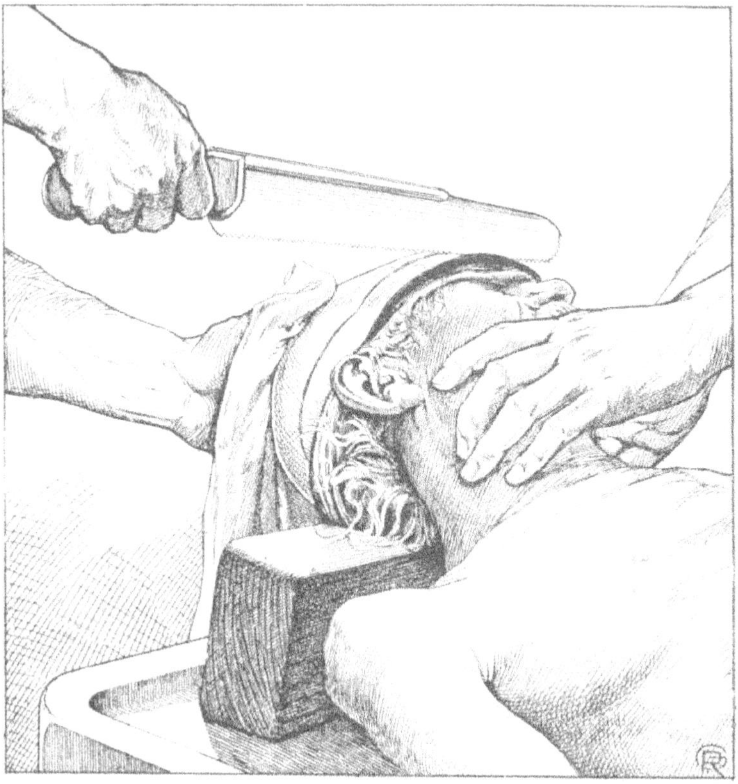

Fig. 96. — Ouverture de la boîte cranienne à la scie à main.

Dans le cas contraire, lorsque la dure-mère adhère trop fort à la face interne des os, l'opérateur est obligé de sectionner aux ciseaux la dure-mère sur le pourtour de la ligne de fracture ainsi qu'au niveau de la partie antérieure de la faux du cerveau, à son insertion à l'apophyse crista-galli; on ne peut mettre autrement à nu les deux hémisphères cérébraux. Sitôt la calotte cranienne enlevée, les esquilles osseuses retenues par les parties molles extra-crâniennes et par la dure-mère sur la ligne de fracture sont enlevées à l'aide de la grande pince.

Le second procédé de section de la voûte crânienne a recours à la *scie à main* (grande scie à dos mobile de la boîte à autopsie). Dans ce cas, l'opérateur fait maintenir immobile

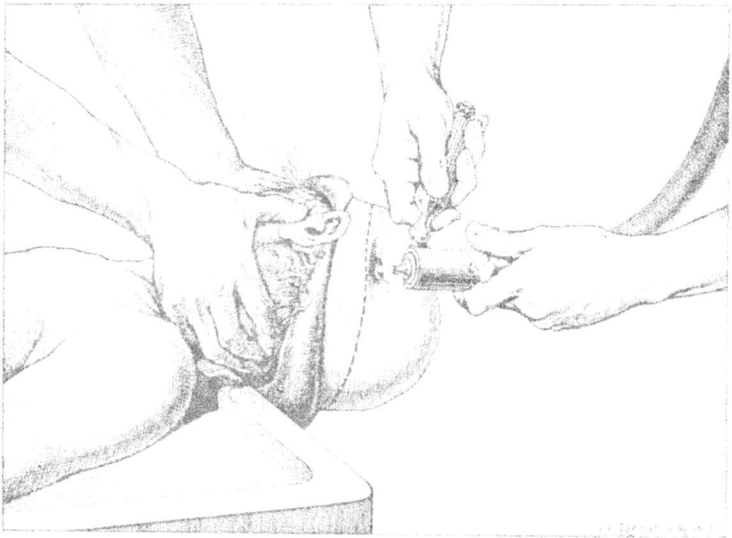

Fig. 97. — Ouverture du crâne à la scie électrique.

le crâne dénudé (fig. 96) et, appuyant sur le vertex sa main gauche recouverte d'un linge épais, il procède à la section du crâne suivant la ligne horizontale tracée par lui-même au début. Il commence par le front, passe sur la région temporale droite, puis sur l'occipital du même côté, à mesure que l'aide lui présente peu à peu les surfaces latérales et postérieure du crâne. Il termine par le gauche en rejoignant l'un à l'autre les traits de scie débordant sur la région temporo-frontale d'une part, et, de l'autre, sur la saillie occipitale. Lorsque la ligne est sciée dans toute son étendue, l'opérateur s'assure, au moyen de la rugine, de la mobilité de la calotte cranienne; autrement, il recherche, à l'aide de la pointe du scalpel, le point du diploé ou de la lame interne qui a échappé à la scie; il complète sa section, en agissant avec prudence. Le seul danger, en effet, de ce procédé de section consiste en ce que, souvent, la scie pénètre trop à fond, au delà de la paroi osseuse, et entame non seulement la dure-mère mais aussi la surface des circonvolutions cérébrales, plus faciles à ménager lors de l'ouverture au marteau.

Les avantages de ce procédé de la scie sont absolus dans le cas d'une autopsie médico-légale, où l'état des parois osseuses du crâne doit être connu, et où les fractures obtenues par le marteau risquent de se confondre avec les traits d'une fracture du crâne effectuée sur le vivant.

La *scie circulaire*, actionnée par les courants électriques, ne peut être utilisée que dans un amphithéâtre moderne disposant de toutes les ressources des moteurs électriques.

Elle offre des avantages incontestables, car elle opère d'une façon aussi parfaitement chirurgicale que sur le vivant (fig. 97) et ne demande que des précautions techniques. L'opérateur se place sur la droite du sujet et se fait présenter par son aide, de gauche à droite, les divers points de la ligne de section du crâne, au fur et à mesure que la libération de la calotte cranienne s'avance. L'important est de bien maintenir immobile la tête pendant que la scie électrique est actionnée, tout faux mouvement menaçant de détériorer le flexible.

Quelle que soit la scie qui a servi à la libération de la calotte cranienne, lorsque cette dernière est mobilisée l'opérateur doit s'occuper de son ablation. La dure-mère a été ou non sciée par l'instrument; si peu qu'elle ait été entamée, le décollement brusque exercé sur la calotte par le crochet du marteau (voy. p. 95), devient dangereux pour la masse cérébrale. Dans ce cas, le plus prudent est de compléter, aux ciseaux mousses, la section circulaire de la dure-mère cérébrale et de désinsérer de l'apophyse cristagalli la faux du cerveau. Cette libération de la dure-mère terminée, la calotte cranienne vient sans effort dès que le crochet l'attire; en arrière, les circonvolutions cérébrales apparaissent aussitôt.

Si la dure-mère cérébrale n'a pas été entamée par la scie,

la manœuvre du crochet est tout indiquée et produit le même effet qu'après l'ouverture du crâne au marteau.

Libération de la masse encéphalique

Après l'ablation de la calotte crânienne, la dure-mère cérébrale se trouve mise à nu sur toute l'étendue de la convexité du cerveau. L'opérateur déterge la surface externe à l'aide d'un linge propre, ou d'un tampon de coton hydrophile et examine la membrane, à la surface de laquelle il reconnaît les vaisseaux, en particulier l'artère méningée moyenne. Toute déformation de la surface, tout épanchement est étudié avant de pratiquer les incisions de la dure-mère nécessaires à l'ablation de la masse encéphalique.

Les *incisions méthodiques de la dure-mère cérébrale* affectent une disposition cruciale qui facilite la tâche de l'opérateur ; leur technique est des plus faciles. La main gauche, munie d'une bonne pince, choisit sur la convexité du cerveau, à droite d'abord de la ligne médiane et à 2 centimètres et demi environ du raphé médian, un point de la dure-mère et la soulève avec douceur ; pendant ce temps, la main droite, armée d'un scalpel bien tranchant, ouvre, à la base du pli de la dure-mère dessiné par la pince, une boutonnière suffisante pour le passage de la sonde cannelée. Quittant le bistouri, la main droite enfonce la sonde cannelée en avant, par l'orifice de la dure-mère (sectionnée dans toute son épaisseur, comme le montre l'écoulement d'une petite quantité de liquide céphalo-rachidien). La main gauche a maintenu soulevée la lèvre de l'orifice jusqu'à ce que la sonde cannelée soit entrée à fond dans la cavité arachnoïdienne.

Cela fait, la main gauche dépose la pince et prend la sonde cannelée qu'elle place bien parallèle au raphé médian, la pointe de l'instrument maintenue vers la région frontale. A ce moment, la main droite, qui a repris le scalpel, l'enfonce dans la rainure de la sonde cannelée (fig. 98) et en pousse le tranchant ; simultanément la sonde s'enfonce de plus en plus en avant. La dure-mère se sectionne sans difficulté (à moins d'ossification partielle de la convexité de cette membrane). La section antérieure de la dure-mère se prolonge jusqu'au-devant de la pointe du lobe frontal, les deux mains armées avançant à mesure que la membrane dure-mérienne se trouve incisée. Une partie des circonvolutions du lobe frontal apparaît

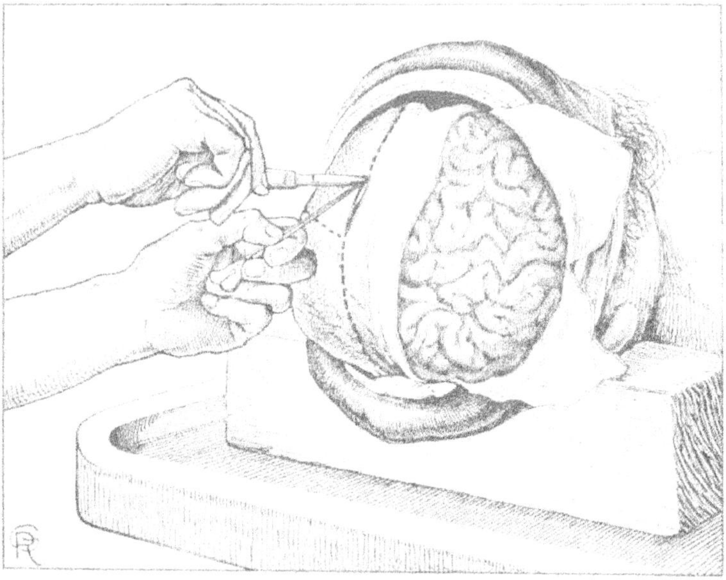

Fig. 98. — Incision cruciale de la duremère cérébrale

aussitôt et tend à faire hernie dans la plaie. La surface de l'arachnoïde viscérale est soigneusement ménagée.

Ayant terminé la partie antéro-supérieure de son incision, l'opérateur retire la sonde cannelée en même temps que le scalpel et insinue la pointe de l'instrument dans l'angle inférieur de la plaie, en dirigeant l'instrument en sens inverse, c'est-à-dire vers la région occipitale. Il le place bien parallèle au raphé médian et procède, au moyen du scalpel (chargé sur la rainure de la sonde, le tranchant en l'air), à la même opération qu'au début, mais cette fois de haut en bas, en contournant la convexité du lobe frontal aussi bas que possible, jusqu'à la ligne de fracture transversale des os du crâne.

Il a tracé de la sorte, à la convexité de l'hémisphère cérébral droit, un large lambeau dure-mérien qui s'affaisse déjà en partie sitôt cette incision antéro-postérieure terminée. Il ne reste plus à l'opérateur qu'à diviser en deux lambeaux égaux cette voûte dure-mérienne : le pouce et l'index gauches ou les mors de la pince saisissent le bord supérieur du lambeau, pendant que les ciseaux mousses le divisent transversalement, selon une ligne perpendiculaire à la première et se terminant au niveau de l'oreille, contre leur bord osseux. L'opérateur rabat les deux lambeaux angulaires, l'antérieur en avant du côté du front, le postérieur en arrière de l'oreille, vers la nuque (fig. 98), et met à découvert la convexité de l'hémisphère cérébral droit.

Les mêmes opérations, identiques dans leurs gestes, pratiquées à gauche du raphé médian, sur la surface de l'hémisphère cérébral gauche, dégagent de la même façon la convexité du cerveau et terminent les incisions cruciales de la dure-mère cérébrale.

Celle-ci demeure encore adhérente à la base du crâne, en avant, par la pointe de la faux du cerveau ; ce repli inter-hémisphérique de la dure-mère sous-tend la large lame membraneuse ménagée sur toute l'étendue de la face interne du cerveau, le long du raphé médian.

Pour pouvoir dégager à fond les deux hémisphères cérébraux, il ne s'agit plus que de sectionner à fond l'insertion de la pointe de la faux du cerveau à l'apophyse crista-galli, avec la mince bande de dure-mère qui l'accompagne de chaque côté de la ligne médiane.

D'ordinaire, cette opération est simplifiée par le fait qu'au moment de l'extraction brutale de la calotte crânienne, la dure-mère qui tapisse les deux fosses frontales a été décollée au moins dans sa partie antérieure et a mis à nu, de part et d'autre, la lame supérieure de la cavité du sinus frontal correspondant. Si ce décollement n'existe pas encore, l'opérateur s'efforce de l'obtenir avant d'inciser le lambeau dure-mérien médian. Il s'assure, en outre, que les deux incisions antéro-postérieures de la dure-mère ont bien contourné le sommet des lobes frontaux, et les complète aux ciseaux, si besoin en est. Il peut procéder alors en toute sécurité à la désinsertion du bec de la faux du cerveau.

Prenant entre le pouce et l'index gauches le lambeau médian de la dure-mère, aussi près que possible de l'os frontal, il le soulève fortement en tenant accolées par leur face supérieure les deux moitiés droite et gauche du lambeau. Il s'efforce de couper, à l'aide des forts ciseaux mousses, toute la membrane dure-mérienne soulevée par sa main gauche, mais retenue par l'insertion de la faux du cerveau à l'apophyse crista-galli. Pour se repérer, il a suffi à l'opérateur de palper du bout de l'index droit la base du crâne en se guidant sur le lambeau dure-mérien tendu par la main gauche. Il sait ainsi, avant de couper, le point exact où devra porter l'effort de ses ciseaux.

Une fois la faux du cerveau libérée à sa partie antérieure, le dégagement de l'encéphale n'est plus qu'une affaire de soins ; il est obtenu sans difficulté, à condition de prendre des précautions suffisantes. Avant d'aller plus loin, l'opérateur s'assure que les granulations de Pacchioni, qui longent la scissure interhémisphérique, ne sont pas trop adhérentes. Au besoin, il les libère un peu à l'aide de quelques coups de la pointe de ses forts ciseaux.

Remarque. — Dans cette série de gestes un peu délicats, mais très faciles à apprendre, il est bon que la désinsertion de la faux ne porte pas d'emblée sur la totalité de l'épaisseur du lambeau dure-mérien, très résistant ; on risquerait soit de manquer sa section, soit de traumatiser les circonvolutions frontales. Le mieux est d'aborder, par le côté droit d'abord, la portion du lambeau repliée en long et de se contenter de chercher à obtenir la section profonde de cette moitié droite de la dure-mère, puis de reprendre à gauche la même section. De cette façon, il ne reste plus, pour terminer l'opération, qu'à sectionner la pointe de la faux du cerveau, seul endroit encore adhérent.

Au cours de ces différents temps opératoires, les ciseaux doivent être tenus aussi verticalement que possible, afin d'éviter le cerveau ; quand ils arrivent sur la crête de l'apophyse crista-galli, ils doivent même s'incliner la pointe en bas et en arrière, les branches et la main (qui les guide) en avant, du côté de la racine du nez.

Maintenant, il s'agit de dégager les hémisphères cérébraux. L'opérateur prend soin de protéger ses mains. Il est bon de faire maintenir par l'aide, en même temps que les quatre lambeaux dure-mériens rabattus sur le crâne ouvert, une partie, sinon la totalité du lambeau cutané antérieur; il suffit (fig. [illegible]) soit d'étaler sur les os une compresse aseptique, soit de remonter sur l'os frontal le lambeau frontal, en le plissant sans le déployer tout à fait; de cette façon, les cheveux restant rabattus ne viendront pas couvrir le champ opératoire. Rien n'est plus fréquent qu'une érosion des mains au cours de l'ablation de l'encéphale. L'opérateur, tout entier à la délicate opération qui s'effectue dans la profondeur, à la base du crâne, oublie de surveiller ses mains et les accroche aux aspérités osseuses de la ligne de fracture. Même après une section du crâne à la scie, les érosions de la peau des mains sont à craindre. Par le procédé qui précède, il est facile de les éviter.

Pour dégager les hémisphères cérébraux, l'opérateur commence par ne pas toucher à la faux du cerveau; celle-ci se détachera d'elle-même, à la fin, quand l'encéphale libre de toutes adhérences se retournera dans la main de l'opérateur (Voy. p. [illegible] et fig. [illegible]).

Dégagement de la face inférieure du cerveau. — On s'occupe d'abord de dégager la face inférieure des lobes frontaux. La main gauche mise en pronation, l'index, le médius et l'annulaire contournent légèrement la pointe du lobe frontal droit et libèrent sa surface de quelques tractus veineux qui le rattachent à la base du crâne. La même épreuve est répétée pour la face inférieure du lobe frontal gauche; après quoi, les quatre derniers doigts de la main gauche, à demi fléchis et bien écartés, soulèvent sans hâte les deux lobes frontaux, pendant que la main droite, armée soit d'une paire de ciseaux moyens bien coupants, soit d'un couteau mince très tranchant, va procéder à la section des différents organes qui rattachent à la base du crâne la base du cerveau et la face inférieure du mésocéphale.

L'ordre de section des différentes parties qui retiennent l'encéphale a une réelle importance; il décide de la plus ou moins grande facilité avec laquelle on pourra extraire l'organe. Tout d'abord, la masse des nerfs olfactifs est venue d'elle-même, à moins de circonstances accidentelles, sous les doigts sitôt que la main gauche a dégagé les lobes frontaux. Les nerfs optiques et la tige pituitaire se présentent : le couteau les tranche facilement, tendus qu'ils sont par le geste de la main gauche soulevant le cerveau. Les deux artères carotides

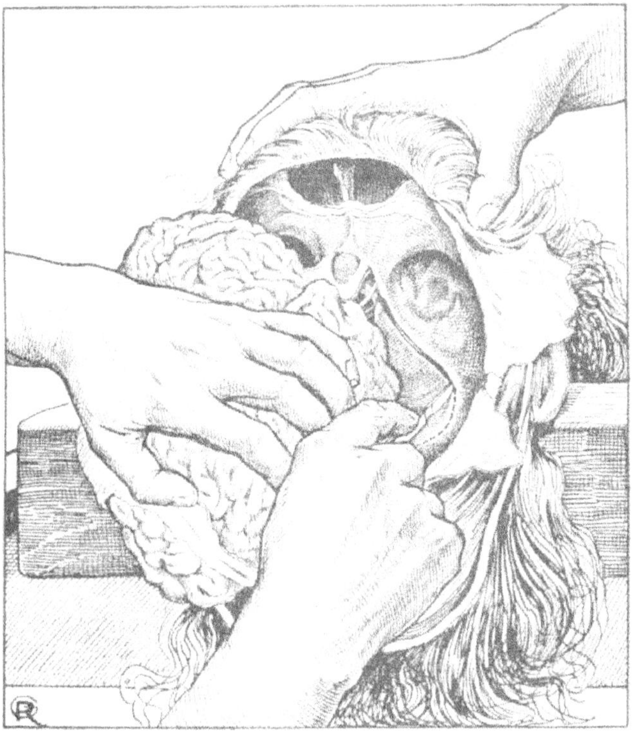

Fig. 99. — Désinsertion marginale de la tente du cervelet. Dégagement de la tente du cervelet.

internes, faciles à reconnaître, mais quelquefois assez difficiles à couper d'un seul trait (à cause de leur état athéromateux), sont sectionnées au ras du sinus caverneux. Les nerfs oculo-moteurs communs, bien en vue à ce moment, cèdent à leur tour sous le couteau. La section de tous les nerfs bulbo-protubérantiels doit être pratiquée aussi près que possible de la surface du crâne ; aucun arrachement n'est excusable.

Ces premières amputations donnent un peu de jeu au mésocéphale. Pour pouvoir aborder le reste des nerfs bulbo-protubérantiels, il faut, à ce moment, pratiquer la désinsertion de la tente du cervelet.

Désinsertion marginale de la tente du cervelet (fig. 99). — On commence par le côté droit. Soulevant de la main gauche l'hémisphère cérébral droit au niveau de sa partie moyenne, l'opérateur met à nu, dans la profondeur, la portion de la tente du cervelet attenant au rocher. De la main droite, armée d'un petit couteau ou d'un scalpel bien pointu, il reconnaît la ligne d'insertion de ce voile membraneux le long du bord supérieur du rocher, suivant le sinus pétreux supérieur. Cela fait, la pointe du couteau sectionne franchement cette insertion de la tente du cervelet, en débutant juste à l'endroit où l'on voit s'écarter l'une de l'autre, comme deux doigts de la main, les deux lames de la membrane qui vont en avant s'insérer, l'inférieure à l'apophyse clinoïde postérieure, la supérieure à l'apophyse clinoïde antérieure.

A mesure que la pointe du couteau coupe la tente du cervelet, les circonvolutions cérébelleuses apparaissent et font hernie entre les lèvres de la plaie. L'opérateur amène ainsi à lui l'incision et la prolonge aussi près qu'il peut de la région occipitale. Quittant alors le côté droit, il soulève l'hémisphère cérébral gauche à son tour, de façon à apercevoir et à pouvoir aborder l'insertion pétreuse gauche de la tente du cervelet. De ce côté, l'opérateur est moins à l'aise pour tracer son incision marginale le long du rocher. Il se trouve obligé de diriger son couteau non plus d'avant en arrière, des apophyses clinoïdes vers l'occipital, mais bien dans le sens inverse, d'arrière en avant. Tâtonnant de la pointe du couteau, ou mieux du bout du médius gauche, qu'il peut détacher de la surface du cerveau maintenu par le reste de la main, il reconnaît la limite de la tente du cervelet au niveau du sinus latéral et la coupe d'arrière en avant, jusqu'au point précis où les deux lames s'écartent l'une de l'autre pour gagner chacune son apophyse clinoïde.

Cette incision bilatérale de la tente du cervelet suffira, d'ordinaire, pour permettre au cervelet de se luxer d'abord en haut, puis en avant, au moment où l'opérateur, ayant terminé ses sections des vaisseaux et nerfs bulbo-protubérantiels, aura tranché le bulbe lui-même. Elle lui ouvre largement la place.

Sections terminales à la base de l'encéphale. — En pratique courante, voici l'ordre suivant lequel les différents temps de la libération de l'encéphale nous ont paru le plus commodes :

Section du nerf optique droit et de la carotide interne correspondante ;
— de la tige pituitaire ;
— du nerf optique gauche ;
— des nerfs moteurs oculaires communs ;
Désinsertion marginale de la tente du cervelet, à droite, et section simultanée du pathétique compris dans la membrane ;
Section du tronc du trijumeau droit ;
Désinsertion marginale gauche de la tente ;
Section du trijumeau gauche ;
— des moteurs oculaires externes, droit et gauche ;
— du paquet du facial et de l'auditif droits, puis gauches ;
— du grand hypoglosse, de chaque côté ;
— du paquet du glosso-pharyngien, du pneumogastrique et du spinal (de chaque côté) ;
Section du bulbe avec les deux artères vertébrales, aussi profondément que possible.

La fin de l'opération, la section simultanée du bulbe et des deux artères vertébrales, pour être menée à bien, offre une certaine difficulté. Le choix d'un instrument peut être utile à cet égard, et différents auteurs ont proposé leur modèle. En pratique ordinaire, quand l'autopsie du bulbe ne présente pas d'indications très spéciales, le long couteau, étroit du bout, est suffisant ; il a l'inconvénient de donner une section oblique de la partie inférieure du bulbe.

Lorsqu'il est nécessaire d'obtenir une section bien transversale du bulbe, le mieux est d'enlever la moelle épinière avant le cerveau. Sinon, l'usage d'un couteau spécial s'impose. L'instrument doit être assez long et assez étroit pour manœuvrer à l'aise dans la cavité rachidienne.

Le modèle construit par Collin sur nos indications répond à

ces desiderata. Le tranchant, un peu concave à son insertion sur la tige, se détache d'elle à angle droit, suivant un plan perpendiculaire à l'axe de la poignée.

L'important n'est pas de couper le bulbe très bas et d'enlever en même temps que lui l'origine de la moelle cervicale, mais de sectionner bien en travers et avec la plus grande netteté désirable la tige bulbo-médullaire.

Remarque importante. — Pendant toute la durée des sections nerveuses et vasculaires, sitôt que la tente du cervelet a été désinsérée du côté gauche, la main gauche s'est placée sous l'encéphale et l'a soutenu afin d'éviter l'arrachement du bulbe sous le poids du reste des centres nerveux.

Extraction terminale de la masse encéphalique.

Le bulbe coupé, la totalité de l'encéphale devient libre, car il n'est plus rattaché à la cavité crânienne que par quelques tractus veineux qui céderont sans difficulté au moment de son ablation définitive. D'ailleurs, la main droite serait toujours apte à quitter la masse encéphalique qu'elle entoure et à prendre les ciseaux pour libérer les légères adhérences en question, à mesure qu'elles se présenteront sous les yeux de l'opérateur.

La main gauche en supination (fig. 100) soutenant toujours la masse encéphalique, la main droite en pronation se pose à la surface de la protubérance et du bulbe : l'index se place à gauche, le médius à droite du bulbe ; ils le soulèvent avec la plus grande douceur, l'amènent en l'air, se glissent sous la face supérieure du cervelet dont chaque hémisphère est aussitôt soulevé par eux, pendant que la main gauche élève prudemment toute la masse encéphalique.

De ces deux gestes combinés résulte une sorte de luxation de l'encéphale autour du segment postérieur de la tente du cervelet, ou, pour mieux dire, autour de la partie de la tente du cervelet demeurée encore adhérente au sinus latéral. Sitôt que l'opérateur s'est assuré que la totalité des masses cérébelleuses a quitté les fosses correspondantes, il accuse encore le mouvement d'élévation de l'encéphale ; les deux mains restent en bonne position, la gauche soutenant et la droite maintenant les parties. A mesure que l'encéphale s'éloigne de la base du crâne, la faux du cerveau, entamée seulement par sa partie antérieure, à son insertion au crista-galli, se dégage des deux faces

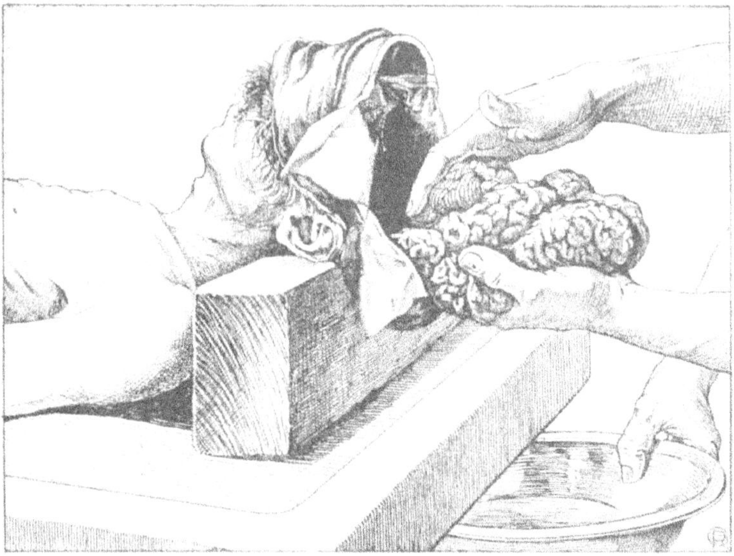

Fig. 100. — Dégagement de l'encéphale après section du bulbe.

inter-hémisphériques. Dans les conditions ordinaires, elle quitte sans difficulté le cerveau, surtout si l'opérateur a eu soin de s'assurer, au moment de la section cruciale de la dure-mère (voir p. 388), que les adhérences de la dure-mère aux granulations de Pacchioni n'étaient pas trop résistantes.

Si quelque adhérence ne cède pas, l'aide a soin de surveiller le mouvement et coupe, s'il le faut, les parties aux ciseaux, car il est important d'éviter à tout prix le moindre traumatisme de l'encéphale.

Pesée de l'encéphale.

L'encéphale est libre ; l'opérateur, avant toute autre manœuvre, le dépose sur le plateau de la balance et le pèse. Cette première pesée de l'encéphale enveloppé de la pie-mère et de l'arachnoïde a une grande importance et ne doit jamais être omise.

L'opérateur pourra, devra même souvent ensuite, au cours de l'autopsie des centres nerveux, peser à nouveau les différentes parties de l'encéphale et, à la fin, réunir la totalité de l'encéphale.

EXAMEN DE L'ENCÉPHALE

SOMMAIRE. — *Examen extérieur de l'encéphale extrait du crâne — Étude des artères de l'encéphale, dissection des méninges.*

Mésocéphale. — *Étude du cervelet, sections verticales. Étude du plancher du IVe ventricule. Séparation du mésocéphale de la masse encéphalique. Étude de la protubérance, sections transversales. Étude du bulbe, sections transversales.*

Cerveau. — *Étude de la face inférieure du cerveau. Ablation de la glande pinéale. Séparation des deux hémisphères cérébraux. — Examen de chaque hémisphère cérébral en particulier : sa palpation, décortication de la pie-mère ; étude des circonvolutions cérébrales. Ouverture du sinus latéral : épendyme, plexus choroïde. — Coupes du cerveau. Coupe de Flechsig modifiée ; sa combinaison avec les coupes de Pitres.*

Pesée terminale de l'encéphale.

EXAMEN EXTÉRIEUR DE L'ENCÉPHALE EXTRAIT DU CRANE

Étude des artères de l'encéphale ; dissection des sylviennes.

Il est important de passer en revue, avant toute autre manœuvre, la surface de l'encéphale encore recouvert de la pie-mère et de l'arachnoïde. La convexité des hémisphères cérébraux a été déjà surveillée au cours de l'extraction : l'opérateur n'a mis ses doigts sur le cerveau qu'après avoir examiné les parties qu'il allait toucher (p. 386).

Il aborde la face inférieure de l'encéphale. Dans ce but, le cerveau est posé par sa convexité sur la table d'autopsie, bien propre en cet endroit ; l'opérateur passe l'inspection du bulbe, de la protubérance, des vaisseaux et nerfs qu'il reconnaît et dont il note l'état normal ou pathologique. Il passe aux pédoncules cérébraux, à l'espace criblé, à la tige et à la glande pituitaires, s'il a pris soin d'enlever celle-ci en même temps que l'encéphale (voir p. 392 et fig. 99) ; il inspecte le chiasma des nerfs optiques, la face inférieure des lobes frontaux et les régions sylviennes, et n'oublie pas de regarder les deux bulbes olfactifs.

Il consacre un temps suffisant à l'étude, toujours fort utile, des artères de la base de l'encéphale. Il commence par le tronc basilaire avec les deux vertébrales, ses rameaux d'origine, reconnaît leurs branches, repère l'hexagone de Willis et ne néglige pas d'examiner la surface de section de chaque artère carotide interne dont l'état pathologique, auquel il faut toujours songer, peut nécessiter une dissection spéciale au fond du sinus caverneux. On termine par la mise à nu de chaque artère sylvienne.

Pour dégager l'artère sylvienne, il est pratique de commencer par la droite. L'opérateur doit procéder à une réelle dissection (fig. 101). Fixant d'abord de la main gauche la pointe du lobe sphénoïdal, il sectionne aux ciseaux mousses le repli des méninges recouvrant la scissure et cachant la sylvienne et ses

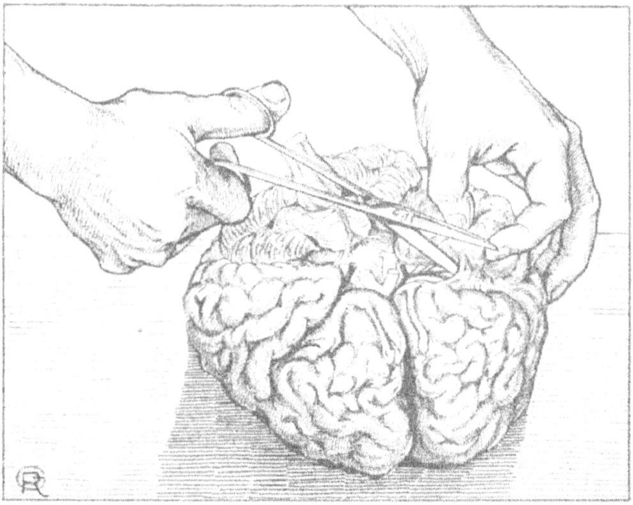

Fig. 101. — Dégagement de l'artère sylvienne.

branches. A mesure que les ciseaux s'avancent en mettant à nu les vaisseaux, la main gauche écarte avec la plus grande douceur les circonvolutions du lobe sphénoïdal, met en lumière les circonvolutions de l'insula et permet aux ciseaux de suivre à fond les ramifications les plus importantes de l'artère sylvienne, dans les méandres formés par les replis de l'écorce cérébrale.

La même opération a lieu pour la sylvienne gauche, la seule différence étant que le cerveau est posé en sens inverse, afin de rendre la manœuvre plus facile, la dissection devant toujours procéder de la carotide interne vers les parties les plus reculées de l'artère au fond de la scissure de Sylvius.

Ayant surveillé les circonvolutions cérébrales ainsi découvertes par la dissection de la scissure de Sylvius, et tout particulièrement la 3e frontale gauche. L'opérateur retourne l'encéphale et se porte vers la face inter-hémisphérique du cerveau. Il reconnaît, en passant, à la surface de chaque hémisphère le poli de l'arachnoïde et sa translucidité remarquables; il note la proportion de liquide qu'il voit accumulé dans les espaces pie-mériens, juge de l'état des canaux veineux qui serpentent au-dessous de l'arachnoïde, palpe les corpuscules de Pacchioni, en apprécie le nombre et le volume, et peut même juger approximativement de la couleur, sinon des circonvolutions, tout au moins de la pie-mère qui les engaine.

Pour terminer, la consistance générale de l'encéphale, en particulier celle des différentes régions de l'écorce cérébrale est soigneusement étudiée et indiquée sur le protocole d'autopsie. Dès ce moment, l'autopsie de détail des différentes parties de l'encéphale est possible.

MÉSOCÉPHALE

Posant avec tous les ménagements désirables la masse encéphalique sur la table, du côté de la convexité des hémisphères cérébraux, l'opérateur fixe son attention sur l'état des deux hémisphères cérébelleux qui débordent à droite et à gauche de la saillie bulbo-protubérantielle. En soulevant légèrement le bulbe, il découvre le Vermis inférieur du cervelet et peut apprécier la forme et le volume de chaque hémisphère cérébelleux dont la face inférieure se montre dans toute son étendue. Cela fait, il soulève à son tour le cervelet et le soutient ainsi, de la main gauche en pronation forcée, de façon à ne rien léser.

Ce dernier geste, qu'il faut savoir mener progressivement, permet d'inspecter d'une manière très complète la face supérieure des deux hémisphères cérébelleux, le Vermis supérieur (dont la crête anguleuse longitudinale est une localisation privilégiée pour les suffusions puriformes au cours des méningites aiguës) et la circonférence externe du cervelet.

Cet examen terminé, l'opérateur remet le cervelet en place et se prépare à séparer le mésocéphale de la masse encéphalique.

Séparation du mésocéphale de l'encéphale.

L'opération est des plus simples, mais demande à être pratiquée avec grand soin. Il suffit de couper les deux pédoncules cérébraux immédiatement au-dessus de leur insertion au haut

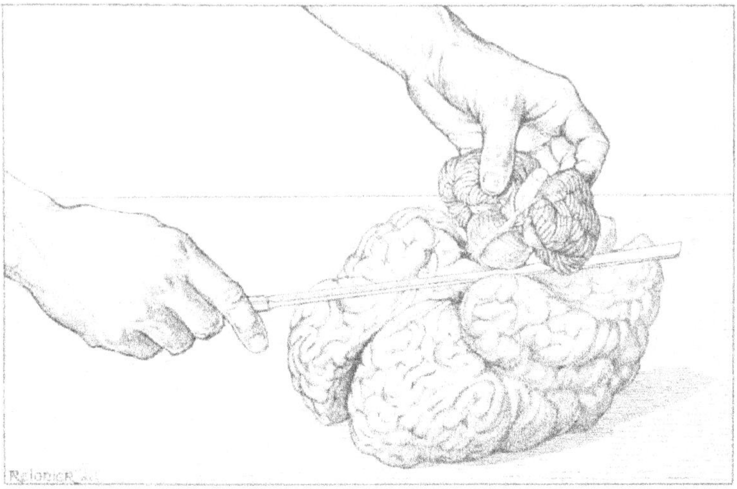

Fig. 102. — Amputation du mésocéphale. Incision du pédoncule cérébral droit.

de la protubérance annulaire et de pratiquer, sur chacun d'eux, la section transversale, bien perpendiculaire à l'axe du pédoncule et le séparant complètement de la masse protubérantielle.

Dans ce but, l'opérateur prend (fig. 102) de la main gauche le cervelet, d'abord par son hémisphère gauche, et le soulève en haut de façon à le maintenir à peu près vertical ; grâce à cette manœuvre, le large couteau à cerveau est placé sans peine contre le bord inférieur du pédoncule cérébral gauche ; sitôt que l'opérateur s'est assuré que le couteau est en bonne position, il enfonce la lame de haut en bas et de dehors en dedans, en surveillant de près son œuvre. L'amputation du pédoncule est vite complète ; elle doit être nette et s'arrêter juste au bord interne du pédoncule. L'opérateur en profite pour en étudier la surface de section.

L'opération terminée sur le pédoncule cérébral gauche, la même technique est employée pour le droit, avec cette différence, toutefois, que la masse encéphalique est placée dans une position inverse de celle qu'elle occupait lors de la section précédente : les lobes frontaux sont tournés du côté de l'opérateur, le bulbe et le cervelet du côté opposé, les hémisphères cérébraux reposant toujours par leur convexité sur la table d'autopsie. La main gauche n'a plus, dès lors, qu'à soulever le cervelet par son lobe cérébelleux droit et à le maintenir en l'air, tandis que la main droite place le tranchant du couteau à la surface du bord inférieur du pédoncule cérébral droit, bien perpendiculairement à l'axe de ce pédoncule et de façon à pouvoir le couper dans toute son épaisseur, sans léser ni la protubérance, ni l'hémisphère cérébral (fig. 102).

Le mésocéphale séparé de la sorte, son autopsie commence. En pratique, pour gagner du temps et ne pas risquer de commettre des délabrements nuisibles au reste de l'autopsie, il est préférable de s'attaquer d'abord au cervelet et de finir par le bulbe.

Étude du cervelet, sections verticales sur sa face postérieure. — Le cervelet, la protubérance et le bulbe doivent, en principe, demeurer ensemble, les sections que l'on fera porter sur chacun de ces trois organes n'étant pas destinées à les séparer les uns des autres.

L'opérateur prend donc dans sa main gauche le mésocéphale et inspecte d'abord le cervelet. Il apprécie son volume, sa forme, inspecte ses saillies, reconnaît ses circonvolutions lamellaires et les méninges qui les recouvrent, et termine en éprouvant la consistance des différentes régions de l'organe. Cela fait, il pratique sur le cervelet les incisions nécessaires à l'étude de la substance cérébelleuse.

En règle générale, les coupes du cervelet doivent être pratiquées de préférence sur sa face postérieure et demeurer verticales, c'est-à-dire parallèles à l'axe du bulbe. Cette technique a l'avantage de mettre à nu non seulement la substance blanche du cervelet, mais aussi le 4e ventricule, sans faire subir aucun délabrement aux parties.

Voici la technique qui nous paraît la meilleure. On pose le mésocéphale sur sa face antérieure, de facon à avoir sous les yeux toute la surface postérieure du cervelet, les pédoncules coupés regardant en avant, la section inférieure du bulbe étant du côté de l'opérateur. La main gauche maintient bien en place la totalité des organes, et le couteau commence a tracer sur la face postérieure du lobe cérébelleux droit, et de droite à gauche, une série (fig. 103) de quatre incisions verticales.

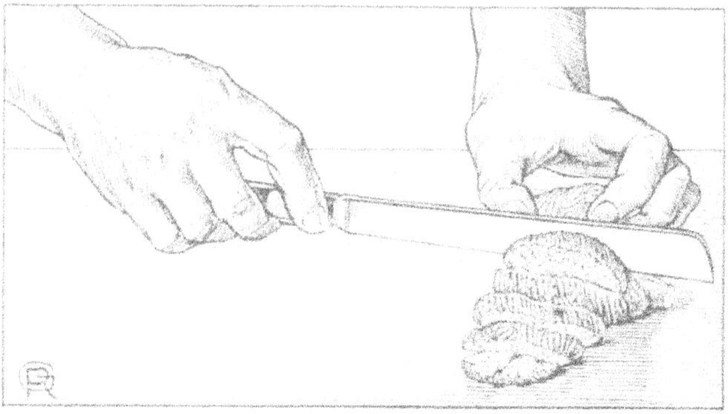

Fig. 103. — Coupes du cervelet.

Parallèles à l'axe du vermis supérieur, elles sont assez profondes pour rejoindre la face antérieure du cervelet, sans cependant séparer complètement le fragment incisé du lobe cérébelleux droit ainsi divisé en quatre tranches à peu près égales. L'opérateur aborde le vermis supérieur et le tranche de même, de haut en bas, sur la ligne médiane, de la pointe du couteau et avec une grande prudence, afin d'arriver à ouvrir le 4e ventricule dans toute la hauteur du vermis. Il se garde d'entamer l'aqueduc de Sylvius et les tubercules quadrijumeaux, qui font, à l'ordinaire, partie de la masse séparée du cerveau au moment de la section des deux pédoncules cérébraux.

Cette première partie de l'opération terminée, l'opérateur retourne en sens inverse la masse mésocéphalique, de façon à la placer toujours sur sa face antérieure, mais la protubérance regardant l'opérateur et le bulbe étant dirigé du côté opposé. Ce déplacement facilite les quatre incisions verticales qu'il y a à pratiquer à la surface du lobe cérébelleux gauche (fig. 203). Il en résulte que ces dernières seront tracées, non plus comme les précédentes de haut en bas (du bord supérieur du cervelet vers son bord inférieur), mais, au contraire, de bas en haut, de la partie inférieure du cervelet vers sa partie supé-

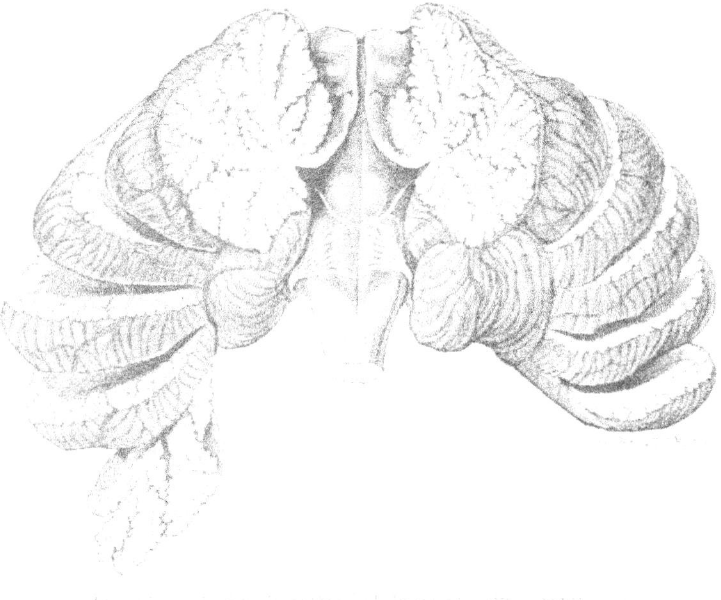

[illegible]

rieure, et qu'elles s'arrêteront à l'origine de la saillie du vermis supérieur même.

Ces neuf sections du cervelet sont d'ordinaire plus que suffisantes (fig. 204) pour une étude complète de l'organe dont elles ne détruisent pas la forme générale. Rien n'empêche d'ailleurs, en cas de besoin, de tracer ensuite sur la face antérieure toutes les incisions exploratrices qu'on peut juger utiles.

Étude du 4e ventricule. — Après cette première opération, le 4e ventricule est à découvert et parfaitement intact, car la pointe du couteau a évité avec le plus grand soin de toucher au plancher, région d'une importance si grande en certaines circonstances.

L'opérateur peut donc l'étudier à loisir, avec la certitude de ne pas risquer de prendre pour des lésions anatomo-pathologiques ce qui ne serait qu'un traumatisme effectué au cours d'une autopsie aveugle ou brutale.

Il profite de la circonstance pour examiner les tubercules quadrijumeaux et l'aqueduc de Sylvius, ouvre ce dernier d'arrière en avant, sur sa paroi supérieure, tout en ménageant avec la plus grande circonspection la paroi inférieure (fig. 104).

Etude de la protubérance : sections transversales. — En retournant le mésocéphale, l'opérateur procède à l'autopsie de la protubérance et du bulbe.

Tout d'abord il est bon de se débarrasser des vaisseaux artériels qui forment au-devant et autour de ces organes un réseau élégant, fort incommode pour les sections transversales prochaines. Ces vaisseaux ont d'ailleurs été étudiés depuis le début de l'autopsie (voir p. 399). Leur dissection est facile, mais demande à être pratiquée d'une main légère. Les portions pathologiques en sont examinées à nouveau et, s'il y a lieu, conservées. Le tronc basilaire et les vertébrales, ainsi que tous les vaisseaux secondaires étant enlevés, on étudie le volume de la protubérance, sa forme, comparativement à droite puis à gauche, l'asymétrie de l'organe ayant une valeur séméiologique de haute importance. Puis, l'opérateur palpe la protubérance et note avec attention les différences de consistance qu'il peut, en certains cas, y rencontrer. Les méninges ayant suivi en grande partie, sinon dans leur totalité, les vaisseaux péri-protubérantiels, la couleur de la surface de l'organe et ses tracés linéaires transversaux attirent, de même, l'attention et méritent d'être signalés.

L'inspection terminée, les sections commencent. Les incisions de la protubérance doivent être transversales (fig. 105), c'est-à-dire perpendiculaires à l'axe de la masse bulbo-protubérantielle. En tenant le mésocéphale dans la main gauche, la protubérance bombant en avant, l'opérateur procède à cette série de trois ou quatre incisions qui entament à fond la masse nerveuse et ne craignent pas de rejoindre complètement la surface du plancher du 4ᵉ ventricule.

La première incision commence à 5 ou 6 millimètres au-dessous de l'émergence des pédoncules cérébraux, dont les moignons débordent à peine, à droite comme à gauche, le bord supérieur de la protubérance. Les autres incisions suivent, de

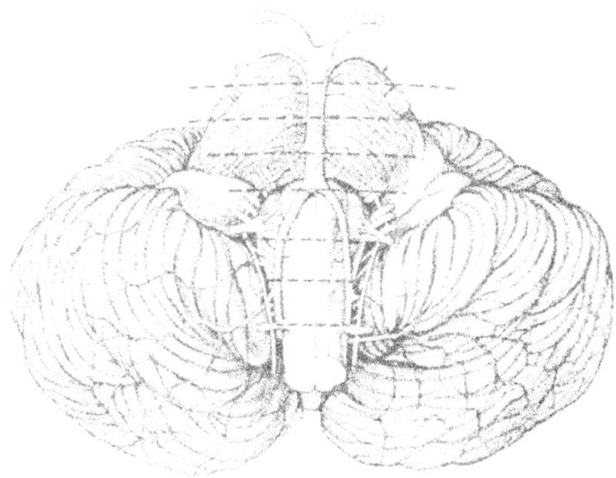

Fig. [illegible] — [illegible] de la protubérance et du bulbe. [illegible]

demi centimètre en demi centimètre environ, toujours en travers et bien perpendiculaires à la surface de la substance nerveuse. La dernière, la quatrième, d'ordinaire, passe exactement sur le bord inférieur de la protubérance et rase l'origine du bulbe.

Etude du bulbe : sections transversales. — En pratique, les incisions du bulbe sont faites de suite, aussitôt après celles effectuées sur la protubérance. Les organes sont, en effet, déjà en bonne place et la main gauche les maintient comme il faut ; il est donc inutile de les déposer pour les reprendre une dernière fois.

L'opérateur a eu soin d'inspecter le bulbe, de constater l'état plus ou moins pigmenté de sa surface recouverte de l'arachnoïde et de la pie-mère ; il a noté sa forme, son volume, sa consistance et la surface, en général oblique, de la section qui a rompu la continuité du bulbe et de la moelle épinière.

Les incisions du bulbe doivent, comme pour la protubérance, être perpendiculaires à l'axe de l'organe (fig. 105) et bien normales à sa surface. Elles restent distantes de 6 à 7 millimètres, très franches, pratiquées qu'elles sont à l'aide d'un instrument fort tranchant, un rasoir par exemple. De cette façon, elles pourront servir plus tard à l'étude microscopique du bulbe, après durcissement approprié. Chaque surface de section est détergée à l'aide de la lame et examinée avec la plus stricte attention, au fur et à mesure, afin de ne pas laisser passer inaperçue la moindre lésion reconnaissable à l'œil nu sur les tissus frais.

Pesée totale. — Une fois l'examen du mésocéphale complété, les fragments, encore adhérents entre eux (grâce aux méninges qui ne sont jamais totalement séparées), sont déposés dans le plateau de la balance, en vue de la pesée totale de l'encéphale après son autopsie.

Ensuite ils seront, s'il est jugé utile, recueillis dans les liquides conservateurs appropriés.

CERVEAU

Étude de la face inférieure du cerveau.

Le cerveau, séparé du mésocéphale, se trouve isolé. Il est loisible d'étudier sa face inférieure à nu, dégagée de la saillie de la protubérance et des hémisphères cérébelleux qui la couvraient, de part et d'autre, dans une notable partie. Chaque lobe sphéno-occipital est soumis à un examen attentif et ses circonvolutions sont reconnues, palpées et topographiées. Il en est de même pour la coupe transversale de chacun des deux pédicules cérébraux. Les lobes frontaux ont été inspectés précédemment ; ils peuvent l'être, à nouveau, avec toute la méthode désirable.

A ce moment, l'opérateur s'empresse d'examiner, et, s'il le juge convenable, d'extirper la glande pinéale dans le cas où cette opération n'aurait pas encore été faite.

La glande pinéale. — Profitant de la position du cerveau qui repose sur la table par sa convexité et dont la région pédonculaire amputée a entamé les tubercules quadrijumeaux, l'opérateur n'a qu'à soulever ce qui reste des tubercules quadrijumeaux et à l'écarter du corps calleux, à l'aide du médius et de l'index gauches fléchis et en pronation forcée (fig. 106) : la glande pinéale apparaît aussitôt. Ayant reconnu l'organe, rien n'est plus aisé que de le dégager de la toile choroïdienne, au

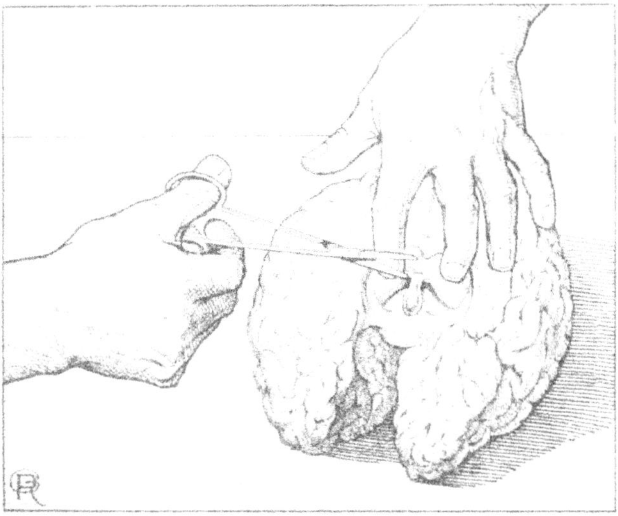

Fig. 106. — Ablation de la glande pinéale.

moyen d'une pince fine. Cette manœuvre permet à l'opérateur de sectionner, s'il le juge utile, de part et d'autre, les prolongements de la pinéale puis de l'extirper, sans aucun dégât pour la glande elle-même, non plus que pour les organes adjacents.

Le volume, la forme, la consistance et le poids de la glande pinéale sont notés ; s'il est nécessaire, on pratique sur elle, à l'aide d'un scalpel bien tranchant, une coupe transversale, perpendiculaire à son axe. Le sable calcaire dont elle est souvent gorgée est facile à apprécier si l'on prend, sur la coupe, une petite quantité du liquide exsudé et qu'on la presse entre les pulpes de l'index et du pouce.

Séparation des deux hémisphères cérébraux. — L'opérateur retourne le cerveau sur sa face inférieure et glisse les trois doigts de la main gauche dans la scissure inter-hémisphérique (fig. 107). Il commence par le bourrelet du corps calleux et en dégage peu à peu, d'arrière en avant, la face supérieure. Les lobes occipitaux s'écartent sans peine, ainsi que la face interne des régions pariétales. Au niveau des lobes frontaux, au con-

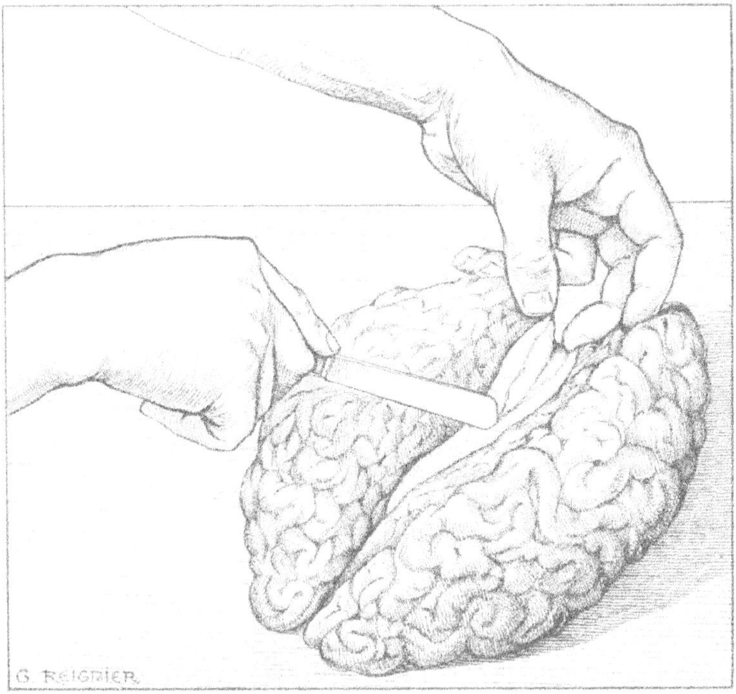

Fig. 107. — Séparation des deux hémisphères cérébraux. Section du corps calleux.

traire, les méninges sont plus ou moins adhérentes et cachent très souvent le bec du corps calleux. On doit procéder avec ménagement, de façon à ne jamais dilacérer la substance grise des circonvolutions frontales. Les ciseaux, ou mieux encore la pointe du couteau à cerveau achèvent cette séparation et mettent à nu, sur toute son étendue, la convexité du corps calleux.

Cela fait, pendant que la main gauche maintient écartés les deux hémisphères cérébraux, la pointe du couteau s'enfonce (fig. 107) avec précaution, d'arrière en avant et de haut en bas, dans l'épaisseur du corps calleux. Il tâche de demeurer aussi exactement que possible sur la ligne médiane : les commissures cérébrales, le trigone, la paroi antérieure du ventricule moyen, le chiasma des nerfs optiques se présentent tour à tour sous le couteau, sont reconnus au passage et sectionnés avec méthode. En même temps l'opérateur apprécie sans difficulté l'état de ces parties et note leur consistance, car leur ramollissement a une réelle valeur en séméiologie (méningite tuberculeuse). L'opération bien menée doit avoir respecté, sans même y toucher, les noyaux de la base du cerveau et l'épendyme des ventricules latéraux. Pour cela, il suffit que l'incision soit demeurée bien médiane et verticale.

Étude de chaque hémisphère cérébral en particulier. — Pour chaque hémisphère, l'opérateur, prenant l'organe dans la main gauche, en examine la forme et le volume, apprécie le poids et la couleur de la masse, les méninges étant restées en place à la surface des circonvolutions. L'état de ces enveloppes, leur translucidité, la quantité et la qualité du liquide épanché dans les espaces sous-arachnoïdiens ne doivent jamais être oubliés. La consistance générale de chaque hémisphère, dans ses différentes zones, a une grande importance ; elle doit être recherchée du bout des doigts et avec la plus grande douceur.

Cette première étude d'ensemble étant terminée, la technique va varier selon que l'opérateur doit, ou non, séparer les méninges de la surface des circonvolutions cérébrales.

Décortication des méninges. — *Pour décortiquer les circonvolutions cérébrales*, l'hémisphère est couché sur sa face externe. L'opérateur commence par soulever avec le plus grand soin la méninge au-dessous de la partie moyenne de la circonvolution calloso-marginale. Pour cette opération, il prend de la main droite une pince à mors plats et accroche les méninges juste au-dessus du corps calleux, dans l'angle qu'il forme avec sa circonvolution bordante ; puis, la main gauche soutenant tour à tour les circonvolutions, à mesure que les méninges se décollent, il remonte jusqu'au haut de la face inter-hémisphérique, en utilisant aussitôt qu'il peut ses deux mains pour la décortication. Il prend la précaution de s'avancer en réclinant le lambeau méningé toujours à peu près à la même hauteur sur toute l'étendue de la face interne du cerveau.

Arrivé au bord supérieur de l'hémisphère cérébral, l'opérateur déplace l'organe et le pose sur sa face interne décorti-

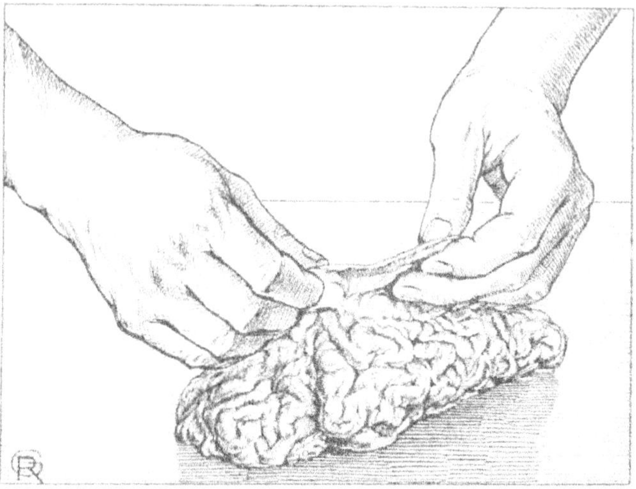

Fig. 108. — Décortication des méninges.

quée. Il continue à décoller les méninges de la surface des circonvolutions cérébrales qu'il met peu à peu à nu, sans violence et en évitant d'arracher la substance nerveuse frôlée par les plis des méninges et par les vaisseaux tiraillés dans le sens de la traction. Lorsque la substance corticale est normale, la pie-mère se décolle sans peine et l'usage des pinces devient inutile à la face externe du cerveau. Au niveau de la scissure de Sylvius, les plus grandes précautions sont nécessaires afin de ne pas pratiquer sur la substance grise des circonvolutions des érosions traumatiques qu'un observateur inexpérimenté risquerait de confondre avec des adhérences anormales dues à une méningo-encéphalite chronique.

La décortication de la totalité des circonvolutions d'un hémisphère étant terminée, on étudie la membrane méningée par sa face interne qu'on lave à grande eau. On passe ensuite à l'autre hémisphère cérébral qu'on décortique de la même façon.

Les méninges sont laissées en place; elles ne doivent pas être séparées de la surface des circonvolutions cérébrales. Quand on juge nécessaire de respecter la substance corticale, en vue, par exemple, d'un examen microscopique complet, on procède sans retard aux sections de l'hémisphère cérébral.

On doit commencer par l'ouverture du ventricule latéral.

Ouverture du ventricule latéral. — Il faut ouvrir le ventricule latéral avant de pratiquer les incisions de l'hémisphère cérébral. On place l'hémisphère sur sa face externe (fig. 109). La

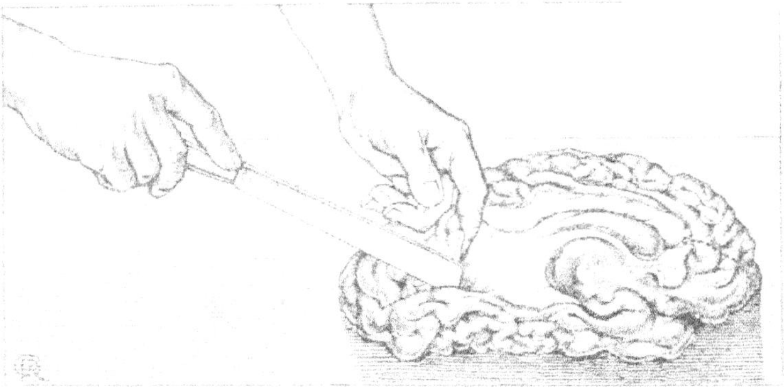

Fig. 109. — Ouverture du ventricule latéral.

main gauche soutient l'organe en place ; l'index doit explorer la partie moyenne du ventricule latéral et en mettre à découvert la surface épendymaire.

Pour compléter l'ouverture de la partie antérieure du ventricule latéral, la pointe du couteau est portée, le tranchant en avant, selon l'axe antéro-postérieur du cerveau ; elle entame la circonvolution marginale et met largement à nu la cavité ventriculaire. Dans un second temps, le couteau complète l'ouverture du prolongement sphénoïdal, en entamant, au besoin, la circonvolution de l'hippocampe. Enfin, un troisième temps a pour objet d'ouvrir, toujours sur la face interne de l'hémisphère, le prolongement occipital du ventricule latéral (fig. 109). Dans ce but, la pointe du couteau est placée, suivant l'axe antéro-postérieur de l'hémisphère, dans la cavité du ventricule latéral, en arrière de la saillie de la couche optique et du pulvinar, et incise franchement, d'avant en arrière, la saillie faite par le corps bordant et les circonvolutions de la face interne du lobe occipital, jusqu'au sommet de la corne occipitale.

La première et la troisième incisions libératrices du ventricule latéral, pour être bien tracées, doivent se placer dans le prolongement l'une de l'autre, aux deux extrémités de l'hémisphère cérébral, et en dessiner l'axe antéro-postérieur. Elles serviront plus tard, quand il s'agira de pratiquer la coupe de Flechsig.

Coupes du cerveau proprement dit. — Lorsqu'il s'agit, comme dans une autopsie ordinaire, de pratiquer les coupes du cerveau frais encore muni ou déjà dégarni de ses méninges, deux procédés simples et pratiques, suffisants pour la généralité des cas, s'offrent à l'opérateur. 1° *la coupe unique, dite de Flechsig* (modifiée par le procédé de Brissaud) ; 2° la *série des coupes de Pitres*.

La pratique nous a démontré qu'il est possible et même commode de combiner ces deux techniques, de façon à obtenir, sur un cerveau frais, le maximum de renseignements en employant un minimum de délabrements. En outre, ce procédé permet de conserver, pour une étude ultérieure, la totalité des fragments ainsi obtenus.

Coupe de Flechsig (modifiée par Brissaud). — L'hémisphère cérébral gauche repose sur sa face externe, le ventricule latéral ouvert comme il a été dit plus haut (voy. p. 413), la pointe du lobe frontal éloignée de l'opérateur, le lobe occipital tourné au contraire vers lui. La main gauche maintient bien en place l'hémisphère ; la main droite (fig. 110) place le couteau perpendiculairement à la surface de l'organe et l'oriente comme il faut. Pour cela, le tranchant doit se poser vers le milieu de la tête du noyau caudé, en même temps qu'il passe sur la couche optique à peu près à l'union de son tiers supérieur avec ses deux tiers inférieurs.

Dans cette attitude, le couteau suit pour ainsi dire exactement le grand axe de l'hémisphère cérébral.

Aussi, un bon moyen de repère, qui contribue à bien placer le couteau avant toute incision, consiste-t-il pour l'opérateur à faire passer, autant que possible : 1° le bout de l'instrument par l'incision longitudinale libérant le prolongement frontal du

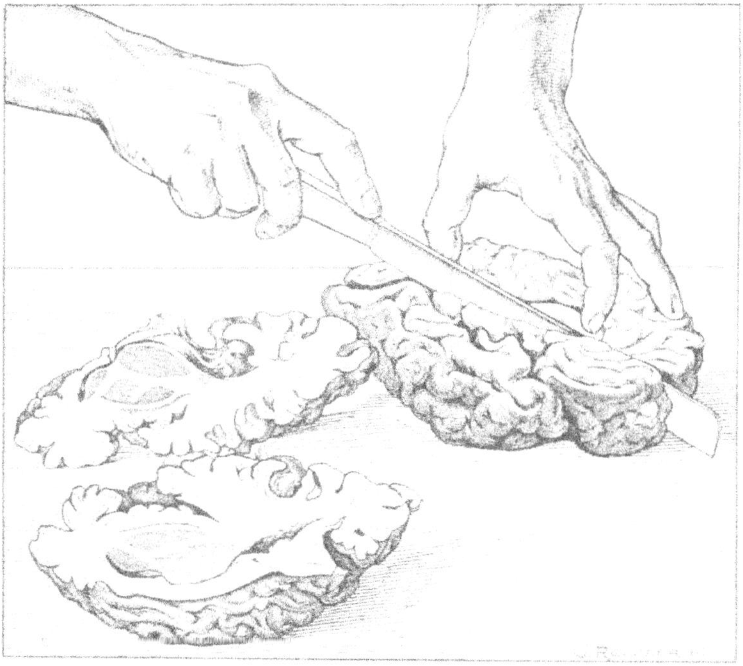

FIG. [illegible]. — Coupe de Flechsig modifiée.

ventricule latéral ; 2° le talon de la lame par l'incision occipitale destinée à ouvrir le prolongement occipital du même ventricule et tracée, comme on l'a vu (p. 413), suivant l'axe antéro-postérieur de l'hémisphère cérébral.

Dans ces conditions, le milieu du tranchant s'appuyant selon la ligne opto-striée de Brissaud, l'incision commence ; elle doit être verticale, menée franchement, d'un grand trait, à travers toute l'épaisseur de l'hémisphère. Une mince portion des méninges de la convexité échappe à la section et n'empêche pas de développer les deux surfaces de section. Lorsque la coupe est réussie, le couteau a passé à travers les noyaux de la base, de façon à mettre à nu les « régions utiles » de la capsule interne (segment antérieur, genou et segment postérieur). La méthode de Flechsig proprement dite, moins sûre, aborde l'hémisphère cérébral par sa face externe, suivant une ligne antéro-postérieure passant un peu au-dessus de la scissure de Sylvius.

Après avoir soigneusement détergé, puis étudié (fig. 110) les surfaces de coupe (la couche optique, le noyau caudé, le noyau lenticulaire, la capsule interne, la capsule externe, l'avant-mur, les circonvolutions de l'Insula et la région adjacente de la scissure de Sylvius), l'opérateur remet en contact les deux fragments, dont il assure de son mieux la coaptation parfaite; puis il redresse l'hémisphère cérébral dans le but d'y pratiquer les coupes de Pitres.

Coupes de Pitres. — Que la coupe de Flechsig ait été effectuée ou non, les coupes de Pitres se pratiquent toujours de la même manière. Il suffit seulement, dans le premier cas, de maintenir de la main gauche, bien en contact et sans les écraser, les deux portions de l'hémisphère appliquées l'une au-dessus de l'autre. Dans le second cas, l'hémisphère cérébral est tout préparé.

Les coupes de Pitres consistent à tracer, sur la convexité de l'hémisphère, une série de *six sections parallèles*, proposées par Pitres pour l'étude topographique des circonvolutions cérébrales et de la substance blanche sous-jacente.

L'hémisphère gauche reposant sur sa face interne, le lobe frontal placé en avant, le lobe occipital tourné vers l'opérateur (fig. 111), celui-ci trace, devant lui, du lobe frontal vers l'occipital, ses six incisions classiques (pré-frontale, pédiculo-frontale, frontale, pariétale, pédiculo-pariétale et occipitale). Le couteau à cerveau (fig. 2), bien tranchant, incise d'un seul coup la masse totale du cerveau, repousse la coupe précédente, la pose au besoin en place sur la table, déterge la surface de coupe et continue, jusqu'à la fin, en ordre et en repérant soigneusement la surface des circonvolutions avant de les inciser.

Le meilleur procédé, avant de commencer la première coupe, consiste à reconnaître le sillon de Rolando sur lequel on se guidera, puisque les six incisions doivent lui demeurer exactement parallèles.

Cette combinaison de la coupe de Flechsig et des coupes

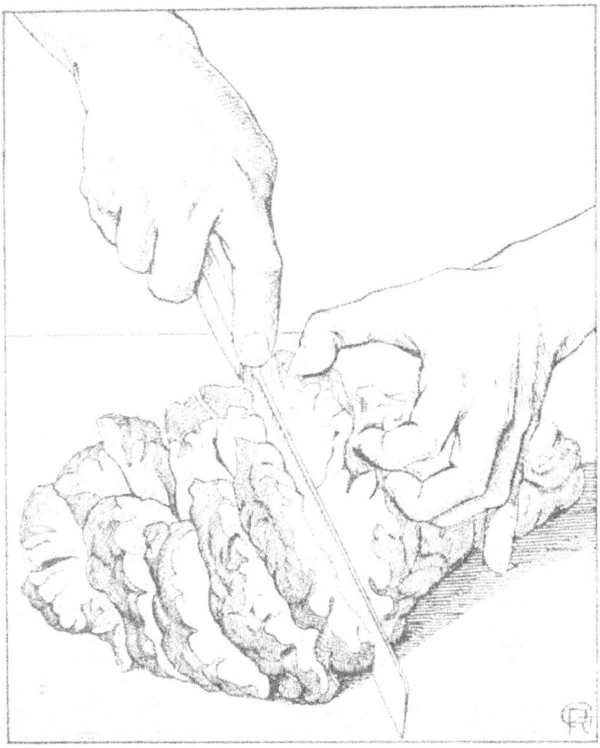

Fig. [illegible]. — Coupes de Pitres.

de Pitres n'offre d'autre inconvénient que de demander une grande attention quand, après « le Flechsig », le couteau aborde, dans le procédé de Pitres, le fragment inférieur de l'hémisphère déjà sectionné en travers. Elle a le grand avantage de montrer sur un grand nombre de points, et dans des régions précisées d'avance, les différentes parties centrales du cerveau : une notable portion du centre ovale, de la capsule interne, de la capsule externe, la région rolandique, les zones psycho-motrices, la couche optique, sont, de la sorte, soumises à une investigation des plus fructueuses, sans exiger de grands délabrements. Cette technique permet, en outre, la conservation méthodique et le durcissement approprié des parties considérées, à l'état frais, comme intéressantes.

REMARQUE. — Quant à l'*hémisphère cérébral droit*, la technique de Flechsig et celle de Pitres sont également d'une application facile. Il suffit de maintenir l'hémisphère dans une position inverse de celle indiquée pour l'hémisphère gauche. Pour le Flechsig (modifié par Brissaud), le lobe frontal est dirigé du côté de l'opérateur : l'incision, qui se pratique, comme à gauche, sur la face interne de l'organe, marche de la région occipitale vers le lobe frontal, toujours guidée par la ligne opto-striée de Brissaud, tangentiellement à l'axe antéro-postérieur de l'hémisphère. De même, quand on arrive aux coupes de Pitres, l'hémisphère est placé de façon à ce que, sa convexité regardant l'opérateur, le lobe frontal se dirige vers la main droite, le lobe occipital vers la gauche. Le sillon de Rolando étant placé obliquement devant l'opérateur, celui-ci le repère et trace sur la convexité du cerveau, du lobe frontal vers le lobe occipital, les six sections rigoureusement parallèles au sillon de Rolando. Dans ce cas, le geste de la main droite, réglant chaque coupe, est à peine oblique de gauche à droite et souvent même reste parallèle à l'opérateur. Pour l'hémisphère gauche, le geste toujours oblique de gauche à droite, se dirigeait vers l'opérateur forcé de maintenir l'hémisphère dans une situation favorable au jeu du couteau à cerveau (fig. 110 et 111).

PESÉE DE L'ENCÉPHALE

Après l'examen complet des diverses parties de l'encéphale, il est utile de peser à nouveau la masse, sectionnée dans les différents sens indiqués plus haut. En ce cas, l'observateur doit noter sur le protocole d'autopsie la conservation ou l'ablation préalable des méninges cérébrales (Voy. p. 81, *Poids de l'encéphale et des méninges*).

ABLATION DE LA MOELLE AVEC SES ENVELOPPES

SOMMAIRE. — *Ouverture de la cavité rachidienne.* — [illegible]

Section latérale des [illegible] lombaires, dorsales et cervicales. [illegible]

Libération, ablation de la moelle épinière. — [illegible]

Extraction [illegible] *de la moelle avec ses enveloppes.*

AUTOPSIE DE LA MOELLE ÉPINIÈRE

Ouverture de la cavité rachidienne.

Mise en position et immobilisation du rachis. — Le cadavre étant couché sur le ventre, à plat, le long de la table d'autopsie, l'aide s'occupe à le mettre en position, de façon que la face du

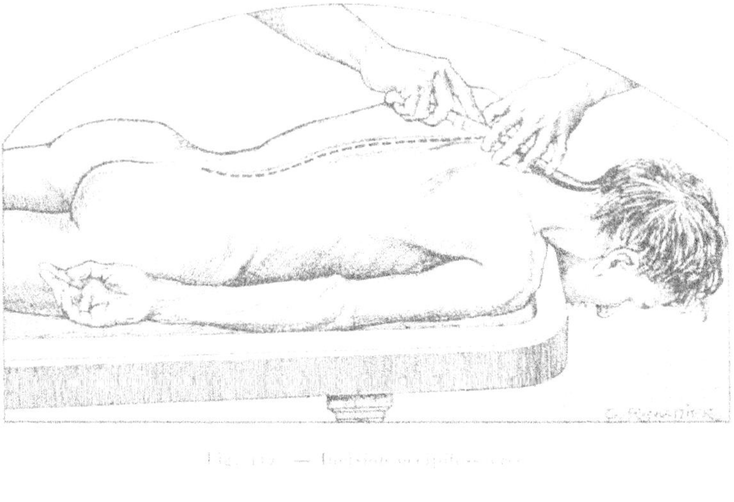

Fig. [illegible]. — Incision occipito-sacrée.

sujet déborde en entier le rebord de la table et que la tête, maintenue fléchie, ne puisse tourner d'un côté ni de l'autre. Dans cette attitude, la colonne vertébrale sera droite — ce qui est indispensable — la nuque saillante, et l'aide n'aura qu'à fixer solidement entre ses deux mains la tête du cadavre tant que l'opérateur agira sur la région cervicale.

Un seau étant posé à terre, au-dessous de la face, afin de

recueillir les liquides qui s'échappent par la bouche et par le nez. L'opération commence.

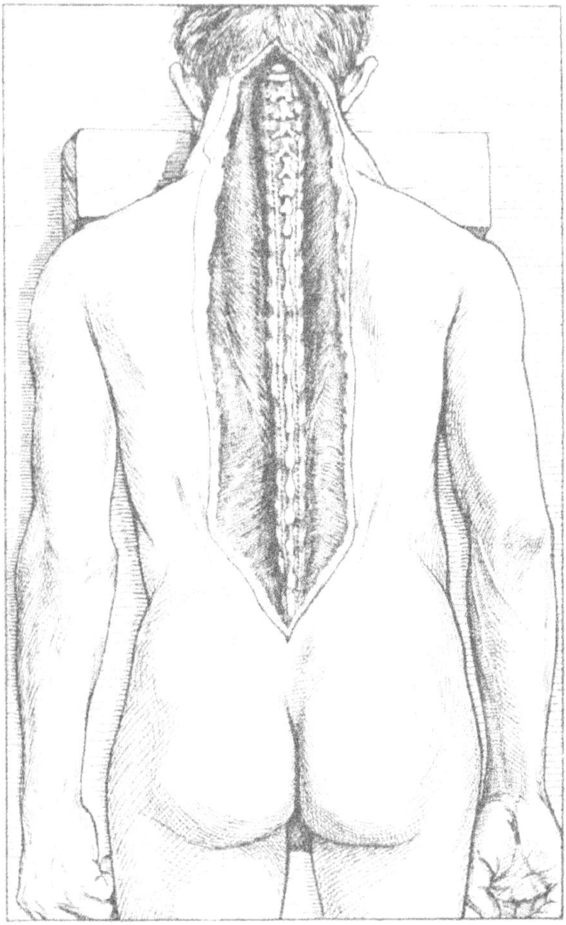

Fig. 113. — Mise à nu des deux gouttières vertébrales.

Pour mener à bien l'autopsie de la moelle, il est préférable de la pratiquer *avant l'ouverture des cavités thoraco-abdominales*. La saillie de la cage thoracique, encore intacte, facilite d'une façon très notable les opérations qui vont suivre.

Incision occipito-sacrée des téguments et des masses musculaires rétro-vertébrales. — Se plaçant sur la gauche du cadavre, qu'il ne quittera guère jusqu'à la fin, l'opérateur trace le long

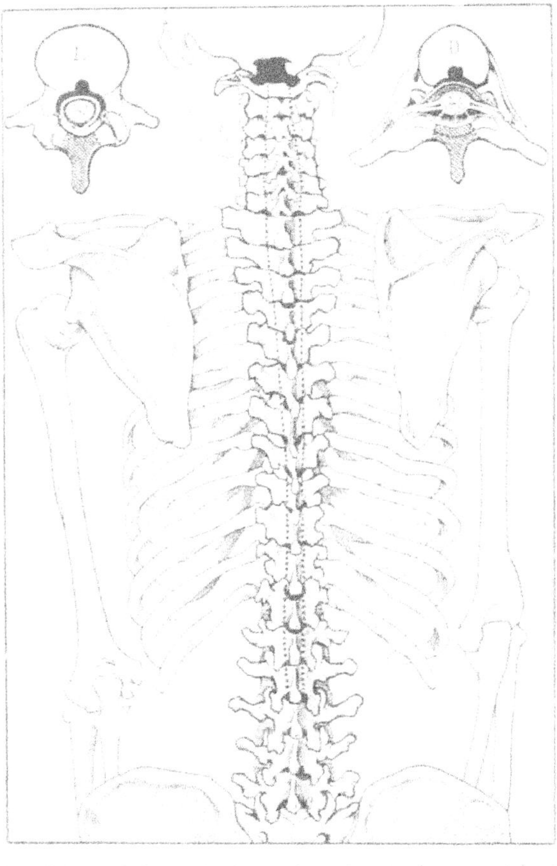

Fig. [illegible] — Schéma des lignes de section des lames vertébrales.
L, vertèbre lombaire. D, [illegible]

des téguments (fig. [illegible]), de la bosse occipitale externe à la base du sacrum, une incision médiane, profonde, régulière. Du premier coup, il entame toutes les parties molles jusqu'aux surfaces osseuses (occipital, saillies des apophyses épineuses,

Il procède avec lenteur et en maintenant en place, de la main gauche, avant de les sectionner, les différentes régions des téguments (fig. 112). La main gauche en pronation (le pouce suivant la gouttière vertébrale gauche, les quatre autres doigts longeant la gouttière droite) coiffe la lame du couteau au fur et à mesure que le tranchant met à nu la crête des apophyses épineuses.

Malgré tout, cette première incision générale entame toujours quelque peu, d'un côté ou de l'autre, les surfaces aponévrotiques et les masses musculaires insérées sur les parties latérales des apophyses épineuses.

Une fois les téguments sectionnés à fond, l'opération consiste à couper aussi profondément que possible les masses musculaires de chaque gouttière vertébrale, en dégageant d'abord à fond les faces latérales de chaque apophyse épineuse. Pour cela, il faut décoller, avec le tranchant et la pointe du couteau, de dedans en dehors, toutes les parties molles que l'on rencontre le long des gouttières, à gauche d'abord, puis à droite.

On commence par la région lombaire, en remontant vers l'occiput, où l'on désinsère le mieux qu'on peut les masses musculaires qui s'insèrent à la partie dénudée de l'occipital. Si l'on ne doit pas enlever les ganglions spinaux (voy. fig. 113 et 115 *bis*), on s'efforce de découvrir largement les lames transversales des deux premières vertèbres cervicales, temps opératoire des plus importants pour la mise à nu terminale de la moelle.

Dégagement des gouttières vertébrales. — Il est nécessaire de procéder en ordre, et de dégager à fond d'abord une gouttière, puis l'autre. On doit toujours conduire l'instrument de bas en haut (du sacrum vers la nuque) et de plus en plus de dedans en dehors, afin d'enlever toutes les parties molles comblant la concavité de la gouttière. La main gauche a soin de déterger, du bout des doigts fléchis, le fond de la gouttière, chaque fois que le couteau vient d'y passer, geste qui permet d'apprécier les progrès de l'opération.

Bien que l'ouverture de la cavité rachidienne ne doive être pratiquée ultérieurement qu'au niveau de la 3e vertèbre lombaire, il est nécessaire que l'opérateur décolle les masses musculaires sacro-lombaires jusqu'à la base du sacrum, afin de se donner du jour pour la section de la queue de cheval.

Les faisceaux musculaires qui comblaient les gouttières vertébrales étant bien décollés (fig. [illegible]), il reste encore dans ces deux rigoles ostéo-fibreuses beaucoup de parties molles (lambeaux d'aponévroses, tendons et même faisceaux musculaires) qui obstruent d'une manière incomplète le fond de chaque gouttière et risquent d'entraver la section méthodique des lames vertébrales. Le couteau ne peut suffire à cette toilette terminale des gouttières.

L'opérateur prend dans sa main droite une rugine, un grattoir assez coupant pour dénuder sans peine les surfaces osseuses, surtout la face postérieure des lames vertébrales. La rénette de Mallerie, rugine utilisée en art vétérinaire et modifiée par nous (fig. 4 et 5), rend, à cet égard, de réels services et parachève vite, en quelques coups menés de haut en bas, la toilette des gouttières.

Pour terminer, les lames vertébrales une fois bien à découvert, l'aide donne, dans toute la longueur de chaque gouttière vertébrale, un bon coup de torchon (ou de coton hydrophile), afin de faire disparaître la sérosité sanguinolente, souvent abondante, accumulée dans la partie déclive. La section des lames vertébrales va pouvoir commencer.

Section bi-latérale des lames vertébrales

L'opérateur, se remettant à la gauche du cadavre, saisit dans sa main gauche le rachitome et le place sur la lame gauche de la 4e ou mieux de la 5e vertèbre lombaire, qu'il a eu soin de repérer de la main droite (fig. [illegible]).

Deux instruments, agissant d'une manière fort différente, sont à sa disposition : le *rachitome ordinaire*, à poignée convexe (voy. fig. [illegible]), à lame mousse, ou à peine tranchante, et procédant plutôt par écrasement (à la façon d'un coin) que par section des os; et le *rachitome droit* de Brunetti, dont la poignée et la lame tranchante, dans le prolongement l'une de l'autre, se terminent par une tige conductrice mousse formant avec le tranchant de la lame un angle aigu ouvert en dehors.

Ce dernier instrument, employé au cours des opérations chirurgicales sur le rachis, permet d'obtenir le maximum d'effet en occasionnant le minimum de dégâts. C'est la raison qui nous le fait préférer au rachitome ordinaire; la manœuvre en est facile et respecte mieux la moelle épinière.

Quel que soit le rachitome employé, on doit procéder de bas en haut (autrement dit de la région lombaire vers l'occiput) et aborder tour à tour, au fond de chaque gouttière, la série successive des lames vertébrales, chacune par son bord inférieur. C'est donc en manœuvrant de droite à gauche qu'il faut arriver à trancher chaque lame vertébrale; il faut se tenir à peu près perpendiculairement à la surface de cette lame, au fond de la gouttière, dans cette partie déclive de la cavité formée par les apophyses épineuses en dedans, les lames vertébrales à la partie déclive et les apophyses articulaires en dehors (fig. 113 et 113 *bis*).

Mode de section des lames vertébrales. — Le *rachitome courbe*, massif, instrument plus grossier que l'autre, a l'avantage d'opérer plus vite, mais d'une façon trop brutale; il risque davantage de traumatiser la moelle. Il est d'un maniement commode (fig. 115), à condition que la main gauche place bien et maintienne sans faiblesse le tranchant contre la lame vertébrale, ce qui permet aux coups du marteau de l'enfoncer à travers le tissu osseux. La partie du talon de l'instrument qui déborde, de part et d'autre, le tranchant de la lame, assure assez bien son éloignement de la base de l'apophyse épineuse. L'opérateur doit n'aborder la lame vertébrale que par le sommet même de la surface coupante du rachitome (fig. 115). Il doit conserver pour chaque lame vertébrale, jusqu'à l'atlas, la même attitude de la main gauche, en demi-supination.

Le coup de marteau doit être franc, énergique, et tomber verticalement sur la portion de la surface plane du talon de l'instrument correspondant à la partie du tranchant qui va pénétrer dans le tissu osseux (fig. 115).

Lorsque la gouttière vertébrale gauche a été incisée de bas en haut dans toute son étendue, l'opérateur aborde la droite et recommence les mêmes actes opératoires, moins faciles, de ce côté, à cause de la saillie des apophyses épineuses et de l'attitude inclinée de l'opérateur pendant le jeu du marteau.

Le *rachitome droit* de Brunetti permet une opération plus élégante et plus sûre, mais qui doit être menée avec méthode. L'instrument se termine par une pointe mousse, sorte de conducteur légèrement courbe qu'on glisse au-dessous de la lame vertébrale avant sa section et qui donne ainsi toute

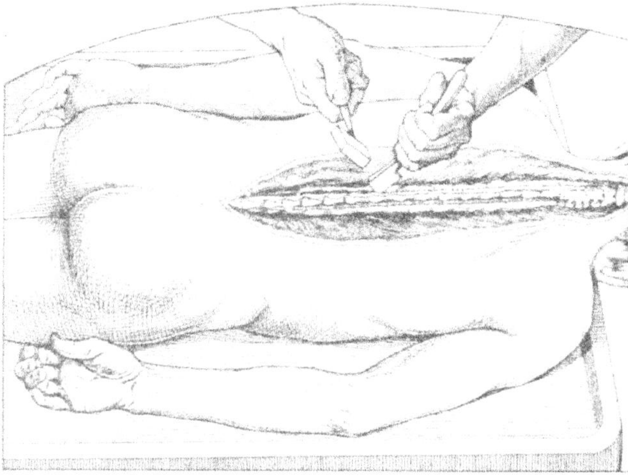

Fig. 117. — Section des lames au rachitome courbe.

sécurité. La portion coupante fait avec cette tige mousse un angle aigu dans le sinus duquel la masse osseuse va se trouver engagée et sera sectionnée. L'opérateur maintient en position (fig. 116) son instrument grâce au manche taillé à facettes. La main droite frappe du lourd marteau de fer (fig. 3) le talon du manche, perpendiculairement à la surface plane qui le termine. La lame osseuse est aussitôt sectionnée.

L'opération se répète ainsi jusqu'au-dessous de l'axis; on s'assure de la section de l'axis et de l'atlas, plus facile à obtenir à l'aide de la pince-gouge (fig. 116). La même série opératoire est renouvelée à droite et dégage la gouttière vertébrale de ce côté (voy. p. 563 : *Autopsie des ganglions spinaux*).

Isolement et ablation des apophyses épineuses.

Une fois les deux gouttières fendues dans toute leur longueur, l'opérateur s'occupe de l'isolement définitif et de l'ablation des apophyses épineuses séparées des parties latérales de leurs vertèbres correspondantes. Ces apophyses sont encore

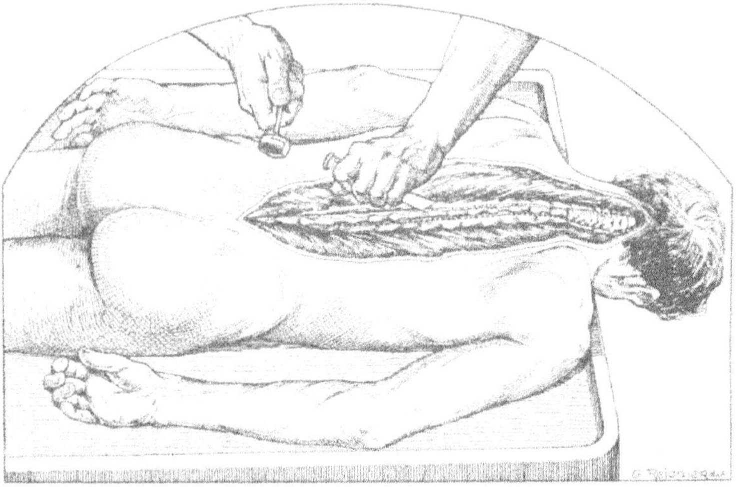

Fig. 215. — Section des lames au rachitome de Brunetti.

maintenues dans leur contiguïté par les parties molles, en particulier par les ligaments inter-épineux.

Selon que l'on a utilisé le rachitome courbe ou le droit, l'ablation définitive du « chapelet des apophyses épineuses » exige une manœuvre opératoire un peu différente. Après le rachitome courbe, il faut s'assurer de la libération de toutes les apophyses en donnant, sur toutes les saillies qu'elles dominent, une série de coups de marteau portés de gauche à droite et de droite à gauche ; on mobilise ainsi chaque apophyse avec sa base osseuse. La cavité rachidienne est ouverte dans toute sa portion médullaire.

Aussitôt après cette manœuvre qui, toute brutale qu'elle soit, doit rester prudente, l'opérateur prend le marteau par la tête et place le crochet mousse qui en termine le manche au-dessous de l'apophyse épineuse de la 4e ou 5e vertèbre lombaire. Il a eu soin, au préalable, de couper au couteau le ligament inter-épineux sous-jacent, afin de pouvoir bien accrocher et de soulever l'apophyse épineuse. Ainsi placé, l'opérateur arrache avec force, des deux mains, en les tirant en haut vers l'occiput et suivant l'axe du rachis le chapelet des apophyses épineuses. Au-dessus de l'atlas, la lame fibreuse occipito-atloïdienne postérieure reste le dernier lien qui les rattache au cadavre et est sectionnée à son tour, aux ciseaux. Les divers segments de la moelle épinière apparaissent recouverts de la gaine dure-mérienne et des paquets adipeux, gorgés de sang, qui l'entourent.

Quand on a employé le rachitome droit pour ouvrir la cavité rachidienne, la libération du chapelet des apophyses épineuses s'obtient en même temps que la section des lames vertébrales droites. L'opérateur a pris soin, aussitôt après la section des deux lames de la 5e vertèbre lombaire, de sectionner en travers, à l'aide d'un fort couteau, les ligaments inter-épineux correspondants. Il a pu enlever sans peine l'apophyse épineuse. Il lui est loisible d'extirper tour à tour les autres apophyses épineuses. Sitôt qu'il est arrivé à sectionner la lame droite de l'atlas, il ne lui reste plus qu'à soulever, à l'aide d'une pince, le chapelet des apophyses épineuses flottant au-dessus de la cavité rachidienne ouverte, il en profite pour trancher à l'aide de ses ciseaux mousses le ligament occipito-atloïdien postérieur.

Libération, ablation de la moelle épinière mise à nu ; détersion de la dure-mère spinale

La cavité rachidienne est béante jusqu'à la 5e lombaire. Avant de procéder aux sections qui vont libérer la moelle en même temps que ses enveloppes encore intactes, il est prudent de déterger, à l'aide d'un tampon d'ouate hydrophile, sinon d'une éponge, la cavité rachidienne remplie de sérosité sanguinolente. L'opérateur ne s'en repérera que mieux. En même temps, les esquilles osseuses, les fragments trop saillants ou mal sectionnés sont soigneusement éliminés soit à l'aide de la pince ordinaire ou de la pince-gouge, soit au moyen d'un trait de la petite scie. Il faut s'assurer qu'on pourra faire sortir sans délabrement la moelle hors de la cavité rachidienne.

Section transversale de la queue de cheval. — La main gauche, armée d'une forte pince à mors plats, prend délicatement la dure-mère au bas de l'ouverture du rachis et la maintient légèrement soulevée ; pendant ce temps, la main droite enfonce une

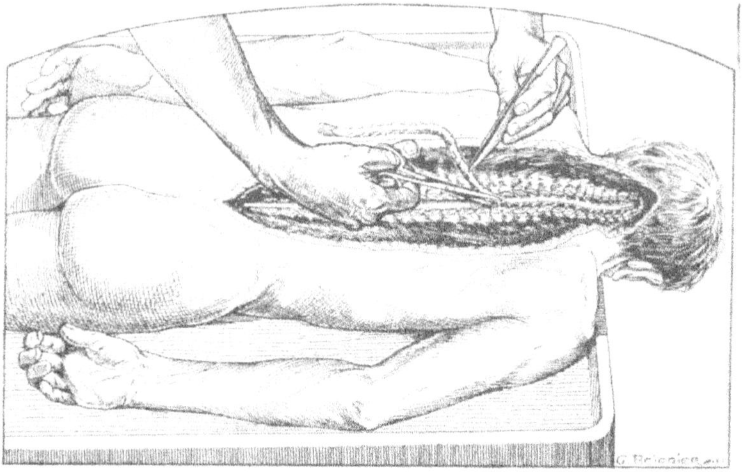

Fig. 116. — Dégagement de la dure-mère spinale.

paire de forts ciseaux mousses au-dessous, en rasant la 3e lombaire ; elle tranche en travers, bien à fond et jusqu'à la face postérieure du corps de la vertèbre, toutes les parties molles logées à ce niveau dans la cavité rachidienne. La dure-mère, dans la totalité de sa circonférence, et les nerfs de la queue de cheval se trouvent, du même coup, amputés. L'opérateur peut s'en rendre compte sur l'heure.

Dégagement de la surface extérieure de la dure mère, section des paires rachidiennes. — Profitant de la laxité relative de la partie inférieure de la gaine formée par la dure-mère autour de la queue de cheval, l'opérateur prend, de sa pince, sans violence, la dure-mère un peu au-dessus de sa section transversale ; il l'incline avec précaution, d'abord à gauche, puis à droite, en s'efforçant de voir, puis, aussitôt, de sectionner aux ciseaux mousses les paires rachidiennes lombaires, aussi loin que possible de la surface de la dure-mère (fig. 117).

Remontant peu à peu, il continue de sectionner les nerfs rachidiens des régions dorsale puis cervicale, et tâche, quand les sections osseuses le permettent, de trancher chaque racine postérieure près du ganglion spinal. Pour l'ablation simultanée des ganglions spinaux, une technique spéciale est nécessaire (voy. p. 361 et fig. 116 et 117). Tout en cheminant, il a soin de reposer au fur et à mesure dans sa cavité la région médullaire dégagée, et de déplacer sa pince pour reprendre de plus en plus haut la moelle. La face antérieure de la dure-mère se trouve, à l'ordinaire, adhérente sur nombre de points au grand surtout ligamenteux vertébral postérieur par des tractus lâches, minces, faciles à séparer.

Au cours de cette délicate opération, la moelle épinière ne doit jamais subir le moindre traumatisme ; toute pression, toute coudure brusque risque de la contusionner. On doit ne la soulever que par l'intermédiaire de la dure-mère, jamais trop haut, jamais trop fort (fig. 117). Il ne faut pas davantage la laisser retomber brusquement, car l'ouverture de la cavité rachidienne est souvent étroite, et ses bords irréguliers sont hérissés d'aspérités osseuses.

Dégagement de la dure-mère sur le pourtour du trou occipital. — Dès qu'il a atteint la partie inférieure de l'occipital, l'opérateur doit tendre un peu la dure-mère tenue par la pince à mors plats et sectionner, aux ciseaux, son insertion au pourtour du trou occipital ; il suit exactement le bord de cet orifice. Si l'encéphale a été préalablement enlevé, la surface de coupe de la moelle séparée du bulbe (voy. p. 392) ne tarde pas à apparaître au fond de la plaie dure-mérienne ; en ce cas, le dégagement de la moitié antérieure de l'insertion de la dure-mère à l'occipital est assez facile.

Dans le cas contraire, lorsque l'encéphale est encore en place, la manœuvre est un peu plus compliquée. Une fois le segment postérieur de la dure-mère sectionné en travers, sans avoir entamé le moins du monde l'axe bulbo-spinal, l'opérateur laisse là sa pince et ses ciseaux et procède à l'amputation transversale de la moelle épinière à son union avec la bulbe. Pour cela, il maintient avec douceur la moelle entre les trois premiers doigts, sans la serrer, dans le seul but de l'immobiliser ; puis, de la main droite armée d'un scalpel bien affilé, il tranche d'un seul coup, de gauche à droite, la moelle en travers.

Après cette opération, il reprend pince et ciseaux mousses et termine comme précédemment la désinsertion occipitale de la dure-mère spinale.

Si toutes ces manœuvres opératoires successives ont été menées d'une façon bien méthodique, la moelle doit, dès ce moment, se trouver libre dans la cavité rachidienne.

Extraction terminale de la moelle avec ses enveloppes. — Tout en maintenant la portion cervicale de l'axe médullaire suspendue à sa pince, l'opérateur passe sa main droite, en supination, au-dessous de la partie moyenne de l'organe et dépose, avec soin, le tout, face antérieure en avant, sur la table d'autopsie, en un point bien éclairé, fort propre, et de préférence humide, afin d'éviter l'adhésion des enveloppes. Il procède aussitôt à l'examen de la moelle et de ses méninges.

EXAMEN DE LA MOELLE ET DE SES ENVELOPPES

SOMMAIRE. — *Examen extérieur de la dure mère spinale.* — Bandes longitudinales postérieure et antérieure de la dure-mère.

Examen extérieur de la moelle. — [illegible]

Sections transversales de la moelle et de ses enveloppes. [illegible] la dure mère.

EXAMEN DE LA MOELLE ÉPINIÈRE ET DE SES ENVELOPPES

Examen extérieur de la dure-mère spinale. Incisions longitudinales (postérieure et antérieure) de la dure-mère.

Avant toute incision nouvelle de la dure-mère spinale, il est bon d'examiner sa surface extérieure. Déjà, au cours de la libération de la moelle, l'opérateur a surveillé la surface postérieure et les faces latérales de la dure-mère et a pu y inspecter les saillies formées par l'émergence des nerfs rachidiens. Une étude méthodique de cette surface, en particulier de la face antérieure, n'en est pas moins indispensable, quand on veut avoir fait une autopsie complète. Le volume, la forme, la couleur et la consistance de la dure-mère sont donc notés avec toutes les précautions désirables.

L'organe est alors reposé sur la table par sa face antérieure et l'on procède à l'ouverture de la dure-mère. Reprenant sa pince de la main gauche et ses ciseaux mousses de la droite, (fig. 118), l'opérateur, qui a la moelle en face de lui et perpendiculaire à lui, soulève l'extrémité sectionnée de la face dorsale de la dure-mère au niveau des nerfs de la queue de cheval et glisse au-dessous d'elle la branche femelle des ciseaux. Il trace tout le long de la face postérieure de la dure-mère une incision médiane (fig. 118); les ciseaux sortent par le haut de la région cervicale. Après quoi, l'opérateur quitte ses ciseaux et prend de la main droite une seconde pince, pour écarter des deux mains les deux volets de la dure-mère, en commençant par la région de la queue de cheval. Cette manœuvre découvre dans toute sa hauteur la face postérieure de la moelle entourée de l'arachnoïde et de la pie-mère ; elle met en lumière la face interne, arachnoïdienne, de la dure-mère. Du même coup, les racines postérieures des nerfs rachidiens s'offrent à l'observateur. La couleur de l'arachnoïde et sa transparence, les vaisseaux pie-mériens postérieurs de la moelle sont, de même, accessibles à la vue, et leur état ne peut passer inaperçu.

Cet examen terminé, on procède à une opération identique sur la face antérieure de la dure-mère spinale. L'opérateur

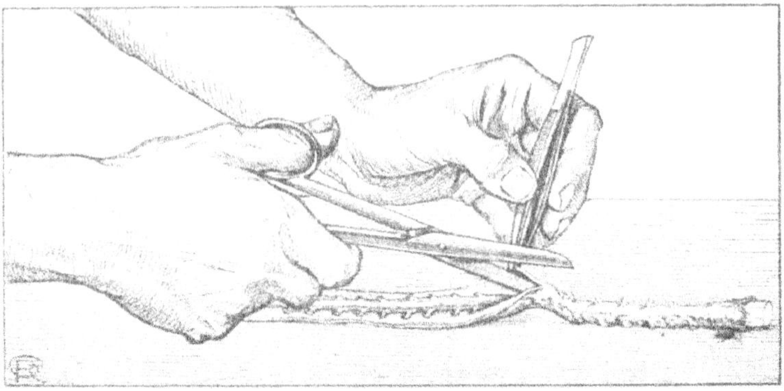

Fig. 117. — Incision longitudinale de la dure-mère spinale.

retourne la moelle avec soin et la couche tout de son long sur sa face postérieure, après avoir pris la précaution de refermer les deux volets dure-mériens postérieurs. Même technique pour l'incision médiane du segment antérieur de la dure-mère aux ciseaux ; même développement bilatéral des volets dure-mériens antérieurs ; même inspection méthodique de la face antérieure de la moelle, de son sillon médian, de ses racines antérieures, de l'arachnoïde et des vaisseaux artériels et veineux pie-mériens.

Examen extérieur de la moelle.

On peut, à ce moment, prendre la moelle dans la main et en faire l'étude complète. On apprécie d'abord son volume, sa forme, différente suivant les régions, et sa coloration appréciable à travers l'arachnoïde. On recherche sa consistance, ferme à l'état normal, et l'on différencie vite, avec un peu d'habitude, les lésions traumatiques (dues aux coups de marteau) et le ramollissement pathologique.

Sections transversales de la moelle et de ses enveloppes.

L'opérateur est arrivé aux sections transversales de l'organe. Ces coupes sont indispensables pour connaître l'état de la substance grise centrale, des cornes antérieures, des cornes postérieures et de la substance blanche.

Chaque coupe doit être rigoureusement transversale, c'est-à-dire perpendiculaire à l'axe de l'organe, opération assez difficile vu la mollesse de la moelle et l'attitude réciproque des deux mains de l'opérateur au cours de la section. La coupe

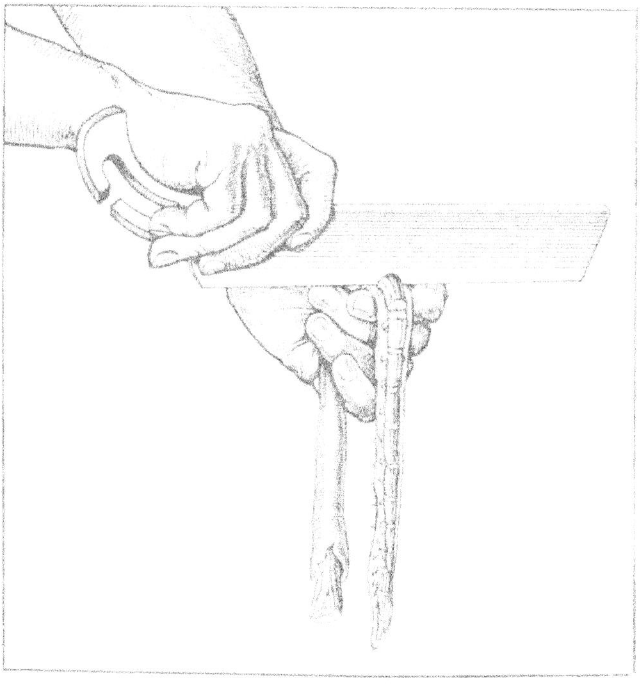

Fig. [illegible]. — Sections transversales de la moelle épinière.

doit, de plus, être totale, trancher en avant, dans toute leur épaisseur, les cordons antérieurs, la substance grise et les cordons postérieurs. Enfin, il est utile que les coupes de la moelle, commençant par la région cervicale, soient équidistantes et se succèdent d'une façon régulière, à 10 ou 15 millimètres les unes au-dessous des autres. Leur ordre demeure assuré, grâce à la dure-mère, aux racines des nerfs rachidiens et à leurs ligaments arachnoïdiens qui, de chaque côté, retiennent en position les segments de moelle ainsi délimités.

Pour mener à bien ces sections, le mieux (fig. 119) est de tenir devant soi la moelle cervicale près de son extrémité supérieure, entre le pouce et l'index à demi-fléchis; il est bon de coucher légèrement sur l'articulation phalangino-phalangettienne du second doigt la région destinée à recevoir le coup de rasoir, pendant que la phalangine du médius, un peu plus fléchi que l'index, soutient le reste de la moelle cervicale. L'amputation se fait avec douceur, mais sans hésitation, de gauche à droite, sur la face antérieure de l'organe. On a eu soin au préalable de calculer et de maintenir d'une façon aussi exacte que possible la position du tranchant de la lame normalement à l'axe de la moelle. Chaque section doit se répéter, avec la même méthode rigoureuse, jusqu'au bas du renflement lombaire (fig. 119).

L'emploi d'un fort rasoir, tel que le rasoir à microtome, est préférable, vu son poids et son tranchant, à celui d'un scalpel ou d'un couteau ordinaire. Le grand couteau à cerveau très affilé manœuvre également bien.

Les incisions seront d'autant plus nettes et plus franches et détérioreront d'autant moins la substance nerveuse que l'instrument sera mieux affilé et plus pesant.

ÉTUDE DES CAVITÉS CRANIENNE ET RACHIDIENNE ÉVACUÉES

SOMMAIRE. — **Cavité crânienne.** — *Extraction de la glande pituitaire : examen, coupes, poids de la glande.*

Examen de la dure-mère ; inspection de sa face externe. Ouverture des sinus veineux, décollement de la dure-mère. Inspection de sa face interne.

Étude des vaisseaux et nerfs de la base du crâne.

État des os du crâne, calotte crânienne. Voûtes orbitaires, sinus frontaux, lame ethmoïdale, rochers.

Cavité rachidienne. — *Examen de la surface interne de la cavité rachidienne : grand surtout ligamenteux postérieur, corps des vertèbres, disques intervertébraux.*

Ganglions spinaux.

Examen du chapelet des apophyses épineuses.

ÉTUDE DES CAVITÉS CRANIENNE ET RACHIDIENNE ÉVACUÉES

Cavité crânienne

Extraction de la glande pituitaire ; son examen ; coupes ; pesée de l'organe. — L'isolement et l'ablation de la glande pituitaire se pratiquent en même temps, soit au cours de l'ablation de la masse encéphalique, soit une fois la cavité crânienne évacuée. Dans le premier cas, c'est aussitôt après que les nerfs olfactifs ont été dégagés que l'opérateur, tout en maintenant les lobes frontaux soulevés (voy. p. 390 et fig. 99), doit opérer sur la pituitaire de la même façon qu'après l'extraction de l'encéphale, avec cette difficulté en plus, cependant, qu'il a le devoir de ne point rompre la tige pituitaire.

Aussi, d'ordinaire, lorsqu'au cours de l'autopsie de l'encéphale l'état de la tige pituitaire semble normal, le plus simple est-il de la sectionner en travers et de remettre à plus tard l'ablation de la glande elle-même.

Pour extraire l'hypophyse de la selle turcique totalement recouverte par une lame de la dure-mère, l'opérateur commence par piquer la pointe d'un scalpel contre la face antérieure de l'apophyse clinoïde postérieure et droite, par exemple ; il rase l'os, juste au niveau de la dépression circulaire que trace le lambeau de la dure-mère horizontale au-dessus de la glande pituitaire, encore invisible à ce moment. La lame, maintenue verticale par rapport à l'apophyse clinoïde, suit de très près la paroi interne de la selle turcique en traçant sans brutalité un sillon circulaire tout autour de la glande pituitaire (fig. 100) ; on évite avec soin de l'entamer.

Sitôt qu'une ouverture de la lame dure-mérienne s'est produite suffisante pour permettre au bout d'une pince à mors plats de saisir la méninge, l'opérateur prend le repli fibreux à la surface de la glande et, sans contusionner, il continue à promener autour d'elle dans la cavité de la selle turcique le tranchant de son mince scalpel, jusqu'à ce qu'il ait dégagé de toutes parts la surface de l'hypophyse. L'opération se termine

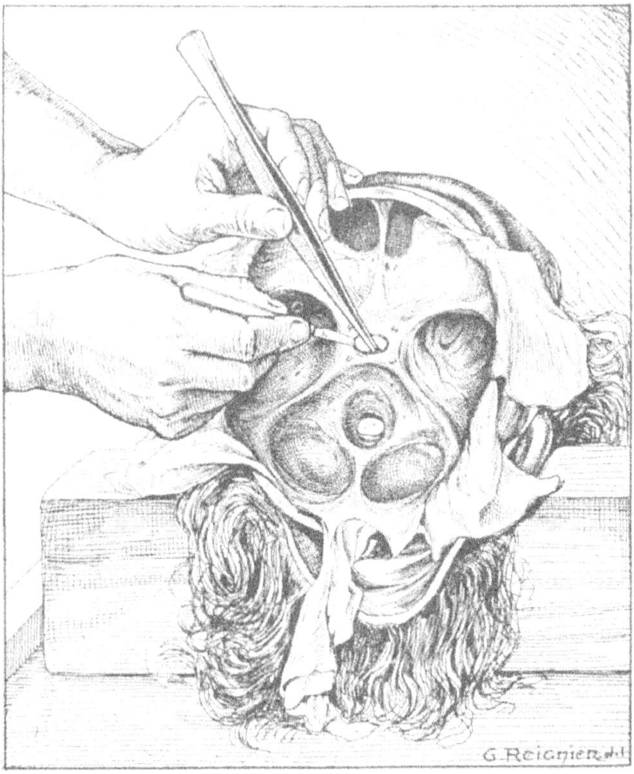

Fig. 119. — Extraction de la glande pituitaire.

(sans que la pince ait changé de place) par quelques coups de pointe au fond de la selle turcique, afin de libérer tout à fait la partie profonde de la glande pituitaire, peu adhérente à l'os.

Extraite de sa cavité osseuse, l'hypophyse est déposée dans la main de l'opérateur qui la pèse, la palpe avec soin, apprécie sa couleur, son volume, sa forme, sa consistance et termine en pratiquant sur la face dorsale (ou dure-mérienne), de chaque côté de la tige pituitaire, une incision verticale, perpendiculaire à la surface. Après avoir examiné chaque surface de coupe, l'opérateur inspecte une dernière fois la glande et la conserve en totalité pour l'examen microscopique.

Examen de la dure-mère crânienne. Inspection de sa face interne. — L'inspection détaillée de la dure-mère crânienne est nécessaire. L'opérateur commence à examiner la face interne des quatre lambeaux dont la réunion tapissait la voûte du crâne ; il reconnaît leur aspect lisse, leur coloration normale, d'un blanc nacré, et éprouve leur souplesse et leur consistance.

La faux du cerveau pend à la partie inférieure de la cavité, retenue au lambeau médian isolé lors de la double incision cruciale libératrice de la dure-mère (voy. p. 385 et fig. 136 et fig. ...). On l'examine, ainsi que la tente du cervelet incomplètement sectionnée le long de sa grande circonférence. Puis viennent les régions de la base du crâne : les fosses cérébrales, pariétales, et occipitales sont passées en revue, enfin les fosses cérébelleuses, et, pour terminer, le canal infundibuliforme dans lequel se logeait le bulbe à son passage à travers le trou occipital.

Ouverture des sinus veineux et décollement de la dure-mère. — Dès lors, on peut procéder au décollement de la dure-mère et à l'étude de sa face externe. On commence par les lambeaux de la voûte décollés au moment de l'extraction de la calotte crânienne et, après avoir examiné leur surface extérieure (artère méningée moyenne, etc.), on se sert d'eux pour séparer la dure-mère des fosses frontales, temporo-pariétales et occipitales ; elle est peu adhérente, d'ordinaire, en ces endroits.

A mesure que l'on arrive sur l'un des sinus de la dure-mère, on a soin de l'ouvrir du bout des ciseaux ou de la pointe d'un scalpel. On n'oubliera pas le sinus longitudinal qui flotte à la base de la faux du cerveau, non plus que les sinus tributaires de la tente du cervelet.

A la base du crâne, la dure-mère s'arrache avec une certaine difficulté ; elle adhère surtout à la surface du rocher, au fond des sinus caverneux, autour de la selle turcique, le long des lames osseuses de l'ethmoïde et à la surface de l'apophyse crista-galli. Pour mettre à nu les os, il faut sculpter avec méthode et sans précipitation. La rugine courbe de Farabeuf rend ici les plus grands services.

Il est bon de remarquer que la grande majorité des lésions pathologiques de la dure-mère et de son revêtement arachnoïdien occupent de préférence la convexité des hémisphères cérébraux et, plus rarement, les fosses sphénoïdales ou occipitales.

Étude des vaisseaux et nerfs de la base. — En décollant la dure-mère de la base, on étudie à loisir les vaisseaux intra-dure-mériens (carotides internes et vertébrales) et les nerfs bulbo-protubérantiels sectionnés, lors de l'autopsie de l'encéphale, avant leur sortie de la cavité cranienne. Les deux sinus caverneux, avec les organes importants (inflexions terminales de la carotide interne, nerfs oculo-moteurs) qui les accompagnent, exigent parfois une étude consciencieuse.

Étude des os du crâne. — Au cours d'une autopsie ordinaire, l'examen du crâne est forcément incomplet, pour ce qui est du moins des os de la base. On peut cependant, sans produire de grandes détériorations, poursuivre assez loin cette étude.

Tout d'abord, la calotte cranienne est d'un examen facile. Déjà inspectée à sa surface, lors du décollement de l'épicrâne et des muscles de la fosse temporale externe, la calotte cranienne, sciée avec soin ou fracturée au marteau, est examinée sur ses deux faces puis sur sa surface de section. L'observateur explore les traces des sutures des os de la voûte cranienne, apprécie les dépressions et saillies qui parsèment la face interne et en note l'épaisseur, la forme et la densité. Le poids de la paroi, la condensation ou la raréfaction des deux tables et du diploé, la consistance même de la masse osseuse ont une valeur importante.

Abordant ensuite la base du crâne, on explore d'avant en arrière les lames de l'ethmoïde, les voûtes orbitaires, les rochers, les parois de la selle turcique. On défonce, si besoin en est, les différentes régions suspectes, en employant le ciseau à froid et la rugine. D'une manière générale, on doit se rappeler que toute saillie ou dépression considérée comme anormale à la surface des parois osseuses du crâne, aussi bien à l'extérieur qu'à l'intérieur, doit être sur-le-champ isolée, soit au ciseau, soit à la scie, jusqu'à son extrême limite et étudiée à fond. Dans ces conditions, l'autopsie ne se guide plus sur la technique courante et se modifie suivant les besoins en une dissection spéciale échappant à toute règle préétablie (voy. AUTOPSIES SPÉCIALES : *Autopsie des sinus de la face*, p. [illegible]).

Cavité rachidienne.

Examen de la surface interne de la cavité. — Après une détersion soignée de la gouttière formée par la cavité rachidienne ouverte, on l'examine de haut en bas, en surveillant le grand surtout ligamenteux postérieur dont l'aspect, lisse et brillant à l'état normal, change sitôt qu'une lésion du corps de la vertèbre l'atteint par sa partie profonde. Toute déformation anormale, en relief ou en dépression, est soumise à une sévère investigation : la rugine et le ciseau ont vite mis à nu le foyer pathologique. Par précaution, il est toujours bon de sonder, de la pointe du couteau fort, les ménisques inter-vertébraux de même que le corps des vertèbres dont la résistance ou la friabilité doit être connue. On termine par les surfaces de section des lames vertébrales.

Les *ganglions spinaux* peuvent être le siège de lésions nécessitant leur étude. L'ablation de chacun d'eux exige, dans les conditions ordinaires de l'autopsie du rachis, une petite opération plus méticuleuse que difficile (voy. AUTOPSIES SPÉCIALES : *Ablation des ganglions spinaux*, p. 501 et fig. 157).

Examen du chapelet des apophyses épineuses. — Les apophyses épineuses ont été enlevées d'un seul trait, en chapelet, ou extraites par fragments au rachitome de Brunetti (fig. 115 à 116). Elles méritent un coup d'œil, pour terminer l'étude du rachis. Le volume, la forme de chaque apophyse, la concavité que forme son pédicule avec les parties correspondantes de chacune des deux lames vertébrales réclament une investigation attentive. Enfin, les surfaces de section des lames sont, pour terminer, toutes inspectées à tour de rôle.

QUATRIÈME PARTIE

AUTOPSIES SPÉCIALES

I

AUTOPSIE DU NOUVEAU-NÉ

SOMMAIRE. — *Pesée, taille. Inspection de la surface du corps.*

Incision de la paroi thoraco-abdominale [illegible].

Examen de la région ombilicale [illegible] artères ombilicales.

Ouverture de la cage thoracique : [illegible].

Étude des organes intra-thoraciques en place [illegible].

Éviscération totale d'emblée [illegible] propres au nouveau-né.

Examen des centres nerveux [illegible].

Détermination de l'âge approximatif du nouveau-né (point d'ossification du fémur).

Poids moyen des principaux viscères [illegible].

AUTOPSIE DU NOUVEAU-NÉ

Pesée, taille, inspection de la surface du cadavre. — Qu'il s'agisse d'un enfant mort-né ou d'un nourrisson de quelques semaines, la technique de l'autopsie ne diffère pas.

Après avoir pris le poids du corps, puis sa taille, l'opérateur procède, comme pour l'adulte, à une inspection générale rapide de la surface du cadavre. Le crâne, dont il surveille les sutures généralement fort apparentes, la face, où il regarde avec soin les yeux, les narines, la bouche et les oreilles, les téguments du tronc, et, en particulier, l'ombilic, enfin les organes génitaux externes, l'anus et, pour terminer, la région rachidienne sont tour à tour passés en revue.

Incision de la paroi thoraco abdominale. Ouverture de l'abdomen. — Le cadavre étant en position, l'incision mento-pubienne est tracée au scalpel sur la ligne médiane, dans les mêmes conditions que l'adulte, mais avec un soin tout spécial au niveau de l'ombilic, dont l'opérateur contourne largement la partie gauche, afin de respecter tout ce qui pourrait y paraître anormal.

Soulevant la paroi abdominale antérieure, l'opérateur pratique sur la ligne médiane, le long de la ligne blanche, au-dessus de l'ombilic, une petite boutonnière par laquelle il enfonce aussitôt la branche femelle de ciseaux mousses de force moyenne. Il n'a plus qu'à suivre, par en haut d'abord, puis par en bas, la ligne d'incision cutanée pour mettre à jour la cavité abdominale, depuis l'appendice xiphoïde jusqu'à la symphyse pubienne.

Examen de la région ombilicale. — Sitôt l'abdomen ouvert, l'opérateur s'occupe de la région ombilicale dont l'autopsie a, plus d'une fois, une importance capitale et qu'il faut se hâter d'examiner avant les contaminations inévitables produites par l'extirpation des viscères du thorax et du ventre. Soulevant avec douceur la lèvre gauche de la plaie abdominale (fig. 191), l'observateur inspecte avec un soin méticuleux la face péritonéale de la région ombilicale. Il y reconnaît la saillie formée par l'ombilic, y voit arriver, des profondeurs du ventre et sur la ligne médiane, le canal de l'ouraque et, de chaque côté, les artères ombilicales qui rejoignent obliquement la cicatrice ombilicale; le tout est recouvert par le péritoine pariétal, mince, lisse et brillant. Ayant noté l'état du péritoine, l'opérateur repose l'ombilic sur la masse des viscères abdominaux et procède à l'étude extérieure de la cicatrice ombilicale. Le nombril porte encore le moignon du cordon ombilical dont la ligature est en place ou a déjà disparu. Si le cordon est tout frais, l'opérateur l'examine avec attention, reconnaît la longueur du fragment lié, signale la distance de la ligature à la surface de la peau de l'ombilic, fixe la couleur, le volume, la forme et la consistance de cette portion adhérente du cordon. Il étudie avec la plus grande minutie l'insertion de la gélatine de Warton sur le bourrelet de la peau, déterge au besoin et nettoie à l'aide d'un tampon d'ouate hydrophile la dépression circulaire qui entoure la base du cordon. On procède, s'il y a lieu, à la dissection des éléments vasculaires du cordon, chez le nouveau-né, afin d'y repérer les deux artères et la veine ombilicale.

Pour l'étude de la veine ombilicale, il est nécessaire tout d'abord de constater son trajet, de l'autre côté de l'orifice ombilical, suivant la base du ligament suspenseur du foie, jusqu'au hile de cet organe. Ensuite, il est indispensable, si l'on veut connaître l'état de la cavité vasculaire, d'en opérer l'ouverture longitudinale, à partir du cordon et en poussant l'incision jusqu'à la veine porte.

L'opérateur poursuit la veine ombilicale aussi loin qu'il peut dans le cordon; sinon, il l'ouvre immédiatement au-dessous de l'anneau ombilical. Par une boutonnière (fig. 191) faite de la pointe de ses ciseaux fins et mousses, il introduit la sonde cannelée fine et l'enfonce vers le hile du foie, à mesure que, le long de la rainure, il sectionne aux ciseaux la paroi infé-

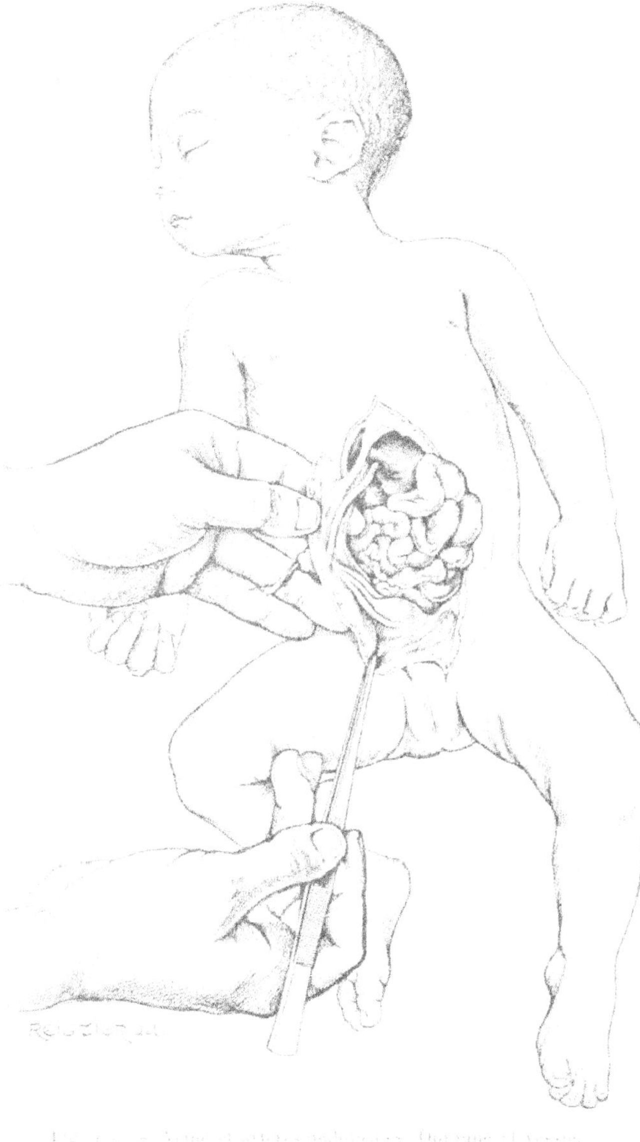

et ciseaux et inspecte la cavité veineuse. Si quelque lésion s'y montre, il laisse les parties en place et a la précaution de ne pas sectionner le ligament suspenseur du foie. Au besoin même, il taille à droite de l'ombilic un lambeau cutané et musculaire, ovale, suffisant pour isoler tout à fait l'ombilic et laisser intacte dans sa continuité la veine ombilicale. Ultérieurement la pièce sera enlevée en même temps que le foie, lors du dégagement des viscères de l'abdomen par éviscération totale d'emblée. Cette manœuvre, plus longue mais non pas plus compliquée, se conforme aux principes généraux formulés au début de ce livre, qui veulent que *l'autopsie conserve à tout prix la continuité des organes ou appareils suspects ou atteints de lésions anatomo-pathologiques* (voy. p. 58). L'examen des artères ombilicales se fait au moyen de sections transversales perpendiculaires à l'axe du vaisseau.

Ouverture de la cage thoracique. Dissection de la région cervicale. — Le décollement des parties molles recouvrant la cage thoracique se fait en quelques coups de couteau. Le plastron sterno-costal est taillé à l'aide des ciseaux, plus largement que chez l'adulte, les arcs costaux n'offrant aucune résistance. Il est même pratique de couper les deux clavicules en dehors de leur partie moyenne, sans les désarticuler, ce qui gagne du temps et met bien en vu la base du cou et les paquets vasculo-nerveux sous-claviers et axillaires.

La dissection des organes de la région cervicale antérieure se fait comme chez l'adulte, mais avec une bien plus grande facilité. Quelques coups de scalpel dégagent en un instant le thymus, qui paraît énorme chez le nouveau-né et que surmonte un corps thyroïde relativement rudimentaire.

Etude des organes intra thoraciques en place. — Les rapports que présentent entre eux les différents viscères thoraciques doivent être notés en place, avant tout essai d'extirpation. On ne saurait oublier que les rapports affectés par les poumons avec la paroi thoracique et le cœur diffèrent du tout au tout selon que le nouveau-né dont on pratique l'autopsie sera mort-né ou qu'il aura respiré avant de succomber.

Dans le premier cas, les deux poumons sont encore rétractés dans les gouttières costo-vertébrales et se présentent sous l'aspect de deux petites masses charnues, brunâtres, de consistance ferme, très résistantes sous le doigt, sans aucune connexion avec la face antérieure du cœur. Si l'enfant a respiré, les deux poumons ont subi une expansion considérable ; leur parenchyme est d'un rose clair, un peu jaunâtre, sauf dans les points où l'atélectasie fœtale a persisté. Pressé entre les doigts, le poumon donne à l'observateur la sensation caractéristique de la crépitation normale. Enfin les deux poumons se sont avancés de chaque côté du cœur et empiètent sur les parties antéro-latérales du sac péricardique.

Les fragments du poumon fœtal qui n'a pu développer ses cavités alvéolaires, jetés dans un vase rempli d'eau, en gagnent le fond ; les fragments du poumon aéré surnagent au contraire, caractère différentiel très important (voy. Autopsie médico-légale, p. 178).

Le cœur, encore en évidence sur une grande étendue chez le fœtus mort-né, est plus recouvert chez l'enfant qui a vécu. En outre, sous l'influence de la distension aérienne des poumons, sa base se relève quelque peu et se reporte en arrière. On sait même que, pour certains auteurs, Walckhoff en particulier, l'occlusion, par coudure du canal artériel serait le résultat immédiat de ce mouvement de bascule du cœur.

Extirpation des poumons avec le cœur. — Lorsqu'il y a à supposer docimasie hydrostatique, docimasie par la balance, recherche des ecchymoses pleurales et péricardiques, qu'une autopsie médico-légale sera nécessaire, il convient, pour l'extirpation des viscères intra-thoraciques, de procéder aussitôt de la façon suivante. On prend soin de jeter une ligature sur la trachée-artère et de la sectionner au-dessus de cette ligature. Après quoi, on enlève en une seule masse les deux poumons, l'aorte intra-thoracique et le cœur encore inclus dans son sac péricardique.

Éviscération totale d'emblée. — Si l'on veut concilier toutes les nécessités possibles, le mieux est encore, après avoir lié la

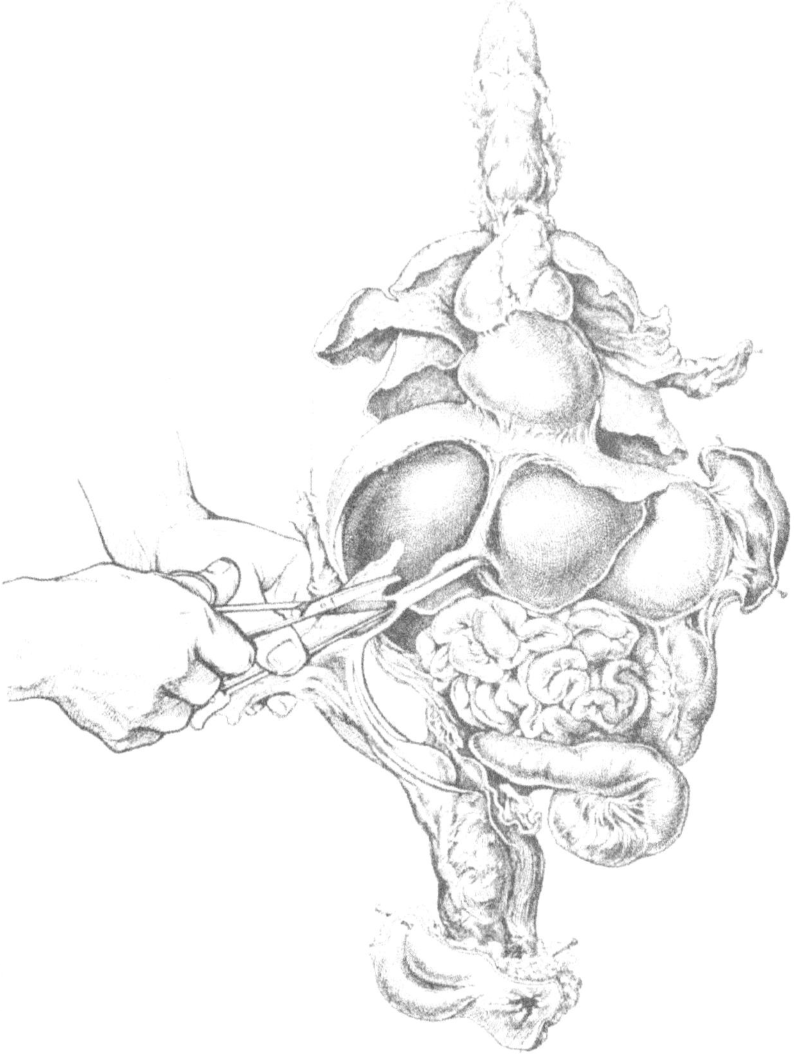

Fig. 121. — Masse totalement éviscérée. Ouverture de la veine ombilicale.

trachée-artère, de procéder à l'éviscération totale d'emblée, telle qu'elle est décrite pour l'adulte (voy. p. 125 et fig. 16 à 21).

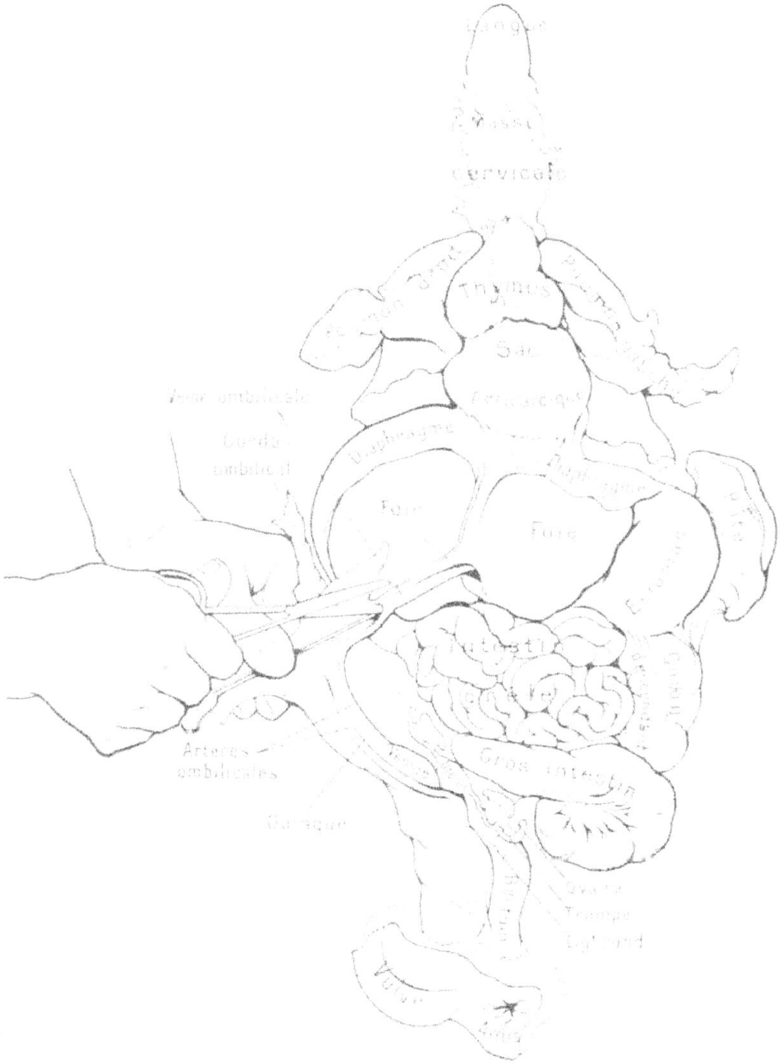

Fig. [illegible] bis. — Schéma des organes totalement éviscérés.

Cette opération est, ici, des plus simples, le diaphragme et le péritoine pariétal ne résistant pour ainsi dire pas aux tractions et aux coups de ciseaux. Il en résulte une masse très proprement préparée (fig. 121 et 121 *bis*) et apte à toutes les manœuvres intéressantes pour une autopsie complète, médico-légale ou non.

Examen des organes : particularités propres au nouveau-né. — L'examen des organes ne diffère pas de celui de l'adulte, et doit être pratiqué de la même manière (voy. p. 139 et fig. 22 à 34). Quelques particularités propres à l'âge du sujet méritent d'être signalées. Chez le nouveau-né, le foie paraît énorme, eu égard aux autres organes de la cavité abdominale. L'estomac est perpendiculairement dirigé et ses deux tubérosités sont peu marquées. L'intestin grêle ne renferme de méconium que chez l'enfant né avant terme : l'enfant né à terme accumule son méconium dans le gros intestin ; ce dernier paraît très distendu, par comparaison avec le petit calibre des anses intestinales.

Les reins, dénués de toute enveloppe adipeuse, à la façon des autres viscères chez le nouveau-né, se détachent sans la moindre difficulté. La disposition lobulée, très apparente à la surface de la masse glandulaire, avant même sa décortication, rappelle d'une manière frappante celle des ruminants.

Les capsules surrénales ont, par comparaison, un volume considérable, puisque leur longueur verticale (grand axe) égale sensiblement le tiers de la hauteur totale du rein.

Etude des centres nerveux, ouverture de la cavité cranienne. — L'ouverture de la boîte cranienne se fait selon un procédé spécial. Le crâne est constitué par une coque ostéo-membraneuse dont les régions osseuses encore dénuées de diploé se laissent sans peine trancher aux ciseaux.

Après avoir décollé les téguments de la tête comme pour l'adulte, on commence par inciser au bistouri, sur la convexité de la calotte, les lignes des sutures (lambdoïde, sagittale, etc...). On rabat ensuite, en dehors, de chaque côté, la coquille pariétale en la faisant basculer sur son attache à l'écaille du temporal. Pendant que la main gauche maintient écarté le pariétal, la main droite, à l'aide de forts ciseaux mousses, le sectionne en ligne droite, parallèlement à la base du crâne, en mordant sur l'écaille du temporal. Continuant leur trajet parallèle au périmètre de la base du crâne, les ciseaux coupent en avant les deux moitiés du frontal au-dessus du rebord orbitaire et en arrière la coquille de l'occipital au niveau de la protubérance externe.

La libération du bord supérieur de chacun des pariétaux nécessite l'ouverture bilatérale du sinus longitudinal supérieur. La dure-mère, en effet, adhère intimement à la suture sagittale, au niveau de la faux du cerveau. Cette ouverture de la dure-mère cérébrale se pratique soit au bistouri, soit aux ciseaux. Dans le reste de son étendue, elle demeure adhérente à la face interne des lames osseuses et est amputée en même temps que les fragments qui lui correspondent.

Extraction et étude de l'encéphale. — L'extraction de l'encéphale, qui ne diffère en rien, comme manœuvre, de celle pratiquée sur l'adulte, exige une grande délicatesse de main. Le cerveau du nouveau-né, en effet, est peu consistant, gélatiniforme même ; il devient même diffluent dès le début de la putréfaction cadavérique. La désinsertion marginale de la tente du cervelet demande, en particulier, une très grande lenteur et un soin vigilant.

La coupe de Flechsig est des plus commodes et peut dispenser, le plus souvent, des autres incisions du cerveau.

Ouverture du rachis ; examen de la moelle. — La section du canal rachidien se pratique soit aux ciseaux soit au bistouri. On n'oubliera pas que la moelle épinière descend jusqu'à l'ouverture du canal sacré.

L'ablation de la moelle ne diffère de celle de l'adulte que par les dimensions des organes. L'observateur se rappellera que l'existence de suffusions sanguines le long des méninges rachidiennes, très commune à certaines époques de l'année, n'est le plus souvent que l'effet de l'hypostase cadavérique.

Détermination de l'âge du nouveau-né. — S'il y a lieu d'établir le terme auquel a été expulsé le corps de l'enfant en cours d'autopsie, l'examen anatomique se complète par l'étude comparative de son degré de développement, de son poids, de sa taille et par la recherche de l'apparition des divers *points d'ossification* qui se développent successivement sur les différentes pièces du squelette à partir du deuxième mois de la vie intra-utérine. Rappelons seulement ici qu'on a donné comme signe de la maturité du fœtus l'existence du point d'ossification de l'épiphyse inférieure du fémur (signe de Béclard), et que ce signe n'a pas de valeur absolue.

Pour rechercher le point d'ossification du fémur, on ouvre d'un large coup de couteau transversal la cavité de l'articulation du genou, en laissant dans le lambeau cutané inférieur la rotule. La main gauche maintient le fémur vertical, les condyles en haut, et la main droite enlève, sur ces condyles, à l'aide d'un fort couteau, des lames horizontales fort minces du cartilage épiphysaire par tranches successives, jusqu'à ce qu'on ait atteint la diaphyse. Le point d'ossification se montre au milieu de la coupe et se reconnaît à sa forme arrondie, à ses petites dimensions, enfin à son opacité terne et jaunâtre, contrastant avec la teinte blanc nacrée du cartilage environnant.

Poids moyen des principaux viscères d'un fœtus à terme (de 3 kilogrammes). — Notons, en terminant, le poids moyen des viscères les plus importants d'un fœtus à terme, du poids moyen de 3 000 grammes.

Encéphale	350 grammes
Foie	100 —
Poumon droit	50 —
Poumon gauche	35 —
Cœur	15 —
Rein	11 —
Thymus	8gr,50.
Rate	8gr,50.

II

AUTOPSIE DE LA FEMME EN ÉTAT PUERPÉRAL

SOMMAIRE. — ***Modification à la technique générale des autopsies.***

Examen de l'appareil génital. — *Rapports de l'utérus; sa situation.*

Extraction des organes génitaux internes. Ouverture de l'utérus; étude des parois et du [illegible]. [illegible]

Incision des ligaments larges; examen des ovaires.

Vulve, vagin, anus, périnée.

Poids de l'utérus.

Note sur l'état des viscères dans l'état puerpéral; *dépôts calcaires [illegible].*

AUTOPSIE DE LA FEMME PUERPÉRALE

MODIFICATIONS A LA TECHNIQUE GÉNÉRALE DES AUTOPSIES

La technique générale de l'autopsie d'une femme enceinte ou récemment accouchée ne diffère pas, en ce qui concerne l'ouverture des cavités splanchniques et l'extirpation des viscères, de la technique générale décrite au début de ce livre (voy. p. 15 et fig. 16 à 31).

Toutefois, en raison des profondes modifications apportées à l'appareil génital par la grossesse ou l'accouchement récent, l'examen anatomique des organes génitaux doit se pratiquer tout d'abord *in situ*.

Examen de l'appareil génital.

Rapports de l'utérus. — Sitôt que la cavité abdominale a été ouverte et que la paroi thoracique antérieure a été décollée, afin de donner plus de jeu aux mains de l'opérateur, celui-ci commence par examiner les rapports de l'appareil utéro-ovarien avec les organes adjacents. Il note, en avant, la flaccidité des attaches vésicales. Aussitôt après l'accouchement, le cul-de-sac péritonéal pré-utérin descend au contact du cul-de-sac antérieur du vagin, disposition qui s'observe en particulier chez la multipare.

Si la femme est morte à la fin de la grossesse et non accouchée et quand la présentation du sommet est profondément engagée, un certain degré d'hydronéphrose double est, pour ainsi dire, de règle. Par suite de la compression exercée sur eux par la tête du fœtus, les uretères peuvent, dans leur portion terminale, atteindre le volume du pouce, sans qu'il y ait là, à proprement parler, un état pathologique.

Les anses intestinales sont refoulées au-dessus de l'utérus.

Situation de l'utérus. — Si l'utérus est gravide, le fond de l'organe est presque toujours incliné à droite ; l'organe a subi une légère torsion sur son grand axe, de façon que le bord gauche est en avant. Les annexes pendent, de chaque côté du fond, dans une direction verticale.

Après l'accouchement, le péritoine utérin hypertrophié et hyperplasié ne revient pas entièrement sur lui-même, malgré sa grande élasticité ; aussi ses replis pelviens sont-ils relâchés et paraissent comme trop largement étoffés.

Extraction de l'utérus. — L'étude complète de l'organe de la gestation doit être pratiquée hors du ventre. Pour extraire l'utérus, l'opérateur le soulève de la main gauche en l'attirant avec force de bas en haut, de façon à élonger autant qu'il peut le vagin. Aussitôt, la main droite porte la pointe d'un bistouri bien affilé dans le fond du petit bassin et pratique, à petits coups, avec le plus grand soin, la section transversale et circulaire du vagin à peu près vers sa mi-hauteur. Sauf le cas où il existe une fistule ou une déchirure utéro-vésicale, il est préférable de ne comprendre dans cette extraction de l'utérus ni la vessie, ni le rectum et de les laisser dans le bassin pour une étude ultérieure.

Ouverture de l'utérus. — L'utérus enlevé, on l'incise longitudinalement, soit au couteau, soit aux ciseaux, de bas en haut sur l'une de ses deux faces. On reconnaît la face antérieure de l'utérus à l'insertion des deux ligaments ronds sur cette face à l'union du quart supérieur avec les trois quarts inférieurs.

Cette simple incision verticale est insuffisante pour l'étude de la cavité utérine ; il faut, de plus, tracer d'une trompe à l'autre une incision transversale passant par le sommet de la première et ouvrant, de la sorte, toute grande la matrice.

Etude des parois et de la cavité utérines. — Sur les tranches de section, fort épaisses, on recherche, à l'aide de la pression des doigts, la présence de liquide purulent à l'intérieur des sinus veineux qui parsèment la coupe du muscle utérin hypertrophié. Par précaution, dans les cas suspects, l'opérateur pratique encore sur les bords de la matrice, au point où se trouve, de chaque côté, le hile vasculaire, quelques incisions extérieures afin d'y rechercher l'état des vaisseaux veineux et la propagation possible de traînées purulentes des sinus veineux aux veines du ligament large [1]. Il éprouve la consistance et la résistance du muscle utérin à la pression et à la traction, sa friabilité anormale ayant une importance capitale (ruptures, déchirures utérines).

L'area placentaire. — Lorsqu'on examine la face interne de l'utérus, il est nécessaire de bien connaître l'aspect normal de l'area placentaire, afin d'éviter une erreur grave d'interprétation. Souvent, en effet, on croit à une rétention de cotylédons placentaires encore adhérents à l'intérieur de l'utérus, quand on étudie la cavité utérine quelques jours après l'accouchement. La disposition naturelle de l'area placentaire prête à cette confusion. Au bout d'une semaine, par exemple, l'area se présente sous la forme d'une surface arrondie, mamelonnée, irrégulière, hérissée de saillies mousses, d'un ton noirâtre ou jaunâtre, faciles à détacher avec le dos du scalpel. Elles sont friables et leur résistance rappelle, à la vérité, quelque peu celle des débris placentaires. Il ne s'agit cependant pas de fragments d'arrière-faix, mais bien de caillots sanguins [2] rétractés qui ont assuré, après le décollement du placenta, la fermeture des sinus utéro-placentaires ; chacun des caillots présente une forme qui rappelle assez bien celle d'un bouchon de champagne dont la tête arrondie proéminerait dans la cavité utérine.

Débris de la caduque. — Il n'est pas moins important de se rappeler que la caduque ne tombe pas entièrement au moment

---

(1) Une cause d'erreur qu'il est bon de ne pas oublier réside dans l'ouverture transversale des trompes utérines. Chez la femme saine, la cavité salpingienne renferme, en effet, un magma crémeux (Ch. Robin), résultant de la fonte épithéliale de la muqueuse, et qui offre à l'œil nu tous les caractères du pus louable.

(2) L'erreur est si aisée à commettre que quand, sur le vivant, ces caillots ont été extraits à l'aide de la curette tranchante, il est plus d'une fois nécessaire de recourir à l'examen microscopique pour les différencier de débris placentaires.

de l'accouchement : ses dépressions profondes, cavités ampullaires correspondant aux culs-de-sac profonds de la muqueuse utérine, se désagrègent peu à peu et s'éliminent par les lochies. Quand on examine la face interne d'un utérus après l'accouchement, cette couche profonde offre parfois un aspect fibrinoïde, glutineux, qu'il faut se garder de confondre avec une couenne inflammatoire : on ne doit pas considérer cette surface, normale, comme envahie par une nécrobiose infectieuse.

Incisions sur les ligaments larges. — Pour compléter l'étude de l'utérus et de ses annexes, il est indispensable d'examiner les ligaments larges avec soin. Après l'inspection et la palpation méthodique de chaque repli, l'opérateur l'incise en travers au moyen d'un couteau bien affilé ; de la sorte, il ouvre largement les cavités béantes des veines et des vaisseaux lymphatiques, et surveille en particulier l'insertion de la trompe sur la corne utérine.

Examen des ovaires. — L'autopsie des organes génitaux internes se termine par l'examen des ovaires, volumineux, hypertrophiés comme le reste. L'observateur évitera de compter comme une lésion pathologique la saillie du « corps jaune de la grossesse » déformant la surface de l'ovaire.

Vulve, vagin, périnée, anus. — L'opérateur termine l'inspection *in situ* des organes génitaux par l'étude de la vulve, du vagin, du périnée et de l'anus.

La technique opératoire préconisée au début de ce livre pour l'extraction des organes du petit bassin en même temps que les organes génitaux externes et que l'anus (voy. p. 133 et fig. 19 à 21) est encore la plus simple et la meilleure quand il s'agit d'une femme morte en état de grossesse ou pendant les suites de couches. L'importante précaution consiste à pratiquer autour de la vulve, du périnée et de l'anus les incisions classiques avec un soin aussi minutieux que s'il s'agissait d'une opération chirurgicale : on doit éviter à tout prix un traumatisme accidentel de ces organes ainsi que du vagin et du rectum, et se conformer aux exigences d'une autopsie médico-légale, toujours possible (voy. p. 478).

Pesée de l'utérus. — On termine en pesant l'utérus, dont le poids, après l'accouchement et pendant les vingt-quatre à quarante-huit premières heures, oscille entre [illegible] et [illegible] grammes.

Note sur l'état des viscères dans l'état puerpéral.

La grossesse marque son empreinte sur la presque totalité des appareils, organes et tissus de l'organisme. Il est indispensable de se rappeler que ces modifications simulent, plus d'une fois, un état pathologique et l'observateur est tenu d'apprécier, dans chaque cas, ce qui est encore normal et ce qui qui ne l'est plus. Nous signalerons, en terminant, les points les plus importants de cette étude différentielle, souvent délicate.

Le cœur. — On admet, en général, que la grossesse hypertrophie le cœur. Au lieu de [illegible] grammes, poids moyen du cœur de femme adulte, il pèse environ [illegible] grammes (Blot) et l'hypertrophie porte sur le ventricule gauche. La surcharge graisseuse sous-épicardique est la règle habituelle ; souvent le cœur droit est dilaté (Letulle) et d'une flaccidité remarquable. Les lésions infectieuses de l'endocarde et du myocarde sont communes au cours de l'infection puerpérale.

En cas de mort subite peu après l'accouchement, l'opérateur doit songer à la possibilité d'embolies aériennes ayant pénétré jusqu'au cœur et aux poumons par les voies veineuses ; dans ces conditions, il ouvrira avec la plus grande circonspection le cœur droit *sous l'eau* avant d'avoir séparé le cœur des poumons et la trachée étant encore intacte.

Le foie. — Physiologiquement graisseux au cours de la grossesse et pendant les suites de couches, le foie a subi une véritable surcharge graisseuse des cellules au centre de chaque lobule hépatique. Il est gros et pâle. Les hémorragies en nappe sous-glissoniennes caractérisent souvent, déjà à l'œil nu, le foie éclamptique.

Le rein. — Souvent congestionné, le rein n'est pas ou n'est qu'à peine augmenté de volume.

Dépôts calcaires à la surface des os plats. — Il existe enfin, au niveau de certains os, une modification curieuse, pour ainsi dire caractéristique de la grossesse, et qu'il faut toujours rechercher à cause de sa fréquence. Elle a été signalée d'abord sur le crâne par Rokitansky. On trouve, en effet, assez souvent en enlevant la calotte cranienne, à la face interne des os du crâne, un dépôt, un magma consistant, blanchâtre, soit en nappe continue, soit par larges îlots doublant la table interne et la séparant de la dure-mère. Il s'agit d'un dépôt de phosphates et de carbonates calcaires, analogue aux plaques choriales des ruminants, véritable magasin de réserve destiné à subvenir aux besoins de l'ossification du fœtus. Rokitansky a pu constater de semblables dépôts à la surface des os normaux du bassin, au-dessous du périoste sain.

III

NOTES SUR L'AUTOPSIE MÉDICO-LÉGALE

L'étude détaillée de l'*autopsie médico-légale* n'entre pas dans le plan de ce volume ; elle comporte trop de développements, trop de détails circonstanciés pour figurer comme annexe dans le présent travail.

Cependant, par comparaison, et pour éviter toute confusion dans l'esprit du praticien et de l'étudiant que la pratique des autopsies peut intéresser, il m'a paru bon de rappeler quelques-uns des principes généraux sur lesquels s'appuie la technique de l'autopsie médico-légale et de signaler les caractères les plus saillants qui la différencient de l'*autopsie ordinaire* telle qu'elle a été décrite dans les pages précédentes.

INDICATIONS SUR L'AUTOPSIE MÉDICO-LÉGALE

SOMMAIRE. — ***Principes généraux de l'autopsie médico-légale.*** — *Inspection préalable des cadavres.* [illegible] *des organes en place.* [illegible] *simplification des procédés techniques d'investigation. Nécessité d'une connaissance approfondie des lésions cadavériques.*

Technique générale des autopsies. — [illegible]

Ouverture du crâne, [illegible] *les segments du tronc, de la tête et des membres.*

Utilisation des liquides organiques.

Autopsie d'une femme [illegible] *Autopsie d'un enfant nouveau-né.*

[illegible] *anatomiques* [illegible] *recherches chimiques, toxicologiques ou anatomo-pathologiques.*

L'AUTOPSIE MÉDICO-LÉGALE

Principes généraux de l'autopsie médico-légale.

En principe, il n'existe pas un détail, si minime paraît-il de prime abord, qui ne puisse acquérir, dans certaines circonstances une valeur de premier ordre. L'examen minutieux du cadavre, dans toute son étendue, depuis les téguments externes jusqu'aux tissus les plus profonds, se trouve, par là même, indispensable. L'inspection extérieure du corps doit se pratiquer selon une méthode scrupuleuse, et avant toute autre exploration. La taille du sujet, son poids, l'état des téguments (cicatrices, tatouages, etc.), attirent l'attention minutieuse de l'opérateur.

L'étude des premières cavités, en particulier de la bouche, du nez, des oreilles, de l'anus et de la vulve est d'une importance capitale. Pour la bouche, l'état de la dentition (nombre des dents, lésions dentaires, dentiers et dents artificielles) a une valeur de premier ordre.

Une seconde règle générale, non moins importante, consiste dans la nécessité où se trouve l'observateur d'examiner les organes et les appareils tout d'abord et autant que possible *en place*, dans leurs rapports réciproques, soit normaux soit pathologiques. Cette étude lui permettra d'établir ultérieurement, avec toute la rigueur scientifique désirable, les conséquences possibles des anomalies, des délabrements, déviations et déformations produites par les désordres spontanés ou traumatiques dont il doit rechercher et, si possible, découvrir la cause. Le trajet d'une blessure à travers les téguments et les viscères, pour ne prendre qu'un exemple, demande à être suivi couche par couche, et simultanément décrit avec une exactitude qui ne risquera jamais de paraître exagérée, les détails dans lesquels entre le protocole d'autopsie étant comme les garants de la bonne foi et du soin mis par l'opérateur à la recherche de la vérité.

Une troisième remarque, qui ne manque pas d'intérêt, est la suivante : l'autopsie médico-légale autorise, sur le cadavre, toutes les opérations utiles, tous les délabrements nécessaires à la solution du problème proposé. Autant, dans nos autopsies ordinaires, nous devons nous montrer ménagers des formes extérieures (voy. p. 59 et fig. 6, 9 et 11), en particulier de la face, des membres et des organes génitaux externes, autant ces restrictions sont négligeables dans le cas où il s'agit de découvrir la cause d'une mort inexpliquée. Les fosses nasales (que nous avons tant de peine à inspecter au cours de nos autopsies), les sinus de la face, les rochers et les deux conduits auditifs externes, les articulations des membres, le système osseux de toutes les régions du corps doivent, ici, être soumis à une inspection rigoureuse ; comme on va le voir, la technique générale de l'autopsie s'en trouve facilitée d'une manière remarquable.

Il faut noter encore que l'autopsie médico-légale se pratique maintes fois tardivement, à une époque bien plus reculée que l'autopsie ordinaire. Il en résulte que le médecin légiste doit connaître à fond les différents aspects produits dans les organes et les tissus par les altérations cadavériques. La putréfaction, qui fait disparaître certaines lésions macroscopiques, en produit nombre d'autres dont les variétés et les associations ou les combinaisons sollicitent sans cesse, pour un cas donné, le jugement, les souvenirs ou l'expérience de l'observateur.

La conservation indéfinie des cadavres dans la glacière (à — 18°) les préserve, il est vrai, des progrès de la putréfaction ; mais la longue durée de temps nécessaire pour le dégel (2 ou 3 jours entiers) expose les organes à une désorganisation tardive ; d'ailleurs, l'usage de la glacière est loin d'être encore généralisé[1].

[1] A la Morgue de Paris, le cadavre est gelé à — 10° ou — 14° aussitôt après son arrivée. Au bout de quarante-huit heures, il est déposé dans une cave à — 4°, si bien qu'en cas de besoin son dégel ne demande pas plus de 15 à 20 heures.

Technique générale des autopsies médico-légales.

Prise de sang (pour la recherche de l'oxyde de carbone). Avant toute intervention sur le cadavre, l'opérateur prélève aux dépens d'une ou plusieurs veines une certaine quantité de sang, en vue de la recherche de l'oxyde de carbone dans le sang.

Étude détaillée des ecchymoses. — Toutes les ecchymoses, quelle que soit leur localisation sur les téguments, sont examinées ; leurs caractères sont notés en détails, et l'opérateur n'oublie pas de pratiquer sur chacune d'elles une large incision, pénétrant profondément à travers les tissus et toujours dirigée dans le sens de la longueur des muscles sous-jacents.

Formation du plastron thoraco-abdominal. — Pour mettre à nu les viscères du thorax et de l'abdomen, l'opérateur, à l'aide d'un couteau bien affilé, trace sur la paroi antérieure du thorax et de l'abdomen un large plastron ovalaire. Ce plastron, à grand axe vertical, part de la fourchette sternale, descend obliquement, à droite et à gauche, jusqu'au-devant de la ligne axillaire et rejoint, par en bas, la symphyse pubienne au-dessus de laquelle il dessine une large courbe concave par en haut. Ce vaste lambeau emporte toutes les parties molles et met à nu, en haut les côtes et les espaces intercostaux, en bas la cavité abdominale et les viscères y inclus.

Quelques coups de costotome, suivant, de part et d'autre, la ligne d'incision curviligne des parties molles, ont bientôt mis à nu les poumons et le péricarde. Pour plus de facilité, l'opérateur sectionne chaque clavicule, à sa partie la plus externe, et dégage, en même temps, la base de la région cervicale antérieure.

Une incision médiane, mento-sternale, permet la dissection rapide des organes du cou et donne accès, à gauche, sur l'œsophage (portion cervicale) dont la ligature est urgente.

Ligature de l'œsophage (portion cervicale). — Il est facile de trouver et d'isoler à gauche de la trachée, le canal œsophagien. Sitôt que le doigt a pu contourner en avant et en arrière l'œsophage dans sa portion cervicale inférieure, l'opérateur et son aide jettent autour du conduit une double ligature, afin de ne laisser échapper aucune quantité des liquides contenus dans le tube digestif. La section transversale de l'œsophage une fois faite entre les deux ligatures, la dissection générale des parties molles de la bouche et du cou se poursuit, comme à l'état normal.

Ligature de l'intestin. — Avant d'avoir recours à la manœuvre qui éviscère en masse la totalité des organes du thorax et de l'abdomen (voy. p. 195 et fig. 14 à 21), manœuvre rendue souvent difficile par la putréfaction des viscères, l'opérateur a soin de pratiquer la ligature du jéjunum à son origine. La technique ne diffère en aucune façon de celle indiquée (p. 195 et fig. 33). Ainsi, la totalité des liquides contenus au moment de l'autopsie dans l'estomac et le duodénum se trouve conservée. La même pratique se renouvelle, si besoin en est, au bas du rectum, dans le fond de l'excavation pelvienne et assure aussi la conservation de la totalité des matières intestinales, en vue d'un examen ultérieur approprié.

Examen du cœur en place. — Avant d'enlever le cœur de la cavité thoracique, il est indispensable de l'examiner en place (épanchement péricardique, plaie pénétrante du cœur, rupture spontanée du myocarde ou de l'aorte, etc.). L'ouverture des ventricules, suivant les deux bords du cœur, selon la *technique de Virchow*, permet d'y rechercher la présence de caillots sanguins dont l'âge, la forme, l'adhérence aux parois sont étudiés avec un soin méticuleux. Le tronc de l'artère pulmonaire est incisé dans sa longueur et sa cavité étudiée (recherche d'un embolus).

Cathétérisme de la vessie. Examen de l'urine. — Avant l'extirpation des organes pelviens, l'opérateur prélève, par cathétérisme, l'urine de la vessie. On sait que, sur le cadavre, l'urine est toujours albumineuse. La recherche extemporanée du sucre est faite et le reste de l'urine est conservé dans un réceptacle aseptiquement propre, pour des examens chimiques complémentaires (poisons).

Ouverture du crâne. — L'incision transversale, bi-auriculaire, des téguments du crâne étant faite (voy. p. 377 et fig. 92) et les parties molles dégagées comme à l'ordinaire (voy. fig. 93), l'opérateur enlève, à l'aide de la grande scie à dos mobile, toute la voûte crânienne, *y compris la substance des hémisphères cérébraux*, en commençant transversalement au-dessus des arcades sourcilières et en gagnant la fosse occipitale externe.

L'examen des centres nerveux a lieu pour les deux fragments ainsi séparés par le trait de scie. La masse antérieure de l'encéphale décapité est séparée de la base du crâne comme dans une autopsie ordinaire.

Ouverture du rachis. — Pour ouvrir la cavité rachidienne et dégager rapidement la moelle épinière avec ses enveloppes, une pratique courante consiste à scier, par devant, les corps vertébraux depuis l'angle sacro-vertébral jusques et y compris la masse antérieure de l'atlas.

L'opérateur, pour se faire du jeu, luxe au besoin largement la symphyse pubienne et résèque, s'il n'a pas assez de place de côté, les saillies des arcs costaux déjà profondément sectionnés au début de l'autopsie (voy. p. 114). Un trait de scie fait sauter sans grande difficulté la masse antérieure des vertèbres lombaires. Un billot placé au-dessous des vertèbres dorsales redresse le mieux possible la concavité de la colonne dorsale. Enfin, l'aide tenant solidement immobilisée la colonne cervicale, et les parties molles des régions latérales du cou ayant été réclinées (sinon amputées sans hésitation), la petite scie à main parvient, non sans quelque peine, à dégager jusqu'à l'occipital la face antérieure de la dure-mère spinale.

Incisions exploratrices à travers les téguments du tronc, de la tête et des membres. — On ne doit pas terminer une autopsie médico-légale sans pratiquer sur la totalité des téguments du tronc, des membres et de la tête de nombreuses incisions très profondes afin d'y rechercher les ecchymoses et épanchements sanguins, sous-cutanés ou intra-musculaires, dont l'importance est si grande. C'est en tailladant ainsi les parties molles qu'on arrive, parfois, à préciser un diagnostic jusqu'alors hésitant.

Évaluation des liquides épanchés. — L'observateur ne doit jamais manquer d'évaluer exactement (à l'aide de réceptacles gradués), la quantité exacte des liquides épanchés soit dans les cavités séreuses (pleurésie, péritonite, péricardite, hémorrhagie méningée, hydrocéphalie), soit même dans l'intimité des organes ou des tissus (hémorrhagie cérébrale, hématomes musculaires), soit enfin dans les productions pathologiques (kystes hydatiques, tumeurs kystiques de l'ovaire, du péritoine, hydronéphrose, maladie kystique des reins, etc.).

Autopsie de femme suspectée d'avortement. — Quand il s'agit d'un corps de femme soupçonnée morte victime d'un avortement, l'opérateur doit avoir le soin de pratiquer la symphyséotomie, une fois la cavité abdominale ouverte. Il recherchera *sur place* les lésions produites par l'intervention criminelle. Il n'enlèvera les organes pelviens qu'après une étude minutieuse de l'utérus, des annexes, et de la totalité des tissus composant la masse des viscères abdominaux, sans oublier surtout l'ensemble de leur revêtement péritonéal.

Autopsie d'enfant nouveau-né. — Lors d'une autopsie d'enfant nouveau-né, l'opérateur, en vue de l'étude de la docimasie pulmonaire hydrostatique et de la docimasie par la balance prend soin de jeter à la partie inférieure de la trachée une solide ligature : il sectionne l'arbre aérien au-dessus du lien.

De même, en pratiquant la docimasie pulmonaire hydrostatique (voy. p. 455), on se rappellera que la putréfaction du poumon, ou encore que des tentatives infructueuses de révivification de l'enfant par insufflation buccale peuvent avoir déterminé la présence de gaz dans l'intérieur du parenchyme. Par conséquent, ces désordres simulent, jusqu'à un certain degré, les effets d'une respiration spontanée en modifiant l'aspect habituel de l'atélectasie fœtale.

La recherche des ecchymoses sous-pleurales et sous-péricardiques a, chez l'enfant nouveau-né, une importance trop connue pour qu'il soit nécessaire de la rappeler.

L'évaluation de l'âge approximatif du sujet est toujours indispensable. La recherche et l'étude du point d'ossification de l'épiphyse inférieure, au niveau de chaque fémur, est aussi obligatoire, à ce point de vue, que celle de l'état de la dentition du maxillaire inférieur.

Inclusion et conservation de pièces anatomiques ou de liquides. — C'est dans des réceptacles de verre *dépourvus de tout liquide conservateur* qu'il faut recueillir les pièces anatomiques, les viscères ou les liquides épanchés. On n'oubliera pas que *les fragments d'organe à conserver ne sont jamais trop volumineux*, surtout lorsqu'il s'agira de la recherche ou du dosage de certaines substances par des procédés chimiques délicats. Enfin, on se rappellera que l'ouverture des bocaux recevant les pièces anatomiques doit être toujours assez large pour rendre l'introduction comme la sortie de la pièce aussi facile que possible ; une traction tant soit peu énergique sur un organe important peut détruire, en un instant, un détail décisif et occasionner une perte irréparable.

IV

AUTOPSIE DES VOIES BILIAIRES DANS LEUR CONTINUITÉ

SOMMAIRE. — *Préparation de la pièce anatomique au début de l'autopsie générale :* remarques préliminaires.

Isolement du canal cholédoque dans sa longueur.

Isolement des voies biliaires extra-hépatiques, en amont du cholédoque.

Prises aseptiques de la bile : *dans le cholédoque, dans la vésicule, dans les autres régions.*

Ouverture des voies biliaires. *Section transversale incomplète du cholédoque ; cathétérisme rétrograde puis descendant du conduit.*

Incision longitudinale des conduits extra-hépatiques. Incision de la vésicule biliaire.

Examen de la muqueuse des voies biliaires. *Sections transversales de la vésicule biliaire. Étude de l'ampoule de Vater.*

AUTOPSIE DES VOIES BILIAIRES

Préparation de la pièce anatomique

Lorsque, pour une raison particulière, on a décidé de pratiquer l'autopsie des voies biliaires en conservant intacte leur continuité, on doit se rappeler, dès le début de l'autopsie générale du cadavre, qu'il sera nécessaire de constituer avec l'estomac, le duodénum et le foie entiers une pièce anatomique complète. C'est sur cette pièce que portera le manuel opératoire.

L'éviscération totale d'emblée est indispensable (voy. p. [illegible] et fig. [illegible]) pour assurer le succès de cette autopsie spéciale. Sur la masse des organes totalement extraits, examinée par sa face postérieure (voy. p. [illegible], fig. [illegible]), il est prudent de reconnaître déjà le cholédoque, le canal cystique et le canal hépatique entourés d'un tissu cellulaire plus ou moins lâche teinté de jaune par la bile qui a diffusé hors de leurs parois. L'opérateur doit, à ce moment, éviter de les ouvrir ; il contaminerait la bile contenue dans leur cavité.

Lorsque les viscères sus-diaphragmatiques ont été extirpés et que le foie a pu être dégagé en compagnie de l'œsophage, de l'estomac et du duodénum avec, y attenant, le pancréas intact, l'autopsie proprement dite des voies biliaires commence. L'œsophage, l'estomac et le duodénum sont tout d'abord ouverts suivant la ligne d'incision indiquée précédemment (voy. p. [illegible] et fig. [illegible] et [illegible]). La pièce est alors posée à plat, sur le bord postérieur du foie, l'estomac en avant, à sa place, et le duodénum ouvert, l'ampoule de Vater étant en bonne lumière.

Isolement du canal cholédoque dans sa longueur.

L'opérateur s'efforce de reconnaître et d'isoler le cholédoque dans l'épaisseur de l'épiploon gastro-hépatique. L'index gauche une fois passé dans l'hiatus de Winslow, la main droite, armée d'une sonde cannelée, frotte de la pointe, de haut en bas, suivant la direction du cholédoque, et dilacère avec douceur les parties molles entourant le conduit ; celui-ci a été déjà dégagé en grande partie par derrière lors de la mise à nu du tronc de la veine porte (voy. p. 154 et fig. 24). La portion épiploïque du cholédoque étant bien isolée, on poursuit derrière le duodénum la même opération, facilitée par les précédentes dissections péri-portales. Enfin, on arrive sur la tête du pancréas, où l'on doit reconnaître avec la plus grande prudence les rapports anatomiques du pancréas et du cholédoque. Le canal est tout à fait englobé au milieu des lobules glandulaires, ou bien il passe en avant de la tête sans s'y engager et, glissant derrière la face postérieure du duodénum, il débouche droit dans l'ampoule de Vater ; il en constitue, comme on sait, l'élément formateur le plus important.

Dans le premier cas, si le cholédoque est compris dans la tête du pancréas, il faut l'y disséquer avec méthode, en se guidant sur la couleur, blanc jaune ou jaune verdâtre, de la paroi et en se contentant d'écarter les lobules glandulaires situés en avant et à droite du canal. Dans l'autre cas, le cholédoque est libre, pour ainsi dire, au milieu d'une atmosphère conjonctive lâche et le pancréas est facile à repousser en arrière de lui. Arrivé à la surface extérieure de la paroi duodénale dans laquelle le cholédoque s'enfonce, l'opérateur s'arrête, remettant à plus tard l'examen de l'ampoule de Vater.

Isolement des voies biliaires extra-hépatiques en amont du cholédoque.

Remontant au-dessus du cholédoque, l'opérateur, armé de sa sonde cannelée et d'une pince à mors plats, procède à l'isolement des voies biliaires situées en amont du cholédoque. Il commence par le canal cystique, souvent déjà dégagé en arrière, lors de l'isolement de la veine porte (voy. p. 154); la face antérieure du canal est facile à disséquer, dans les conditions normales. Si le tissu cellulaire qui l'entoure est trop résistant, il vaut mieux ne pas risquer de rompre le canal par des tractions trop énergiques avec l'instrument mousse et substituer un scalpel à la sonde cannelée.

Le tour de la vésicule biliaire est venu et son isolement est, d'habitude, fort aisé. Il est bon de la laisser adhérente au foie; les rapports que sa face supérieure peuvent affecter avec la glande hépatique seront mieux appréciés plus tard, lorsqu'il s'agira d'y pratiquer les incisions nécessaires à une autopsie complète.

Le canal hépatique, puis les canaux biliaires sous-hépatiques, origines apparentes des voies biliaires extra-hépatiques, sont disséqués avec les précautions les plus méthodiques, au milieu du tissu cellulaire du hile de foie. Il ne faut, sous aucun prétexte, les inciser, la bile devant être recueillie aseptiquement dans les différents points des voies biliaires avant toute ouverture de leurs parois.

Prises aseptiques de la bile dans le cholédoque et la vésicule puis dans les autres régions.

Pour recueillir d'une manière aseptique la bile dans les conduits en question, il faut avoir recours à la technique indiquée au début de cet ouvrage (voy. p. 60). La cautérisation au thermocautère, la pipette stérilisée, rompue puis flambée, l'aspiration d'une certaine quantité de liquide biliaire (souvent filant et visqueux) sont des temps opératoires fort simples. La seule difficulté résulte ici de la faible quantité de bile qui peut exister dans les conduits. La vésicule biliaire, au contraire, est d'ordinaire remplie de bile, mais ses parois souvent molles, épaisses et œdémateuses rendent l'opération douteuse si les précautions aseptiques n'ont pas été excessives.

Ouverture des voies biliaires. Section transversale incomplète du cholédoque : cathétérisme rétrograde puis descendant de ce conduit. Incision longitudinale des canaux extra-hépatiques.

Pour ouvrir les voies biliaires bien isolées, le procédé le

plus simple consiste à fendre tout d'abord, en travers, le canal cholédoque au niveau de sa partie moyenne. L'index gauche étant placé en arrière du canal et le pouce gauche appuyant sur sa face antérieure, la main droite porte, au-dessus du pouce et à la hauteur de l'index immobiles, un coup de ciseaux qui coupe en travers les couches du cholédoque et donne issue à la bile. Il faut avoir soin que les ciseaux n'entament qu'une partie de la face antérieure du cholédoque et, de toute façon, respectent sa paroi postérieure.

Sitôt que le cholédoque est ouvert, la main droite quitte les ciseaux, prend la sonde cannelée et l'enfonce d'abord de bas en haut, vers le hile du foie, en passant en avant de la saillie de l'index gauche qui n'a pas quitté sa position première. L'opérateur en profite pour sonder le canal cystique et s'assurer de sa perméabilité. Sur la sonde, bien maintenue en place par le pouce et par le dit index gauches, l'opérateur conduit ses ciseaux mousses et ouvre dans toute leur étendue, jusqu'aux extrêmes limites du hile du foie, les voies biliaires, y compris le canal cystique.

Reprenant alors le cholédoque au point où il n'est pas encore ouvert, l'opérateur y enfonce de haut en bas, dans le sens du courant de la bile cette fois, la sonde cannelée dont la rainure regarde en avant; il en fait sortir la pointe par la caroncula major. Il incise la paroi antérieure du cholédoque jusqu'aux couches du duodénum. Les parois de l'intestin passent à leur tour sous les branches des ciseaux, qui tracent dans l'épaisseur du lambeau droit (ou postérieur) de la portion verticale du duodénum une section oblique en bas, à droite et en avant, selon la direction anatomique du canal cholédoque (voy. p. 328 et fig. 78). On ouvre, pour finir, l'ampoule de Vater dans toute sa hauteur. Cette manière de couper l'intestin selon l'axe du canal excréteur de la bile a l'avantage de ménager toute la région wirsungienne (ou pancréatique) de l'ampoule de Vater et de la paroi intestinale elle-même.

Incision de la vésicule.

La vésicule biliaire doit, elle ausi, être ouverte avec méthode. Une première incision commence au bas-fond, que les ciseaux fendent transversalement, au sommet d'un pli formé par le pouce et l'index gauches. La bile s'écoule, et les ciseaux s'enfoncent le long de la paroi postérieure ou libre de la vésicule, suivant une ligne verticale traçant l'axe même de la poche biliaire. La pointe des ciseaux s'arrête au col de la vésicule et ne peut, à l'état normal, s'engager dans les méandres du canal cystique, ouvert par ailleurs d'une façon plus ou moins incomplète (voy. fig. 74).

Examen de la muqueuse des voies biliaires. Sections transversales de la vésicule biliaire. Étude de l'ampoule de Vater

Lorsque ces incisions ont mis en complète lumière la muqueuse des voies biliaires dans tout leur étendue, l'examen en est nécessaire. L'observateur inspecte les différentes zones, reconnaît l'aspect velouté et les plicatures de la muqueuse de la vésicule, l'état plus lisse et presqu'uni de la muqueuse des canaux, les dépressions glandulaires souvent profondes du cholédoque et l'apparence tomenteuse de la muqueuse de l'ampoule de Vater. Il ne peut faire autrement que d'ouvrir le canal de Wirsung (voy. AUTOPSIE DU PANCRÉAS p. 355 et fig. 78), s'il veut avoir pratiqué une autopsie complète de l'ampoule de Vater, dépendance directe du canal cholédoque. Le temps qu'on passe à découvrir, cathétériser et inciser le Wirsung et ses canaux accessoires n'est point du temps perdu, puisqu'on obtient tous les renseignements indispensables à une étude approfondie et complète du fonctionnement de l'ampoule de Vater, des parois duodénales et de la tête du pancréas.

Pour terminer, l'opérateur trace, sur la face antérieure de la vésicule biliaire, au niveau de sa portion adhérente à la glande hépatique, deux ou trois incisions transversales bien perpendiculaires à la surface des parois de la vésicule, et profondes, c'est-à-dire pénétrant dans l'épaisseur de la glande hépatique. La contiguïté de la face inférieure du foie et de la face antérieure de la vésicule biliaire demande, en effet, à être surveillée toujours, certaines lésions macroscopiques n'y étant pas rares et nécessitant l'intervention d'un instrument tranchant, sinon une dissection méticuleuse, pour pouvoir être découvertes.

X

AUTOPSIE DES SINUS DE LA FACE

SOMMAIRE. — ***Sinus de la face inférieure du crâne (sinus exo-crâniens).*** — *Manœuvres préalables nécessaires : prolongement de l'incision [illegible] le long de la face postérieure du crâne. Dissection des deux demi-lambeaux occipitaux [illegible] de l'occipital et des apophyses mastoïdes. [illegible]*

Après l'ablation de la moelle et de l'encéphale, ouverture du trou occipital [illegible] à l'aide de deux traits de scie divergents, d'un fragment occipital triangulaire à base [illegible].

Tracé de la coupe sagittale, parallèle au plan antéro-postérieur du corps [illegible] trait horizontal antéro-postérieur [illegible] ouvrir le sinus frontal et le sinus sphénoïdal. Précautions nécessaires à prendre par l'opérateur et son aide. Opérations complémentaires [illegible] de la paroi supérieure des sinus.

Sinus maxillaire. — *Écartement de la lèvre supérieure et de la joue [illegible] découvrant la fosse canine. Tracé du lambeau [illegible] découvrant le maxillaire supérieur. Ouverture [illegible] de la paroi [illegible] du sinus. Examen de la cavité.*

AUTOPSIE DES SINUS DE LA FACE

L'autopsie des sinus de la face se divise en deux phases distinctes : la première a trait à l'examen des sinus logés à la face inférieure du crâne (sinus exocrâniens) et met à nu, du même coup, les sinus frontaux et les sinus sphénoïdaux. La seconde s'occupe de découvrir, de chaque côté, le sinus maxillaire qu'elle attaque en avant, par la cavité buccale. Pour chacune de ces deux parties de l'autopsie des cavités annexées aux fosses nasales, la technique est différente.

Sinus de la face inférieure du crâne (sinus exocrâniens)

Pour pratiquer sans difficulté la section osseuse qui permettra à l'opérateur d'ouvrir la cavité des sinus frontaux et des sinus sphénoïdaux, plusieurs manœuvres préalables sont nécessaires *dès le début de l'autopsie des centres nerveux* (voy. p. 477).

Tout d'abord, il est indispensable de mettre à nu et très en lumière la surface externe de l'occipital. Pour cela, l'opérateur prolonge le long de l'occiput, sur la ligne médiane postérieure du crâne, l'incision des parties molles destinée à séparer le cuir chevelu et à atteindre à fond la surface des os. Il rejoint ainsi, par en haut, la ligne d'incision biauriculaire passant par le sommet du vertex formant en arrière le lambeau occipital, en avant le lambeau frontal (voy. p. 478 et fig. 93) qu'il faudra rabattre pour enlever la calotte crânienne. Cette double ligne d'incision du cuir chevelu, ligne en T, divise le lambeau occipital en deux morceaux égaux (voy. fig. [illegible]) ; il est nécessaire de les décoller avec soin, en rasant de près la surface osseuse, au-dessous de l'occipital et jusqu'au trou occipital; on contourne l'apophyse mastoïde qu'il vaut mieux dénuder en entier.

Au niveau de la nuque, les parties molles et toutes les masses musculaires sont largement découpées, selon les règles, en vue

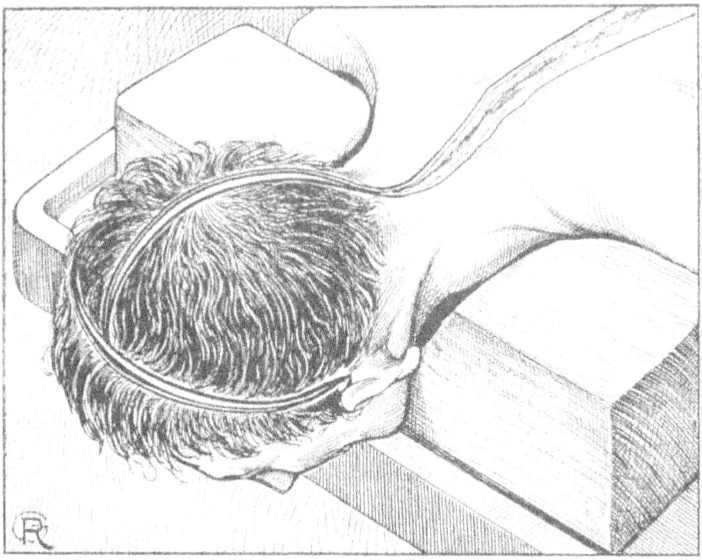

Fig. 122. — Incision en T du cuir chevelu. Tracé du lambeau frontal et des deux demi-lambeaux occipitaux.

de la libération parfaite du chapelet des apophyses épineuses de la colonne vertébrale (voy. p. 422 et fig. 113).

La mise à nu et l'ablation de la moelle épinière d'abord, puis de l'encéphale, ayant été menées à bien, le moment est venu pour l'opérateur de procéder aux manœuvres spéciales propres à l'examen des sinus exocraniens.

Il commence, si cela n'est déjà fait (fig. 123), par compléter la dissection profonde des deux demi-lambeaux occipitaux et des parties molles. Ce geste va lui permettre de contourner la totalité de l'apophyse mastoïde et, ayant ouvert la loge parotidienne, d'examiner la *parotide*. On peut, au besoin, prélever un fragment, sinon même la totalité de cette glande salivaire. On remarquera, en passant, que cette technique est la seule vraiment pratique pour obtenir les deux parotides sans occasionner le moindre délabrement.

Après avoir dégagé à fond la surface extérieure de l'occipital,

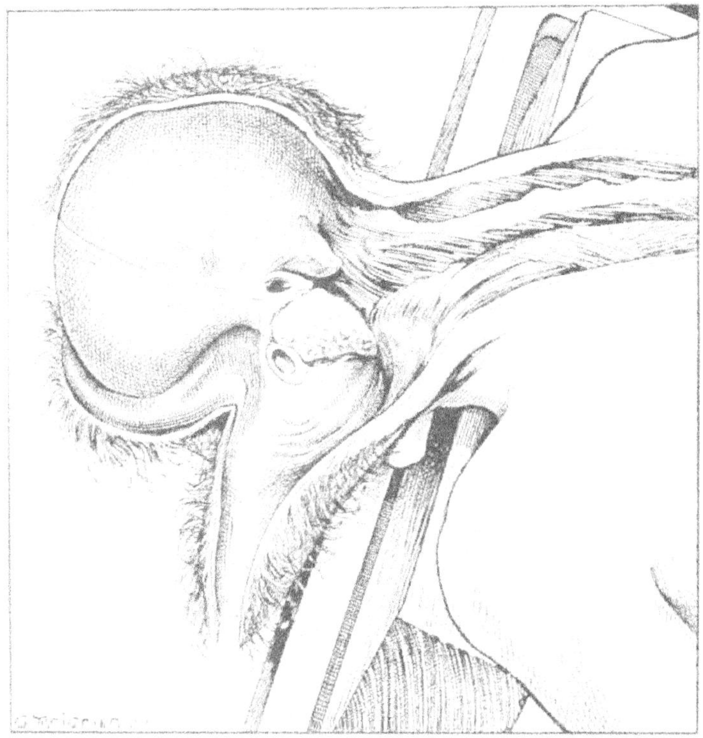

Fig. [illegible]. — Incision n° 1. Dégagement du demi-bandeau occipital. Mise à nu de la glande parotide.

et après s'être assuré que le frontal est tout à fait découvert jusqu'à la racine du nez, y compris même une petite portion des os propres du nez, l'opérateur, bien certain que les parties molles n'empêcheront pas sa manœuvre à la base du crâne, procède à l'ouverture postérieure du trou occipital.

Cette première opération, destinée à permettre l'accès de la grande scie le long de la base du crâne, en avant du trou occipital, est des plus simples. Il suffit, l'aide maintenant la base du crâne immobile, d'introduire par le trou occipital le fil d'acier de la « *scie-fil* » flexible et malléable, et de sectionner de dedans en dehors, verticalement et suivant un rayon suffisamment divergent, l'os occipital (fig. 124). La longueur du trait de scie ne dépassant guere 5 à 6 centimetres ; quelques instants sont

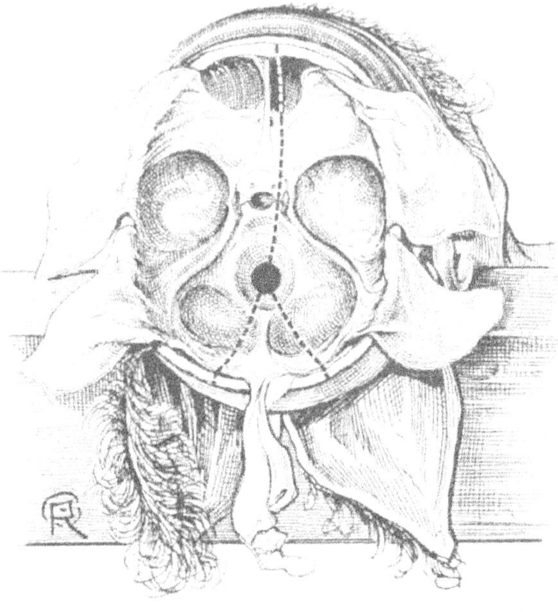

Fig. 124. — Coupe des sinus exocrâniens. Les trois lignes du tracé à la base du crâne.

nécessaires. La même opération, repetée du côté opposé et selon une ligne symétrique à celle tracée la premiere (à droite ou à gauche), libère un fragment postérieur de l'occipital : triangulaire, à base périphérique, ce fragment (fig. 124) n'est plus retenu par rien et vient aussitôt dans la main.

Il ouvre une large voie permettant d'accéder à la portion antérieure de la base du crâne, portion qu'on pourrait, par opposition au segment postérieur enlevé, appeler « pré-occipitale », et qu'il faut scier (fig. 125) en une seule fois suivant l'axe antéro-postérieur du corps, si l'on veut bien ouvrir les sinus exocraniens.

Il ne reste plus à l'opérateur qu'à tracer sur la face supérieure de la base du crâne, parallèlement à l'axe antéro-postérieur du corps et le côtoyant de 2 à 3 millimètres, soit à droite soit à gauche de la ligne médiane, une coupe sagittale (fig. 12[illegible]) qui va entamer en même temps et de haut en bas le frontal, l'ethmoïde, le sphénoïde et le corps de l'occipital. Les os du crâne étant recouverts de la dure-mère, ce trait de scie, proposé par Harke comme le plus commode et le plus sûr, doit demeurer tout à fait vertical et perpendiculaire à la surface de la base du crâne.

Les précautions à prendre en vue d'assurer le succès de cette technique ont une réelle importance. L'opérateur et son aide (placé à droite de lui et le regardant) doivent relever la base du crâne en fléchissant fortement la face du cadavre. Ils ont soin de soutenir la partie inférieure de la nuque à l'aide d'un billot demeurant assez caché pour que la scie à main, qui va manœuvrer sur la base du crâne, ne risque pas de le rencontrer quand elle aura à pénétrer à fond à travers le corps de l'occipital (occipital basilaire). Il est prudent que les deux mains de l'aide, accrochées du côté droit, à la base du crâne, au rebord du temporal et du frontal, soient protégées par un linge ; de même pour la main gauche de l'opérateur, qui appuie sur le bord gauche de la base du crâne.

Sitôt que la scie commence à tracer son grand trait vertical antéro-postérieur (trait de Harke), l'opérateur a un double devoir à remplir. Il s'oblige à maintenir sa lame bien perpendiculaire à la surface du crâne, quelle que soit la durée de la manœuvre ; en outre, il s'efforce d'écarter en dehors la moitié de la base du crâne qu'il tient sous sa main gauche posée en pronation marquée. Il aidera de la sorte à la pénétration de l'instrument.

Les coups de scie, en s'enfonçant dans la profondeur des parties osseuses, doivent respecter à tout prix les téguments du front, en particulier de la racine du nez : une surveillance constante est nécessaire à cet égard. La main d'un aide peut, au besoin, tenir abaissé au moyen de la sonde cannelée le bourrelet des téguments repliés au-devant du nez et des yeux. La scie divise tour à tour (fig. 125) et à peu près simultanément, sur une longueur de 11 à 12 centimètres : en avant, la lame horizontale du frontal avec le sinus frontal correspondant ; au milieu, le fond de la selle turcique et la voûte du sinus sphénoïdal ; en arrière, le corps du sphénoïde et le corps de l'occipital (occipital basilaire). Lorsque la section a pénétré assez loin, dans les régions profondes des fosses nasales, il arrive souvent qu'elle a entamé du même coup une partie plus ou moins étendue de l'apophyse odontoïde de l'axis et de l'arc antérieur de l'atlas. Cet accident est loin d'être défavorable, car il facilitera l'écartement terminal des deux demi-bases du crâne, divisées par la section antéro-postérieure telle qu'elle vient d'être décrite.

A ce moment, l'opérateur, laissant sa scie, prend des deux mains la moitié gauche de la base du crâne ; son aide agit de même à droite. Sur un signal, les deux opérateurs attirent chacun à soi la portion correspondante de la base du crâne et obtiennent, par divulsion, un écartement du crâne suivant le trait de scie de Harke. Ils mettent de la sorte à nu, d'une manière très suffisante, le sinus frontal droit et le sinus sphénoïdal correspondant qu'il est loisible d'examiner à fond.

L'opérateur reconnaît l'état de la muqueuse, note le contenu de la cavité ou sa vacuité. S'il y existe quelque liquide, il le peut recueillir sans difficulté en vue d'une étude microscopique et bactériologique. Les deux sinus sont ainsi étudiés.

La lumière est souvent assez grande pour permettre l'examen d'une grande partie de la fosse nasale correspondante et de la muqueuse pituitaire.

La technique qui précède simplifie la méthode de Harke en ouvrant d'abord le trou occipital, grâce au fragment triangulaire isolé au début.

Malgré son apparente simplicité, le tracé de Harke offre une réelle difficulté, le trait de scie étant malaisé à réaliser d'un seul jet, du rebord de l'occipital au rebord du frontal, parmi les fractures ou les fissures occasionnées par la libération de la calotte cranienne lorsque cette opération a été faite au marteau (voy. p. 380).

Opérations complémentaires. — Dans le cas où l'écartement des deux portions de la base du crâne n'est pas jugé suffisant, l'opérateur peut avoir recours à l'une des deux ou même aux deux techniques complémentaires suivantes.

Tout d'abord, il fait sauter à la pince-gouge la paroi posté-

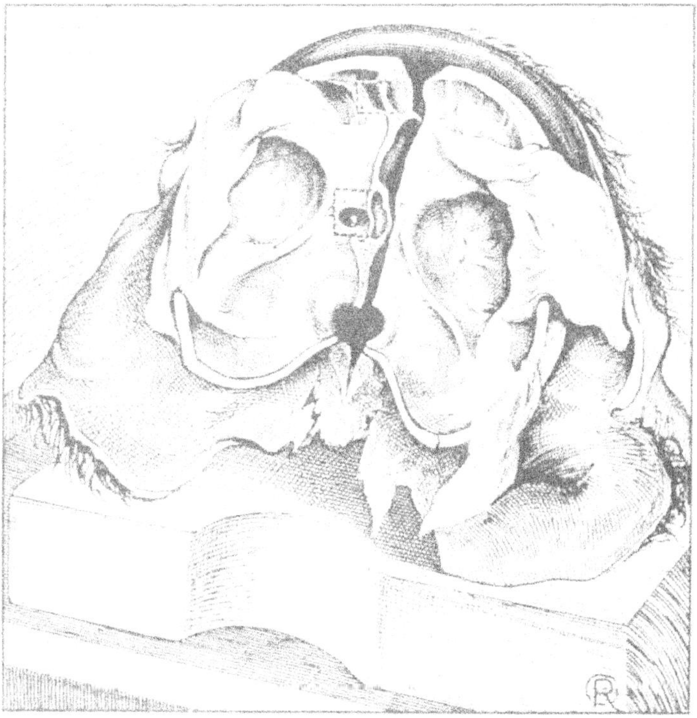

Fig. [illegible] — [illegible]

rieure des sinus sphénoïdaux ; il lui suffit de réséquer la selle turcique avec ses apophyses clinoïdes antérieures ; on met à découvert (fig. [illegible]) la partie postéro-supérieure des deux sinus sphénoïdaux.

(1) [illegible]

Quant à celui des sinus frontaux non ouvert par la ligne de Harke, il est facile d'atteindre sa cavité au moyen de quelques coups du ciseau-burin (fig. 5) portés sur sa paroi supérieure.

Enfin, si la divulsion des deux demi-bases du crâne est trop incomplète, un coup de scie-fil sur le maxillaire inférieur, au-dessous des téguments, suivant la ligne médiane, supprime toute résistance sans défigurer la face.

Sinus maxillaire.

La voie buccale antérieure est la plus directe et la plus commode pour arriver vite et bien dans la cavité du sinus maxillaire.

La tête étant en place et maintenue, l'opérateur commence par soulever aussi en dehors que possible la lèvre supérieure prise, à la hauteur des pré-molaires supérieures, dans la concavité d'un écarteur. Il confie aussitôt l'écarteur à son aide qui procède sans tarder à la toilette de l'arcade dentaire et à la détersion de la muqueuse gingivale, jusqu'au cul-de-sac gingivo-labial supérieur.

Cette manœuvre préliminaire accomplie, la région canine étant bien en lumière grâce à la lèvre supérieure relevée, l'opérateur reconnaît la région canine et se prépare à décoller la muqueuse gingivo-labiale pour mettre à nu la surface canine de l'os maxillaire supérieur. Ayant repéré la canine supérieure et suivi la saillie verticale dessinée par sa racine au-dessous de la muqueuse gingivale, il trace au bistouri un premier coup vertical tangentiel à la racine de la canine. Un second coup de bistouri passe horizontal à la surface des gencives, à un centimètre environ au-dessus de la ligne des sertissures gingivales. Les coups de bistouri portent à fond et ne s'arrêtent qu'à la surface de l'os. La main gauche, armée d'une pince, saisit l'angle antérieur du lambeau formé par la réunion des deux lignes d'incision. Une dissection soignée découvre en quelques instants la fosse canine. Confiant à la main de son

---

osseux horizontal qui surmonte en avant cette paroi. On ouvre ainsi les deux cavités sur une hauteur de 2 centimètres et demi environ et sur une largeur de 15 à 18 millimètres.

aide le lambeau soulevé par la pince, l'opérateur place de la main gauche le ciseau-burin contre l'angle dénudé ; puis, d'un coup de marteau bien appliqué sur le talon de l'instrument, perpendiculairement à la paroi jugale, il pénètre d'un trait dans la cavité du sinus. Pour compléter l'ouverture de la paroi antéro-inférieure du sinus, on n'a qu'à continuer la manœuvre, soit au ciseau, soit à la pince-gouge.

Le sinus ouvert, l'opérateur étudie la cavité, son contenu, l'état de la muqueuse qui tapisse les parois. Il prélève du contenu la quantité suffisante et nécessaire pour un examen microscopique ou bactériologique approprié.

VI

AUTOPSIE DES GANGLIONS SPINAUX

SOMMAIRE. — ***Préparation du rachis.*** [illegible] des apophyses épineuses, des gouttières vertébrales, des lames, des apophyses transverses et des apophyses articulaires. [illegible]

Ouverture de la cavité rachidienne. [illegible]

Préparation des ganglions spinaux. [illegible]

[illegible]

AUTOPSIE DES GANGLIONS SPINAUX

Préparation du rachis. — Lorsque l'extirpation de la moelle épinière comporte l'ablation simultanée des *ganglions spinaux*, la préparation préalable du rachis exige certaines précautions négligées souvent au cours d'une autopsie ordinaire (voy. p. [illegible] : AUTOPSIE DE LA MOELLE). L'incision occipito-sacrée des parties molles, sur la région médiane du corps, demande tout d'abord à être menée aussi largement que possible. Les téguments de la région occipitale sont coupés à fond, de façon à permettre un vaste décollement latéral des masses musculaires insérées sur l'occipital et les premières vertèbres cervicales.

L'opérateur ou son aide dénude de la manière la plus complète, sur toute l'étendue de la colonne vertébrale et jusqu'au sommet du sacrum, non seulement les apophyses épineuses et les deux gouttières vertébrales leurs satellites, mais encore la totalité des lames, des apophyses transverses et des saillies dessinées par les apophyses articulaires. Les coups du couteau (lame convexe) doivent trancher de *bas en haut*, du sacrum vers l'occiput, en raclant de très près les surfaces osseuses. Il est de la plus grande importance qu'avant d'aller plus loin « la toilette du rachis » soit aussi parfaite que possible. Les masses musculaires, attirées par les quatre doigts de la main gauche à mesure que la lame les désinsère, sont réclinées en dehors et laissent un large champ aux manœuvres qui vont suivre.

Au haut de la région cervicale, à partir du tubercule de l'apophyse épineuse de l'axis, on respecte les masses musculaires profondes. L'opérateur, arrivé sur les couches musculaires profondes, doit prendre les plus grandes précautions pour ménager l'émergence de chacun des deux premiers nerfs cervicaux, afin de pouvoir les repérer plus tard, quand il s'agira d'isoler leurs ganglions spinaux. Les filets nerveux ascendants du *nerf sous-occipital* servent de premier repère et doivent être reconnus et, si possible, isolés de bonne heure, dès les premiers temps des incisions musculaires.

Se rappelant que le premier ganglion spinal, peu volumineux, se trouve souvent en dehors de l'orifice dural par où vient de passer, à travers le ligament occipito-atloïdien, la racine postérieure du premier nerf cervical, l'opérateur n'hésite pas à disséquer, de chaque côté, et de bas en haut, le muscle grand droit postérieur de la tête et le muscle grand oblique : insérés tous deux au tubercule de l'apophyse épineuse de l'axis, ces muscles s'écartent aussitôt l'un de l'autre pour laisser en dehors d'eux un espace adipeux au fond duquel passent l'artère vertébrale et, tout contre elle, en dedans, le *nerf sous-occipital*.

Cette dissection est d'autant plus utile que le deuxième nerf cervical, *grand nerf occipital* a été en même temps mis à nu. Il doit servir de guide pour trouver le deuxième ganglion spinal ; or, il contourne de bas en haut précisément le muscle grand oblique, le croise par derrière, s'élève sur la face postérieure du muscle grand droit postérieur de la tête pour de là aller traverser le complexus et le trapèze sur les confins de l'occipital.

Les coups de renette nettoyant les gouttières vertébrales ne dépasseront pas la saillie de la seconde vertèbre cervicale.

Ouverture de la cavité rachidienne. — Dans son ensemble, la technique générale de l'ouverture de la cavité rachidienne, autrement dit de l'ablation du chapelet des apophyses épineuses, ne diffère pas de celle décrite à propos de l'autopsie de la moelle, à cela près cependant que la totalité des vertèbres lombaires et que la cavité sacrée doivent être ouvertes.

Ici encore, plus que jamais, l'instrument de choix est le rachitome de Brunetti (voy. p. 35 fig. 5), avec lequel la section de chaque lame vertébrale est réglée de la façon la plus désirable, sans crainte de fausse manœuvre déviant l'instrument en dehors et allant broyer les apophyses articulaires, au grand détriment des ganglions spinaux.

L'opérateur fera bien de commencer par la troisième vertèbre lombaire, afin de se donner du jeu pour l'ablation des ganglions spinaux inférieurs. Il s'ouvre une large voie sur tout le parcours de la moelle épinière, en ayant grand soin toutefois de respecter sur son chemin les régions des apophyses articulaires. Arrivé à la hauteur de l'axis, il retire son rachitome dont le jeu trop brutal risque de léser le second nerf cervical et dilacérerait à coup sûr le premier à son passage au-

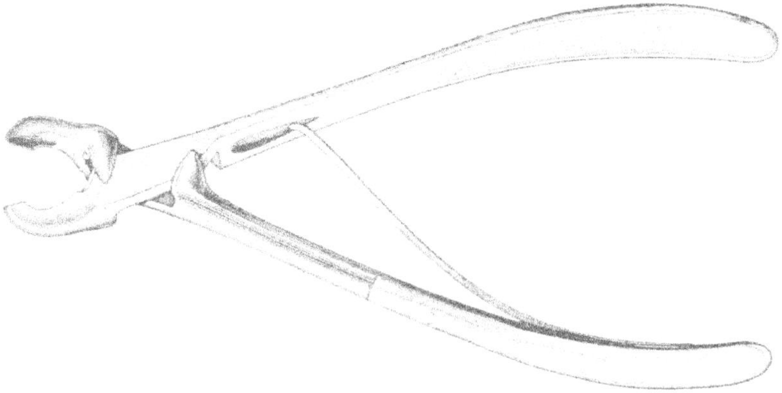

Fig. 156. — Pince-gouge.

dessus de l'arc postérieur de l'atlas. En conséquence, l'opérateur prend une pince coupante ou, mieux encore, une pince-gouge de petites dimensions (fig. 156), dont le bec mesure par exemple cinq à six millimètres, et qui lui servira ultérieurement à mettre à nu chaque ganglion spinal au fond de son canal de conjugaison. Il fait sauter à gauche puis à droite de l'apophyse épineuse une mince bande de la lame correspondante et enlève l'apophyse épineuse de l'axis ; en même temps il surveille le deuxième nerf cervical dont la racine postérieure sort en dedans de la saillie de l'apophyse articulaire supérieure, dans un espace homologue au trou de conjugaison.

Au niveau de l'atlas, l'opérateur en reconnaît l'arc postérieur et surveille l'émergence du premier nerf cervical *en dedans de l'artère vertébrale, et tout contre elle* ; il fait sauter, de chaque côté et toujours à la pince-gouge, la partie de l'arc postérieur adjacente au nerf cervical, tout en restant assez loin en dedans de celui-ci pour ne pas le contusionner.

Cette double opération (libération de l'apophyse épineuse de l'axis et de l'arc postérieur de l'atlas) est aussi facile que rapide, si l'aide a pris la précaution de passer sa main gauche au-dessous de la région cervicale antérieure et de soulever la masse du cou en la maintenant immobile. L'opérateur y trouve son point d'appui, avec une fixité suffisante pour opérer sans à coups.

Il est dès lors aisé d'enlever la totalité des apophyses épineuses (chapelet des apophyses épineuses), si cette opération n'a pas déjà été réalisée par fragments (voy. p. 498) pendant l'incision des lames vertébrales au rachitome de Brunetti.

Préparation des ganglions spinaux Recherche et mise à nu des conduits de conjugaison. — Tous les ganglions spinaux, hormis ceux correspondant aux deux premiers nerfs cervicaux, sont logés au fond du conduit de conjugaison destiné à l'émergence d'un nerf rachidien. Le cadavre est couché sur le ventre avec la cavité rachidienne ouverte de la façon qu'on vient de voir, la moelle étant encore enveloppée de ses méninges; pour peu qu'on soulève à l'aide d'une pince, la dure-mère, on voit des deux côtés les racines postérieures inclinées plus ou moins obliquement, suivant la région examinée : chaque racine disparait aussitôt sous le fragment externe de la lame vertébrale correspondante. Au niveau des cinq dernières vertèbres cervicales, c'est sous la saillie des apophyses articulaires, sorte de masse columnaire bilatérale, que les racines postérieures s'enfoncent presque transversalement.

L'opération décisive va consister tout d'abord en une ablation aussi méthodique que minutieuse du pont osseux formant comme la voûte supérieure de la logette au fond de laquelle chaque ganglion spinal est couché. Il s'agira ensuite de disséquer avec les plus grandes précautions la racine postérieure et son ganglion spinal, en utilisant du mieux possible l'origine du nerf rachidien constitué immédiatement en dehors du ganglion spinal.

Ordre à suivre. — L'ordre à suivre dans la recherche du conduit de conjugaison et dans sa mise à découvert a une réelle importance. La *colonne dorsale*, vers sa partie moyenne,

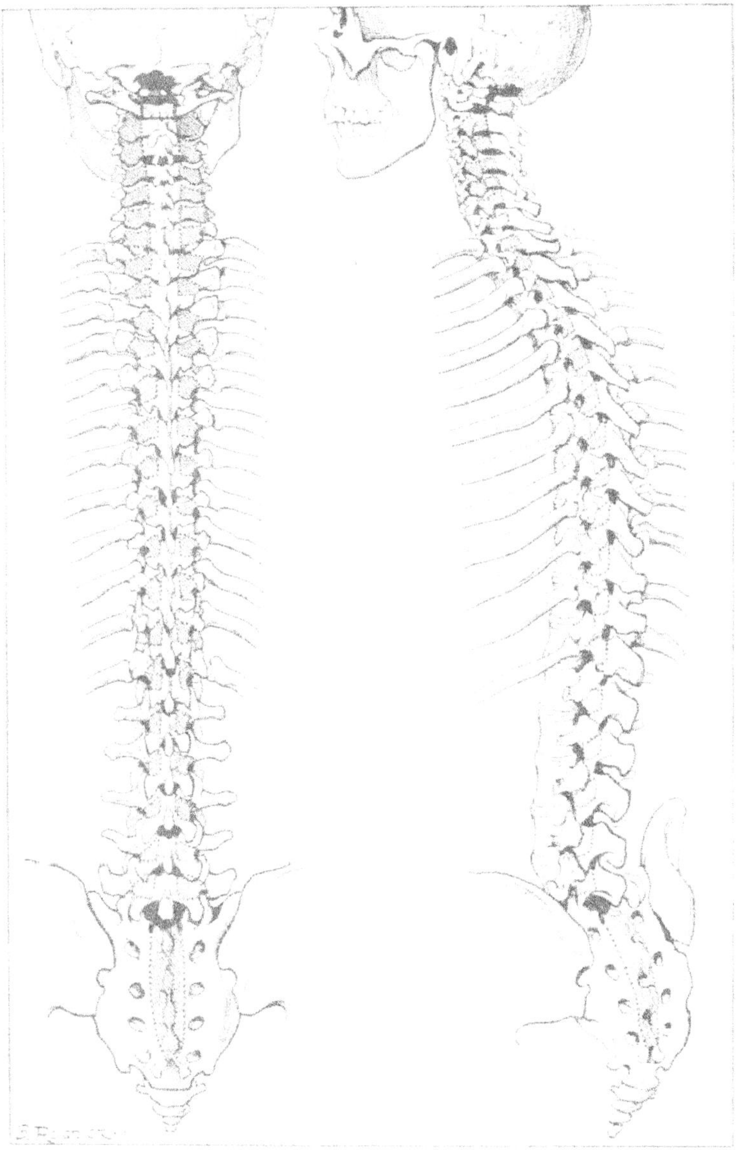

Fig. [illegible]. — Autopsie des ganglions spinaux. Schéma des résections osseuses nécessaires pour l'ablation des ganglions spinaux (vue de dos, vue de profil).

est, certes, la plus accessible. La convexité saillante de cette région, sa fixité, la proximité des côtes et des espaces intercostaux favorisent les premières recherches. Il y a donc tout avantage à commencer par la cinquième ou la sixième vertèbre dorsale. Ayant fait son choix, l'opérateur se place d'abord à gauche du cadavre, où la manœuvre est moins gênée qu'à droite. Les mains armées d'une bonne pince plate et d'un scalpel à lame mince, il commence par dégager complètement des parties molles (insertions musculaires, périoste, etc.) qui les recouvrent encore la face postérieure du fragment de la lame vertébrale, puis l'apophyse articulaire et le pédicule de la vertèbre. Cette série de masses osseuses constitue, pour ainsi parler, le *toit du conduit de conjugaison*. On arrive ainsi assez vite, en procédant de dedans en dehors, jusqu'au bord du pédicule, à l'entrée du trou de conjugaison. Plus en dehors, dans cette région excavée ainsi découverte, les parties molles, composées de tissu musculaire et de masses conjonctivo-vasculaires, sont examinées.

Après quelques prudents coups de scalpel, on ne tarde pas à y reconnaître une branche nerveuse importante, le rameau postérieur ou musculaire du nerf rachidien. Ce rameau, saisi par la pince et légèrement tiraillé, met en mouvement, à l'intérieur du rachis, la racine postérieure correspondante ; il servira de guide pour la suite.

Cela fait, l'opérateur applique sa pince-gouge sur le pont osseux bien disséqué et se met en mesure d'y faire une brèche *suivant l'axe du conduit de conjugaison*.

Il commence par la surface de section de la lame vertébrale et rejoint, en travers, la dépression formée à l'extérieur du rachis par le pédicule de la vertèbre, juste au-dessus du trou de conjugaison. Quelques coups de la pince-gouge menés avec douceur et toujours de dedans en dehors, à travers les facettes et les apophyses articulaires, sans arrachement brutal, ont vite enlevé toute la toiture du conduit de conjugaison (fig. 127 et 113 *bis*).

Le ganglion spinal n'apparaît pas au premier coup d'œil : il est entouré, ainsi que le tronc même du nerf rachidien, par une couche lâche et molle, plus ou moins opaque, de tissu cellulo-adipeux comblant la cavité. Par précaution, l'opérateur se garde de toucher, soit de la pince, soit du scalpel, au dit paquet adipeux contenant le ganglion spinal. Il se porte plus en dehors, reprend le rameau postérieur isolé au début et essaie de reconnaître et d'amener un peu à lui le rameau antérieur, ou nerf intercostal.

S'il n'y arrive pas, il enfonce la lame mince de son scapel verticalement dans la profondeur de l'espace, en dehors du rameau musculaire, son meilleur guide, et tranche toutes les parties profondes.

Sûr, dès lors, d'avoir sectionné le nerf intercostal, l'opérateur dissèque avec méthode, et sans quitter pour ainsi dire les parois osseuses du conduit, la masse de parties molles logées dans le canal de conjugaison. Il procède de dehors en dedans et soulève peu à peu les parties jusqu'à ce qu'elles arrivent à l'extérieur. Il ne s'arrête qu'au moment où les deux racines du nerf rachidien, visibles depuis le début, libres à leur tour dans la cavité rachidienne et attirées par la pince, se soulèvent ensemble, en même temps que le paquet des parties molles du conduit de conjugaison totalement mobilisées.

Au cours de cette opération, le ganglion spinal n'a pas été touché un instant par l'un ou l'autre des deux instruments.

La dissection de la masse enclavée dans le conduit de conjugaison doit marcher de la même façon que celle décrite pour la glande pituitaire, lors de son extraction hors de la cavité de la selle turcique (voy. p. [illegible] : ABLATION DE L'HYPOPHYSE, et fig. [illegible]).

Lorsque la même opération a été répétée de la même façon au niveau de chacun des douze nerfs rachidiens de la région dorsale, la *colonne cervicale* est abordée à son tour. Ici, la technique se simplifie d'une manière très appréciable. Le fragment de lame vertébrale conservé en place après l'ablation du chapelet des apophyses épineuses, s'implante sur une sorte de colonne verticale formée par la série des apophyses articulaires et cachant les conduits de conjugaison des cinq dernières vertèbres cervicales. Force est donc à l'opérateur de se débarrasser de cette colonnette des apophyses articulaires, s'il veut arriver à mettre à nu dans leurs gouttières de conjugaison les racines postérieures des nerfs cervicaux munies chacune de son ganglion spinal. Grâce à la pince-gouge, la méthode opératoire est des plus commodes.

Sitôt qu'il a reconnu et topographié les racines postérieures des six derniers nerfs cervicaux, à l'étroit dans la cavité rachidienne, l'opérateur se met en mesure de faire sauter, de bas en haut et en suivant avec prudence la marche de l'opération, toute la série des apophyses articulaires, y compris le fragment de lame vertébrale correspondante. Il procède par petits coups, dégage d'abord la septième vertèbre cervicale et le huitième nerf rachidien qui l'accompagne. Peu à peu, la gouttière du conduit de conjugaison apparaît oblique en bas et en dehors, avec, au fond, un tronc nerveux muni d'un gros ganglion spinal qui la remplit : c'est la racine postérieure du huitième nerf cervical. Successivement, les masses articulaires et les lames disparaissent, morcelées autant qu'il faut pour assurer la libération des ganglions rachidiens. L'opérateur découvre tour à tour et dans le même ordre, la racine postérieure, le ganglion spinal volumineux qui la termine, puis, en dehors, le tronc du nerf rachidien constitué. Il sectionne ce dernier en travers, à une bonne distance du ganglion spinal auquel il n'a pas encore touché. Il dissèque d'abord le bout central du nerf, puis ses deux racines jusqu'au cylindre dure-mérien ; de cette façon il est certain que, venu le moment de l'ablation de la moelle, aucun des ganglions spinaux et, par suite, des nerfs rachidiens ne risquera de faire obstacle à l'extirpation, ou ne courra le risque d'être arraché.

Au niveau de l'espace atloïdo-axoïdien, le deuxième nerf rachidien, déjà reconnu, est isolé et son ganglion, plus petit que les précédents, est respecté. De même pour le premier nerf cervical, à son passage en dedans de l'articulation occipito-atloïdienne : toutes les précautions sont prises en vue d'éviter une contusion quelconque de son petit ganglion spinal, assez facile à isoler quand les résections de l'atlas ont été bien menées.

Au niveau de la *colonne lombaire*, l'opération de la résection de la lame vertébrale avec, en plus, une partie de la masse des deux apophyses articulaires, supérieure et inférieure, correspondantes n'est que longue sans être difficile. Le ganglion spinal est logé à l'aise dans un large canal de conjugaison et son isolement n'offre guère de surprises. L'opérateur a vite fait de découvrir le ganglion, le nerf qui lui fait suite servant de conducteur commode et sûr. Le cinquième nerf rachidien lombaire est moins accessible à cause de la saillie formée en dehors par l'os iliaque et surtout par les masses musculaires sacro-lombaires qu'il a été bon de sectionner au préalable en travers et de réséquer.

Les *ganglions sacrés* sont faciles à découvrir après ablation de la crête sacrée par deux traits de scie passant par le fond de la gouttière sacrée (fig. 197). Il suffit d'entamer à la pince-gouge le bord supérieur de la lame sacrée, en se tenant dans le prolongement de la ligne d'incision faite sur les lames lombaires. Cette encoche sert de guide au trait de scie vertical, presque parallèle à la crête sacrée et distant d'elle d'un centimètre environ. La cavité sacrée est mise à nu et montre les nerfs sacrés accolés à la membrane ligamenteuse, expansion de la dure-mère.

Ablation de la moelle épinière avec les ganglions spinaux. — Lorsque la série des opérations décrites pour le côté gauche du rachis a été répétée dans les mêmes conditions pour le côté droit de la colonne vertébrale, la moelle est prête.

La liberté de chacune des paires nerveuses et de leurs nerfs rachidiens étant dûment constatée, on n'a plus qu'à manœuvrer comme il a été dit à propos de l'extirpation de la moelle au cours d'une autopsie ordinaire (voy. p. [illegible] et fig. 117). La section transversale de la moelle cervicale au-dessous du bulbe est pratiquée à l'aide d'un instrument bien tranchant. De même pour la queue de cheval, les sections de la dure-mère y demandent une main assez ferme, quoique prudente, les nerfs lombaires et sacrés munis de leurs ganglions ayant été libérés au préalable. L'opérateur marche avec lenteur; il soulève la moelle lombaire par son enveloppe dure-mérienne et sépare avec la plus grande douceur les adhérences lamelleuses qui rattachent la face antérieure et les parties latérales de la dure-mère à la cavité osseuse du rachis.

En remontant de la sorte, on arrive à extraire les trois régions de la moelle épinière sans causer aucun dégât et sans traumatiser surtout aucun des ganglions spinaux. Rien n'est plus facile, dès lors, que de bien préparer la double chaîne de ces ganglions avant de procéder, sur la table, à la double incision verticale médiane (postérieure, puis antérieure) de la dure-mère spinale (voy. fig. 118 et 119).

La technique pour la conservation des ganglions spinaux en vue d'une étude microscopique n'offre rien de spécial.

VII

AUTOPSIE DU ROCHER ET DES ORGANES DE L'OUÏE

SOMMAIRE. — ***Mise à nu de la surface extérieure de deux os temporaux*** : *Dégagement des apophyses mastoïdes.*

Ablation des rochers — *Tracé de la ligne de section autour de la base du crâne sur la surface de la dure-mère.*

Transfixion de la lame criblée de l'ethmoïde au moyen de la sonde cannelée. Passage du bout libre de la scie le long de la sonde cannelée.

Mise en place des poignées de la scie. Découpage des os de la base et circonscription de la pièce par le trait de scie. Ablation de la pièce anatomique. Préparation des organes.

Examen in situ *de l'apophyse mastoïde, des cavités de l'oreille moyenne et des différentes parties de l'oreille interne.*

AUTOPSIE DU ROCHER ET DES ORGANES DE L'OUIE

Lorsque l'autopsie des organes de l'ouïe a été décidée, la meilleure technique consiste en l'ablation simultanée des deux rochers (y compris les deux trompes d'Eustache), sauf pour l'opérateur à reprendre en détail, après leur extraction, l'examen méthodique des différentes pièces constitutives de l'ouïe.

Pour préparer la base du crâne et dans le but d'éviter les obstacles qu'opposent les parties molles à l'opération que nous allons décrire, il est indispensable d'avoir isolé au préalable la surface externe des deux os temporaux. Dans ce but, l'incision en T étant tracée à la surface du crâne et le long du rachis (fig. [illegible]), les trois lambeaux, le frontal et les deux demi-occipitaux, sont rabattus avec soin. Pour ces derniers, l'opérateur a soin de ne pas quitter la surface osseuse et d'inciser les parties molles de l'oreille (fig. [illegible]) aussi près que possible de la surface du crâne. Il examine sur-le-champ à fond le conduit auditif externe. Enfin, poursuivant le dégagement complet de la région parotidienne, il dissèque la parotide, enlève cette glande et se trouve, dès lors, à l'aise pour libérer de toutes les parties molles l'apophyse mastoïde et la surface inférieure du temporal. On veut surveiller dans la profondeur la région carotidienne, car il est de toute nécessité de ne pas entamer le canal d'Eustache.

A ce moment, la mise à nu des gouttières vertébrales étant accomplie (fig. [illegible]), l'opérateur procède à l'ouverture du rachis et à l'extraction de la moelle épinière (voir p. [illegible], et fig. [illegible] et [illegible]). L'ouverture du crâne, l'ablation de la dure-mère crânienne (fig. [illegible], [illegible] et [illegible]), enfin l'extraction de l'encéphale sont pratiquées selon les règles décrites.

L'ablation des organes de l'ouïe va pouvoir commencer. L'éviscération totale d'emblée est déjà faite (V. p. [illegible] et fig. [illegible] à [illegible]).

la cavité rhino-pharyngienne est béante, le voile du palais ayant été tranché au ras de la voûte palatine. La constatation, par la cavité buccale, de l'état des choannes, de celui de l'orifice pharyngien de chaque trompe d'Eustache est possible : il suffit de soulever la mâchoire inférieure et d'éclairer d'une manière suffisante, par en bas, le cavum.

Sûr de ses points de repère, l'opérateur, se plaçant au-dessus et en arrière de la base du crâne, enfonce d'un coup pénétrant la forte sonde cannelée au niveau de la partie postérieure de la lame criblée de l'ethmoïde (fig. 128). Il dirige son instrument perpendiculairement à la surface de cette région osseuse, éprouve une très légère résistance et bientôt s'enfonce dans la profondeur des fosses nasales supérieures. En prolongeant ce mouvement d'une manière réglée, il ne tarde pas à sentir la pointe de l'instrument déborder le bord postérieur de la voûte palatine : l'aide le voit apparaître et l'y maintient.

Fixant de la main gauche sa sonde cannelée bien en place, l'opérateur fait glisser le long de la cavité de la sonde, de haut en bas, l'extrémité libre du fil d'acier de la scie-fil (fig. 128), jusqu'à ce qu'il parvienne à la saisir dans la cavité bucco-pharyngienne vidée, comme on sait, de tous les organes qu'elle contenait (voy. fig. 15). L'aide accroche au bout inférieur du fil d'acier la poignée métallique. Le bout supérieur étant déjà préparé, tout se trouve en place pour la section des parties osseuses.

L'opérateur, par précaution, trace de la pointe du scalpel sur la base du crâne, à la surface de la dure-mère, la *ligne de section* des parties qui, limitées par ce trait, devront être enlevées (fig. 128). Cette ligne commence au point de perforation de la lame criblée, descend obliquement en dehors et en bas sur la petite aile du sphénoïde, franchit la fente sphénoïdale, parcourt la grande aile du sphénoïde dont elle laisse en dehors à peu près toute la portion située au delà des trous grand rond, ovale et petit rond; elle longe ces trois derniers orifices en dehors d'eux, à cinq ou six millimètres de distance. Ces points de repère sont faciles, au moins pour les trous grand rond et ovale, à cause des troncs nerveux importants qu'y a laissés l'ablation de l'encéphale.

Continuant son trajet dans la partie inférieure et postérieure de la fosse temporale, la ligne de section aborde l'os temporal et court parallèle au bord antérieur du rocher, qu'elle longe sans l'atteindre, de façon à venir joindre l'origine de l'écaille

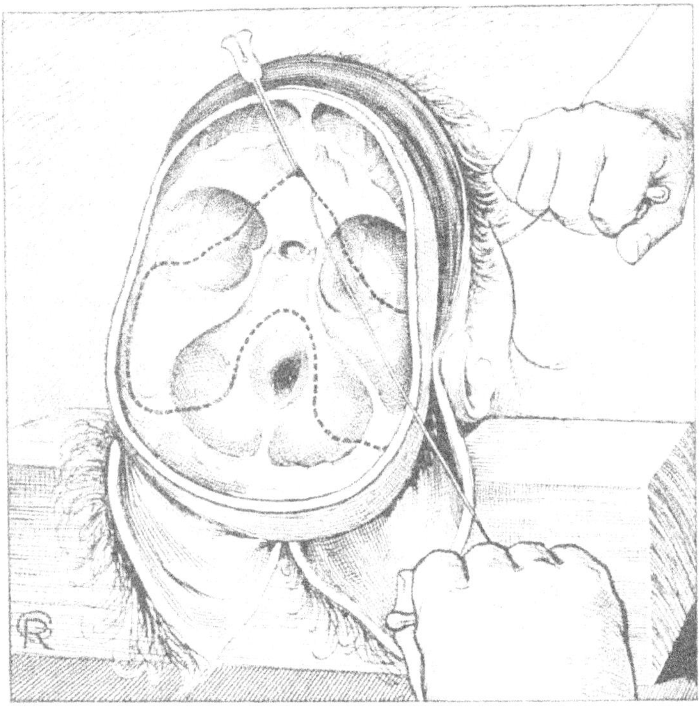

Fig. [illegible]. — Ablation des organes de l'ouïe. Tracé à la base du crâne. Manœuvre de la scie-fil.

du temporal, à peu près à la hauteur de l'insertion de l'apophyse zygomatique (tubercule zygomatique antérieur). Il est important, en effet, que la section ménage à tout prix la région osseuse du conduit auditif externe.

Dans ce but, il est indispensable de sacrifier plus ou moins l'articulation temporo-maxillaire, soit en la désarticulant à ce moment, opération aisée, les parties molles ayant quitté la surface extérieure de l'article, soit en sectionnant résolument le condyle du maxillaire inférieur que le trait de scie-fil abordera à temps pendant la manœuvre générale.

Quoi qu'il en soit, la ligne de section tracée à l'intérieur du crâne est arrivée en avant de la base du rocher ; elle la contourne en remontant sur l'écaille du temporal et atteint bientôt la région correspondante de l'os pariétal dont elle coupe plus ou moins haut l'angle inférieur et postérieur.

Lorsque la calotte cranienne a été enlevée au marteau, pratique la plus commune dans nos hôpitaux parisiens, la ligne d'ablation des organes de l'ouïe se divise d'ordinaire en deux portions ; l'une est antérieure, c'est celle qui vient d'être décrite : elle s'arrête au trait de fracture horizontal de la base du crâne, au bas de la fosse temporale ; l'autre est postérieure et reprend à la hauteur du temporal, sur la même surface de fracture transversale, en arrière de la base apparente de l'apophyse mastoïde. La ligne de section descend aussitôt dans la fosse occipitale, coupe verticalement la portion horizontale de la gouttière du sinus latéral, et gagne par le plus court chemin le trou déchiré postérieur, tout en demeurant parallèle au bord libre du rocher bien reconnaissable à l'insertion de la tente du cervelet (coupée lors de l'extraction de l'encéphale). Franchissant le golfe de la veine jugulaire interne, le tracé de section passe sur la saillie du tubercule occipital, à égale distance du trou déchiré postérieur et du trou condylien antérieur par où s'enfonce le nerf grand hypoglosse.

Contournant la partie antérieure du trou occipital, dont elle reste distante d'un centimètre et demi environ, la ligne de section rejoint la ligne médiane en passant à travers la partie moyenne de la gouttière basilaire et se trouve séparer le corps de l'occipital (l'occipital basilaire) en deux portions à peu près égales (fig. 158).

Le même tracé, repris du côté opposé de la base du crâne, rejoint, par un chemin identique à la première moitié déjà faite, la lame criblée de l'ethmoïde dont il termine la section. Tel est le tracé complet à peu près conforme à celui proposé et exécuté par Politzer.

Les poignées de la scie-fil sont en place ; il ne reste plus qu'à procéder au découpage de la pièce osseuse ainsi délimitée, manœuvre qui réclame quelques précautions. L'opérateur a pris la poignée supérieure (fig. 108) et dirige le mouvement. L'aide suit et assure la place du fil d'acier par en dessous au fur et à mesure que progresse l'instrument. Il est plus commode de commencer à droite et de ne jamais précipiter le mouvement. Au moment où la scie va atteindre la base du rocher en avant, une difficulté se présente pour l'aide : tant qu'il y a eu du jeu et que les téguments de la région cervicale antérieure ne l'ont pas trop serré, il lui a suffi de les éloigner, sauf à les maintenir au moyen d'un écarteur de Farabeuf fortement fixé. Au moment où il va falloir entamer avec vigueur le col du condyle du maxillaire inférieur (ou le condyle lui-même), les parties molles de la région cervicale retenant la peau de la région externe du cou deviennent gênantes. Le plus simple, en ce cas, est de tracer sous la peau, au couteau, un trajet qui passe en arrière de l'angle du maxillaire inférieur, et de glisser dans cette boutonnière la poignée inférieure de la scie-fil. L'aide se trouve porté ainsi en dehors et au-dessous de la branche ascendante du maxillaire inférieur. Il lui est aisé dès lors de guider son fil d'acier d'une façon méthodique et de lui faire aborder au point précis, choisi par lui, le col du condyle ou le condyle lui-même et de le séparer de la mâchoire, en procédant de dedans en dehors.

Pour le tracé de la ligne postérieure, qui doit descendre de dehors en dedans, à travers l'épaisseur de l'articulation occipito-atloïdienne, la même difficulté surgit, au moment où le fil d'acier approche du trou déchiré postérieur. L'aide est obligé de se frayer au couteau un chemin, s'il n'existe pas encore, à travers les parties molles qui entourent la région latérale des vertèbres cervicales. La poignée inférieure de la scie-fil est placée en avant de la colonne cervicale. L'opérateur peut, à ce moment, compléter son tracé et fendre suivant les règles le corps de l'occipital, en entamant plus ou moins l'arc antérieur de l'atlas, et parfois aussi, une portion du corps de l'axis.

Une fois cette opération terminée, l'ablation de la masse osseuse n'offre plus de sérieux inconvénients, pourvu que les parties molles aient été bien dégagées, ce dont s'assure l'opérateur avant de songer à l'extirpation de la masse totale à l'aide du davier de Farabeuf.

La préparation de la pièce ne demande plus que quelques soins. Il suffit de se conformer aux indications si précises formulées par Politzer dans son remarquable ouvrage [1] sur la « *Dissection anatomique et histologique de l'organe auditif de l'homme* ». On ne saurait trouver un meilleur guide.

Examen in situ. — Si l'opérateur se contente d'un examen rapide (mais toujours trop incomplet) des organes de l'ouïe *in situ*, la technique est beaucoup simplifiée. Il lui suffit de faire sauter au ciseau le toit de l'oreille moyenne et de mettre à nu l'antre mastoïdien. La face supérieure du corps du rocher ne résiste guère, dans les conditions structurales ordinaires, au tranchant d'un burin d'acier et au lourd marteau de fer (fig. 3 et 4). La même remarque est à faire pour les cellules mastoïdiennes, qu'il est on ne peut plus aisé d'aborder à la surface externe de l'apophyse mastoïde, découverte et libre de toute insertion musculaire. Au besoin, un trait de la petite scie à dos mobile, dirigé obliquement, peut ouvrir la mastoïde de dehors en dedans et de haut en bas, sans occasionner de graves délabrements.

(1) Traduction française du Dr Schiffers. Paris 1898.

INDEX ALPHABÉTIQUE

Abdomen (ouverture de l'), 106.
Abdominale (cavité), 106, [illegible].
Abdominaux (viscères), leur extirpation, [illegible].
Abouchement du canal thoracique, 105.
— des veines pulmonaires, [illegible].
— des veines sus-hépatiques, 199.
[illegible]
Adhérences anormales des organes, 17.
— épicardiques, [illegible].
— du poumon et de la plèvre, [illegible].
[illegible], voir [illegible].
[illegible], voir [illegible].
Age, 58.
— du nouveau-né, [illegible].
Aile, 108.
Aiguilles [illegible].
Aisselle, [illegible].
— (creux de l'), [illegible].
Altérations cadavériques, [illegible].
[illegible]
Amphithéâtre des morts, p. 10.
[illegible]
Ampoule de Vater, [illegible], 184, 186, [illegible], [illegible], 186, 187.
Amygdales, [illegible].
— (extraction des), [illegible].
Amygdalienne (région), [illegible].
Anal [illegible], [illegible].
Angle iléo-cæcal, [illegible].
Angle [illegible], 186.
— [illegible].
— [illegible].
[illegible] inguinal profond, [illegible].
Anomalies [illegible].
Aorte [illegible].
— abdominale, [illegible].
— [illegible].
— [illegible].
— [illegible], [illegible].
[illegible] de la [illegible], [illegible].
Appendice [illegible].
[illegible], [illegible].
[illegible], 199.
[illegible], [illegible], [illegible], [illegible], [illegible], 198.
Arc [illegible], [illegible].
— [illegible] de l', [illegible], [illegible].
— [illegible] de l', [illegible].
— [illegible].
— thoracique, [illegible].
— [illegible] abdominale, [illegible].
Artère [illegible], [illegible], [illegible].
— [illegible].
Articulations articulaires, [illegible].
Apophyse [illegible].
— [illegible], 188, [illegible].
— [illegible].
— [illegible].
— [illegible].
— mastoïde, 200.
Appareil respiratoire [illegible].
[illegible].

Appareil urinaire, 198.
Appendice vermiforme, 191, 298, 300
— — (muqueuse de l'), 300.
— — (perméabilité de l'), 300
— — (ouverture de l'), 299.
— xiphoïde, 106, 210
Aqueduc de Sylvius, 404.
Arcade de Fallope, 133.
— fémorale, 131, 201, 211.
Archives, 24
Arcs costaux coupés (leurs aspérités), 125.
Aréa placentaire, 465
Arrière-cavité des épiploons, 151, 198.
— — des fosses nasales, 307.
Artères bronchique, 162.
— carotide primitive, 149.
— carotide interne, 399
— coronaires cardiaques, 183, 233, 240
— de l'encéphale, 399.
— hépatique, 151, 315.
— iliaque primitive, 149.
— iliaque externe, 149.
— intercostales, 125.
— mammaire, 210.
— mésentérique supérieure, 150, 151.
— ombilicales, 452.
— pulmonaire et ses deux branches extra-pulmonaires, 178.
— section de l' —, 185.
— origine de l' —, 224.
— dégagement de l' —, 233.
— rénale, 148.
— sous-clavière, 143, 146.
— sylvienne, 399.
— vertébrales, 392, 406.
Artériel (canal), 176.
Articulations acromio-claviculaire, 112.
— costo-vertébrales, 209.
— sacro-iliaque, 211.
— sterno-claviculaire, 120.
Aspect extérieur du cadavre, 88.
Aspérités des arcs costaux coupés, 125.
Assistant (premier), 30.
Atmosphère adipeuse du rein, 148, 198.
Atrophie du poumon, 252.
Attitude générale du cadavre, 88.
Auges, p. 23.
Auricule (ouverture de l'), 219, 237.
Autopsies, 5.
— diarrhée des, 47.
— durée de l', 66.
— méthode générale, 58.
— l' — médico légale, 469.
— partielles, 204.
— (introduction à la pratique des).
— (principes généraux de l'), 473.
— (protocoles d'), 25.
— (salle d'), 17.
— spéciales, p. 117.
— des conduits aériens et des canaux vasculaires du poumon, 268.
— (table à), 19, 136.
— (technique générale), 57.
— (tenue d'), 41.
— (vêtements d'), 43.
Avortement (autopsie de femme suspectée d'), 478
Azygos (grande veine), 126, 143, 162, 174.
Azygos (petite veine), 143.

Bactériologie, (Nécessaire de), p. 532.
Balance, 37.
Baquets, 38.
Bascule, 37.
Base du cerveau, (noyaux de la) 411.
— du crâne, 443, 315.
— des oreillettes, 181.
Basilaire (tronc), 399, 406.
Bassin, 133, 136, 211.
— (cavité osseuse du), 136.
Bassinet, 148, 347.
— (ablation du), 148.
Bec de la prostate, 359.
Biliaires, voy. Vésicule —, et Voies. —
Bile (prises aseptiques de), 485.
Billots, 38, 153.
Bisulfite de soude, 46
Blouse, 43.
Boîte à autopsie, 29.
Botal (trou de), 219, 244.
Bouche, 97.
Bourrelet du corps calleux, 410.

Bourses, 301.
— (racines des), 174.
Brachial (plexus), 115.
Brachio-céphalique (tronc veineux), 113.
Bras, 114.
Bras à cau[illegible], 58.
Bronches, 150, 161, 181.
Bronchique (artère), 162.
— (ganglions péri-), 180.
Brunetti (technique dérivée de), 36, 123.
Brunner (glandes de), 186.
Buccal (plancher), [illegible], 118.
— (muqueuse), 119.
Bucco-pharyngée (cavité), 117, 207.
Bucco-pharyngées (organes et cavité), 119.
Bucco-pharyngo-laryngée (masse), 117.
Bulbe (étude du), [illegible].
— (section du), [illegible].
— effilé, [illegible].
Bulbo-protubérantielle (région), 301.
Burow (loupe de), 130.
Bursa (Tissues), 36.

Cadavériques (lésions), 105.
— (phénomènes), 91.
Cadavre (aspect extérieur du), 88.
— (attitude générale du), 88.
— (examen extérieur du), 87, 88.
— (mise en position du), 101.
— (poids du), 87.
Cadaque (débris de la), 355.
Cæcum, 193.
Cage thoracique, 108, 121.
Caillots (blancs du cœur), 178.
— (rouges du cœur), 178.
Calcaires (dépôts), 305.
Calices (du bassinet), 212.
Calleux (corps) (bourrelet du), 301.
Calotte crânienne, 339, 350, 351, 358.
Canal artériel, 175, 183.
— cholédoque, 111, 147, 155, 185.
— crural, 211.
— cystique, 110, 185.
— déférent, 133, 265, 305.
— duodénojéjunal, 190.
— hépatique, 110, 185.
Canal intestinal, 147, 191.
— de l'ouraque, 135.
— rachidien, 301.
— thoracique (abouchement du), 103, 111, 156, 145, 174.
— de Wirsung, 167, 188, 131, 187.
Canule métallique, 65.
Capsule fibreuse du rein, 199.
— surrénales, 198.
Capuchon du clitoris, 301.
Cardia (sphincter du), 156.
Cardiaques (nerfs), 176.
— (parois), 171.
— (plexus), 178, 162.
— (sang), (sa), 177, son prélèvement, 183.
Carène pulmonaire (aspect), 156.
Carotide (artère), 166, 156.
— primitive, 166, 156.
Carotide interne, 301.
Carotidienne (région), 166.
Cartilages (anneaux), 146.
— (arytén[illegible]), 162.
Carré des lombes (muscle), 111.
Cartilages costaux, 107, 111.
— thyroïde, 161, 150.
— de la trachée, 161.
Cartilagineux (disques), (des poumons), 371.
Cathétérisme de la cavité utérine, 303.
— de la vessie, 276.
— (de l'abouchement du canal de) Wirsung, 187.
Cave (veine inférieure), 111.
Cerveau de la selle (des turcs), 36.
Cavernes (tubes), 192, 225, 226.
Cavités (communication de la plèvre supérieure), 121.
Cavités (examen des), 101.
— abdominale, 128, 111.
— articulaires (examen des), 309.
— osseuse ou l'os crânien, 216.
— bucco-pharyngée, 117, 207.
— intérieure des corps étrangers, 302.
— crânienne, 308.
— crâniennes, 358.
— (thoraciques), 108.
— du larynx, 301.
— péricardique, 173.

Cavité pleurale, 122.
— (rachidienne), ouverture de la, 421, 439, 443, 504.
— de l'oreillette gauche (examen de la), 225.
— salpingienne, 465.
— thoracique, 209.
— utérine, 368, 369, 464.
— ventriculaire gauche (examen de la), 227.
Caverne, 208.
Cavum bucco-pharyngien, 119.
Centimètre d'acier, 145.
Centre aponévrotique du diaphragme, 175.
Centres nerveux, 375, 458.
Cérébelleuses (circonvolutions), 391.
Cérébelleux (hémisphères), 401.
— (lobe), 404.
Cérébrales (circonvolutions), 411.
— (commissures), 411.
— (dure-mère), 385.
— (écorce), 398.
Cérébraux (hémisphères), 388, 410.
— (pédoncules), 399.
Cerveau (base du noyaux de la), 411.
— (coupes du), 414.
— (faux du), 394.
— (face inférieure du), 389, 408.
— couteau à, 32, 438.
Cervelet (étude du), 403.
— (section du), 405.
— (tente du), 391.
— (4e ventricule du), 403.
Cervical (paquet), 108.
Cervicale (cavité), 208.
— (colonne), 209.
Cervico-lingual (paquet), 119.
— *-thoracique* (paquet), 116, 130.
Chalumeau insufflateur, 57.
Chapelet des apophyses épineuses, 439, 439, 445.
Cheval (queue de), 430.
Chiasma des nerfs optiques, 399, 411.
Choannes, 516.
Cholédoque, voy. Canal.
Chondro-costale (ligne), 114.
Cicatrices cutanées, 94.
— ombilicale, 95, 106, 452.
Circonférence du cœur, 184.
Circonférence de l'estomac, 279.
— du poumon, 253.
Circonvolutions cérébelleuses, 391.
— cérébrales, décortication des, 411.
— frontales, 410.
— de l'Insula, 398.
Ciseaux, 35, 121, 130, 271.
— *mousses* (petits), 195.
Ciseau burin, 36.
— de Mac-Ewen, 36.
Citerne de Pecquet, 146.
Clavicule, 104, 110.
Clinoïde (apophyse), 391.
Clitoridienne (région), 134.
Clitoris, 203.
Cloison inter-auriculaire, 228.
— recto-vaginale, 366.
Coccyx, 133, 211.
Cœcale (muqueuse), 297.
Cæcum, 295.
Cœliaque (tronc), 150.
Cœur, 455, 467.
— (ablation du), 185.
— (autopsie du), 217.
— (caillots organisés du), 245.
— (circonférence du), 184.
— (couleur du), 185.
— (dimensions et poids du), 73.
— (étude détaillée du), 238.
— (examen du), 183, 476.
— (extirpation des poumons avec le), 455.
— (face postérieure du), 155, 188.
— (forme du), 183.
— (largeur du), 184.
— (longueur du), 184.
— (nerfs du), 240.
— (orifices valvulaires du), 220.
— (orifice pulmonaire du), 231.
— (pesée terminale du), 245.
— gauche (orifices du), 229.
— en place, 183.
— (pointe du), 175, 183, 244.
— (vaisseaux du), 240.
— (volume du), 183.
Col utérin (consistance du), 368.
— (couleur du), 368.
— (direction du), 368.
— (examen du), 368.

Col utérin (forme du), 368.
— (perméabilité du), 368.
— (volume du), 368.
Col vésical, [illegible].
Colliculus, [illegible].
Colons, 195, 300, 301.
— (suspension des), [illegible].
Colonnes charnues du cœur, [illegible].
— cervicale, 209.
— lombaire, 310.
— vertébrale, [illegible].
Coloration (épreuves de) extemporanées, 82.
Commissures cérébrales, [illegible].
Conque-glossiens, [illegible].
Compresseurs, 70.
Conduit anal, 196.
— de conjugaison, [illegible].
Conduite générale des opérations, 63.
Condyles fémoraux, [illegible].
Confluents veineux de Verheyen, [illegible].
Conjugaison (conduits de), [illegible].
Conservation de pièces anatomiques, 476.
Contenu intestinal, [illegible].
Coquille occipitale, [illegible].
— pariétale, 458.
Cordon ombilical, [illegible].
— spermatique, 308, 311, [illegible].
Cornes utérines, [illegible].
Coronaire (artère) droite, [illegible].
— — gauche, 185, 233.
— (veines), [illegible].
— (ligament), 190.
Corps calleux (bourrelet du), [illegible].
— de la clavicule, [illegible].
— étrangers de l'appendice, 200.
— de l'utérus (examen et volume du), 368.
— *thyroïdes* aberrants, 172.
— des vertèbres, 210, [illegible].
Corpulence, 88.
Corpuscules de Pacchioni, [illegible].
Corticale (substance) du rein, 328.
Corticales (incisions transversales du rein), [illegible].
Costal (gril), 126.
Costoïdes (lames), 116.
Costo-vertébrales (articulations), 209.
Costaux (cartilages), voy. Cartilages.
Costaux (arcs) (coupes, leurs aspects), [illegible].
Costotome, [illegible].
Côté gauche du corps (sections des parties molles du), 108.
Côtes, 209.
— (bosses), [illegible].
— flottantes, 108.
— (section des), 116.
— (premières), 116, 120.
Coton hydrophile, [illegible].
Cotylédons placentaires, [illegible].
Cou (déformation du), [illegible].
— (gaines musculaires du), [illegible].
— (organes du) (leur mobilisation totale), [illegible].
— (parties molles du), 101.
— (pelotons graisseux de la base du), [illegible].
Couche optique, [illegible].
Coupes du cerveau, [illegible].
— de Flechsig (modifiée par Brissaud), [illegible].
— de Pitres, [illegible].
— (examen de la surface de) du cerveau, [illegible].
Couteaux à cerveau, 12, 136.
— à lame convexe, [illegible].
— à pointe effilée, 136.
Crâne, [illegible].
Crâne (base du), [illegible].
— (déformations du), [illegible].
— (dimensions et poids du), 81.
— (étude des os du), [illegible].
— (modes de section de la voûte du), [illegible].
— (structure du), [illegible].
Craniotome [illegible], [illegible], 139, [illegible].
— (mobile), [illegible], 138.
— (dure-mère), [illegible].
— (pointe), [illegible].
Crépitation neigeuse du poumon, 266.
Creux de [illegible], [illegible].
[illegible] (espace), [illegible].
Crista galli (apophyse), 388, [illegible].
Cristallisoir, 106, 136.
Crochet mousse, [illegible].
Crosse de l'aorte, [illegible], 176, 185, 233.

Crosse de la grande veine azygos, 162.
Crural (canal), 211.
Cruraux (ganglions), 211.
— (nerfs), 131, 133, 211.
— (vaisseaux), 133, 211.
Cuisses, 133.
Culs-de-sac pleuro-diaphragmatiques, 116.
— du sommet de la plèvre, 114.
— de Douglas, 199, 200.
Cutanées (cicatrices), 94.
— (éruptions), 93.
— (escharres), 94.
— (incisions), 196.
— (incisions — péri-anales et périnéales préparatoires), 134.
— (pigmentations), 94.
— (tumeurs), 93.
— (ulcérations), 94.
Cuvettes, 38.
Cystique (canal), 151, 484.

Darius, 201.
Davier de Farabeuf, 36.
Débris de caduque, 465.
— placentaires, 465.
Déférent (canal), 133.
Déformations du cou, 90.
— du crâne, 91.
— diverticulaires, 156.
— extérieures, 90.
— de la face, 90.
— du foie, 312.
— des membres, 91.
— du rachis, 91.
— du thorax, 91.
Délabrements nécessaires, 474.
Densimètre à urine, 39.
Densité du poumon, 267.
Dents, 208.
Dentition, 473.
Dépôts calcaires, 468.
Dépressions de l'estomac, 286.
Description de l'état des organes, 63.
Développement du nouveau-né, 460.
Diaphragme, 116, 129, 146, 149, 156, 175, 190.
Diarrhée fétide des autopsies, 47.
Digastrique (muscle), 102.
Dispositif instrumental, 29.
Disques intervertébraux, 210.
Diverticulaires (déformations), 156.
Diverticule congenital du duodénum, 279, 286.
— de Meckel, 291.
Docimasie pulmonaire hydrostatique, 267.
Dôme de l'oreillette, 182.
Douglas (cul-de-sac de), 200.
Droits (muscles grands), 211.
Duodénales (anse), 393.
— (parois), 487.
Duodéno-jéjunal (canal), 193.
Duodénum, 151, 192, 279, 282.
— (diverticule congénital du), 279, 286.
— (muqueuse du), 286.
Durée de l'autopsie, 66.
Dure-mère cérébrale, 385, 430, 431.
— crânienne, 429, 443.
— (sinus de la), 443.

Eau (épreuve de l'), 254.
Écaille du temporal, 458.
Écarteurs de Farabeuf, 36.
Ecchymoses, 475.
Écorce cérébrale, 398.
— du rein, 150.
Ectopie rénale, 148.
Élève-scribe, 51.
Élèves témoins de l'autopsie, 52.
Emphysème artificiel du tissu cellulaire prépéricardique, 125.
Encéphale, 81, 377, 385, 392, 393, 394, 399, 401, 402, 439.
— (artères de l'), 399.
Enfant nouveau-né (autopsie), 478.
Entérotome, 297, 293, 301, 302.
Enveloppes de la moelle, 432.
Épanchements pleural, 116.
— sanguins, 93.
Épendyme des ventricules latéraux, 411.
Épicarde, 175.
Épicardiques (adhérences), 175.
Épididyme (incisions transversales de l'), 364.
Épiglotte, 120, 160.

Épiphyses, apophyses, 138, 139, 150, 156.
— [illegible], 136.
Épineux (ligaments inter-), 158.
Épiploon inférieur du [illegible], 290.
Épiploïques (franges), 289.
— [illegible]plexes, 195.
Épiphyses, 167.
— [illegible], 108, 110.
— [illegible], 138.
Éponges, 59.
Épreuves de [illegible] et [illegible], 161.
— de [illegible], 54.
Éprouvettes graduées, 45.
Érosions des mains, 189.
Érysipèles [illegible], 68.
Escharres [illegible], 119.
Espaces [illegible], 309.
— [illegible], 178.
— [illegible], 90.
— [illegible] de Retzius, 109.
Estomac, [illegible], 197, [illegible].
— [illegible], 158.
— de [illegible], 265.
— [illegible] lymphatiques [illegible].
— [illegible] de l', 86.
— [illegible] de l', 86.
État [illegible] des valvules sigmoïdes, 110.
Éther, 96.
Ethmoïdales (cellules), 308.
— (lames), 309.
Ethmoïde, 111.
Eustache (trompe d'), 316.
Évaluation des liquides (poches), 178.
Excavation pelvienne, [illegible].
— [illegible] d'[illegible], 111, 115.
Excès [illegible] [illegible], 308.
Excroissances [illegible], 111.
Expansion du pilier diaphragmatique droit, 110.
Exploration cardiaque, 177.
Exposition des morts (salle d'), 16.

Face (déformation de la), 90.
— (lésions de la), 90.
Facial, 99.
Faix (Vérité), 165.
Falloppe (aqueduc de), 144.
Farabeuf (davier de), 36.
— (écarteurs de), 36.
Farabeuf (région de), 111.
Fausses côtes, 141.
Faux du cerveau, 304.
Fémur (épiphyse inférieure du), 165.
Femme (organes génitaux de la), 165.
— (puerpérale), 165.
— (suspectée d'avortement ou d'opération) de la, 178.
Fenestra [illegible], 111, 110.
Fenêtres pariétales, 310.
Feuillet pariétal de la plèvre, 175.
Fibrillation, 111.
— de [illegible], 157.
Fichage temporaire des [illegible] par [illegible], 111.
Fièvre [illegible] d'[illegible], 165.
Foie, [illegible], [illegible], 102, 111, 156, 15, 111, 156, 15, 19, 120, 167.
— (ganglions lymphatiques), 118.
— (lobes du), [illegible].
— (ligament suspenseur du), 100.
— (lobe carré du), 111.
— (lobe [illegible] du), 111.
Fond de l'œil, [illegible].
Foraminé (état des valvules sigmoïdes, [illegible]).
Fosses nasales, 118, 306.
— [illegible] [illegible].
Fossette [illegible], 115.
Fourreau [illegible], 210.
Franges épiploïques, 107.
Friabilité du poumon, 210.
Frontal (lobe du), 308.
— (sinus), 307, 314.
Fractures, [illegible], 299.
Fractures [illegible], 299, 316.

Ganglions lymphatiques [illegible], 219.
— de l'estomac, 186.
— du foie, 119.
— des régions postérieures du corps, 164.
— cruraux, 111.
— mésentériques, 107.
— péri-bronchiques, 184.
— péri-trachéo-bronchiques, 156.
— sacrés, 311.

Ganglions semi-lunaires, 153.
— spinaux, 139, 443, 503, 506, 511.
— de Wrisberg, 176, 243.
Garanties individuelles, 9.
— sociales, 9.
Garçon d'amphithéâtre, 52.
Gastro-colique (épiploon), 192.
Gaz (fourneau à), 40.
Gélatine de Warton, 452.
Gencives, 308.
Génitaux (organes), 196, 357.
— — externes de l'homme, 154.
— — de la femme, 363.
Gland, 97, 355.
Glandes de Brunner, 286.
— hépatique, 310.
— parotides, 308.
— pinéale, 82, 409.
— pituitaire, 81, 139, 441.
— salivaires, 80.
— sous-maxillaire, 102, 308.
— sublinguales, 160.
— surrénales, 73, 136, 139, 140, 341.
— thyroïde, 102, 170, 171.
— vulvo-vaginales, 203.
Glosso-pharyngien (nerf), 392.
Gouttière épineuse, 426.
— vertébrales, 424, 442.
Gradins, 24.
Granulations de Pacchioni, 388, 394.
Grattoir, 425.
Gril costal, 126.
Gutta-percha, 45.

Hacke (trait de), 492.
Hémisphères cérébelleux, 388, 401, 410.
Hémisphérique (scissure inter —), 410.
Hépatiques (artère), 312.
— (canal), 151, 385.
— (parenchyme), 319.
— (voies biliaires extra —), 384.
— (malformations), 312.
— (trabécules), 147.
— (veines sus —), 190, 310.
Hexagone de Willis, 399.
Hile du foie, 154, 315.
— du poumon, 179, 251, 263.
Hile de la rate, 151, 193.
— du rein, 139, 338, 351.
Homme (organes génitaux externes de l'), 154.
Hyoïde (os), 120, 172.
Hypoglosse, 392.
Hypophyse, 441.

Iléale (dernière anse), 195.
Iléo-cæcal (angle), 195.
— (orifice), 297.
Iliaques (fosse), 131.
— (os), 241.
— (veines), 131.
Immersion des pièces dans un liquide conservateur, 287.
Inclusion et conservation de pièces anatomiques, 479.
Infundibulum de l'artère pulmonaire, 225.
Inguinal (anneau profond), 24.
Insertions aponévrotiques des piliers du diaphragme, 131.
— costales du diaphragme, 129.
— palatine du voile du palais, 119.
— valvulaire des sigmoïdes aortiques, 230.
Instrumental (dispositif), 29.
Instruments, 30.
Insufflateur (chalumeau), 37.
Insufflation au poumon, 267.
Insula (circonvolutions de l'), 398.
Intercostales (artères), 125.
Intercostaux (espaces), 127.
— (muscles), 209.
— (nerfs), 210.
— (vaisseaux), 210.
Inter-ventriculaire (septum), 244.
— (sillon — postérieur), 242.
Intestin grêle, 76, 194, 292.
— (gros) (dimensions et poids), 77.
Intestinal (contenu), 193.
— (canal), 154, 194.
Intestinales (anses), 197.
Intestins (masse des), 132, 304, 476.
Isolement méthodique des organes, 159.

Jéjunale (anse), 195.
Jéjunum, 193, 284, 291.

Jours, 508.
Jugulaire interne (veine), 109, [illegible]
[illegible]

Laboratoire, 34.
— central, 34.
Labyrinthe (pyramide du), 176.
Lambda frontal, 358.
— occipital, 358.
Lames costales, 138.
— [illegible], 139.
— musculaires du diaphragme, 156.
— osseuses de l'ethmoïde, [illegible]
— vertébrales, [illegible]
Lampe à alcool, 38.
— de Bunsen, 38.
Langue, 119, 158.
Laryngés (nerfs) supérieurs, [illegible]
Laryngo-thyroïdo-trachéale (masse), [illegible]
Larynx, 110, 265, [illegible]
Lavabos, 35.
Lavabos-éviers, 35.
Lésions cadavériques, [illegible]
Lèvres (grandes), 245, 265.
— petites, 265.
Liège (plaques de), 36.
Ligamenteux (appareil) de la colonne vertébrale, 329, 330, [illegible]
Ligaments cervicaux, [illegible]
— inter-épineux, 328.
— larges, 265, 266.
— pulmonaire, 180.
— rond, [illegible]
— suspenseur du foie (section du), 206.
Ligature (fil à), [illegible]
Ligne axillaire, 116.
— blanche, 206.
— chondro-costale, 114.
— d'incision œsophago-gastro-duodénale, 180.
— des sutures de la calotte, 358.
Linges, 39.
Liquide conservateur, [illegible]
— détergé du poumon, [illegible]
— épanchés (évaluation des), [illegible]
— conservation de, [illegible]
— de Lugol, [illegible]
— péricardique, 175.
Lobes carré du foie, 213.
— cérébelleux, [illegible]
— flottant du foie, 213.
— frontaux, 369, 370.
— occipitaux, 370.
— pulmonaires, 183.
— sphénoïdal, 368.
— de Spiegel, 213, 215.
Local des autopsies, 33.
Lombaire (colonne), [illegible]
— [illegible]
Lugol (liquide de), [illegible]
Lymphatiques (ganglions), [illegible]
Lymphatique (grande veine), [illegible]

Macération (cuve de), [illegible]
Maillet de fer, 35.
Mains (emploi des), [illegible]
— (soins des), [illegible]
— (examen des), [illegible]
M[illegible], 65.
Malformations congénitales, 80.
— hépatiques, [illegible]
M[illegible] (pointe des), [illegible]
Malpighi (pyramides de), 238.
Mamelles, 80, [illegible]
Mammaire (artère), [illegible]
Marteau, 38.
— [illegible], 35.
Masse laryngo-pharyngo-œsophagienne (difficultés d'ablation de la), 117.
— cardio-pulmonaire, 176.
— cervico-thoracique (ablation de la), [illegible]
— encéphalique, [illegible]
— viscérale, [illegible]
— intestinale, [illegible]
— laryngo-thyroïdo-trachéale, [illegible]
Masses musculaires du cou, 110.
— prévertébrales, [illegible]
— intra-vertébrales, [illegible]
Masse pelvienne, [illegible]
— prostato-urétrale, [illegible]
Mastoïde (apophyse), [illegible]
Maxillaire inférieur, [illegible], 110, 358.
— (sinus), 358, [illegible]
Méat urinaire, 95, 255.
Meckel (diverticule de), [illegible]
Méconium, 218.

Médiastin antérieur, 175.
— postérieur, 125, 159.
Médiastine (plèvre), 189.
Médico-légale (autopsie), 469.
Membres (déformation des), 91.
Méninges (décortication des), 411.
Ménisques inter-vertébraux, 415.
Mensuration des organes, 71.
— générale et pesée du tube intestinal, 304.
— de la taille, 87.
Mento-pubienne (incision), p. 101.
Mésaraïque (grande veine), 151.
— (petite veine), 153.
— (veines) leurs ramifications.
Mésentère, 193, 197.
Mésentériques (ganglions), 197.
— (vaisseaux), 193.
Méso-appendice, 191, 300.
Mésocéphale, 401.
Mésocoliques (replis péritonéaux), 196.
Méso, 197.
Méthode générale d'une autopsie, 58.
Mise en place de la masse viscérale, 150.
Microtome (rasoir à), 438.
Mise à nu de la partie antérieure du thorax, 104.
Mise en position et immobilisation du rachis, 441.
— du cadavre, 101.
Mitral (orifice), 231.
Mitrale (grande valve), 236.
Mitro-sigmoïdien (angle), 236.
Mobilisation totale des organes du cou, 119.
— de la masse cervico-thoracique, 150.
Moelle épinière, 81, 429, 435, 439, 511, 515.
Mont de Vénus, 134, 211.
Morts (amphithéâtre des), 16.
— (pavillon des), 13.
— (salle d'exposition des), 16.
— (salle des), (caveau de la), 16.
Moteurs oculaires externes (nerfs), 392.
Moulages, 26.
Muqueuse de l'appendice, 300.
— buccale, 119.
— caecale, 297.
— du col utérin, 368.
Muqueuse des côlons, 302.
— du duodénum, 286.
— de l'estomac, 285.
— pituitaire, 396.
— du rectum, 303.
— urétérale, 351.
— vésicale, 353.
— des voies biliaires, 287.
Musculaires (masses) du cou, 102.
Musculaires — prévertébrales, 114.
— — rétro-vertébrales, 413.
Musculature de l'estomac, 285.
Museau de tanche, 368.
Musée, 35.
Mylo-hyoïdien (muscle), 102.
Myocarde, 185, 225.

Naevi materni, 91.
Nasales (fosses), 208, 396.
Nécessaire bactériologique, 49.
Nerveux (centres), 373, 458.
Nez, 97.
Nouveau-né, 89, 378, 451, 459, 460.
Noyaux de la base du cerveau, 411.

Obliques (muscles), 241.
Occipital (coquille de l'), 389.
— (lambeau), 378.
— (prolongement) du ventricule latéral, 414.
Occipitaux (lobes), 410.
Occipito-sacrée (incision), 423.
Oculo-moteurs (nerfs), 390, 391.
Œsophage, 76, 120, 127, 143, 155, 156, 157, 160, 162, 167, 277, 280, 284, 475.
Œsophago-gastro-duodénale (ligne d'incision), 280.
Olfactifs (bulbes), 399.
— (nerfs), 389.
Ombilic, 106, 451.
Ombilical (cordon), 452.
Ombilicales (artères), 452.
— (cicatrice), 106, 452.
— (région), 451.
— (veine), 106, 314, 452.
Omo-hyoïdien (muscle), 102.
Opérateur, 58, 108.
Opérations (caractères des), 59.

Opérations (conduite générale des), [illegible].
Optique (couche), [illegible].
Optiques (nerfs), [illegible].
— — (chiasma des), [illegible].
Optu-striée (coupe de Brissaud), [illegible].
Orbitaires (cavités), [illegible].
Ordre d'examen des organes, [illegible].
Oreilles, [illegible].
Oreillettes, [illegible].
— [illegible].
— gauche, [illegible].
Organes (adhérences anormales des), [illegible].
— anomalies des, [illegible].
— description des, [illegible].
— dimensions des, [illegible].
— abdominaux, dégagement des, [illegible].
— examen des, [illegible].
— isolement méthodique des, [illegible].
— macroscopique des, [illegible].
— pesée des, [illegible].
— poids des, [illegible].
— sections des, [illegible].
— du cou, isolement et dégagement des, [illegible].
— génitaux, [illegible].
— de l'homme, [illegible].
— de la femme, [illegible].
— intrathoraciques, [illegible].
— du médiastin (points des), [illegible].
— du foie, [illegible].
Orifices aortique, [illegible].
— auriculo, [illegible].
— mitral (mensuration de l'), [illegible].
— pulmonaire, [illegible].
— pulmonaire du cœur (mensuration de l'), [illegible].
— tricuspide, [illegible].
— (dilatation de l'), [illegible].
Os du crâne, [illegible].
— hyoïde, [illegible].
— iliaques, [illegible].
Osseuses (lames), [illegible].
Ossification (points d'), [illegible].
Oval (trou), [illegible].
Ovarique (canal de l'), [illegible].
Ovaires, [illegible].
Oviducte, [illegible].
Pacchioni (granulations de), [illegible].
Palais (voûte du), [illegible].
Palatine (voûte), [illegible].
Palpation (méthode de), [illegible].
Pancréas, [illegible].
— [illegible].
— [illegible].
— (canaux du), [illegible].
— accessoires, [illegible].
— [illegible].
Pancréatique (suc), [illegible].
Papillaires (muscles), [illegible].
Papilles du cœur, [illegible].
Papules (pédiculaires), [illegible].
— cervical, [illegible].
— (cervico-brachial), [illegible].
— [illegible].
— vasculaires (examen des), [illegible].
— [illegible].
— (ensemble), [illegible].
Parenchyme hépatique, [illegible].
— pulmonaire, [illegible].
Pariétal (ostéome), [illegible].
Pariétales (empreintes), [illegible].
— (incisions du cuir), [illegible].
— (plèvre), [illegible].
Paroi (muscles des), [illegible].
Paroi (des lèvres) (inspection des), [illegible].
— de la cavité utérine, [illegible].
— des bronches, [illegible].
— pelvienne, [illegible].
— rectale, [illegible].
— thoracique (ligament de la), [illegible].
— vaginale, [illegible].
— [illegible].
Parotides (glandes), [illegible].
Parties molles du crâne (grandes) du corps, [illegible].
— section des, [illegible].
— du cou, [illegible].
Pavillon des oreilles, [illegible].
— de la trompe utérine, [illegible].
Passage (nerveux), [illegible].
Perforant (muscles), [illegible].
Pédicule pulmonaire, [illegible].

Pédicule rénal (dégagement du), 148.
Pédoncules cérébraux, 399.
Pelotons adipeux du hile du rein, 348.
— graisseux de la base du cou, 171.
Pelvien (sac), 198.
— (péritoine), 133, 196.
Pelvienne (excavation), 198, 211.
— (éviscération), 134.
— (masse), 133.
Pénis, 355.
Percussion du cadavre, 96.
Péri-anales (incisions cutanées), 133.
Péricarde, 117, 174.
Péricardique (cavité), 175.
— (liquide), 175.
— (sac), 171, 176.
Périnéales (incisions cutanées), 133.
Périnée, 133, 466.
Péritoine, 139, 134, 196.
— diaphragmatique, 198.
— pariétal, 106, 131, 197.
— pelvien, 133, 196, 198.
— pré-lombaire, 133.
— pré-vésical, 135.
— utérin, 364.
Péritonéal (tissu cellulo-adipeux sous-).
Péritonéale (voie) antérieure, 130.
Permanganate de potasse, 19, 46.
Personnel, 43.
Pesée du cadavre, 87.
— (nécessité de la), 170.
— des organes, 72.
Pétreux (sinus) supérieur, 391.
Pharynx, 119, 138, 161.
Phréniques (nerfs), 174.
Pièces anatomiques, 479.
— anatomo-pathologiques, 26.
Pie-mériens (espaces), 401.
Pigmentations cutanées, 93.
Piliers du diaphragme, 130, 136.
— de la tricuspide, 221, 223.
— valvulaires du cœur, 244.
— ventriculaire gauche antérieur, 236.
Pinces, 130, 134, 147.
Pinéale (glande), 409.
Pipette stérilisée, 185.
Piqûre anatomique, 8, 46.
Pitres (coupes de), 416.
Pituitaire (glande), 389, 411.
— (muqueuse), 496.
— (tige), 390, 413.
Placards cadavériques, 93.
— cartilagineux du poumon, 254.
Placentaires (aréa), 463.
— (cotylédons), 465.
— (débris), 465.
Plancher buccal, 101, 118.
Plaques de liège, 39.
Plastron sterno-costal, 114, 209, 210, 454.
— thoraco-abdominal, 475.
Plateaux, 38, 136.
Platine (fil de), 154.
Pleural (épanchement), 116.
— (cavité), 125.
Pleuro-diaphragmatiques (culs-de-sac), 116.
Plèvres, 114, 139.
— pariétale, 127, 209.
— médiastine, 189.
Plexus brachial (nerfs du), 114.
— cardiaque, 275, 242.
— solaire, 135.
Pneumogastrique, 135, 162, 393.
Poids des organes, 71.
— — du nouveau-né, 82.
— du nouveau-né, 460.
Pointe du cœur, 175, 183, 238, 244.
Poumons, 76, 125, 127, 150, 188, 251, 252, 253, 254, 255, 256, 262, 263, 264, 265, 266, 267, 455.
— (hile du), 179, 251, 263.
— multilobé, 189.
— (pédicule du), 161, 178.
— (placards cartilagineux du), 254.
Pratique des autopsies (introduction à la), 1.
Précautions réciproques, 65.
Prélèvement de sang intra-cardiaque, 185.
Préparations microscopiques, 26.
Prévertébrales (masses musculaires), 114.
Prévertébral (tissu cellulaire), 131.
Prévésical (espace — de Retzius), 199.
— péritoine, 135.

Rugine fenêtrée, 36.

Sabots, 44.
Sac pelvien, 198.
— péricardique, 175, 179.
Sacrés (ganglions), 511.
Sacrée (région), 133.
Sacro-iliaque (articulation), 211.
— (angle), 151.
Sacro-vertébral (angle), 211.
Sacrum, 151, 211.
Salle d'autopsie, 17.
— (antichambre de la), 18.
— d'exposition des morts, 16.
— des morts (caveau de la), 16.
Salpingienne (cavité), 465.
Sang intra-cardiaque (prélèvement de), 185.
— (prise du), 475.
Sanguins (épanchements), 93.
Scalène (muscle), 114.
Scalpel, 110.
Scie circulaire, 384.
— à main, 385.
Scie-fil, 461.
Scissure inter-hémisphérique, 410.
— interlobaires, 189.
Scribe (élève), 51.
Scrotum, 154, 201, 211.
Sections d'un organe, 61.
— des parties molles du côté gauche du corps, 108.
Selle turcique, 431, 444.
Semi-lunaires (ganglions), 155.
Séminale (vésicule), 156, 200, 301.
Septum interventriculaire, 238, 244.
Serviettes, 40, 168.
Surtout ligamenteux (grand), 219.
Sigmoïdes (valvules), 222, 229, 240.
Sillon inter-auriculo-ventriculaire, 226.
— inter-ventriculaire antérieur du cœur, 185.
— inter-ventriculaire postérieur du cœur, 242.
— de Rolando, 417.
Sinus caverneux, 390, 443, 444.
— de la dure-mère, 443.
— de la face (autopsie des), 445, 491.
— frontaux, 387, 439.
Sinus longitudinal supérieur, 459.
— maxillaires, 208, 498.
— pétreux supérieur, 391.
— utéro-placentaires, 465.
— exocraniens, 491.
Solaire (plexus), 155.
Solutions antiseptiques, 19.
Sonde cannelée, 34, 128, 145, 148, 151, 181, 244, 486.
— vésicale métallique, 155.
Sous-clavier (muscle), 113.
— (paquet vasculo-nerveux), 115, 124, 175.
Sous-clavière (artère), 145.
— (veine), 112, 172.
Sous-claviers (vaisseaux), 112.
Sous-hyoïdiens (muscles), 102.
Sous-maxillaires (glandes), 102, 208.
— (région), 102.
Spermatiques (cordon), 201, 362.
— (vaisseaux), 201.
— (veine), 148.
Sphénoïdal (lobe), 398.
Spiegel (lobe de), 152, 312.
Spinal (nerf), 392.
Spinaux (ganglions), 439, 445, 503, 506, 511.
Splanchnique (nerf), 209.
Splénique (veine), 151, 153.
Sternale (fourchette), 117.
Sterno-claviculaire (articulation), 120.
Sterno-cléido-mastoïdien (muscle), 102, 209.
Sterno-costal (plastron), 114, 209, 310, 454.
Sternum, 104, 116.
Stylet, 34, 174.
Sublimé corrosif, 19.
Sublinguales (glandes), 160.
Substance corticale du rein, 348.
— *grise* des circonvolutions frontales, 410.
Suc pancréatique, 326.
Sulfhydrate d'ammoniaque, 321, 335.
Surrénales (capsules ou glandes), 146, 147, 339, 340, 341, 458.
— — surnuméraires, 340.
Surtout ligamenteux antérieur de la colonne vertébrale, 129.

Surtout ligamenteux postérieur de la colonne vertébrale, [illegible].
Sutures des os de la voûte crânienne, 446, 458.
Sylvienne (artère), [illegible].
Sylvius (aqueduc de), [illegible].
Sympathique (nerf grand), [illegible].
Symphyse pubienne, [illegible].

Table à autopsie, 19, [illegible].
— des figures, [illegible].
— des chapitres, [illegible].
— ordinaires, [illegible].
Tablier d'hôpital, [illegible].
Taille, 87, 88.
— du nouveau-né, [illegible].
Technique générale de l'autopsie, [illegible].
— opératoire (modifications de la), [illegible].
— de Virchow, [illegible].
Téguments (examen des), [illegible].
— de la paroi thoracique, [illegible], [illegible].
Témoins (rôle) à de l'autopsie, [illegible].
Température (cadavre), [illegible].
Tente du cervelet, [illegible].
Tenue d'autopsie, [illegible].
Testicules, [illegible].
Tête (toilette de la), [illegible].
— de la clavicule, [illegible].
— du pancréas, [illegible].
Thébésius (valvule de), [illegible].
Thermomètre, [illegible].
Thermomètre médical, [illegible].
Thoracique (canal), [illegible].
— (cage), [illegible].
— (cavité), [illegible].
— (organes de la), [illegible].
— (paroi), [illegible].
— (téguments), [illegible].
Thoraco-abdominal (plastron), [illegible].
Thorax, [illegible].
— (oblique) médiane, [illegible].
Thymus, [illegible].
Thyroïde (cartilage), [illegible].
— (corps) (dextrant), [illegible].
— (glande), [illegible].
Tige pituitaire, [illegible].
Tissu cellulaire péripéricardique (Emphysème artificiel du), [illegible].
Tissu cellulaire prévertébral, [illegible].
— — prévésical, [illegible].
— — rétro-aortique, [illegible].
— cellulo-adipeux rétro-rénal, [illegible].
— — sous-péritonéal, [illegible].
Tissus péri-aortiques, [illegible].
Toilette obligatoire, [illegible].
— de la tête, [illegible].
Trabécules corticales de la surrénale, [illegible].
— hépatiques, [illegible].
Trachée, [illegible].
Trachéo-bronchiques (ganglions péri), [illegible].
Tract de Hicks, [illegible].
Trachéo-céphalie, [illegible].
Tricuspide (orifice), [illegible].
— (valvule), [illegible].
Trigone, [illegible].
Trijumeau, [illegible].
Trompe d'Eustache, [illegible].
— utérine, [illegible].
Tronc basilaire, [illegible].
— cœliaque, [illegible].
— veineux brachio-céphalique, [illegible].
Trou de Botal, [illegible].
— occipital, [illegible].
Tube digestif (masse du), [illegible].
Tubes à urine, [illegible].
Tubercule anatomique, [illegible].
Tubercules quadrijumeaux, [illegible].
Tumeurs cutanées, [illegible].
Tunique vaginale, [illegible].
Turcique (selle), [illegible].

Ulcérations cutanées, [illegible].
Unciforme (apophyse), [illegible].
Uretères, [illegible].
— double, [illegible].
Urèthre, [illegible].
Urinaire (appareil), [illegible].
Urine, [illegible].
— densimètre à, [illegible].
— tubes à, [illegible].
Utérus (col), [illegible].
— péritoine, [illegible].
Utérine (cavité), [illegible].

Utérines (cornes), 370.
— (trompes), 371.
Utéro-ovarienne (veine), 148.
Utéro-placentaires (sinus), 465.
Utérus, 79, 203, 366, 369, 372, 463, 464, 467.

Vagin, 203, 366, 466.
Vaginale (cloison recto-), 366.
— (parois), 366.
— (tunique), 363.
Vaisseaux axillaires, 200.
— carotidiens, 104.
— du cœur, 240.
— cruraux, 133, 211.
— et nerfs des fosses iliaques, 141.
— intercostaux, 110.
— intra-dure-mériens, 414.
— mésentériques, 193.
— péri-prostatiques, 359.
— du rein, 348.
— sous-claviers, 113.
— spermatiques, 201.
— nourriciers de la surrénale, 147.
Valve mitrale (grande), 236.
Valvulaire (incision inter-) antérieure de l'orifice aortique, 235.
Valvulaires (orifices) du cœur, 220, 238, 240.
— (piliers) du cœur, 244.
Valvules de Bauhin, 297.
— sigmoïdes, 178, 222.
— de Thebesius, 242.
— tricuspide (piliers de la), 241.
Vater (ampoule de), 279, 384, 386, 536, 530, 486, 487.
Veines axillaire, 173.
— azygos, 126, 144.
— caves, 188.
— cave inférieure, 152, 149, 316.
— — supérieure, 172, 188.
— coronaire, 219, 242.
— iliaques, 151.
— iliaque primitive, 149.
— iliaque externe, 149.
— jugulaire interne, 103, 162, 172.
— lymphatique (grande), 174.
— mésaraïques, 151, 153, 154.
Veines ombilicale, 106, 314, 452.
— porte, 150, 151, 315.
— pulmonaires, 156, 161, 181, 188, 225, 271.
— rénale, 148, 151.
— sous-clavière, 112, 172.
— sus-hépatiques, 160, 316.
— spermatique, 148.
— splénique, 151, 153.
— utéro-ovarienne, 148.
Veineux (confluents) de Verheyen, 350.
— (sinus), 439, 443.
— (tronc) brachio-céphalique, 113.
Ventriculaire (cavité) gauche, 237.
— (pilier) antérieur gauche, 236.
— (septum inter-), 238.
— (sillon inter-) antérieur, 181.
— (volet), 236.
Ventricule du cervelet, 403, 404.
— cérébral latéral, 411, 413, 414.
— du cœur, 219, 224, 228.
Vénus (mont de), 154.
Verge, 134, 201.
Verheyen (confluents veineux de), 350.
Vermis inférieur, 401.
— supérieur, 401.
Verres à expérience, 69, 106, 116.
Vertébrales (artères), 392, 399, 406.
— (colonne), 125.
— (gouttière), 424, 445.
— (lames), 423.
Vertébraux (corps), 210.
— (ménisques inter-), 445.
Vertèbres, 445.
Verumontanum, 355.
Vésical (col), 355.
Vésicale (muqueuse), 353.
— (sonde) métallique, 135.
Vésico-urétéro-génital (paquet), 200.
Vésicule biliaire, 77, 314, 485, 486, 487.
Vésicules séminales, 78, 136, 200, 361, 362.
Vessie, 78, 135, 148, 199, 352, 353, 476.
Vestiaire-lavabo, 18.
Vêtements d'autopsie, 43.

[illegible] de Paris, [illegible].
[illegible] technique des, [illegible].
[illegible] abdominaux, dégagement des, [illegible]
— avec le péritoine pariétal, [illegible].
— thoraciques, [illegible].
— d'un fœtus à terme, [illegible].
— dans l'état puerpéral, [illegible].
Voies biliaires, [illegible].
— péritonéo-[illegible], [illegible].
— rétro-péritonéale, [illegible].
— urinaires, [illegible].
[illegible] du pubis, [illegible].
[illegible] pulmonaires, [illegible].
[illegible] ventriculaire [illegible].

[illegible]
— [illegible], [illegible].
— palatine, [illegible].
[illegible], [illegible].
[illegible].

Wharton, gélatine de, [illegible].
[illegible] de vagin de [illegible].
Wirsung, canal de, [illegible].
[illegible], ganglion de, [illegible].

Xiphoïde, appendice, [illegible].

Yeux, [illegible].

TABLE DES FIGURES

Figures		Pages

1. Table d'autopsie 19
2. Table d'autopsie [illegible] . . . . . [illegible]
3. Boîte d'autopsie (partie inférieure) . . . . . [illegible]
4. Boîte d'autopsie (plateau supérieur) . . . . . [illegible]
5. Principaux instruments de la boîte d'autopsie . . . . . [illegible]
6. Le cadavre mis en position [illegible] 101
7. [illegible] de la cage thoracique . . . . . [illegible]
8. Ouverture de l'abdomen. Incision [illegible] de la ligne blanche . . . . . [illegible]
9. Examen de l'abdomen [illegible] 109
10. Dégagement [illegible] . . . . . [illegible]
11. Dégagement du paquet [illegible] . . . . . [illegible]
12. Section des côtes. Incision du plastron sterno-costal . . . . . [illegible]
13. Ablation du plastron sterno-costal 117
14. Libération du plastron [illegible] . . . . . [illegible]
15. Amputation du voile du palais . . . . . [illegible]
16. Incision de la paroi [illegible] . . . . . [illegible]
17. Décollement de la plèvre pariétale [illegible] pleurales . . . . . [illegible]
18. Décollement de la plèvre pariétale . . . . . [illegible]
19. Décollement du péricarde pariétal . . . . . [illegible]
20. Incisions [illegible] . . . . . [illegible]
21. Dégagement de l'aorte et du péricarde . . . . . [illegible]
22. Masse [illegible] . . . . . [illegible]
22 bis. Tableau schématique de la masse [illegible] . . . . . [illegible]
23. Dégagement du canal thoracique . . . . . [illegible]
23 bis. Canal thoracique et organes voisins (schéma) . . . . . [illegible]
24. Dégagement de la veine porte et du cholédoque . . . . . [illegible]
24 bis. Veine porte et ses branches d'origine (schéma) . . . . . [illegible]

25. Isolement de l'œsophage et du cardia 157
26. Langue, voile du palais, amygdales, larynx, trachée et grosses bronches avec leurs lignes d'incision 159
27. Masse totalement éviscérée vue de face 168
27 *bis*. Tableau schématique des organes vus de face . . . 169
28. Abouchement de la grande veine azygos dans la veine cave supérieure. Canal thoracique, son abouchement dans le confluent veineux gauche 173
29. Plexus cardiaque et ganglion de Wrisberg. Canal artériel. Crosse de l'aorte. Tronc de l'artère pulmonaire 177
30. Médiastin postérieur 179
31. Ablation du cœur 186
32. Ablation du cœur 187
33. Désinsertion du mésentère 193
34. Ablation du testicule 202
35. Schéma des lignes d'incision du cœur 218
36. Incision du bord droit du cœur 220
37. Ouverture de l'orifice tricuspide (1er temps) 221
38. Ouverture de l'orifice tricuspide (2e temps) 221
39. Ouverture de l'infundibulum de l'artère pulmonaire ; mise en place du couteau 222
40. Ouverture de l'artère pulmonaire (2e temps) 223
41. Cœur droit ouvert (oreillette ; auricule ; orifice tricuspide) . . . 224
41 *bis*. Cœur droit ouvert ; schéma de sa portion auriculo-ventriculaire . . . 225
42. Cœur droit ; artère pulmonaire et son infundibulum ouverts . . . 226
42 *bis*. Cœur droit ouvert ; schéma de sa portion infundibulaire . . . 227
43. Ouverture du ventricule gauche ; incision du bord gauche du cœur . 229
44. Ouverture de l'orifice mitral (1er temps) 230
45. Ouverture de l'orifice mitral (2e temps) 231
46. Ouverture de l'orifice mitral (3e temps) 232
47. Dégagement du tronc de l'artère pulmonaire 233
48. Examen de l'orifice aortique ; épreuve de l'eau 235
49. Ouverture inter-valvaire de l'orifice aortique 236
50. Cœur gauche ; orifice mitral ouvert ; piliers de la valvule mitrale . 238
51. Cœur gauche ; orifice aortique ouvert ; artères coronaires ouvertes à leur origine 239
52. Inspection de la coronaire gauche 241
53. Face postérieure du cœur ; incisions transversales ; veine coronaire et artère coronaire droite ouvertes 243
54. Palpation du poumon ; examen du sommet 255
55. Lignes d'incision longitudinale du bord postérieur du poumon . . . 256
56. Lignes d'incision longitudinale du poumon ; incisions sur les deux surfaces de section 257
57. Lignes d'incision sur la face externe du poumon droit 258
58. Lignes d'incision sur la face interne du poumon 259
59. Incision du bord postérieur du poumon gauche (1er temps) . . . 260

60. Incision du bord postérieur du poumon gauche, 2e temps . . . [illegible]
61. Incision du bord postérieur du poumon droit . . . [illegible]
62. Détersion de la surface de section du parenchyme pulmonaire . . . [illegible]
63. Ouverture des bronches intra-pulmonaires . . . [illegible]
64. Ouverture des branches de l'artère pulmonaire . . . [illegible]
65. Ligne d'incision pour l'œsophage, l'estomac et le duodénum . . . [illegible]
66. Attitude des mains pendant l'incision de l'appareil œsophago-gastro-duodénal . . . [illegible]
67. Ouverture de l'intestin grêle sur son bord mésentérique . . . [illegible]
68. Lavage de l'intestin grêle ouvert . . . [illegible]
69. Ouverture du cæcum . . . [illegible]
70. Ouverture de la valvule de Bauhin . . . [illegible]
71. Ouverture de l'appendice sur son bord libre . . . [illegible]
72. Ouverture de l'anus et du rectum sur la ligne médiane . . . [illegible]
73. Ouverture de la veine porte, branches intra-hépatiques . . . [illegible]
74. Ouverture des veines sus-hépatiques . . . [illegible]
75. Schéma des incisions du foie, face supérieure . . . [illegible]
76. Schéma des incisions du foie, face inférieure . . . 318
77. Examen du foie, détersion des surfaces de coupe . . . [illegible]
78. Pancréas, isolement et cathétérisme du canal de Wirsung (Dorck mann ouvert, ampoule de Vater, canal cholédoque . . . [illegible]
79. Schéma des incisions de la rate, face externe . . . [illegible]
80. Schéma des incisions de la rate, face interne . . . [illegible]
81. Première incision de la rate sur sa face externe, 1er temps . . . [illegible]
82. Première incision de la rate, 2e temps . . . [illegible]
83. Section de la glande surrénale . . . [illegible]
84. Lignes d'incision de la surrénale . . . [illegible]
85. Incision marginale du rein . . . [illegible]
86. Décortication de la capsule d'enveloppe du rein . . . [illegible]
87. Ouverture du col de la vessie et de l'urètre . . . [illegible]
88. Vessie ouverte. Coupes de la prostate . . . [illegible]
89. Incision des vésicules séminales et des canaux déférents . . . [illegible]
90. Incision de la prostate et des vésicules séminales . . . [illegible]
91. Incision de l'utérus et ouverture . . . [illegible]
92. Ouverture de l'utérus, face postérieure . . . [illegible]
93. Autopsie de l'encéphale, incision du cuir chevelu . . . [illegible]
94. Mise à nu de la calotte crânienne. Décollement de l'épicrâne . . . [illegible]
95. Ouverture de la boîte crânienne au marteau . . . [illegible]
96. Ouverture de la boîte crânienne à la scie à main . . . [illegible]
97. Ouverture du crâne à la scie électrique . . . [illegible]
98. Incision circulaire de la dure-mère cérébrale . . . 286
99. Désinsertion marginale de la tente du cervelet, dégagement de la tente du cervelet . . . [illegible]
100. Dégagement de l'encéphale après section du bulbe . . . [illegible]
101. Dégagement de l'artère sylvienne . . . [illegible]

102. Amputation du mésocéphale ; incision du pédoncule cérébral droit . . 402
103. Coupes du cervelet 404
104. Coupe du cervelet et découverte du 4e ventricule 405
105. Face inférieure de la protubérance et du bulbe 407
106. Ablation de la glande pinéale 409
107. Séparation des deux hémisphères cérébraux 410
108. Décortication des méninges 412
109. Ouverture du ventricule latéral 413
110. Coupe de Flechsig modifiée 415
111. Coupes de Pitres 417
112. Incision occipito-sacrée 421
113. Mise à nu des deux gouttières vertébrales 422
113 *bis*. Schéma des lignes de section des lames vertébrales 423
114. Section des lames au rachitome courbe 427
115. Section des lames au rachitome de Brunetti 428
116. Dégagement de la dure-mère spinale 430
117. Incision de la dure-mère spinale 436
118. Sections transversales de la moelle épinière 437
119. Extraction de la glande pituitaire 442
120. Veine et artères ombilicales, ouraque et vessie 453
121. Masse totalement éviscérée du nouveau-né ; ouverture de la veine ombilicale 456
121 *bis*. Schéma des organes totalement éviscérés du nouveau-né 458
122. Incision en T du cuir chevelu. Tracé du lambeau frontal et des deux demi-lambeaux occipitaux 492
123. Incision en T. Dégagement du demi-lambeau occipital. Mise à nu de la glande parotide 493
124. Coupe des sinus exocrâniens. Les trois lignes du tracé à la base du crâne 494
125. Base du crâne ouverte suivant la ligne de Harke 497
126. Pince-gouge 505
127. Autopsie des ganglions spinaux ; schéma des résections osseuses nécessaires pour leur ablation 507
128. Ablation des organes de l'ouïe. Tracé de la base du crâne. Manœuvre de la scie-fil 516

TABLE DES CHAPITRES

Pages

PREMIÈRE PARTIE. — Introduction à la pratique des autopsies ... 1

Chapitre I. *Indications préliminaires* ... 6

II. *Le local* ... 17

III. *Le dispositif instrumental* ... [illegible]

IV. *Le personnel* ... [illegible]

V. *Technique générale de l'autopsie* ... [illegible]

VI. *Tableau général des dimensions et du poids des principaux organes du corps humain* ... 68

DEUXIÈME PARTIE. — Les premières phases de l'autopsie ... 83

Chapitre I. *Examen extérieur du cadavre* ... 85

II. *Ouverture du corps* ... [illegible]

III. *Éviscération totale d'emblée* ... [illegible]

IV. *Examen extemporané de la masse totalement éviscérée. Isolement méthodique des organes* ... [illegible]

V. *Examen des organes vus de face. L'éviscération des viscères du thorax et de l'abdomen* ... 163

VI. *Examen des cavités intérieures du corps et de leurs parois après l'éviscération* ... [illegible]

TROISIÈME PARTIE. — Autopsies partielles ... [illegible]

Chapitre I. *Autopsie de l'appareil circulatoire* ... [illegible]

Autopsie du cœur ... [illegible]

II. *Autopsie de l'appareil respiratoire* ... [illegible]

Autopsie des poumons ... [illegible]

III. *Autopsie du tube digestif* ... [illegible]

Autopsie de la portion sus-mésentérique du tube digestif (œsophage, estomac, duodénum) ... [illegible]

Autopsie de la portion terminale du tube digestif (jéjunum, iléon, cæcum, appendice vermiforme, côlons, rectum, anus) ... [illegible]89

Pages.
CHAPITRE IV. *Autopsie du foie* 307
— V. *Autopsie du pancréas* 323
— VI. *Autopsie de la rate* 333
— VII. *Autopsie des glandes surrénales* 337
— VIII. *Autopsie des voies urinaires* 343
Autopsie des reins 345
Autopsie des uretères 350
Autopsie de la vessie 352
Autopsie de l'urèthre 355
— IX. *Autopsie des organes génitaux* 357
Autopsie des organes génitaux de l'homme 359
Autopsie des organes génitaux de la femme 365
— X. *Autopsie des centres nerveux* 373
Autopsie de l'encéphale 375
Examen de l'encéphale 397
Ablation de la moelle avec ses enveloppes 419
Autopsie de la moelle épinière 421
Examen de la moelle de ses enveloppes 433
Étude des cavités crânienne et rachidienne évacuées 439

QUATRIÈME PARTIE. — **Autopsies spéciales** 447
CHAPITRE I. *Autopsie du nouveau-né* 449
— II. *Autopsie de la femme en état puerpéral* 461
— III. *Notes sur l'autopsie médico-légale* 469
— IV. *Autopsie des voies biliaires dans leur continuité* 481
— V. *Autopsie des sinus de la face* 489
— VI. *Autopsie des ganglions spinaux* 501
— VII. *Autopsie du rocher et des organes de l'ouïe* 513

ÉVREUX, IMPRIMERIE DE CHARLES HÉRISSEY

www.ingramcontent.com/pod-product-compliance
Lightning Source LLC
LaVergne TN
LVHW010207070726
842528LV00014B/68
9782329241722